医学考试应试指南系列丛书

本科生复习考试用书 / 研究生入学考试用书 / 执业医师资格考试用书

人体解剖学应试指南

（第3版）

主　　编　张卫光

副 主 编　张红旗　闫军浩　石献忠

编　　委　（按姓氏笔画排序）

王　旭　王　君　方　璇　王宇辰
王志永　石献忠　全　葳　闫军浩
陈春花　阿布来丁·赛买提　张　文
张　艳　张卫光　张红旗　南　燕
秦　杰　秦丽华　栾丽菊

主编助理　王　珂

北京大学医学出版社

RENTI JIEPOUXUE YINGSHI ZHINAN

图书在版编目（CIP）数据

人体解剖学应试指南 / 张卫光主编．—3 版．
—北京：北京大学医学出版社，2016. 5（2019. 9 重印）
（医学考试应试指南系列丛书）
ISBN 978-7-5659-1371-6

Ⅰ．①人…　Ⅱ．①张…　Ⅲ．①人体解剖学
Ⅳ．① R322

中国版本图书馆 CIP 数据核字（2016）第 069444 号

人体解剖学应试指南（第 3 版）

主　　编：张卫光
出版发行：北京大学医学出版社
地　　址：（100191）北京市海淀区学院路 38 号　北京大学医学部院内
电　　话：发行部 010-82802230；图书邮购 010-82802495
网　　址：http：//www.pumpress.com.cn
E-mail：booksale@bjmu.edu.cn
印　　刷：莱芜市圣龙印务有限责任公司
经　　销：新华书店
责任编辑：冯智勇　　**责任校对：**金彤文　　**责任印制：**李　啸
开　　本：787mm × 1092mm　1/16　　**印张：**26　　**字数：**650 千字
版　　次：2016 年 5 月第 3 版　2019 年 9 月第 2 次印刷
书　　号：ISBN 978-7-5659-1371-6
定　　价：55.00 元

前　言

人体解剖学是一门重要的医学基础课程，为了帮助医学生和各级医师更好地理解、掌握和巩固所学，培养独立思考、综合分析的能力和自我考查学习的效果，本书将人体解剖学的重要内容精心编排，以篇章作主线、试题为核心，力求系统、着重基础、突出临床应用、强化重点难点，旨为检验对人体解剖学知识掌握的深度和广度，培养正确的学习思路和方法，定是医学生复习考试、研究生入学考试和执业医师考试人体解剖学科目的重要参考资料。

本书在胡梦娟教授和陈小迅教授主编的前版工作基础上，主要参考了第 8 版《系统解剖学》和《局部解剖学》，并结合了近年来国内外出版的其他教材和专著，对内容进行修订、增删和更新，旨在编写出一部更加实用的、高质量的人体解剖学辅助学习教材。

本版书不仅适当增加了备考研究生入学考试的难度较大的基础题，还着重添加了应考执业医师考试的临床解剖学案例习题，不仅适用于医学院校本科生（包括临床、基础、预防、护理、口腔、药学等专业）、报考相关专业的研究生和备考执业医师考试，还对成人教育学生有极大帮助，也可作为专业教师在命题时的参考资料。

本书以人体各系统为主线，共分运动系统、内脏学、脉管系统和感觉器、神经系统和内分泌系统 4 篇 19 章，每个章节又分“内容提要”“应试习题”和“参考答案”3 个部分，其间穿插了局部解剖学和临床解剖学内容。本版每章开始部分添加了“内容提要”，以最简洁的文字和图表，提纲挈领地呈现了本章的主要内容，旨在事半功倍，轻松学习。

应试习题是本书的核心，题型包括名词解释、填空题、选择题、问答题和病例分析 5 大类，均附有较详细的参考答案。本版将上一版中的 A 型选择题进行了大幅度的精选和修订，替换成为本版中的 A1、A2 和 A3 型选择题，去除了上一版中题干过简或不明确的选择题，并增加了各个备选答案间的相关度；将上一版中的 K 型选择题修改成为 X 型选择题；并增加了临床病例分析题。不同类型的试题旨在较全面地检验学生知识掌握的广度和深度，并强化重点内容，培养综合分析具体问题的能力。

本书中的选择题有 A、B、X 型三类，共 2017 题。其中的 A 型题又包括 A1 型（496 题）、A2 型（233 题）和 A3 型（112 题）选择题，要求从五个备选答案中选出一个最佳答案；B 型题（794 题）是数题共用一组备选答案，要求各题从列出的备选答案中选出最合适的一个，每项备选答案可被选一次、多次或不被选；X 型题（382 题）即多项选择题，要求从备选答案中选出至少两项作为正确答案。填空题（725 题，共 2350 空）答案要求确切、简短。名词解释（346 题）、问答题（243 题）和病例分析（43 题）参考答案的内容一般较为详细，是为了帮助学生理解，而学生回答时，只要表达出主要正确内容即可。

本书题干中的一些常用的人体解剖学专业名词用英文名词替代，并附录了人体解剖学专业名词英中文对照表，希望读者掌握常见的解剖学专业英文词汇，以适应高层次的考试。本书附录了北京大学医学部“人体解剖学”教学大纲和两套最新的北京大学医学部解剖学模拟试题，以供学习和自测，提高学习的目的性和应试能力。

参加本书编写的教师来自北京大学和复旦大学，具有多年丰富的教学经验，编写中内容力求突出重点和难点，并结合临床实践，试题用词要求简明、确切，答案全面、严谨。由于编者水平所限，编写时间仓促，其中定有不足之处，恳请广大读者批评指正。

本版《人体解剖学应试指南》，我们竭尽所能，力求精益求精，不仅想把她当做礼物呈献给亲爱的读者，也作为北医解剖百年教学的系列纪念之一。

使用说明

一、名词解释

答题时首先要将英文专业名词翻译为中文，然后再根据每个名词后所限定的条件简要精炼地将该名词的主要含义、主要内容严密而准确地进行解释。

例如：hepatic lobule（definition and composition）

答案：肝小叶

definition：肝结构和功能的基本单位；

composition：由中央静脉、肝细胞（索）板、肝血窦、胆小管组成。

二、填空题

每题由一段含有一处或几处空白以“__________”表示的叙述构成，答题时要将适当的内容填入__________处，使这段叙述完整而正确。

例如：__________是肝结构和功能的基本单位，由中央静脉、__________、肝血窦、__________组成。

答案：

肝小叶是肝结构和功能的基本单位，由中央静脉、肝细胞（索）板、肝血窦、胆小管组成。

三、选择题

本书采用 A 型题、B 型题和 X 型题 3 种形式，A 型题和 B 型题实际均为单选题，X 型题为多选题，分别叙述如下：

A1 型题：在每一题下面的 A、B、C、D、E 5 个备选答案中只能选择一个最佳或最正确的答案。例如：

肝结构和功能的基本单位是

A. 肝板

B. 肝细胞

C. 肝血窦

D. 胆小管

E. 肝小叶

答案：E

B 型题：在每一题前面的 A、B、C、D、E 5 个备选答案中选择一个最佳或最正确的答案，每一题只能选择一个答案，备选答案可被重复选择。例如：

备选答案（第 1 ~ 6 题）

A. 相邻肝板间

B. 相邻肝细胞间

C. 相邻肝小叶间

D. 肝小叶中央

E. 肝细胞与肝血窦内皮细胞间

1. 窦周隙位于

2. 肝血窦位于

3. 小叶下静脉位于

4. 肝门管区位于

5. 中央静脉位于

6. 胆小管位于

以上 1 ~ 6 题分别选择了备选答案中的 E、A、C、C、D、B 答案，其中 C 均被 3、4 题所选，即 C 被重复选择。

X 型题：即在备选答案中选择 1 ~ 5 项不等，要求对每一选项做出“正确”或“错误”的回答。例如：

组成肾小球旁器的细胞或结构是

A. 球旁细胞

B. 致密斑

C. 球外系膜细胞

D. 球内系膜细胞

E. 间质细胞

答案：ABC

四、问答题及病例分析

答题时针对所提出的问题抓住重点、简单扼要地论述。

编　者

目　录

人体解剖学绪论

内容提要

一、人体解剖学

人体解剖学是研究人体正常形态结构的科学，其目的在于阐明正常人体各器官的形态、结构及其相互关系，属于生命科学中形态学的范畴。

系统解剖学：是按人体功能系统来研究各器官的形态、结构和位置等。人体共有九大系统：运动系统、消化系统、呼吸系统、泌尿系统、生殖系统、脉管系统、感觉器、神经系统和内分泌系统。其中，消化、呼吸、泌尿和生殖四个系统的大部分器官位于胸、腹、盆腔内，故又将它们统称为内脏系统或内脏学。

局部解剖学：是按人体的局部分区，研究各区域内器官和结构的形态位置、毗邻关系和层次结构的科学。人体可分为头部（包括颅部和面部）、颈部（包括颈部和项部）、背部、胸部、腹部、盆会阴部、上肢部和下肢部等局部区域，其中背部、胸部、腹部和盆会阴部又合称躯干部。

二、解剖学姿势

人体直立，两眼向正前方正视，两臂自然下垂，手掌向前，两足并立，足尖向前。

三、常用方位术语

上和下	近头者为上，近足者为下
前和后	近腹者为前，也称腹侧；近背者为后，也称背侧
内和外	近内腔者为内，远离内腔者为外
内侧和外侧	近正中面者为内侧，远离正中面者为外侧
尺侧和桡侧	前臂的内侧和外侧又称尺侧和桡侧
胫侧和腓侧	小腿的内侧和外侧又称胫侧和腓侧
浅和深	近皮肤者为浅，远者为深
近侧和远侧	四肢连接躯干的一端为近侧，远离者为远侧

四、轴和面

轴	矢状轴	自前向后与身体的长轴垂直的轴
	冠状轴（额状轴）	为左右方向的水平轴，与矢状轴呈直角交叉
	垂直轴	与地平面垂直的轴
面	矢状面	按矢状轴方向，将人体纵切为左右两部分的断面。其中将人体分成左右二等分的，称为正中矢状面
	冠状面（额状面）	按冠状轴方向，将人体分为前后两部分的断面
	水平面（横切面）	与上述两面垂直并与地面平行的断面，将人体横断为上下两部分

应试习题

一、名词解释

1．解剖学姿势
2．ventral
3．sagital axis
4．horizontal plane

二、填空题

1．解剖学方位术语中，近侧是指__________，medial 是指__________。

2．Frontal 轴是指__________方向与水平面相__________，与人体__________轴和__________轴相垂直的轴。

三、选择题

A1 型题

1．解剖学术语中，标准姿势为
A．即为立正姿势
B．掌心向前
C．掌心贴向裤线
D．手背向前
E．两足分开

2．额状面是指
A．内侧面
B．外侧面
C．水平面
D．矢状面
E．冠状面

3．靠近肢体根部的称为
A．内侧
B．外侧
C．近侧
D．远侧
E．尾侧

4．靠近正中矢状面者为
A．内侧
B．外侧
C．近侧
D．远侧
E．尾侧

5．近空腔脏器或体腔的内腔者为
A．内
B．外
C．内侧
D．外侧
E．近侧

B 型题

A．Galen
B．Aristotles
C．Andreas Vesalius
D．W. Harvey
E．Leonardo da Vinci

1．首次通过动物实验证实血液循环的科学家是
2．出版人体解剖学巨著《人体构造》的科学家是
3．最早绘制解剖学图谱的科学家是

A．内侧面
B．冠状面
C．水平面
D．矢状面
E．正中矢状面

4．将人体分为上下两部的平面是
5．将人体分为左右两部的平面是
6．将人体分为前后两部的平面是

X 型题

1．正常人体的分部包括
A．头
B．颈
C．膈
D．躯干
E．四肢

2．正常人体的平面包括
A．内侧面
B．外侧面
C．水平面
D．矢状面
E．冠状面

参考答案

一、名词解释

1．为了正确地说明人体各局部或各器官形态结构和位置关系，而特别规定的一种标准姿势，也称解剖学姿势：身体直立，面向前，双眼向正前方平视，两臂自然下垂，手掌向前，两足并立，足尖向前。无论被观察的客体、标本或模型是何种位置，在何部位，均以此姿势为标准进行描述。

2．腹侧：是用于描述距离身体前面相对远近的名词，凡距身体腹面近者为腹侧，亦称为前。

3．矢状轴：用于分析关节运动的名词，该轴为前后方向，与水平面平行，与垂直轴呈直角交叉。

4．水平面：又称横切面，指与地面平行，与矢状面和冠状面相互垂直，将人体分为上、下两部的切面。

二、填空题

1．距肢体根部近者　距人体正中矢状面近者
2．左右　平行　垂直　矢状

三、选择题

A1 型题
1．B　2．E　3．C　4．A　5．A
B 型题
1．D　2．C　3．E　4．C　5．D　6．B
X 型题
1．ABDE　2．CDE

（张卫光　张　文）

第一篇　运动系统

运动系统由骨、骨连结和骨骼肌组成，占成人体重的 60% ~ 70%，对人体起支持、保护和运动作用。

全身骨借骨连结相连构成骨骼，形成人体的支架和体腔，并与骨骼肌共同赋予人体基本形态，承受重力、保护器官。骨骼肌附着于骨，在神经系统的支配下收缩，以关节为支点牵引骨改变位置，产生运动。

在运动中，骨起杠杆作用，关节为枢纽，骨骼肌则提供动力。骨骼肌是运动的主动部分，而骨和骨连结则是被动部分。

第一章　骨　学

内容提要

一、骨学概述

1. 骨的分类：成人 206 块骨。

按部位分类	颅骨、躯干骨、附肢骨
按形态分类	长骨、短骨、扁骨、不规则骨（含气骨）

长骨可分一体（骨干）两端（骺、关节面），其内有空腔（骨髓腔）。

2. 骨的构造：骨质（骨密质和骨松质）及其分布、骨膜、骨髓（红、黄骨髓）。

红骨髓：胎儿及幼儿的骨髓均为具有造血功能的红骨髓，扁骨、不规则骨和长骨的骨松质内终生为红骨髓。

3. 骨的化学成分和物理性质。

二、躯干骨

1. 椎骨

（1）椎骨的一般形态

<table>
<tr><td rowspan="4">椎骨</td><td>椎体</td><td colspan="2">胸椎椎体肋凹</td></tr>
<tr><td colspan="3">椎孔——椎管</td></tr>
<tr><td rowspan="2">椎弓</td><td>椎弓根</td><td>椎上切迹和椎下切迹围成椎间孔</td></tr>
<tr><td>椎弓板</td><td>突起：横突、上关节突、下关节突和棘突</td></tr>
</table>

（2）各部椎骨的主要特征

椎骨		数量	结构特点
颈椎	C	7 块	椎体较小，横突孔，棘突的末端分叉
胸椎	T	12 块	椎体肋凹，横突肋凹，棘突长、伸向后下、呈叠瓦状排列
腰椎	L	5 块	椎体大，棘突呈宽板状、水平向后、棘突间隙大
骶骨	S	1 块	5 块骶椎融合而成，倒三角形，**岬**、骶管、骶管裂孔、骶角、耳状面等
尾骨	Co	1 块	退化的 4 块尾椎融合而成

骶管裂孔：各骶椎的椎孔连接形成**骶管**，是椎管的一部分。与骶前、后孔相通。骶管向下开口于**骶管裂孔**，是第 4 ~ 5 骶椎的椎弓板缺如而形成的裂孔。

骶角：在骶管裂孔两侧有第 5 骶椎下关节突构成的**骶角**，可在体表摸到。临床上进行骶管穿刺时，常以骶角作为确定骶管裂孔位置的标志。

2．**胸骨**：可分为**胸骨柄、胸骨体、剑突**三部分。

胸骨角：胸骨柄和体连结处，形成微向前凸的角，称为**胸骨角**，可在体表摸到。胸骨角两侧与第 2 肋软骨连结，可作为在胸前外侧壁计数肋的标志；胸骨角平对第 4 胸椎体下缘，此平面正对气管杈、主动脉弓的起始端和末端、食管的第 2 狭窄处，也是上纵隔与下纵隔分界的标志。

颈静脉切迹：胸骨柄呈上宽下窄的四边形，上缘的中部略微凹陷，为**颈静脉切迹**，其两侧的凹陷为锁切迹，与锁骨相关节。

3．**肋**：可分为真肋（1 ~ 7 对）、假肋（8 ~ 10 对）和浮肋（11 ~ 12 对）。

肋头、肋结节

肋沟：肋体的内面下缘处有**肋沟**，肋间神经和肋间后血管在沟内通过。

肋弓：由第 8 ~ 10 肋软骨连结而成，其最低点连线平对第 2、3 腰椎体之间。剑突与肋弓间的夹角称剑肋角，常选择左侧剑肋角进行心包穿刺。

三、颅骨

1．组成

颅骨	块	成对	单一
脑颅骨	**8**	顶骨、颞骨	额骨、枕骨、蝶骨、筛骨
面颅骨	**15**	鼻骨、泪骨、上颌骨、颧骨、腭骨、下鼻甲	犁骨、下颌骨、舌骨
听小骨	**6**	锤骨、砧骨、镫骨	

下颌支：是由下颌骨体伸向后上方的方形骨板，末端有 2 个突起，前方的称**冠突**，后方的称**髁突**，两突之间的凹陷，称为**下颌切迹**。

下颌孔与下颌管：下颌骨下颌支的内面中央有**下颌孔**，通入位于下颌骨内的**下颌管**，管的前端开口于颏肌，下颌孔的前缘有伸向后上的骨性突起，称**下颌小舌**。

2．**颅的整体观**

（1）**颅的顶面观**。

（2）**颅底的内面观**：颅前窝、颅中窝、颅后窝。

	重要观察结构
颅前窝	鸡冠、筛板、筛孔（嗅神经通行）
颅中窝	视神经管（视神经）、前/后床突、鞍结节、垂体窝、鞍背、颈动脉沟（颈内动脉）、眶上裂（动眼神经、滑车神经、展神经、眼神经）、三叉神经切迹、破裂孔、圆孔（上颌神经）、卵圆孔（下颌神经）、棘孔（脑膜中动脉）、鼓室盖
颅后窝	枕骨大孔（椎动脉）、内耳门（面神经、前庭蜗神经）、鼓室盖、颈静脉孔（颈内静脉、舌咽神经、迷走神经、副神经）、舌下神经管（舌下神经）、乙状窦沟（乙状窦）、斜坡

蝶鞍：垂体窝和鞍背统称蝶鞍，其两侧的浅沟为**颈动脉沟**。在蝶鞍的两侧，蝶骨大翼的内侧份，由前内向后外，依次有圆孔、卵圆孔和棘孔。

颈动脉管：颈动脉沟于破裂孔处续于**颈动脉管的内口**，**颈动脉管**内有颈内动脉通过。

（3）**颅底外面观**：关节结节、下颌窝、颈动脉管外口、乳突、茎突、茎乳孔（面神经）、腭大孔、鼻后孔。

乳突：位于耳垂后方的骨突起，其后部颅底内面有乙状窦；其根部的内前方有茎乳孔，面神经由此出颅。临床施行乳突根治术时应防止伤及乙状窦和面神经。

颧弓：为外耳门向前方的骨突起。其上缘相当于大脑颞叶前端之下缘；下缘与下颌切迹间的半月形中点为封闭咬肌神经及上、下颌神经阻滞麻醉的进针点。

（4）**颅的侧面观**：颞窝、颞下窝、翼腭窝。

翼点：位于颧弓中点上方约二横指处，颞窝内侧壁前部有额、顶、颞、蝶四骨相交形成“H”形的骨缝，为颅腔侧壁的薄弱处，其内面有脑膜中动脉的前支经过，此处骨折极易损伤该动脉断裂出血，形成硬膜外血肿。

颞下窝：颧弓平面将颅外侧面分为上方的**颞窝**和下方的**颞下窝**，颞下窝是上颌骨体和颧骨后方的不规则间隙，容纳咀嚼肌和血管神经等。

翼腭窝：是自翼上颌裂向内深入的狭窄间隙，位于上颌骨体、蝶骨翼突和腭骨之间，内有翼腭神经节，是血管、神经的重要通道。

翼腭窝的交通：

方向	所经结构	通连部位
向前	眶下裂	眶
向后	圆孔	颅中窝
	翼管	颅底外面
向外	翼上颌裂	颞下窝
向内	蝶腭孔	鼻腔
向下	翼腭管、腭大孔	口腔

（5）**颅的前面观**：眶、**骨性鼻腔**、骨性口腔。

1）**眶的交通**：

方向	所经结构	通连部位
向下	鼻泪管	鼻腔
向后	视神经管和眶上裂	颅中窝
向前下	眶下管和眶下孔	外界
向后下	眶下裂	颞下窝和翼腭窝

泪囊窝：是眶内侧壁前下方的一个长圆形的凹窝，容纳泪囊。泪囊窝向下经**鼻泪管**通鼻腔。

泪腺窝：为位于眶上壁前外侧的浅窝，容纳泪腺。

2）**骨性鼻腔**：

骨鼻中隔；鼻孔：梨状孔、鼻后孔；上 / 中 / 下鼻甲和上 / 中 / 下鼻道。

3）**鼻旁窦及其开口**：

	中鼻道	上鼻道	蝶筛隐窝
鼻旁窦开口	上颌窦，额窦，筛窦前、中群	筛窦后群	蝶窦

蝶筛隐窝：是上鼻甲后上方与蝶骨之间的间隙，蝶窦开口于此。

4）**骨性鼻腔的交通**：

方向	所经结构	通连部位
向前	梨状孔	外界
向后	鼻后孔	咽
向上	筛孔	颅前窝
	鼻泪管	眶
向下	切牙孔	口腔
与四种鼻旁窦相交通（见“鼻旁窦及其开口”）		

3. **新生儿颅的特征和生后变化**

颅囟：新生儿颅有许多颅骨尚未发育完全，骨与骨之间的间隙很大，在一些部位这些间隙被结缔组织膜所封闭，称**颅囟**。主要的颅囟都与顶骨有关，包括前囟（额囟）、后囟（枕囟）、蝶囟、乳突囟。

前囟：最大的囟位于两侧顶骨前上角，矢状缝与冠状缝相接处，呈菱形，称**前囟**，又称额囟。前囟在出生后 1 ～ 2 岁期间闭合。

四、附肢骨

1. 上肢骨

（1）**上肢带骨**：锁骨、肩胛骨。

肩胛骨：

两面	前面	肩胛下窝
	后面	肩胛冈、肩峰、冈上窝、冈下窝
三缘	上缘	肩胛切迹、喙突
	内侧缘	脊柱缘
	外侧缘	腋缘
三角	上角	平第 2 肋
	下角	平第 7 肋或第 7 肋间隙
	外侧角	关节盂、盂上结节、盂下结节

肩胛冈：肩胛骨的后面有一横位的骨嵴，称**肩胛冈**，此冈将肩胛骨后面分为上小、下大的两个窝，分别称**冈上窝**和**冈下窝**。

（2）**自由上肢骨**：肱骨、桡骨、尺骨、手骨（腕、掌、指骨）。

	重要观察结构
肱骨	肱骨头、解剖颈、外科颈、大 / 小结节、大 / 小结节嵴、三角肌粗隆、桡神经沟、尺神经沟、肱骨小头、肱骨滑车、内上髁、外上髁、桡窝、冠突窝、鹰嘴窝
桡骨	桡骨头、桡骨颈、桡骨粗隆、骨间缘、桡骨茎突、尺切迹、腕关节面
尺骨	滑车切迹、冠突、鹰嘴、桡切迹、尺骨粗隆、骨间缘、尺骨头、尺骨茎突
腕骨	近侧列由桡侧向尺侧依次为手舟骨、月骨、三角骨和豌豆骨
	远侧列由桡侧向尺侧依次为大多角骨、小多角骨、头状骨和钩骨

肱骨颈与**外科颈**：肱骨头的周围稍缩窄，称**解剖颈**。肱骨上端与体交界处稍细称**外科颈**，是骨折的易发部位，外科颈骨折易损伤腋神经。

三角肌粗隆与**桡神经沟**：肱骨体的上段呈圆柱形，下段呈三棱形。其中部外侧有粗糙的**三角肌粗隆**，为三角肌附着部。肱骨体的后面中份有自内上斜向外下走行的**桡神经沟**，有桡神经和血管等经过。肱骨干中部的骨折易损伤桡神经。

肱骨肌管：肱三头肌的内、外侧头、长头和肱骨的桡神经沟之间形成一个由内上向外下的围绕肱骨中份后面的螺旋形管道，即**肱骨肌管**或称**桡神经管**，管内有桡神经及伴行肱深动脉。该管有上、下两个口，上口位于肱骨中、上 1/3 交界处的内侧，在大圆肌、背阔肌腱下缘的下份，由肱骨，肱三头肌内、外侧头围成；下口位于肱骨中、下 1/3 交界处的外侧，在肱肌和肱桡肌所构成的沟（肘前外侧沟）的深处。

肱骨内上髁和尺神经沟：肱骨小头的内侧的突起称**肱骨内上髁**，内上髁后方的纵形浅沟为**尺神经沟**，有尺神经经过。肱骨内上髁的骨折易损伤尺神经。

尺骨鹰嘴：尺骨滑车切迹前下方有一较小的突起称为**冠突**；后上方的突起，大且粗壮，称为**鹰嘴**。

尺神经沟：是内上髁的后下方的浅沟，有尺神经经此通过。

2．**下肢骨**

（1）**下肢带骨**：**髋骨**（髂骨、耻骨、坐骨）：闭孔，髋臼。

	重要观察结构
髂骨	髂骨翼，髂嵴（T_4 棘突），髂前、后上棘，髂结节，髂窝，弓状线，耳状面
耻骨	耻骨体，耻骨梳，耻骨上、下支，耻骨结节，耻骨联合面
坐骨	坐骨体，坐骨支，坐骨结节，坐骨棘，坐骨大 / 小切迹

髋臼：在髋骨外面的中央，有圆形的深窝，称**髋臼**。髋臼内有半月形的关节面，称**月状面**。窝的中央未形成关节面的部分，称**髋臼窝**。髋臼缘下部的缺口，称**髋臼切迹**。

髂结节：在髂前上棘上后方 5 ~ 7cm 处，髂嵴外唇有一向外的突起，称髂结节。

髂嵴与**髂前上棘**：髂骨翼扁阔，是髋臼上方的宽广部分，其上缘肥厚略呈长 S 形，称为**髂嵴**，是测量骨盆径线的重要标志之一。髂嵴前端为**髂前上棘**，是重要的体表标志和常用的穿刺部位；后端为**髂后上棘**。

耻骨梳与**耻骨嵴**：耻骨上支的上缘锐薄，称**耻骨梳**，它向后经过髂耻隆起与弓状线相连续。耻骨梳前端终于的圆形隆起，称**耻骨结节**，是重要的体表标志。耻骨结节向内移行的粗钝骨缘为**耻骨嵴**。

坐骨棘：坐骨体后缘上的三角形突起，称**坐骨棘**。坐骨棘与髂后下棘之间的较大凹陷，称**坐骨大切迹**；坐骨棘与坐骨结节之间较小的凹陷，称**坐骨小切迹**。

（2）**自由下肢骨**：股骨、髌骨、胫骨、腓骨、足骨（跗骨、跖骨、趾骨）。

	重要观察结构
股骨	股骨头、股骨颈、股骨头凹、大 / 小转子、转子间嵴、转子间线、粗线、臀肌粗隆、内 / 外侧髁、髁间窝、内上髁、外上髁、收肌结节
胫骨	内侧髁、外侧髁、髁间隆起、腓关节面、胫骨粗隆、骨间缘、比目鱼肌线、内踝、腓切迹
腓骨	腓骨头、腓骨颈、骨间缘、外踝
跗骨	近侧列：跟骨、距骨和足舟骨
	远侧列由内侧向外侧依次为内侧楔骨、中间楔骨、外侧楔骨和骰骨

股骨头凹：接近**股骨头**关节面中心处，有一小凹，称**股骨头凹**，为股骨头韧带的附着处。

股骨颈：是股骨头下外侧的狭细部分，易发生骨折。营养股骨颈附近的动脉主要为旋股内侧动脉。

转子间：股骨颈与体交界处有两个隆起，上外侧的方形隆起为**大转子**，内下侧的为**小转子**。大、小转子之间，在后方有隆起的**转子间嵴**，在前方有从大转子到小转子下方的**转子间线**。

髁间窝：股骨下端有两个突向下后方的膨大，分别称为**内侧髁**与**外侧髁**，两髁后份之间的深窝为**髁间窝**，内有前、后交叉韧带。

收肌结节：在股骨内上髁的上方，有一三角形的突起，称收肌结节，为大收肌腱的附着处。股骨干的骨折易损伤股血管。

腓骨头：腓骨上端的膨大，与胫骨相关节。在膝部的后外侧，股二头肌腱的下端可触及腓骨头，其下方为**腓骨颈**，腓总神经绕行于其外侧，此处腓总神经位置表浅，故腓骨颈骨折易损伤腓总神经。

距骨滑车：距骨高居于其他跗骨之上，前端与足舟骨相接，上方有关节面称距骨滑车，与胫、腓骨下端相关节。

应试习题

一、名词解释

1．long bone
2．骨松质
3．骨膜
4．vertebral canal
5．寰椎
6．sternal angle
7．茎乳孔
8．翼点
9．maxilla
10．下颌支
11．颅囟
12．coracoid process
13．桡神经沟
14．腕骨沟
15．acetabulum
16．髂结节
17．收肌结节
18．medial malleolus

二、填空题

1．运动系统是由__________、__________和__________三部分组成。

2．运动系统对人体起__________、__________、__________和__________作用。

3．Bone 按其形态可分为__________、__________、__________和__________四类。

4．在骨的构造中，骨松质由__________交织排列而成；__________和__________内充填有骨髓。

5．骨膜由__________构成，对骨的__________、__________和__________起重要作用。

6．骨膜含有丰富的__________和__________。在骨折时，骨膜参与骨折端的__________。

7．长骨的动脉主要为__________，经__________进入__________。

8．躯干骨包括有__________、__________、__________、__________和 12 对肋。

9．躯干骨参与__________、__________和__________的构成。

10．Vertebrae 通常由位于前方的__________和位于后方的__________两部分构成。两者共同围成__________。

11．椎弓紧邻椎体的缩窄部分为__________。椎间孔由__________围成，有__________和__________通过。

12．一般椎骨自椎弓向后方或后下方发出的突起有__________个，称__________。

13．Atlas 是第__________块颈椎，由__________、__________和__________组成。

14．__________纵贯骶骨中央，其下端称__________，后者的两侧向下突出形成__________。

15．Sternum 可分为__________、__________和__________三部分。

16．Sternal angle 位于__________和__________之间。

17．肋骨的__________和__________上有关节面与胸椎相关节。

18．肋体的内面接近下缘处有__________，__________沿此走行。

19．前斜角肌结节位于__________近内缘处的上面，其前后方分别有__________沟和__________沟。

20．Skull 位于__________的上方，由__________块扁骨和不规则骨组成。

21．颅分为上部的__________和下部的__________，两者以__________和__________的连线为界。

22．筛骨位于__________之间，参与构成鼻腔的__________、__________和__________。

23．筛骨可分成__________、__________和__________三部分。

24．蝶骨体内含有__________，开口于__________。

25．蝶骨小翼后内侧角处有__________，小翼与大翼间的裂隙为__________。

26．Temporal bone 以__________为中心分为三部：其前上方的为__________；呈弯曲骨片的为__________；伸向前内方的为__________。

27．颞骨岩部前面弓状隆起前下方的薄骨板，为__________，近尖端处有一浅凹，称__________。

28．颞骨岩部下面凹凸不平，中央有一圆孔为__________，向前内通入__________。

29．颞骨颧突根部下面的深窝称__________，其前缘特别突起，为__________。

30．Mandible 体的下缘称__________；上缘构成__________。

31．舌骨位于__________。舌骨体位于中部，向后外延伸的长突为__________，向上的短突为__________。

32．在颅底外面，颈静脉孔的后外侧有一细长的突起，为__________，后者根部后方的孔为__________。

33．上矢状窦沟位于颅盖__________面的正中线上，两侧的颗粒小凹为__________压迹。

34．Pterygopalatine fossa 向内侧经__________可通__________。

35．眶下裂位于__________和__________的交界处，向后可通入__________和__________。

36．泪囊窝位于眶__________，它向下经__________通__________。

37．Anterior fontanelle 位于__________缝和__________缝的相接处，呈__________形，在生后__________闭合。

38．枕囟位于__________和__________的相接处，__________闭合。

39．Scapula 上缘外侧部的指状突起称__________；外侧角肥厚，为一朝向外侧微凹的浅窝，称__________。__________伸向外侧，其扁平突起形成肩峰，前者将肩胛骨的背面分成上、下两个浅窝，分别称为__________和__________。

40．桡神经沟位于__________，尺神经沟位于__________。

41．Head of humerus 周围的环状浅沟为__________。Head of humerus 前方的隆起为__________。

42．Head of radius 周围有__________与 ulna 的__________相关节。

43．Radius 下端外侧有向下伸出的突起，称__________；下端的下面有凹陷的__________面。

44．尺骨滑车切迹后上方的突起为__________；前下方的突起为__________。

45．近侧列腕骨由桡侧向尺侧依次为：__________、__________、__________和__________。

46．Hip bone 由__________、__________和__________构成。

47. Ilium 分为肥厚的__________和扁阔的__________两部分，后者的后下方有粗糙的__________面。

48. 髂骨翼内面的浅窝为__________，外面的浅窝为__________。Ischium 支移行处后部的粗糙隆起，称__________，其上方的锐棘称__________。

49. Pubis 上支的上缘为一锐嵴，称__________，向后移行于__________，其前端终于__________。

50. Neck of femur 与体连接处外上方的方形隆起为__________；后者内下方的隆起称__________，两者间前面有__________。

51. 股骨体后面外上方的骨嵴是__________，内上方的骨嵴是__________。

52. Tibia 上端向两侧突出形成__________和__________，上面各有__________。

53. 胫骨内、外侧上关节面之间的小隆起，称__________，后者附近有__________附着。

54. Fibula head 有关节面与__________相关节。Fibula 的下端膨大为__________。

55. 前列跗骨由内侧向外侧，依次为__________、__________、__________和__________。

56. 第 5 跖骨的底向__________突出，称__________，在体表可以摸到。

三、选择题

A1 型题

1. 相邻椎骨的椎上切迹和椎下切迹共同围成的结构是
   A. 椎孔
   B. 横突
   C. 钩突
   D. 椎间孔
   E. 横突孔

2. 属于运动中能够改变肌肉牵拉方向作用的籽骨是
   A. 股骨
   B. 髌骨
   C. 肋骨
   D. 骶骨
   E. 顶骨

3. 通过横突孔的结构是
   A. 椎动脉
   B. 颈内动脉
   C. 颈外动脉
   D. 基底动脉
   E. 锁骨下动脉

4. 胸骨角平对
   A. 第 1 肋
   B. 第 2 肋
   C. 第 3 肋
   D. 第 4 肋
   E. 第 5 肋

5. 颈静脉切迹位于
   A. sternum
   B. posterior cranial fossa
   C. clavicle
   D. cervical vertebrae
   E. 1st rib

6. 肋软骨前端参与形成肋弓的是
   A. 第 6 ~ 10
   B. 第 7 ~ 10
   C. 第 8 ~ 10
   D. 第 9 ~ 10
   E. 第 7 ~ 12

7. 开口于蝶筛隐窝的是
   A. 蝶窦
   B. 筛窦
   C. 额窦
   D. 乳突窦
   E. 上颌窦

8. 与脑膜中动脉沟相延续的结构是

A．圆孔
B．棘孔
C．卵圆孔
D．茎乳孔
E．破裂孔

9．锁骨骨折多发生在
A．中、内 1/3 交界处
B．中、外 1/3 交界处
C．内侧 1/3
D．外侧 1/3
E．肩峰端

10．肩胛骨下角平对
A．第 6 肋骨
B．第 7 肋骨
C．第 8 肋骨
D．第 9 肋骨
E．第 10 肋骨

11．成人骨髓穿刺最常用的部位是
A．胸骨柄
B．髂前上棘
C．椎骨棘突
D．骶正中嵴
E．胫骨粗隆

12．走行在肱骨后方中部的神经是
A．尺神经
B．正中神经
C．腋神经
D．桡神经
E．肌皮神经

13．股骨颈与股骨体长轴之间向内的夹角（颈干角）的度数是
A．95° ~ 105°
B．105° ~ 115°
C．115° ~ 125°
D．125° ~ 130°
E．130° ~ 135°

14．女性臂轴与前臂轴的延长线相交形成的补角（提携角）是
A．0° ~ 5°
B．5° ~ 10°
C．10° ~ 15°
D．15° ~ 20°
E．20° ~ 25°

A2 型题

1．男性，28 岁，因头部外伤出血，医生用手指压迫颈总动脉暂时止血，与此相关的结构是
A．棘突
B．齿突
C．椎体钩
D．上关节突
E．颈动脉结节

2．女性，45 岁，因臀部手术行骶管麻醉，常作为该麻醉操作标志的结构是
A．骶岬
B．骶正中嵴
C．骶管裂孔
D．骶角
E．骶后孔

3．女性，13 岁，因头前部外伤出现了脑脊液鼻漏，嗅觉减退，最可能损伤的结构是
A．额鳞
B．筛板
C．颞鳞
D．蝶鞍
E．鼻骨

4．男性，24 岁，因头部撞击出现 Battle 征（乳突部皮下淤血斑），最可能损伤的结构是
A．额骨眶部
B．蝶骨大翼
C．颞骨岩部
D．顶骨结节
E．枕外隆凸

5．女性，因面部疼痛行卵圆孔穿刺麻醉，后出现了面部口裂以下感觉障碍，最可能损伤的结构是
A．上颌神经

B．下颌神经
C．脑膜中动脉
D．眼动脉
E．颈内动脉

6．男性，15 岁，因左侧头侧部被棒球击伤，出现意识障碍 1 小时急诊就医，CT 检查提示硬脑膜外血肿，该血肿可能损伤的血管是
A．颞浅动脉
B．板障静脉
C．面深静脉
D．脑膜中动脉
E．大脑中动脉

7．男性，30 岁，因左侧头侧部被木棒击伤，出现脑脊液耳漏，左侧听力明显下降，最可能受伤的结构是
A．额骨眶部
B．蝶骨大翼
C．颞骨岩部
D．顶骨结节
E．枕外隆凸

8．男性，5 岁，因下颌左第一乳磨牙龋齿，经下颌孔行阻滞麻醉后治疗，所阻滞麻醉的神经是
A．颊神经
B．舌神经
C．舌下神经
D．上牙槽神经
E．下牙槽神经

9．男性，22 岁。因高热和角弓反张急诊入院，以髂嵴确定腰穿部位抽取脑脊液，两侧髂嵴连线的最高点约平对于
A．第 2 腰椎棘突
B．第 3 腰椎棘突
C．第 4 腰椎棘突
D．第 5 腰椎棘突
E．骶骨岬

10．女性，67 岁。诊断为绝经后骨质疏松症 10 年，因外伤导致股骨颈骨折，供应股骨颈的动脉主要是
A．闭孔动脉
B．滋养动脉
C．干骺端动脉
D．旋股内侧动脉
E．旋股外侧动脉

B 型题

A．肋凹
B．横突孔
C．棘突水平伸向后方
D．前弓和后弓
E．齿突

1．Cervical vertebrae 的特点是有
2．Thoracic vertebrae 的特点是有
3．枢椎最主要的特点是有

A．较短且末端分叉的棘突
B．较小的椎体
C．侧块
D．弓状线
E．岬

4．Sacrum 具有
5．Atlas 具有
6．Ilium 具有

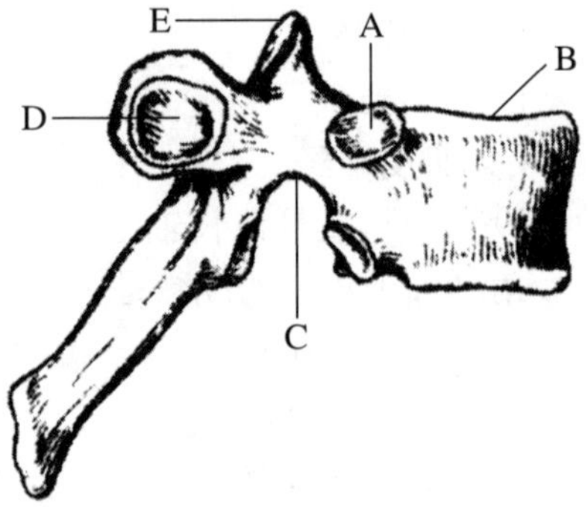

图 1　胸椎

图 1 中：
7．参与关节突关节构成的是
8．Intervertebral discs 附着于
9．与肋头构成关节的是

10．与肋结节构成关节的是
11．参与椎间孔形成的是

A．颈静脉孔
B．横窦沟
C．颈动脉管
D．颏孔
E．垂直板
12．属于 occipital bone 的结构是
13．属于 temporal bone 的结构是
14．属于 ethmoid bone 的结构是

A．鼻骨
B．Sphenoid bone
C．Frontal bone
D．上鼻甲
E．Ethmoid bone
15．构成鼻腔顶的是
16．形成垂体窝的是
17．参与眶上壁前部组成的是

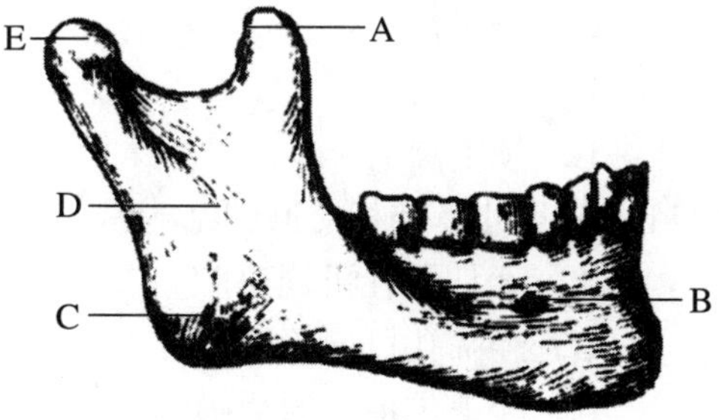

图 2　下颌骨

图 2 中：
18．Temporalis 止于
19．三叉神经的分支由此钻出
20．参与 temporomandibular joint 组成的是
21．Masseter 止于

A．内耳门
B．筛孔
C．翼突
D．眶上裂
E．眶下裂
22．在颅后窝能见到的是
23．在颅中窝能见到的是
24．在颅前窝能见到的是

A．髂嵴
B．坐骨棘
C．骶粗隆
D．耻骨下支
E．耻骨梳
25．在体表可以摸到的是
26．参与闭孔围成的是
27．参与构成骨盆界线的是

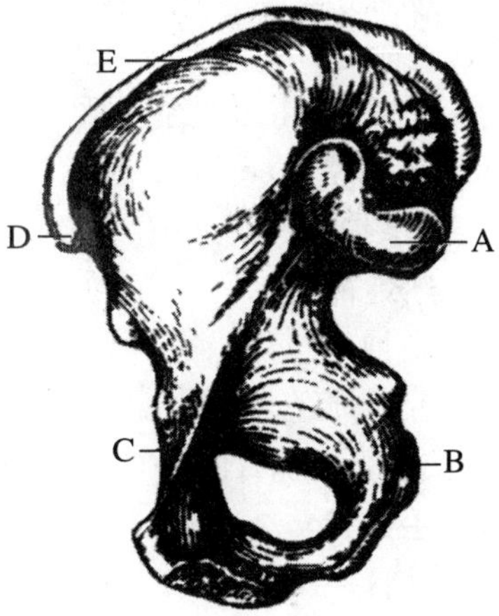

图 3　髋骨

图 3 中：
28．构成髂骨翼上缘的是
29．参与骨盆上口围成的是
30．参与构成骶髂关节的是
31．半腱肌起于
32．阔筋膜张肌起于

A．femur 内上髁
B．femur 外上髁
C．patella
D．tibia
E．fibula
33．前缘锐利的是

34．外踝位于
35．腘斜韧带止于

X 型题

1．正常成骨的方式一般包括
A．骨内成骨
B．膜内成骨
C．肌内成骨
D．软骨内成骨
E．纤维内成骨
2．不规则骨中的含气骨包括
A．椎骨
B．额骨
C．颞骨
D．枕骨
E．上颌骨
3．穿行颈静脉孔的神经包括
A．面神经
B．舌咽神经
C．迷走神经
D．副神经
E．舌下神经
4．属于近侧列腕骨的是
A．手舟骨
B．月骨
C．骰骨
D．三角骨
E．钩骨
5．属于椎弓板上发出的突起是
A．椎孔
B．横突
C．钩突
D．上关节突
E．下关节突
6．参与构成眶的骨有
A．蝶骨
B．颧骨
C．犁骨
D．颞骨
E．筛骨
7．与翼腭窝相交通的是
A．颞下窝
B．眶下裂
C．蝶腭孔
D．圆孔
E．翼管
8．穿行内耳道的结构包括
A．面神经
B．蜗神经
C．前庭神经
D．舌咽神经
E．迷走神经
9．参与构成眶内侧壁的有
A．额骨
B．泪骨
C．蝶骨体
D．筛骨眶板
E．上颌骨额突
10．与 orbit 相交通的结构包括
A．鼻腔
B．翼腭窝
C．颞下窝
D．颅前窝
E．颅中窝
11．与骨性鼻腔相交通的结构是
A．经切牙孔可通口腔
B．经筛孔可通筛窦
C．经上鼻道可通后筛窦
D．经蝶腭孔可直通蝶窦
E．经鼻后孔通向咽腔
12．在体表能够摸到的尺骨结构包括
A．尺骨鹰嘴
B．尺骨后缘
C．尺骨头
D．骨间缘
E．茎突
13．男性，22 岁，因怀疑再生障碍性贫血，需要行骨髓穿刺检查，通常选择的部位是
A．椎间孔

B．胸骨体
C．髂前上棘
D．髂前下棘
E．胫骨结节
14．女性，38 岁。正常体检时被告知鼻中隔偏向左，参与围成骨性鼻中隔的骨是
A．上颌骨
B．腭骨
C．筛骨
D．犁骨
E．下颌骨
15．女性，2 岁。因严重的唇腭裂就医，发育不良的骨可能包括
A．舌骨
B．腭骨
C．犁骨
D．上颌骨
E．下颌骨
16．男性，6 岁。因颞下窝炎症就医，该炎症扩散可能经过的结构是
A．卵圆孔
B．棘孔
C．眶上裂
D．眶下裂
E．翼腭窝
17．男性，17 岁，因外伤造成翼点处骨折，该处骨折可能涉及的骨包括
A．蝶骨
B．顶骨
C．筛骨
D．颞骨
E．腭骨
18．女性，66 岁，因滑倒造成骨盆髋臼骨折，参与围成髋臼的骨包括
A．坐骨
B．股骨
C．耻骨
D．髂骨
E．骶骨
19．女性，31 岁，因流脓鼻涕就诊，初步诊断为急性鼻旁窦炎，该病可能涉及的结构包括
A．筛窦
B．额窦
C．蝶窦
D．上颌窦
E．乳突窦
20．男性，23 岁，体型瘦高，能够在体表触及的肩胛骨结构包括
A．acromion
B．coronoid proces
C．spine of scapula
D．styloid process
E．glenoid cavity
21．男性，新生儿。因外伤摄 X 线片，在 X 线片中可见的颅囟可能包括
A．前囟
B．后囟
C．蝶囟
D．筛囟
E．乳突囟

四、问答题

1．简述运动系统的组成及其功能。
2．简述全身骨的形态学分类及各类骨的形态特点和分布概况。
3．简述骨的构造及其功能。
4．简述 vertebrae 的一般形态。
5．简述 cervical、thoracic、lumbar vertebrae 的主要形态学特点。
6．简述 sternal angle 的位置及临床意义。

7．简述躯干骨重要的骨性标志。
8．简述与颅中窝和颅后窝相关的重要孔、裂和沟。
9．简述颅底外面可见到的重要孔、裂及其位置。
10．试述 infratemporal fossa 的位置、各壁的结构及交通。
11．试述翼腭窝的位置及交通。
12．试述 orbit 各壁的结构及毗邻。
13．简述眶的交通。
14．简述骨性鼻腔外侧壁上的重要结构。
15．简述 paranasal sinuses 的位置和开口。
16．试述各 cranial fontanelles 的位置及闭合时间。
17．简述能摸到活体颅骨的重要骨性标志。
18．简述上肢骨的组成及排列位置。
19．简述在肱骨下端和尺骨上端的重要结构。
20．简述能摸到活体上肢骨的重要骨性标志。
21．简述下肢骨的组成及排列位置。
22．简述股骨下端和胫骨上端的重要结构。
23．简述能摸到活体下肢骨的重要骨性标志。

五、病例分析

1．男性，18 岁。因硬物击伤头部侧方，1 小时后出现头痛、呕吐加剧、躁动不安等症状就医。CT 显示硬膜外血肿。请根据骨学解剖知识分析上述临床表现的原因。

2．女性，32 岁。因车祸造成右侧肱骨外科颈骨折，请简述：①肱骨外科颈的位置；②可能伤及的神经；③该神经的分支分布及神经损伤后的表现。

参考答案

一、名词解释

1．长骨：骨的一种，呈长管状，分布于四肢，分一体两端。体又称骨干，内有空腔为髓腔，容纳骨髓。两端膨大称骺，有光滑的关节面。骨干与骺相邻的部分称为干骺端，幼年时留有骺软骨，成年后骨化遗留为骺线。

2．由骨组织构成，为骨质的一部分，形态为海绵状，由相互交织的骨小梁排列而成，配布于骨的内部，骨小梁的排列与骨所承受的压力和张力方向一致，因而能承受较大的重量。位于颅骨内板和外板之间的骨松质又称为板障。

3．被覆在除关节面外的所有新鲜骨的表面，由纤维结缔组织构成，含有丰富的血管和神经，对骨的营养、再生、感觉和修复有重要的作用。骨膜可分为两层，外层致密，有大量胶原纤维穿入骨质，有固定作用；内层疏松，有成骨细胞和破骨细胞，具有产生新骨质和破坏原骨质的作用。

4．椎管：由各椎骨的椎孔相互连结而成，容纳脊髓和脊神经根。

5．是第一块颈椎，呈环状，无椎体、棘突和关节突，由前弓、后弓和两个侧块构成。前弓较短，后面正中有齿突凹，与枢椎的齿突相关节。后弓较长，上面有横行的椎动脉沟，有同名动脉通过。侧块连结前后两弓，上面的椭圆形关节面与枕髁相关节，下面有圆形关节面与枢椎的上关节面相关节。

6．胸骨角：位于胸骨柄与胸骨体的连结处，微向前突，可在体表摸到，两侧的肋切迹与第 2 肋软骨相连结，是计数肋的重要标志。胸骨角向后平对第 4 胸椎体下缘。

7．是位于颞骨岩部下面、茎突根部后方、茎突和乳突之间的小孔，面神经的主干最终由此出颅。

8．位于颅的侧面，颞窝的前下部，是由额、颞、顶、蝶四骨会合处形成的“H”形骨缝，十分薄弱。其内面有脑膜中动脉前支通过，临床 X 线检查及手术中须注意。

9．上颌骨：成对，构成颜面的中央部，几乎与全部面颅骨相接，可分 1 体和 4 突：上颌体，内含上颌窦；额突，突向上方，接额骨、鼻骨和泪骨；颧突，伸向外侧，接颧骨；牙槽突，由体向下伸出，其下缘有牙槽，容纳上颌牙根；腭突，由体向内侧水平伸出，于中线与对侧腭突结合，组成骨腭前份。

10．位于下颌骨后部，自下颌体后方向上耸起的方形骨板，末端有两个突起，前方者为冠突，后方者为髁突，两者之间的凹陷为下颌切迹。髁突上端的膨大为下颌头，与下颌窝相关节，头下细处为下颌颈。下颌支后缘与下颌底相交处为下颌角，下颌支内面中央有下颌孔。

11．因新生儿时期，颅顶各骨尚未发育完全，骨缝间充满纤维结缔组织膜，在多骨交界处，间隙的膜较大，称为颅囟。其中前囟最大，又称额囟，呈菱形，位于矢状缝与冠状缝相接处。后囟又称枕囟，位于矢状缝与人字缝汇合处，呈三角形。另外，还有位于顶骨前下角处的蝶囟和顶骨后下角处的乳突囟。前囟在生后 1 ～ 2 岁时闭合，其余各囟都在生后不久闭合。

12．喙突：为肩胛骨上缘最外侧向前伸出的指状突起，胸小肌、肱二头肌短头和喙肱肌在此附着。

13．位于肱骨后面中部，是一自内上方斜向外下方的浅沟，桡神经和肱深动脉沿此沟通过。肱骨中部骨折时可伤及桡神经。

14．8 块腕骨分成两列排列，相互连结，但不在一个平面上，构成一个掌面凹陷、两侧隆突的沟状结构，称为腕骨沟。

15．髋臼：位于髋骨的外侧面，是一朝向外下的深窝，由髂骨、坐骨和耻骨三骨的体会合而成。窝内的半月形关节面称耳状面，与股骨头相关节。窝的中央未形成关节面的部分为髋臼窝。髋臼边缘下部的缺口称髋臼切迹。

16．是髂嵴外唇向外的突起，位于髂前上棘后方 5 ～ 7cm 处，是重要的体表标志。

17．为位于股骨下端内上髁上方的小突起，大收肌的止腱附着于此，是重要的体表标志。

18．内踝：是胫骨下端内侧向下的一个突起，其外侧面有关节面与距骨滑车相关节。内踝在体表可以摸到，是重要的体表标志。

二、填空题

1．骨 骨连结 骨骼肌
2．赋予人体基本形态 支持 保护 运动
3．长骨 短骨 扁骨 不规则骨
4．骨小梁 髓腔 松质间隙
5．纤维结缔组织 营养 再生 感觉
6．神经 血管 修复愈合
7．滋养动脉 滋养孔 髓腔
8．24 块椎骨 1 块骶骨 1 块尾骨 1 块胸骨
9．脊柱 骨性胸廓 骨盆
10．椎体 椎弓 椎孔
11．椎弓根 相邻椎弓根的上、下切迹 脊神经 血管
12．1 棘突
13．1 前弓 后弓 侧块
14．骶管 骶管裂孔 骶角
15．胸骨柄 胸骨体 剑突
16．胸骨柄 胸骨体
17．肋头 肋结节
18．肋沟 肋间神经和血管
19．第 1 肋 锁骨下静脉 锁骨下动脉
20．脊柱 23
21．脑颅 面颅 眶上缘 外耳门上缘
22．两眶 上壁 外侧壁 鼻中隔
23．筛板 垂直板 筛骨迷路
24．蝶窦 蝶筛隐窝
25．视神经管 眶上裂
26．外耳门 鳞部 鼓部 岩部
27．鼓室盖 三叉神经压迹
28．颈动脉管外口 颈动脉管
29．下颌窝 关节结节
30．下颌底 牙槽弓
31．下颌骨下后方 大角 小角
32．茎突 茎乳孔
33．内 蛛网膜粒
34．蝶腭孔 鼻腔
35．眶下壁 外侧壁 颞下窝 翼腭窝

36．内侧壁的前下份 鼻泪管 鼻腔
37．矢状 冠状 菱 1～2岁
38．矢状缝 人字缝 生后不久
39．喙突 关节盂 肩胛冈 冈上窝 冈下窝
40．肱骨后面中部 肱骨内上髁后方
41．解剖颈 小结节
42．环状关节面 桡切迹
43．茎突 腕关节
44．鹰嘴 冠突
45．手舟骨 月骨 三角骨 豌豆骨
46．髂骨 耻骨 坐骨
47．髂骨体 髂骨翼 耳状
48．髂窝 臀面 坐骨结节 坐骨棘
49．耻骨梳 弓状线 耻骨结节
50．大转子 小转子 转子间线
51．臀肌粗隆 耻骨肌线
52．内侧髁 外侧髁 上关节面
53．髁间隆起 膝交叉韧带
54．（胫骨）腓关节面 外踝
55．内侧楔骨 中间楔骨 外侧楔骨 骰骨
56．后 第5跖骨粗隆

三、选择题

A1型题

1．D 2．B 3．A 4．B 5．A 6．C 7．A 8．B
9．B 10．B 11．B 12．D 13．D 14．C

A2型题

1．E 2．D 3．B 4．C 5．B 6．D 7．C 8．E
9．C 10．D

B型题

1．B 2．A 3．E 4．E 5．C 6．D 7．E 8．B
9．A 10．D 11．C 12．B 13．C 14．E 15．E 16．B
17．C 18．A 19．B 20．E 21．C 22．A 23．D 24．B
25．A 26．D 27．E 28．E 29．C 30．A 31．B 32．D
33．D 34．E 35．B

X型题

1．BD 2．BCE 3．BCD 4．ABD 5．BDE 6．ABE
7．ABCDE 8．ABC 9．BCDE 10．ABCE 11．ACE 12．ABCE
13．BCD 14．CD 15．BCD 16．ABDE 17．ABD 18．ACD
19．ABCD 20．ABC 21．ABCE

四、问答题

1．运动系统由骨、骨连结（关节）和骨骼肌组成。全身骨借关节彼此相连构成骨骼，形成坚硬的支架，赋予人体基本形态。骨骼支持体重，保护内脏。骨骼肌附着于骨，收缩时，以关节为支点牵引骨改变位置，产生运动。在运动中，骨起杠杆作用，关节是运动的枢纽，骨骼肌是动力器官。骨骼肌是运动的主动部分，骨和关节是运动的被动部分。

2．全身的骨按其形态可分为长骨、短骨、扁骨和不规则骨四类。其形态特点和分布为：

（1）长骨：呈长管状，分一体两端。体又称骨干，内有空腔为髓腔，容纳骨髓。两端膨大称骺，有光滑的关节面，与相邻关节面构成关节。骨干与骺相邻的部分称干骺端，幼年时保留有一骺软骨，成年后，骺软骨骨化，遗留为骺线。长骨分布于四肢。

（2）短骨：形似立方体，多成群分布于连结牢固且运动较灵活的部位，如腕骨和跗骨。

（3）扁骨：呈板状，主要构成颅腔、胸腔和盆腔的壁，起保护作用，如颅盖骨和肋骨。

（4）不规则骨：形状不规则，如椎骨。有些不规则骨内含有空腔，称含气骨，如上颌骨。

3．骨的构造主要包括骨质、骨膜和骨髓，此外还有血管、淋巴管和神经。（1）骨质：由骨组织构成，分密质和松质。骨密质质地致密，具有较大的耐压性，配布于骨的表面。骨松质呈海绵状，由骨小梁排列而成，配布于骨的内部，由于骨小梁的排列特点，它能承受较大的重量。颅盖骨的表层为密质，分别称内板和外板，两板之间的松质为板障。（2）骨膜：除关节面外，骨的表面均覆盖有骨膜。骨膜由纤维结缔组织构成，含有丰富的神经和血管，对骨的再生、营养和感觉有重要作用。骨膜可分成内、外两层，外层致密，有许多胶原纤维束穿入骨质，起固定作用；内层疏松，有成骨细胞和破骨细胞，分别有产生新骨质和破坏原骨质的作用。骨折时，骨膜还参与骨折端的修复和愈合。（3）骨髓：充填于髓腔和骨松质的间隙内。胎儿和幼儿的骨髓呈红色，称红骨髓，具有造血功能。5 岁以后，长骨骨干内的红骨髓逐渐被脂肪组织所代替，呈黄色，称黄骨髓，失去造血能力。但在慢性失血过多或重度贫血的情况下，黄骨髓可转化为红骨髓，恢复造血功能。在某些骨，如椎骨、髂骨、肋骨、胸骨以及某些长骨的骺内，终生都是红骨髓。

4．椎骨由位于前方的椎体和后方的椎弓构成。椎体呈圆柱状，内部充满松质，表面被覆薄层密质；后面微凹陷，与椎弓共同围成椎孔。各椎孔相通，构成椎管，容纳脊髓。椎弓为弓形骨板，紧连椎体的部分为椎弓根，根上、下各有一切迹，与相邻椎骨的上、下切迹围成椎间孔。两侧椎弓根向后内扩展变宽为椎弓板。自椎弓发出 7 个突起：①棘突 1 个，伸向后方或后下方。②横突 1 对，伸向两侧。③关节突 2 对，即上关节突和下关节突，与相邻关节突构成关节突关节。

5．（1）颈椎：椎体小，椎孔大，呈三角形；横突有孔，称横突孔；上、下关节突关节面几呈水平位；第 2 ～ 6 颈椎棘突较短，末端分叉；第 7 颈椎（隆椎）棘突长，皮下易于触及。第 3 ～ 7 颈椎体上面侧缘向上突起称椎体钩，它若与上位椎体下面的两侧唇缘相接，则形成钩椎关节。第 1 颈椎（寰椎），没有椎体、棘突和关节突，由前弓、后弓和侧块构成；第 2 颈椎（枢椎）椎体上有一向上突起的齿突。（2）胸椎：椎体侧面有肋凹；横突末端前面有横突肋凹；关节突的关节面几呈冠状位；棘突长，伸向后下方。（3）腰椎：椎体粗壮；关节突粗大，关节面几呈矢状位；棘突宽扁呈板状，几乎水平伸向后方。

6．胸骨角位于胸骨柄和胸骨体的连结处，是一微向前突的骨嵴，可在体表摸到。它两侧的肋切迹与第 2 肋软骨相连，是计数肋的重要标志。胸骨角向后平对第 4 胸椎体下缘。

7．躯干骨的骨性标志主要有：第 7 颈椎棘突、胸椎和腰椎的棘突、颈静脉切迹、胸骨角、剑突、第 2 ～ 12 对肋、肋弓、骶骨的岬和骶角。

8．(1) 颅中窝：中部蝶骨体上有垂体窝，其前外侧有视神经管，蝶骨体的两侧面各有一浅沟，为颈动脉沟，沟向前外通入眶上裂，沟后端处有孔称破裂孔，孔的后外侧壁有颈动脉管内口。蝶骨体两侧自前向后外有圆孔、卵圆孔和棘孔。脑膜中动脉沟自棘孔向外上方走行。(2) 颅后窝：中央有枕骨大孔，孔的前外缘上方有舌下神经管内口。枕骨大孔后上方有矢状位的上矢状窦沟，两侧各有一条横窦沟，其外侧续为乙状窦沟，后者末端终于颈静脉孔。在颞骨岩部后面中央有内耳门。

9．颅底外面高低不平，孔、裂甚多。由前向后可见：骨腭正中的前端有切牙孔，通入切牙管；近后缘两侧有腭大孔。骨腭上方，可见被鼻中隔后缘分隔出的鼻后孔。翼突外侧板根部向后外方，依次可见较大的卵圆孔和较小的棘孔。鼻后孔中央后方可见枕骨大孔，孔两侧有枕髁，髁前外侧有舌下神经管外口；髁后方有不恒定的髁管开口。枕髁外侧有不规则的颈静脉孔，后者前方为颈动脉管外口。颈静脉孔的外侧有细长的茎突，茎突根部后方为茎乳孔。蝶骨、枕骨基底和颞骨岩部在会合处围成不规则的破裂孔，活体被软骨封闭。

10．颞下窝是位于上颌骨体和颧骨后方的一不规则间隙，向上可与颞窝通连。颞下窝前壁为上颌骨体和颧骨，内侧壁为翼突外侧板，外侧壁为下颌支，下壁和后壁空缺。此窝向上经卵圆孔和棘孔通颅中窝，向前经眶下裂通眶，向内侧经翼上颌裂通翼腭窝。

11．翼腭窝为位于上颌骨体、蝶骨翼突和腭骨之间的狭窄间隙。此窝向外经翼下颌裂通颞下窝，向前经眶下裂通眶，向内侧经蝶腭孔通鼻腔，向后经圆孔通颅中窝，并可经翼管通颅底外面，向下移行于腭大管，经腭大孔通口腔。

12．眶为一对四面锥体形的深腔，有上、下、内侧和外侧四个壁：(1) 上壁：由额骨眶部及蝶骨小翼构成，与颅前窝相毗邻，其前外侧份有一深窝，为泪腺窝，容纳泪腺。(2) 内侧壁：最薄，自前向后依次为上颌骨额突、泪骨、筛骨眶板和蝶骨体，与筛窦和鼻腔相毗邻，其前下份有一个长圆形的窝，容纳泪囊，为泪囊窝。(3) 下壁：主要由上颌骨构成，下邻上颌窦。下壁和外侧壁交界处后份有眶下裂，裂中部有前行的、位于下壁后部的眶下沟，向前导入眶下管，开口于眶下孔。(4) 外侧壁：较厚，由颧骨和蝶骨构成，与颞窝相邻。外侧壁与上壁交界处的后份有眶上裂。

13．经眶尖处的视神经管向后内通颅中窝；经眶上孔（裂）、眶下沟和眶下孔通面部；经泪囊窝、鼻泪管向下通鼻腔的下鼻道；经眶上裂和眶下裂向后分别通颅中窝和颅底外面。

14．骨性鼻腔外侧壁自上而下有 3 个卷曲的骨片，依次为上、中、下鼻甲，各鼻甲下方的腔隙分别形成上、中、下鼻道。上鼻甲后上方与蝶骨之间有蝶筛隐窝。中鼻甲后方有蝶腭孔，通向翼腭窝。各鼻道内还有鼻旁窦和鼻泪管的开口。

15．鼻旁窦有额窦、上颌窦、筛窦和蝶窦，它们分别位于同名骨内。上颌窦、额窦和前、中筛窦开口于中鼻道；后筛窦开口于上鼻道；蝶窦开口于蝶筛隐窝。

16．在胎儿及新生儿时期，颅顶各骨尚未发育完全，骨缝间充满结缔组织膜，在多骨交界处，覆盖间隙的膜面积较大，称颅囟。颅囟包括有：前囟（额囟），最大，呈菱形，位于矢状缝与冠状缝相接处。后囟（枕囟），位于矢状缝与人字缝汇合处，呈三角形。另外，还有位于顶骨前下角处的蝶囟和顶骨后下角处的乳突囟。前囟在生后 1 ～ 2 岁时闭合，其余各囟都在生后不久闭合。

17．颅骨的骨性标志主要有：枕外隆凸、乳突、颧弓、下颌角、眶上缘、眶上切迹、眶下缘、眉弓、额结节、顶结节。

18．上肢骨包括位于胸廓前上部的锁骨、胸廓后部外上方的肩胛骨、臂部的肱骨、前臂的桡骨（外侧）和尺骨（内侧）以及手骨。手骨从近侧列向远侧列包括 8 块腕骨（从桡侧向尺侧，近侧列为手舟骨、月骨、三角骨和豌豆骨；远侧列为大多角骨、小多角骨、头状骨和钩骨）、5 块掌骨和 14 块指骨（拇指 2 节，即近、远节指骨；其他均为 3 节，分别为近、中、远节指骨）。

19．（1）肱骨下端：外侧部为肱骨小头，内侧部为肱骨滑车。肱骨滑车前上方有一窝，称冠突窝；后上方有鹰嘴窝，伸肘时容纳鹰嘴。下端的内、外侧有突出的内、外上髁，内上髁后下方有尺神经沟。（2）尺骨上端：前面有一半圆形深凹，称滑车切迹，其后上和前下方的突起分别为鹰嘴和冠突。冠突的外侧面有桡切迹；前下方有尺骨粗隆。

20．上肢骨的骨性标志主要有：锁骨全长，（肩胛骨）内侧缘，喙突，肩胛冈，肩峰，肩胛骨下角，肱骨大结节，肱骨内，外上髁，鹰嘴，（尺骨）后缘全长，尺骨头，尺骨茎突，桡骨茎突，桡骨头，豌豆骨。

21．下肢骨包括参与构成骨盆的髋骨、位于股部的股骨、小腿的胫骨（内侧）和腓骨（外侧）以及足骨。足骨从近侧向远侧包括 7 块跗骨（后列上方为距骨，下方为跟骨；中列为足舟骨，位偏内侧，位于距骨前方；远列由内侧向外侧为内侧、中间、外侧楔骨和骰骨）、5 块跖骨和 14 块趾骨（每趾之节数和名称类同于指骨）。

22．（1）股骨下端：有两个向后突出的膨大，为内侧髁和外侧髁，两髁的前、下和后面都有光滑的关节面。两髁前方的关节面彼此相连，形成髌面，与髌骨相关节。两髁后部之间的深窝称髁间窝。两髁的内、外侧面上的最突起处，为内、外上髁。内上髁上方的小突起，称收肌结节。（2）胫骨上端：向两侧突出形成内、外侧髁，两髁上面各有上关节面，两个上关节面之间有髁间隆起。外侧髁后下方有腓关节面，与腓骨头相关节。胫骨前缘上端有胫骨粗隆。

23．下肢骨的骨性标志主要有：髂嵴，髂前上棘，髂后上棘，髂结节，耻骨结节，耻骨嵴，坐骨结节，大转子，（股骨）内，外上髁，收肌结节，（胫骨）内，外侧髁，胫骨粗隆，胫骨前缘，内踝，腓骨头，外踝。

五、病例分析

1．此患者是由于脑膜中动脉破裂所致。在颞窝内侧面的前下部有额骨、顶骨、颞骨和蝶骨大翼四骨相交而成的“H”形缝称为翼点，此区域骨质薄弱，其内表面有脑膜中动脉前支经过。此患者很可能是由于此区域骨折时，损伤了该血管引起颅内出血，形成硬膜外血肿，可压迫脑组织。

2.（1）肱骨上端与体交界处稍细，称为外科颈，是骨折的易发部位。

（2）该部位骨折后易损伤右侧腋神经。

（3）腋神经的分支分布：伴旋肱后动脉绕肱骨外科颈后方至三角肌深面，其肌支支配三角肌和小圆肌；皮支分布于肩部和臂外侧上部的皮肤。腋神经损伤后的表现：因三角肌萎缩，肩部失去圆隆外形，骨突耸出，呈现为“方形肩”；运动障碍：臂不能外展，患者不能做梳头、戴帽等动作；感觉障碍：三角肌区皮肤感觉丧失。

（闫军浩 张卫光）

第二章　关节学

内容提要

一、概述

骨与骨之间借纤维结缔组织、软骨或骨相连，形成**骨连结**。根据连结的方式不同，可分为**直接连结**和**间接连结**。

1．**直接连结**：纤维连结、软骨连结和骨性结合。

2．**间接连结**：又称**关节**。

（1）**关节的结构**：

1）**关节的基本结构**：包括关节面、关节囊、关节腔。

2）**关节的辅助结构**：包括韧带、关节盘、关节唇、滑膜襞和滑膜囊。

韧带：由致密结缔组织构成，连接相邻两骨。包括囊外韧带、囊内韧带（髋关节中的股骨头韧带，膝关节中的前、后交叉韧带）。

关节盘：是位于两关节面之间的纤维软骨板，周缘附着于关节囊，将关节腔分为两部分。关节盘多呈圆盘状，有的呈半月形，称半月板。关节盘使两关节面更为适合，有利于关节的稳定，减少冲击和震荡，也增加了关节的运动形式和范围。出现在胸锁关节、桡腕关节、颞下颌关节等。

关节唇：为附着于关节窝周缘的纤维软骨环，使关节窝加深，关节面增大，以增加关节的稳固性。出现在肩关节和髋关节处。

滑膜襞和**滑膜囊**：有些关节囊的滑膜层向关节腔内突出形成的皱襞称**滑膜襞**，襞内常含脂肪组织，它可填补关节腔内的空隙。有时滑膜层经纤维层的薄弱处向外突出，形成**滑膜囊**，它多位于肌腱与骨面之间，可以减少运动时肌腱与骨面间的摩擦。

（2）**关节的运动**：屈伸、内收外展、旋内旋外（旋前旋后）、环转运动。

屈和**伸**：一般是指围绕关节冠状轴所作的运动。运动时两骨相互靠拢、角度变小，称**屈**；反之则为**伸**。

收和**展**：一般是指围绕关节矢状轴所作的运动。运动时骨向身体正中矢状面靠拢，称**内收**；远离正中矢状面称**外展**。手指的收、展以中指为准，足趾的收、展以第2趾为准。

旋转：关节沿其垂直轴进行的运动称**旋转**。骨的前面转向内侧时称**旋内**；转向外侧时称**旋外**。在前臂，桡骨是围绕通过桡骨头和尺骨头间的轴线旋转的，将手背转向前的运动称**旋前**；将手掌转向前的运动称**旋后**。

环转运动：运动时骨的近端在原位转动，远端作圆周运动，即屈、展、伸、收依次连续的复合运动，全骨描绘成一圆锥形轨迹。

（3）**关节的分类**：

单关节：关节一般多由两骨构成，如肩关节。

复关节：由两块以上骨构成的关节，如肘关节。

联合关节：也称**联动关节**，由两个或两个以上结构完全独立的关节组成，但在功能上必须同时运动，如颞下颌关节。

微动关节：运动范围很小的关节，如关节突关节。

二、躯干骨的连结

1．椎骨的连结

椎体间	**椎间盘**：髓核、纤维环
	韧带：前纵韧带、后纵韧带
椎弓间	**韧带**：黄韧带、横突间韧带、棘间韧带、棘上韧带
	关节突关节

椎间盘：是位于相邻两椎体间的纤维软骨盘，由内、外两部分构成。外部称**纤维环**，由多层纤维软骨以同心圆紧密排列而成，坚韧而富有弹性。内部为**髓核**，为柔软而富有弹性的胶状物质。

前纵韧带和**后纵韧带**：为紧贴于椎体和椎间盘前面和后面的两条纵行、强韧的长韧带，可限制脊柱过度的伸和屈，也有防止椎间盘脱出的作用，前纵韧带宽而厚，后纵韧带较之薄而窄一些，故椎间盘易向后或后外方脱出。

黄韧带：又称**弓间韧带**，由弹力纤维构成，连接相邻的两椎弓板，可限制脊柱过度前屈，并参与构成椎管后壁。

关节突关节：由相邻椎骨的上、下关节突的关节面构成。

脊柱：由 24 块椎骨、骶骨和尾骨借软骨、韧带和关节连结而成，上承载颅，下接髋骨，构成人体的中轴，除有支持躯干、保护脊髓的作用外，还参与胸腔、腹腔和盆腔的组成。从侧面观察，脊柱有四个**生理弯曲**：**颈曲、胸曲、腰曲、骶曲**。颈曲、腰曲，凸向前，胸曲、骶曲凸向后。从后面观察，颈部棘突短，分叉，近水平位；胸部棘突细长，向后下倾斜并相互重叠；腰椎棘突呈矢状位的宽板状，水平向后。临床作腰椎穿刺常选择第 3、4 腰椎棘突的间隙处进行。

2．肋的连结

连结		组成
肋椎关节：肋与椎骨间	肋头关节	肋头与胸椎肋凹构成
	肋横突关节	肋结节与横突肋凹构成
肋与胸骨的连结：每一肋骨前端都接肋软骨		第 1 肋软骨与胸骨柄形成软骨连结
		胸肋关节：第 2 ～ 7 肋软骨与胸骨侧缘构成微动的关节
		肋弓：第 8 ～ 10 肋软骨依次附于上位肋软骨
		浮肋：第 11、12 肋很短，前端游离于腹壁肌肉之中

3．胸廓

组成	12 个胸椎、12 对肋、胸骨
胸廓上口	第 1 胸椎体、第 1 对肋、胸骨柄的上缘
胸廓下口	第 12 胸椎体、第 11 和 12 对肋、肋弓、剑突

胸廓：由 12 块胸椎、12 对肋及胸骨连结而成。为上窄下宽、前后略扁的圆锥形。前壁短，侧壁和后壁长。有上、下两口，**胸廓上口**小，是胸腔与颈部的通道，由第 1 胸椎体、第 1 对肋及胸骨柄上缘围成。由于胸廓上口向前下倾斜，故胸骨柄上缘约平对第 2 胸椎体下缘。**胸廓下口**宽大而不整齐，由第 12 胸椎体、下两对肋、肋弓和剑突围成。膈肌封闭胸腔底。

胸骨下角与**剑肋角**：由两侧肋弓和剑胸结合共同围成，角内有剑突。剑突与肋弓的交角称剑肋角，左剑肋角是心包穿刺常用的进针部位。

三、颅的连结

颞下颌关节：

组成	下颌头、颞骨的下颌窝和关节结节
特点	关节囊松弛，前部薄弱，外侧有外侧韧带加强；关节腔内因有关节盘而分成上、下两部分
运动	属联合关节，可作张口（下降下颌骨）与闭口（上提下颌骨：咬肌、颞肌、翼内肌）、前伸（翼外肌）与后退（颞肌的后部纤维）、侧方运动（一侧的翼外肌）。咀嚼肌由**三叉神经**的**下颌神经**支配

四、附肢骨的连结

1．上肢骨的连结

（1）上肢带骨的连结：

肩关节：

组成	肱骨头、肩胛骨的关节盂
特点	“头大、盂小”，并有盂唇；关节囊薄而松弛，其下壁无韧带和肌腱加强，最为薄弱，易形成脱臼；关节囊内有**肱二头肌长头肌腱**通过
运动	可作各种运动（屈、伸、收、展、旋内、旋外和环转运动）

（2）自由上肢骨的连结：肘关节、桡腕关节：

肘关节：

组成	由肱骨下端、桡骨和尺骨的上端组成，为复关节，包括肱尺关节（肱骨滑车、尺骨滑车切迹）、肱桡关节（肱骨小头、桡骨头关节凹）、桡尺近侧关节（桡骨的环状关节面、尺骨的桡切迹）
特点	三关节共囊，关节囊前后壁薄弱，两侧有侧副韧带加强；**桡骨环状韧带**
运动	屈伸、旋前旋后

桡腕关节：

组成	桡骨腕关节面、尺骨头下方的关节盘、舟骨、月骨、三角骨
特点	关节囊薄而松弛
运动	各种运动

桡骨环状韧带：位于桡骨环状关节面的周围，环抱桡骨头，上口宽下口紧，可防止桡骨头滑脱。幼儿由于桡骨头尚在发育，环状韧带松弛，又缺乏肌力保护，在猛力牵拉前臂时，易造成桡骨头半脱位。

拇指腕掌关节：由大多角骨与第 1 掌骨底构成，活动度较大，可使拇指作屈、伸、收、展和环转运动，还能作**对掌运动**（使拇指与其余四指的掌面相接触，这是人类进行握持、操作工具、完成精细动作所不可缺少的重要运动）。

2．**下肢骨的连结**

（1）**下肢带骨的连结：**

骨盆：

组成	骶骨、尾骨、髋骨，借耻骨联合、骶髂关节、韧带（骶结节韧带、骶棘韧带等）连结而成
小骨盆上口	骶骨岬、弓状线、耻骨梳、耻骨结节、耻骨联合的上缘围成的**界线**
小骨盆下口	尾骨尖、骶结节韧带、坐骨结节、坐骨支、耻骨下支、耻骨联合下缘

骨盆与**骨盆腔**：由骶骨、尾骨及两侧髋骨连结而成。骨盆由骶骨的岬、弓状线、耻骨梳、耻骨嵴和耻骨联合上缘构成的环形的**界线**，分为前上方的**大骨盆**和后下方的**小骨盆**，临床上通常所说的骨盆是指小骨盆。小骨盆有上、下两口。骨盆上口又称骨盆入口，由界线围成，整齐光滑；骨盆下口即骨盆出口，由尾骨尖、骶结节韧带、坐骨结节、坐骨支、耻骨下支和耻骨联合下缘围成，不整齐，呈弯向上的菱形。上、下两口之间的腔称**骨盆腔**，为前壁短、侧壁和后壁长的弯曲的骨性管道。两侧坐骨支和耻骨下支构成**耻骨弓**，其间的夹角称**耻骨下角**。骨盆的重要作用为传递重力、承托和保护盆腔脏器。在女性，骨盆又是胎儿娩出的产道，故成年男、女性骨盆具有明显差别。骨盆的正常位置为稍向前倾斜。直立位时骨盆入口平面与地平面形成向后开放的角度，称骨盆倾斜度。

耻骨联合：由两侧耻骨联合面借纤维软骨性的**耻骨间盘**连结而成。耻骨联合的上、下均有韧带加强。软骨盘内常有一矢状位的裂隙。女性的耻骨间盘较厚，裂隙也较大，对分娩时盆腔的扩大、胎儿的娩出有利。

坐骨大孔与**坐骨小孔**：**骶结节韧带**（由骶、尾骨侧缘连至坐骨结节，呈扇形）和**骶棘韧带**（位于骶结节韧带的前方，较细小，由骶、尾骨侧缘连至坐骨棘）与坐骨大、小切迹分别围成**坐骨大孔**和**坐骨小孔**，梨状肌肌腹穿过坐骨大孔，将坐骨大孔又分为**梨状肌上孔**和**梨状肌下孔**。梨状肌上、下孔内有许多重要的神经血管经过。其中梨状肌下孔有臀下血管、阴部内血管、阴部神经和坐骨神经通过。

骨盆的性别差异：

	男性	女性
骨盆外形	窄而长	宽而短
髂骨翼	较垂直	较水平
骨盆上口	心形	近似圆形
耻骨下角	70°～75°	80°～100°
骨盆腔	漏斗形	圆桶形
骶骨	长而曲度大，骶岬明显突出	短而垂直，骶岬突出较小
骨盆下口	较狭小	较宽大

髋关节：

组成	髋臼、股骨头
特点	“头小、臼深”，并有髋臼唇；关节囊紧张、坚韧，其后下方较薄弱；关节囊内有**股骨头韧带**。股骨颈骨折有囊内和囊外之分
运动	各种运动，但运动幅度小

（2）自由下肢骨的连结：

膝关节：

组成	股骨的内、外侧髁，胫骨的内、外侧髁和髌骨
特点	关节囊宽阔松弛，周围有韧带加强（前：股四头肌腱、髌骨、髌韧带；内外侧：胫、腓侧副韧带；后：腘斜韧带；囊内：前、后交叉韧带）；**内侧、外侧半月板**（“内大 C、外小 O”）；滑膜襞——**翼状襞**，滑膜囊——**髌上囊**
运动	屈伸，半屈曲位时的旋内旋外

距小腿关节（踝关节）：

组成	胫、腓骨的下端，距骨
特点	关节囊前后壁薄而松弛，两侧有韧带加强
运动	屈（跖屈）伸（背屈）、内翻外翻

股骨头韧带：位于关节囊内，连结股骨头凹和髋臼横韧带之间，为滑膜所包被，内含营养股骨头的血管。当大腿半屈并内收时，韧带紧张，外展时韧带松弛。

前交叉韧带和**后交叉韧带**：在膝关节的关节囊内，连于股骨内、外侧髁的相对面与胫骨的髁间隆起之间，可防止胫骨前、后移位。

半月板：是位于在股骨与胫骨两关节面之间的两个纤维软骨板。**内侧半月板**较大，呈“C”形；外侧半月板较小，近似“O”形。两个半月板均周缘厚，内缘薄，下面较平，上面较凹，可略加深关节窝，使两关节面相适应。半月板增加了膝关节稳固性及运动的灵活性，并可减缓冲击。

髌上囊：是膝关节内最大的滑膜囊，位于股四头肌腱与股骨之间，可减少运动时的摩擦。

足弓与**扁平足**：足跗骨和跖骨借许多韧带牢固地连结在一起，形成向上凸的足弓。足弓分前后方向的**足纵弓**和内外方向的**足横弓**。站立时主要以跟骨结节、第 1 和第 5 跖骨头着地，使身体稳立于地面，并有利于行走和跑跳，缓冲运动时产生的震荡，也能保护足底的血管、神经免受压迫。如果维持足弓的软组织过度劳损、先天发育不良或损伤等因素，均可导致足弓下塌，出现扁平足。

踝管及内容物：

名称	踝管
构成	由屈肌支持带、内踝、跟骨内侧面共同构成
内容物	胫骨后肌腱及腱鞘，趾长屈肌腱及腱鞘，胫后动、静脉及胫神经、踇长屈肌腱及腱鞘

踝管内有疏松结缔组织，是小腿后区通向足底的重要路径。小腿或足底感染时，可经踝管相互蔓延。踝后区的外伤、出血或肿胀均可压迫踝管的内容物，引起**“踝管综合征”**。

应试习题

一、名词解释

1．articular capsule
2．articular surface
3．关节唇
4．囊内韧带
5．滑膜襞
6．旋前和旋后
7．环转运动
8．vertebral column
9．intervertebral disc
10．覆膜
11．thorax
12．喙肩弓
13．提携角
14．对掌运动
15．骶棘韧带
16．耻骨联合
17．闭孔膜
18．界线
19．iliofemoral ligament
20．轮匝带
21．patellar ligament
22．menisci
23．跗横关节
24．足弓

二、填空题

1．骨连结是指骨与骨之间借__________、__________或__________彼此相连。

2．Articulation 的基本构造包括__________、__________和__________。

3．Articular capsule 可分为内、外两层：外层为__________，由__________构成；内层为__________，由__________构成。

4．关节囊纤维膜附着于__________，滑膜附着于__________。

5．Articular cavity 是由__________和__________共同围成的。

6．Articular disc 位于__________，其周缘附着于__________。

7．椎体之间借__________、__________和__________相连。

8．由于颈腰部椎间盘的纤维环__________，所以髓核易向__________方脱出，突入__________，临床上称为椎间盘脱出症。

9．前纵韧带位于__________的前面，与__________和__________连结紧密。

10．椎弓之间的连结包括__________和__________。

11．Ligamenta flava 由__________构成，连接于相邻的__________之间。

12．寰枕关节由__________和__________构成，在运动方式上属__________。

13．寰枕关节可使头做__________、__________、__________和__________运动。

14．胸肋关节由__________和__________构成。

15．胸廓上口由__________、__________和__________围成。

16．肋后端以__________关节和__________关节与胸椎相连。这两个关节在功能上属__________。

17．胸廓下口由__________、__________、__________和__________围成。

18．胸骨下角是由两侧__________所形成的夹角。剑突尖约平对__________。

19．Temporomandibular joint 由__________、__________及__________构成，其关节面表面覆盖的是__________。

20．颞下颌关节内有由__________构成的关节盘，其周缘附着于__________。

21．__________是上肢与躯干连结的唯一关节，它由__________与__________和__________构成。

22．Shoulder joint 由__________与__________构成，其关节囊的__________壁最为薄弱。

23．在肩关节关节囊的上壁有__________韧带，连接__________至__________，其纤维与肌腱交织在一起编入关节囊纤维层。

24．防止肩关节向上方脱位的结构有__________和__________。

25．肩关节关节囊内有__________通过，后者在关节囊内一段被__________包绕。

26．肩关节在__________（运动）轴上可做内收运动；在__________轴上可作旋外运动；在__________轴上可作后伸运动。

27．肩关节外展超过__________角时，常伴有__________和__________关节的运动及__________旋转。

28．Elbow joint 包括三个关节，即__________、__________和__________。

29．肘关节关节囊的__________壁最薄弱，因此脱臼时，桡、尺二骨易向肱骨的__________方移位。

30．前臂骨间的连接包括有__________、__________和__________。

31．桡骨环状韧带位于__________，其作用是__________。

32．在肘关节作屈伸运动时，是__________关节和__________关节参与运动，它们在功能上是__________。

33．在肘关节作旋前、旋后运动时，有__________、__________和__________关节参与运动。

34．桡尺近侧关节由__________与__________构成。它参与前臂的__________和__________运动。

35．前臂骨间膜在__________时最紧张，在__________时最松弛。

36．Radiocarpal joint 是由＿＿＿＿＿和＿＿＿＿＿组成的关节窝与＿＿＿＿＿形成的关节头共同构成的。

37．Carpometacarpal joint of thumb 由＿＿＿＿＿和＿＿＿＿＿构成。

38．拇指腕掌关节可作屈、伸、＿＿＿＿＿、＿＿＿＿＿、＿＿＿＿＿和＿＿＿＿＿运动。

39．手指的收是指＿＿＿＿＿；足趾的收是指＿＿＿＿＿。

40．Sacroiliac joint 由＿＿＿＿＿与＿＿＿＿＿构成，其关节面＿＿＿＿＿。关节的后上方有＿＿＿＿＿充填和连结。

41．骶结节韧带连于＿＿＿＿＿与＿＿＿＿＿之间，并参与构成＿＿＿＿＿。

42．Pubic symphysis 由＿＿＿＿＿构成，其下方有＿＿＿＿＿。

43．人体直立时骨盆向前倾斜，＿＿＿＿＿和＿＿＿＿＿处于同一冠状面内，＿＿＿＿＿和＿＿＿＿＿处于同一水平面上。

44．Hip joint 由＿＿＿＿＿和＿＿＿＿＿构成，其＿＿＿＿＿的后下部比较薄弱。

45．髋关节的关节囊在前方包裹了股骨颈的＿＿＿＿＿；在后方包裹了股骨颈的＿＿＿＿＿。

46．髋关节囊的纤维层在前方尤其增厚，形成＿＿＿＿＿韧带，可防止髋关节＿＿＿＿＿。

47．股骨头韧带连于＿＿＿＿＿和＿＿＿＿＿之间，当大腿＿＿＿＿＿时，韧带紧张；＿＿＿＿＿时，韧带松弛。

48．Knee joint 由＿＿＿＿＿、＿＿＿＿＿和＿＿＿＿＿构成。

49．腘斜韧带起自＿＿＿＿＿，止于＿＿＿＿＿，可防止膝关节＿＿＿＿＿。

50．膝关节的囊内韧带是＿＿＿＿＿和＿＿＿＿＿。Hip joint 的囊内韧带是＿＿＿＿＿。它们的表面都有＿＿＿＿＿包裹。

51．前交叉韧带起自＿＿＿＿＿，止于＿＿＿＿＿，其作用为＿＿＿＿＿。

52．内侧半月板的内侧边缘与＿＿＿＿＿和＿＿＿＿＿紧密相连。

53．髌上囊位于＿＿＿＿＿与＿＿＿＿＿之间，它的功能是＿＿＿＿＿。

54．胫腓骨间的连结包括有位于上端的＿＿＿＿＿，位于下端的＿＿＿＿＿，和位于两骨干间的＿＿＿＿＿。

55．Ankle joint 由＿＿＿＿＿与＿＿＿＿＿构成，可作＿＿＿＿＿和＿＿＿＿＿运动。

56．由于距骨滑车前宽后窄的形态特点，踝关节在＿＿＿＿＿（运动）时比较稳定，而＿＿＿＿＿时不够稳定易发生扭伤。

57．Ankle joint 内侧有＿＿＿＿＿韧带；外侧有＿＿＿＿＿、＿＿＿＿＿和＿＿＿＿＿韧带。

58．跗横关节是指＿＿＿＿＿和＿＿＿＿＿的总称，临床常于此处行足断离术。

59．足的内翻和外翻运动是＿＿＿＿＿所做的运动，常与＿＿＿＿＿协同运动。

60．跟舟足底韧带对维持足的＿＿＿＿＿弓起着重要作用。分歧韧带起于＿＿＿＿＿，止于＿＿＿＿＿和＿＿＿＿＿。

三、选择题

A1 型题

1．属于相邻两椎骨间椎间盘的连结方式是

A．缝

B．韧带连结

C．骨性结合

D．透明软骨结合
E．纤维软骨结合

2．椎间盘最厚的位置在
A．颈部
B．胸部
C．腰部
D．骶部
E．尾部

3．属于椎弓间的连结是
A．股骨头韧带
B．前纵韧带
C．膝交叉韧带
D．黄韧带
E．翼状韧带

4．脊柱中旋转运动度最大的部分是
A．颈椎
B．胸椎
C．腰椎
D．骶骨
E．尾骨

5．脊柱中屈伸运动度最大的部分是
A．颈椎
B．胸椎
C．腰椎
D．骶骨
E．尾骨

6．位于椎管前壁的韧带是
A．前纵韧带
B．后纵韧带
C．弓间韧带
D．骶棘韧带
E．棘上韧带

7．脊柱后伸时紧张的韧带是
A．前纵韧带
B．后纵韧带
C．棘间韧带
D．棘上韧带
E．项韧带

8．具有关节盘的关节是
A．atlantooccipital joint
B．temporomandibular joint
C．shoulder joint
D．proximal radioulnar joint
E．hip joint

9．具有囊内韧带的关节是
A．atlantoaxial joint
B．temporomandibular joint
C．elbow joint
D．hip joint
E．radiocarpal joint

10．形成肋弓结构的软骨是
A．第 2 ～ 7 对肋软骨
B．下 8 对肋软骨
C．第 8 ～ 10 对肋软骨
D．第 8 ～ 12 对肋软骨
E．每对肋骨的前端均参加其组成

11．上肢骨与躯干骨连结的唯一关节是
A．肩关节
B．肩锁关节
C．胸锁关节
D．胸肋关节
E．胸肩峰关节

12．穿过肩关节囊内的肌腱是
A．肱二头肌短头腱
B．肱二头肌长头腱
C．喙肱肌腱
D．肱肌肌腱
E．肱三头肌长头腱

13．人类及灵长目动物所特有的关节是
A．桡腕关节
B．拇指腕掌关节
C．肘关节
D．掌骨间关节
E．掌指关节

14．闭膜管内走行的结构
A．闭孔神经
B．股神经
C．阴部神经
D．阴部内动脉
E．髂腹下神经

15．后交叉韧带的作用是
A．防止股骨前移
B．防止胫骨前移
C．防止胫骨后移
D．防止股骨后移
E．固定半月板
16．在前臂旋前运动时，桡、尺骨的运动形式为
A．运动轴通过桡骨的垂直轴
B．桡、尺两骨均旋转
C．二者间的骨间膜紧张
D．桡骨远端携带手围绕尺骨头旋转
E．运动轴通过尺骨的长轴
17．桡尺远侧关节内包括
A．尺骨的桡切迹与桡骨头
B．桡骨的腕关节面
C．与桡腕关节构成联合关节
D．桡骨的尺切迹与尺骨头
E．骨间膜
18．髋关节的关节囊最薄弱的部位在其
A．后上部
B．后下部
C．前上部
D．前下部
E．前部
19．髋关节关节囊后面包裹股骨颈的范围是
A．内侧 1/3
B．内侧和外侧
C．外侧 2/3
D．外侧 1/3
E．内侧 2/3
20．未融入髋关节囊的韧带是
A．髂股韧带
B．耻股韧带
C．坐股韧带
D．股骨头韧带
E．轮匝带
21．颞下颌关节易发生脱位的方向是
A．向前
B．向后
C．向内
D．向外
E．向下
22．掌指关节属于的关节类型是
A．球窝关节
B．车轴关节
C．屈戌关节
D．椭圆关节
E．鞍状关节
23．屈膝时最紧张的韧带是
A．腓侧副韧带
B．前交叉韧带
C．后交叉韧带
D．胫侧副韧带
E．髌韧带
24．伸膝时最紧张的韧带是
A．腓侧副韧带
B．前交叉韧带
C．后交叉韧带
D．胫侧副韧带
E．髌韧带
25．足弓后方承重点为
A．内侧楔骨
B．骰骨
C．舟骨
D．跟骨结节
E．距骨

A2 型题

1．男性，52 岁。因搬重物造成腰椎间盘突出，椎间盘中髓核脱出最可能的方向是
A．正后方
B．正前方
C．后外方
D．外方
E．前外方
2．男性，48 岁。因摔倒出现肩关节脱位，肱骨头易脱位的方向是

A．下方
B．后方
C．前下方
D．前方
E．内下方

3．女性，4 岁。因牵拉造成肘关节脱位，肘关节易脱位的方向是
A．前方
B．后方
C．前外
D．后外
E．前内

4．男性，18 岁。因练习跨栏造成前交叉韧带的损伤，前交叉韧带的作用是
A．防止股骨前移
B．防止胫骨前移
C．防止胫骨后移
D．防止股骨后移
E．固定半月板

5．女性，22 岁。因外伤导致扁平足，维持足弓横弓最重要的肌腱是
A．跟腱
B．趾长伸肌肌腱
C．胫骨前肌肌腱
D．腓骨长肌肌腱
E．腓骨短肌肌腱

6．男性，19 岁。打篮球时膝关节扭伤，内侧半月板容易发生损伤的原因是
A．呈“O”形
B．体积小
C．与外侧半月板相连
D．下面平坦，上面凹陷
E．与内侧副韧带相连

7．女性，16 岁。因跳马造成右膝关节肿胀、剧痛和活动受限，膝关节内最可能受损伤的结构是
A．翼状襞
B．外侧半月板
C．内侧半月板
D．后交叉韧带
E．前交叉韧带

8．女性，60 岁。登山时踝关节过度内翻，疼痛、肿胀和活动受限，可能伤及
A．伸肌支持带
B．屈肌支持带
C．分歧韧带
D．外侧韧带
E．内侧韧带

9．男性，55 岁。因车祸需进行足离断手术，与该手术最相关的关节是
A．趾骨间关节
B．跗横关节，又称 Chopart 关节
C．跗跖关节，又称 Lisfranc 关节
D．跖骨间关节
E．跖趾关节

B 型题

A．胸骨柄上缘
B．胸锁关节
C．胸肋关节
D．肩锁关节
E．肋头关节

1．参与构成胸廓上口的是
2．连于上肢带骨之间的是
3．位于第 2 ～ 7 肋前端的是
4．连于胸椎体侧面的是
5．有第 1 肋软骨参与构成的是

A．寰枕关节
B．temporomandibular joint
C．肩锁关节
D．肋横突关节
E．胸肋关节

6．不属于联合关节的是
7．有关节盘的关节是
8．能作环转运动的关节是
9．由软骨和骨构成的关节是
10．与肋头关节互为联合关节的是

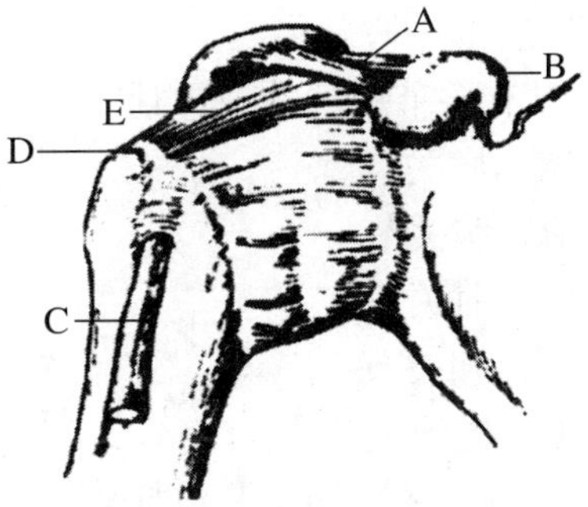

图 4　肩关节

图 4 中：
11．融于关节囊纤维层的是
12．连于同一骨的不同部位的是
13．冈上肌止于
14．胸小肌止于
15．从肩关节囊经过的是

A．黄韧带
B．喙肩韧带
C．前纵韧带
D．喙肱韧带
E．前臂骨间膜
16．可加强肩关节囊上壁的是
17．连于两骨干之间的是
18．架于肩关节上方的是
19．由弹性纤维构成的是
20．能限制脊柱过度后伸的是

A．shoulder joint
B．knee joint
C．radiocarpal joint
D．carpometacarpal joint of thumb
E．手指骨间关节
21．既有囊内韧带也有囊外韧带的关节是
22．只能作屈、伸运动的关节是
23．全身最灵活的关节是
24．由多块骨共同构成一关节头的是
25．能做对掌运动的关节是

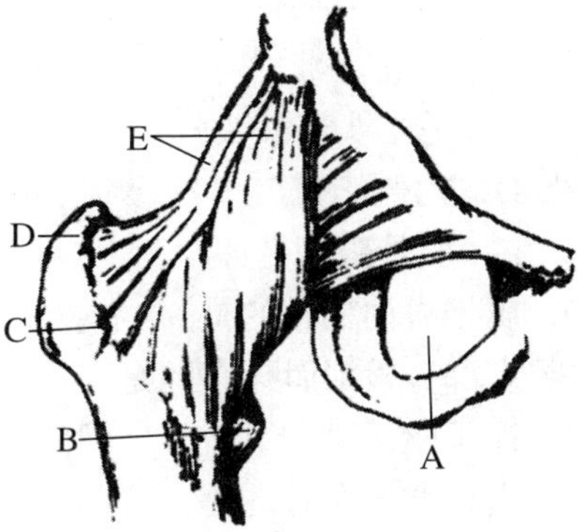

图 5　髋关节

图 5 中：
26．可防止髋关节过伸的是
27．被膜不完全封闭的是
28．髋关节囊前面附着于
29．臀中肌止于
30．髂腰肌止于

A．patellar ligament
B．menisci
C．posterior cruciate ligament
D．alar folds
E．fibular colateral ligament
31．位于 knee joint 前壁的是
32．伸膝时紧张的是
33．可防止胫骨向后移位的是
34．可随膝关节的运动而移动的是
35．位于髌骨下方、中线两侧的是

A．骶结节韧带
B．骶棘韧带
C．后纵韧带
D．坐股韧带
E．棘间韧带
36．参与组成骨盆下口的是
37．位于髋关节囊后壁的是
38．在做腰椎穿刺时须经过的是
39．位于坐骨大孔与坐骨小孔之间的是

A．骶结节韧带
B．髂股韧带
C．肱二头肌长头腱
D．内侧韧带
E．股骨头韧带
40．属于囊内韧带的是
41．有部分被滑膜包裹的是
42．连于躯干骨和下肢骨之间的是
43．内含营养血管的是
44．起于一块骨，止于三块骨的是

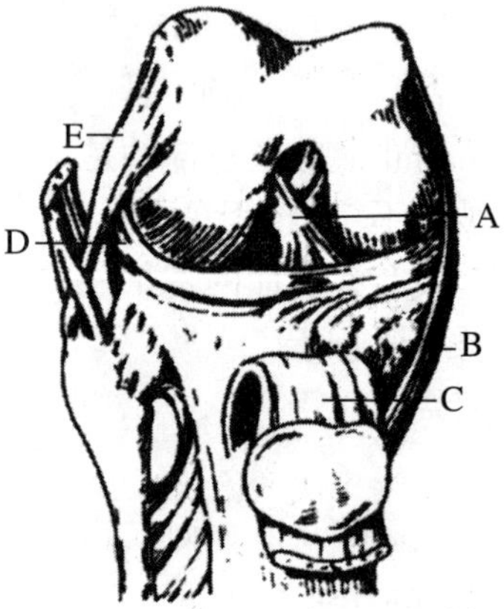

图 6　膝关节

图 6 中：
45．防止胫骨前移的是
46．独立于膝关节囊之外的是
47．与关节囊相连但不与副韧带愈着的是
48．股四头肌腱下续的部分是
49．与关节囊纤维层紧密结合的是

A．尾骨尖
B．坐骨结节
C．骶结节韧带
D．坐骨支
E．骶棘韧带
50．不参与骨盆下口围成的是
51．参与耻骨弓构成的是
52．大腿后群肌大部分起自
53．人体直立时，与耻骨联合上缘居同一水平面的是

X 型题

1．具有关节唇的关节包括
A．肩关节
B．髋关节
C．肘关节
D．膝关节
E．桡腕关节
2．具有关节盘的关节包括
A．肩关节
B．桡腕关节
C．胸锁关节
D．颞下颌关节
E．距小腿关节
3．直接连结包括
A．缝
B．韧带连结
C．软骨连结
D．滑膜过节
E．骨性结合
4．椎体间的连结包括
A．椎间盘
B．棘间韧带
C．前纵韧带
D．后纵韧带
E．黄韧带
5．椎弓间的连结包括
A．黄韧带
B．棘间韧带
C．项韧带
D．后纵韧带
E．横突间韧带
6．颅盖骨缝包括
A．冠状缝位于蝶骨和额骨之间
B．矢状缝位于两顶骨之间
C．人字缝位于顶骨和枕骨之间
D．冠状缝位于顶骨和额骨之间
E．人字缝位于顶骨和额骨之间
7．后纵韧带的作用包括
A．限制脊柱过度后屈
B．限制脊柱过度前屈

C．连接椎弓
D．围成椎管
E．在后方稳定椎间盘

8．围成椎管的韧带包括
A．前纵韧带
B．后纵韧带
C．黄韧带
D．棘间韧带
E．棘上韧带

9．脊柱的四个生理弯曲包括
A．颈曲凸向前
B．胸曲凸向后
C．腰曲凸向前
D．骶曲凸向后
E．尾曲凸向前

10．与寰枢关节相关的韧带包括
A．覆膜
B．翼状韧带
C．前纵韧带
D．齿突间韧带
E．寰椎横韧带

11．组成喙肩弓的结构包括
A．喙突
B．盂上结节
C．肩峰
D．盂下结节
E．喙肩韧带

12．肱骨内、外上髁和鹰嘴的位置关系是
A．伸肘关节时，此三点为一条直线
B．伸肘关节时，此三点为尖朝上的等腰三角形
C．屈肘关节时，此三点为尖朝下的等腰三角形
D．屈肘关节时，此三点为一条直线
E．三者位置关系始终不变

13．肘关节属于复合关节，包括
A．肱尺关节
B．桡尺远侧关节
C．肱桡关节
D．桡尺近侧关节
E．骨间膜

14．桡骨和尺骨之间的连接包括
A．桡尺远侧关节
B．肱桡关节
C．桡尺近侧关节
D．桡腕关节
E．骨间膜

15．某建筑工地出土了一些人骨，根据骨盆判断男性和女性的依据是
A．女性骨盆上口近似圆形
B．男性骨盆狭长
C．女性骨盆耻骨下角较大
D．男性骨盆上口较宽大
E．女性耻骨间盘裂隙较大

16．构成胸廓上口的结构是
A．胸骨柄上缘
B．锁骨
C．第 1 肋
D．第 2 肋
E．第 1 胸椎椎体

17．构成胸廓下口的结构是
A．第 12 胸椎
B．第 11 及 12 对肋前端
C．肋弓
D．剑突
E．第 11 胸椎

18．组成桡腕关节关节头的结构是
A．舟骨
B．月骨
C．豌豆骨
D．三角骨
E．大多角骨

19．组成桡腕关节关节窝的结构是
A．尺骨下端
B．桡骨下端
C．关节盘
D．舟骨
E．月骨

20．连接髋骨与脊柱间的韧带包括

A．髂腰韧带
B．股骨头韧带
C．骶结节韧带
D．骶棘韧带
E．髂股韧带

21．围成坐骨小孔的结构包括
A．骶棘韧带
B．骶结节韧带
C．坐骨大切迹
D．坐骨棘
E．坐骨小切迹

22．围成坐骨大孔的结构包括
A．骶棘韧带
B．坐骨大切迹
C．坐骨小切迹
D．坐骨棘
E．骶结节韧带

23．足弓的组成包括
A．由内侧纵弓和外侧纵弓组成
B．由一个纵弓和一个横弓组成
C．由两个纵弓和两个横弓组成
D．由两个纵弓和一个横弓组成
E．由跗骨和跖骨构成

四、问答题

1．简述骨连结及其分类。
2．简述 synovial joint 的基本构造。
3．简述关节的辅助结构。
4．试述旋转运动和环转运动的区别。
5．试述椎体间连结结构的名称、位置和作用。
6．试述椎弓间的连结。
7．试述寰枢关节的组成和运动。
8．试述 vertebral column 的组成、生理弯曲和运动。
9．简述胸廓的围成、形态特点及运动。
10．试述 temporomandibular joint 的组成、结构特点、运动和临床意义。
11．试述胸锁关节的组成、结构特点和运动。
12．简述 shoulder joint 基本结构的形态特点及运动。
13．试述 carpometacarpal joint of thumb 的组成和运动。
14．试述骨盆的围成及功能意义。
15．简述男、女性骨盆的性别差异。
16．试述 knee joint 的辅助结构及其功能。
17．试述 ankle joint 的组成及其周围的主要韧带。

五、病例分析

1．男性，20 岁。由于在踢足球时不小心扭伤了膝盖，急诊送医检查。医生检查发现，其膝关节内侧压痛，膝关节强力过伸或过屈均疼痛明显，回旋挤压试验阳性。请简述该患者最可能损伤的结构，及其解剖特点和功能。

2．女性，38 岁。因下楼梯时不慎崴脚，疼痛、肿胀且不能行走就医。医生初步诊断为距小腿关节（踝关节）损伤，请简述该关节的组成、特点及运动相关的骨骼肌和神经支配。

参考答案

一、名词解释

1．关节囊：是关节的基本构造之一，它包围关节，封闭关节腔，可分为内、外两层。外层为纤维膜，由致密结缔组织构成，厚而坚韧，附着于关节的周缘并与骨膜融合续连，含有丰富的血管和神经。内层为滑膜，由疏松结缔组织膜构成，薄而柔润，贴于纤维膜的内面，边缘附着于关节软骨的周缘，包被着关节内除关节软骨、关节盘和关节唇以外的所有结构。滑膜含有丰富的血管网，可产生滑液，以保证关节软骨的营养，并可增加其润滑性。

2．关节面：是构成关节的各相关骨的接触面，每一关节至少包括两个关节面，一般是一凸一凹，凸者为关节头，凹者为关节窝。关节面的表面覆盖有关节软骨，关节软骨具有弹性，表面光滑，可减轻运动时的震荡和摩擦。

3．是附着于关节窝周缘的纤维软骨环，它可加深关节窝，增大关节面，增加关节的稳固性，如髋臼唇。

4．连于相邻两骨之间的致密结缔组织束为韧带，位于关节囊内的称为囊内韧带，表面包有滑膜。韧带的存在可增强关节的稳固性或限制其过度运动。

5．在有些关节，由于滑膜的表面积大于纤维膜，致使滑膜卷曲折叠，突向关节腔形成皱襞，称滑膜襞，如其内含有脂肪，即成为滑膜脂垫。在关节运动时，滑膜脂垫可对关节腔的形状、容积、压力等起调节和充填的作用，同时也扩大了滑膜的表面积，有利于滑液的分泌和吸收。

6．特指在前臂所进行的运动，运动轴通过桡骨头中心和尺骨茎突基底部，运动时，桡骨围绕轴线旋转，将手背转向前方的运动，称旋前；将手掌恢复到向前而手背转向后方的运动为旋后。

7．环转运动是关节运动的一种形式，同时具有两个以上运动轴的关节，均可完成此运动。运动时骨的近端在原位转动，骨的远端做圆周运动，此时即为屈、展、伸、收依次结合的连续运动，全骨的运动轨迹可描绘成一圆锥形。

8．脊柱：为人体的中轴，上承托颅，下接下肢带骨，由 24 块椎骨、1 块骶骨和 1 块尾骨借骨连结连结而成。成人脊柱全长有 4 个生理弯曲，其中颈曲和腰曲凸向前，胸曲和骶曲凸向后，4 个生理弯曲的存在增大了脊柱的弹性，对维持人体的重心稳定和减轻震荡具有重要的意义。脊柱除支持身体，保护脊髓、脊神经和内脏外，还可作屈、伸、侧屈、旋转和环转运动。

9．椎间盘：是连接相邻两个椎体的纤维软骨盘（第 1 与第 2 颈椎之间除外），由两部分构成，中央部为髓核，由柔软并富有弹性的胶状物质构成。周围部为纤维环，由多层纤维软骨按同心圆排列而成，富于坚韧性。椎间盘不仅将相邻椎体紧密连接在一起，而且可承受压力，缓冲震荡，并允许脊柱作各个方向的运动。

10．是坚韧的薄膜，位于寰枢关节后面。它从枕骨斜坡下降，覆盖于齿突尖韧带、翼状韧带和寰椎横韧带的后面，向下移行于后纵韧带。

11．胸廓：是胸部的骨性支架，由 12 块胸椎、12 对肋和胸骨借骨连结相连而成。成人胸廓近似圆锥形，上窄下宽，前后径小于横径，容纳和保护心、肺、肝、脾等胸腹腔脏器。胸廓还主要参与呼吸运动。胸廓有上、下两口和前、后、外侧壁，其中前壁最短，后壁较长，外侧壁最长。相邻两肋之间的间隙为肋间隙。

12．架于肩关节的上方，由喙突、肩峰以及连于两者间的喙肩韧带共同组成，有防止肩关节向上脱位的作用。

13．是指在伸前臂时，前臂偏向外侧，与臂形成的约 163° 的夹角，此角的形成是由于肱骨滑车的内侧缘更为向前下突出，因而使关节的运动轴斜向内下所造成的。肘关节的提携角使关节处于伸位时，前臂远离正中线，增大了运动幅度；关节处于屈位时，前臂贴近正中线，有利于生活和劳动的操作。

14．是拇指腕掌关节所作的一种运动。运动时，拇指向掌心，拇指尖与其余四指尖的掌侧面相接触，这一运动加深了手掌的凹陷，是人类进行握持和精细操作时所必需的主要动作。

15．骶棘韧带位于骨盆后方，骶结节韧带的前方，呈三角形，起自骶、尾骨侧缘，止于坐骨棘。骶棘韧带与坐骨大切迹围成坐骨大孔，与骶结节韧带和坐骨小切迹围成坐骨小孔。

16．由两侧的耻骨联合面借纤维软骨构成的耻骨间盘连接而成，其上、下各有韧带加强（分别为耻骨上韧带和耻骨弓状韧带）。耻骨间盘中往往出现一矢状位的裂隙，女性较男性的厚，裂隙也较大。耻骨联合的活动甚微，但在分娩过程中，可有轻度分离，以增大骨盆的径线。

17．为髋骨的固有韧带，它封闭闭孔并为盆内、外肌提供附着。膜的上部与闭孔沟围成闭膜管，有血管、神经通过。

18．是大、小骨盆的分界，又为小骨盆的上口，由骶骨的岬、两侧的弓状线、耻骨梳、耻骨结节和耻骨联合上缘共同围成。

19．髂股韧带：是髋关节的囊外韧带之一，起于髂前下棘，向下呈人字形，经关节囊前方止于转子间线。此韧带除可加强关节囊前壁外，还可限制大腿过伸，对维护人体直立姿势有很大作用。

20．属髋关节的囊外韧带，是关节囊深层纤维围绕股骨颈的环形增厚，可约束股骨头向外侧脱出。

21．髌韧带：位于膝关节囊的前壁，起自髌骨下缘，止于胫骨粗隆，是股四头肌腱的中央部纤维索。

22．半月板：是垫在股骨内、外侧髁与胫骨内、外侧髁关节面之间的两块半月形纤维软骨板，分别称内、外侧半月板。内侧半月板较大，呈“C”形；外侧半月板较小，呈“O”形。两个半月板均为上面凹陷，下面平坦，周缘厚，内缘薄。半月板的存在使关节面更加适合，同时还可缓冲压力，吸收震荡，既可增加关节的稳固性，又可使关节运动多样化。

23．由跟骰关节和距跟舟关节联合构成，又称 Chopart 关节，其关节线横过跗骨的中份，呈横位的“S”形，内侧部凸向前，外侧部凸向后，但两关节腔互不相通。临床上常沿此线进行足的断离。

24．是跗骨和跖骨借其连结所形成的向上的弓状结构，包括有前后方向的内、外侧弓和内外方向的一个横弓，其承重点分别位于第 1、第 5 跖骨头和跟骨结节。足弓的存在使足成为有弹性的“三脚架”，保证了人直立时足底着地支撑的稳固性，保护了足底血管、神经，缓冲了行走时地面对身体的冲击和震荡。

二、填空题

1．纤维结缔组织　软骨　骨
2．关节面　关节囊　关节腔
3．纤维膜　致密结缔组织　滑膜　疏松结缔组织膜
4．关节的周围　关节软骨的周缘
5．关节面　关节囊滑膜层
6．两关节面之间　关节囊
7．椎间盘　前纵韧带　后纵韧带
8．前厚后薄　后外　椎管或椎间孔
9．椎体　椎体　椎间盘
10．韧带连结　关节突关节
11．弹性纤维　两椎弓板
12．两侧枕髁　寰椎侧块的上关节凹　联合关节（或称联动关节）
13．俯　仰　侧屈　环转
14．第 2 ~ 7 肋软骨　胸骨相应的肋切迹
15．胸骨柄上缘　第 1 肋　第 1 胸椎体
16．肋头　肋横突　联合关节
17．第 12 胸椎　第 12、11 对肋前端　肋弓　剑突
18．肋弓　第 10 胸椎下缘
19．下颌头　下颌窝　关节结节　纤维软骨
20．纤维软骨　关节囊
21．胸锁关节　锁骨的胸骨端　胸骨的锁切迹　第 1 肋软骨的上面
22．肱骨头　肩胛骨的关节盂　下
23．喙肱　喙突根部　肱骨大结节前面　冈上肌
24．喙肱韧带　喙肩弓
25．肱二头肌长头腱　滑膜
26．矢状　垂直　冠状
27．40° ~ 60°　胸锁　肩锁　肩胛骨
28．肱桡关节　肱尺关节　桡尺近侧关节
29．后　后上

30．桡尺近侧关节　桡尺远侧关节　前臂骨间膜
31．桡骨环状关节面的周围　防止桡骨头脱位
32．肱尺　肱桡　联合
33．肱桡关节　桡尺近侧关节　桡尺远侧
34．桡骨环状关节面　桡切迹（尺骨）　旋前　旋后
35．前臂半旋前　旋前或旋后
36．桡骨的腕关节面　尺骨头下方的关节盘　除豌豆骨外的近侧列腕骨（即手舟骨、月骨和三角骨）
37．大多角骨　第 1 掌骨底
38．收　展　环转　对掌
39．第 2、4、5 指向中指靠拢　各趾向第 2 趾靠拢
40．骶骨的耳状面　髂骨的耳状面　凸凹不平　骶髂骨间韧带
41．骶、尾骨的侧缘　坐骨结节内侧缘　坐骨小孔
42．两侧耻骨联合面借纤维软骨构成的耻骨间盘连结　耻骨弓状韧带
43．两侧髂前上棘　两侧耻骨结节　尾骨尖　耻骨联合上缘
44．髋臼　股骨头　关节囊
45．全部（达转子间线）　内侧 2/3（转子间嵴略上方处）
46．髂股　过伸
47．股骨头凹　髋臼横韧带　半屈并内收　外展
48．股骨下端　胫骨上端　髌骨
49．胫骨内侧髁　股骨外上髁　过伸
50．前交叉韧带　后交叉韧带　股骨头韧带　滑膜
51．胫骨髁间隆起的前方内侧　股骨外侧髁的内侧　防止胫骨前移
52．关节囊　胫侧副韧带
53．股四头肌腱的深面　股骨体下部的前面　减少运动时骨面与肌腱之间的摩擦
54．胫腓关节　胫腓前、后韧带　小腿骨间膜
55．胫、腓骨的下端　距骨滑车　足背屈（伸）　跖屈（屈）
56．背屈　跖屈
57．内侧（三角）　距腓前韧带　跟腓韧带　距腓后
58．跟骰关节　距跟舟关节
59．跟骨与足舟骨连同其余的足骨对距骨　踝关节
60．内侧纵　跟骨前部背面　足舟骨　骰骨

三、选择题

A1 型题

1．E	2．C	3．D	4．A	5．C	6．B	7．A	8．B
9．D	10．C	11．C	12．B	13．B	14．A	15．C	16．D
17．D	18．B	19．E	20．D	21．A	22．A	23．C	24．B
25．D							

A2 型题

1．C	2．C	3．B	4．B	5．D	6．E	7．E	8．D
9．B							

B 型题

1．A	2．D	3．C	4．E	5．B	6．C	7．B	8．A
9．E	10．D	11．E	12．A	13．D	14．B	15．C	16．D
17．E	18．B	19．A	20．C	21．B	22．E	23．A	24．C
25．D	26．E	27．A	28．C	29．D	30．B	31．A	32．E
33．C	34．B	35．D	36．A	37．D	38．E	39．B	40．E
41．C	42．A	43．E	44．D	45．A	46．E	47．D	48．C
49．B	50．E	51．D	52．B	53．A			

X 型题

1．AB	2．BCD	3．ABCE	4．ACD	5．ABCE	6．BCD
7．BDE	8．BC	9．ABCD	10．ABCDE	11．ACE	12．AC
13．ACD	14．ACE	15．ABCE	16．ACE	17．ABCD	18．ABD
19．BC	20．ACD	21．ABE	22．AB	23．DE	

四、问答题

1．骨与骨之间借纤维结缔组织、软骨或骨相连，称为骨连结。根据连结方式的不同，可分为直接连结和间接连结两大类。(1) 直接连结：骨与骨借纤维结缔组织或软骨直接连结，连结较牢固，不活动或少许活动。这种连结可分为纤维连结、软骨连结和骨性结合三类。(2) 间接连结：又称关节或滑膜关节，是骨连结的最高分化形式。其相对骨面间互相分离，具有充以滑液的腔隙，仅借其周围的结缔组织相连结，因而一般具有较大的活动性。

2．滑膜关节的基本结构包括：(1) 关节面：指相关节骨的相对面或接触面，每个关节至少包括两个关节面，一般为一凸一凹，凸者为关节头，凹者为关节窝。关节面上终生覆盖有一层由透明软骨或纤维软骨构成的关节软骨，光滑而有弹性，可减少运动时的摩擦，缓冲震荡。(2) 关节囊：由纤维结缔组织膜构成，附着在关节的周围，并与骨膜融合连续，分内、外两层：外层为纤维膜，由致密结缔组织构成，富有血管和神经；内层为滑膜，由疏松结缔组织膜构成，紧贴纤维层的内面，并附着于关节软骨的边缘，包被关节内除关节软骨、关节唇和关节盘以外的所有结构。滑膜能分泌少量滑液，可润滑关节软骨，并对其有一定的营养作用。(3) 关节腔：为由关节囊滑膜层和关节软骨共同围成的密闭腔隙，腔内为负压，仅有少量滑液。

3．关节的辅助结构包括有韧带、关节盘和关节唇、滑膜襞和滑膜囊。(1) 韧带：由致密结缔组织构成，连于相邻两骨之间，位于关节囊外的，称囊外韧带，可以是关节囊纤维层的局部增厚，也可独立于关节囊外；位于关节囊内的（表面有滑膜包裹），称囊内韧带。韧带的存在可增加关节的稳固性。(2) 关节盘和关节唇：①关节盘：为位于两关节面之间的纤维软骨板，周缘附着于关节囊内面，将关节腔分为两部分，可使关节面更适合，既增加了关节的稳固性，并可使关节运动多样化。②关节唇：为附着在关节窝周缘的纤维软骨环，使关节窝加深，关节面加大，以增加关节的稳固性。(3) 滑膜襞和滑膜囊：滑膜向关节腔内突出形成的皱襞为滑膜襞，其内含脂肪，即称为滑膜脂垫。滑膜襞或滑膜脂垫可在关节运动时，起充填和调节关节腔的作用，同时也扩大了滑膜的面积，有利于滑液的分泌和吸收。滑膜如经纤维膜的薄弱处向外伸出突起，呈囊袋状，内含滑液，位于肌腱与骨面之间，则为滑膜囊，可减少运动时两者间的摩擦。

4．旋转运动是关节沿一垂直轴所进行的运动，骨向前内侧旋转时，称旋内，反之为旋外。在前臂，桡骨围绕通过桡骨头中心和尺骨茎突基底部的轴线旋转，将手背转向前方的运动为旋前，将手掌恢复到向前而手背向后方的运动为旋后。环转运动是关节沿两个运动轴所作的连续运动，运动时，骨的上端在原位转动，下端做圆周运动，其运动轨迹可视为一圆锥形，实际为屈、展、伸和收的依次连续运动。

5．椎体间借椎间盘和前、后纵韧带彼此相连。(1) 椎间盘：为连于椎体的相对面之间的纤维软骨盘，中央部为髓核，是柔软而富有弹性的胶状物质；周围部为纤维环，由多层纤维软骨按同心圆排列而成，富于坚韧性，紧密连于椎体的上、下面。椎间盘除有连结功能外，还具有“缓冲垫”的作用，可承受压力，吸收震荡，并允许脊柱有一定的运动。(2) 前纵韧带：位于椎体和椎间盘的前面，上至枕骨大孔前缘，下达第 1 或 2 骶椎体，可限制脊柱过度后伸和椎间盘向前脱出。(3) 后纵韧带：位于椎体和椎间盘的后面，起自枢椎并与覆盖枢椎体的覆膜相延续，可限制脊柱过度前屈。

6．椎弓间借韧带和关节彼此相连。椎弓板间借黄韧带彼此相连；在各棘突之间、各棘突尖端之间和各横突之间分别有棘间韧带、棘上韧带和横突间韧带。这些韧带都有限制脊柱过度运动的作用。相邻椎骨上、下关节突之间构成关节突关节，因为是平面关节，所以仅能作微小运动，但各椎骨之间的运动总和却很大。

7．包括三个独立的关节：即两个寰枢外侧关节，由寰椎侧块的下关节面和枢椎上关节面构成；一个寰枢正中关节，由齿突与寰椎前弓后面的齿突凹构成。寰枢关节沿齿突垂直轴运动，使头连同寰椎进行旋转。

8．脊柱由 24 块椎骨、骶骨和尾骨借软骨、韧带和关节连结而成。成人脊柱从侧面观可见有颈、胸、腰、骶四个生理弯曲，其中颈曲、腰曲凸向前，胸曲和骶曲凸向后。生理弯曲的存在可使脊柱更有弹性，缓冲运动对脑和内脏器官的冲击和震荡，对维持人体重心的平衡亦有重要作用。脊柱可作前屈、后伸、侧屈、旋转和环转运动。由于脊柱各部结构有其不同特点，所以不同部位的运动幅度和范围亦有不同，其中颈部屈伸和旋转的运动幅度较大，胸部各种运动的范围均较小，腰部屈伸运动灵活，但旋转运动受限制。

9．胸廓由 12 块胸椎、12 对肋、1 块胸骨及其骨连结相连而成。成人胸廓近似圆锥形，前后径小于横径，上窄下宽，容纳胸腔脏器。胸廓有上、下两口和前、后、外侧壁。胸廓上口小，由胸骨柄上缘、第 1 肋和第 1 胸椎体围成。胸廓上口平面向前下方倾斜，胸骨柄上缘约平对第 2 胸椎体下缘。胸廓下口宽而不规则，由第 12 胸椎、第 12 和 11 对肋前端、肋弓以及剑突围成。两侧肋弓在中线构成胸骨下角。胸廓前壁最短，后壁较长，外侧壁最长。相邻两肋之间的间隙为肋间隙。胸廓主要参加呼吸运动，吸气时，肋的前部抬高，胸骨上升，胸廓的前后径加大；肋上提时，肋体向外扩展，加大胸廓横径，胸腔容积增大。呼气时，胸廓作相反的运动，使胸腔的容积减小。胸腔容积的改变，促成了肺的呼吸。

10．颞下颌关节由下颌骨的下颌头与颞骨的下颌窝和关节结节构成。关节面表面覆盖的是纤维软骨。关节囊松弛，囊外有外侧韧带加强。囊内有纤维软骨构成的关节盘，其形态与关节结节和下颌窝的形态相对应。盘的周缘与关节囊相连，将关节腔分成上、下两部。关节囊的前部较薄弱，因此，颞下颌关节易向前方脱位。两侧的颞下颌关节为联合关节，运动时可使下颌骨下降、上提、前伸、后退及侧方运动。张口是下颌骨下降并伴有向前的运动，故张口过大时，下颌头和关节盘可一起滑到关节结节的前方，不能退回关节窝，造成颞下颌关节的脱位。复位时，必须先将下颌骨向下拉，超过关节结节，再向后推，将下颌头送回下颌窝内。闭口是下颌骨上提并伴有下颌头和关节盘一起滑入关节窝的运动。

11．胸锁关节是上肢骨和躯干骨连结的唯一关节。由锁骨的胸骨端和胸骨的锁切迹及第 1 肋软骨的上面构成。关节囊坚韧，周围有韧带加强。囊内有纤维软骨构成的关节盘，将关节腔分成外上和内下两部分。关节盘使关节头和关节窝相适应。胸锁关节允许锁骨外侧端向前、后、上、下方运动，并可绕额状轴做微小的旋转和环转运动。

12．肩关节是典型的球窝关节，而且球大窝小，尽管关节盂周缘附有关节盂唇，使关节窝略有加深，但仍只能包裹关节头的一小部分。关节囊薄而松弛，囊的上壁、前壁和后壁均有韧带和肌腱加强，唯有下壁是其薄弱之处，肩关节脱位时，肱骨头易从此脱出。肩关节的结构特点使它成为人体最灵活、活动范围最大的关节，可作屈、伸、收、展、旋内、旋外和环转运动。

13．拇指腕掌关节由大多角骨和第 1 掌骨底构成，是典型的鞍状关节，为人类和灵长类所特有。此关节可做屈、伸、收、展、环转和对掌运动。拇指的屈、伸运动发生在手掌的冠状面上，即拇指在手掌平面上向掌心靠拢为屈，离开掌心为伸；而拇指的收、展运动发生在矢状面上，即拇指在与手掌垂直的平面上离开示指为展，靠拢示指为收。对掌运动是拇指向掌心，拇指尖与其余四指尖的掌侧面相接触的运动，这一运动加深了手掌的凹陷，是人类进行握持和精细操作时所必需的主要动作。

14．骨盆由骶骨、尾骨和两侧的髋骨借韧带、软骨和关节连结而成。骨盆借界线可分为后上方的大骨盆和前下方的小骨盆，临床所称骨盆即为小骨盆。小骨盆有上、下两口：上口又称骨盆入口，由界线围成，由后向前为骶骨的岬、两侧的弓状线、耻骨梳、耻骨结节和耻骨联合上缘；下口又称骨盆的出口，由尾骨尖、骶结节韧带、坐骨结节、坐骨支、耻骨下支和耻骨联合下缘围成。上、下口之间的腔为骨盆腔，为一前壁短，侧、后壁长的弯曲的骨性管道。骨盆的主要作用是传导重力，承托、保护脏器。在女性骨盆还是胎儿娩出的产道。

15．在全身的骨骼中，性别差异以骨盆最为明显。其中女性骨盆外形短宽，骨盆上口近似圆形，耻骨下角和骨盆下口均较大，骨盆腔呈圆筒形，髂骨翼也较水平。而男性骨盆则相反，骨盆外形较狭长，骨盆上口为心形，骨盆下口和耻骨下角均较狭小，骨盆腔为漏斗形，髂骨翼也较垂直。

16．膝关节是人体最复杂的关节，具有除关节唇以外的所有的关节辅助结构。囊外韧带有：髌韧带位于关节囊的前壁，是股四头肌腱的下续部分，从前方加强关节囊；胫侧和腓侧副韧带位于膝关节的内、外侧，其中后者独立于关节囊外。腘斜韧带覆于关节囊的后壁，可防止膝关节过度前伸。这些韧带的存在增强了膝关节的稳固性。囊内韧带是前、后交叉韧带，连于股骨内、外侧髁的相对面与胫骨髁间隆起之间，可限制胫骨的前、后移位，使膝关节更为稳固。关节盘即内、外侧半月板，位于股骨内、外侧髁和胫骨内、外侧髁的关节面之间，使关节面更适应，并增加了关节的灵活性，同时可缓冲压力，吸收震荡，起弹性垫作用。滑膜襞为一对翼状襞，内含脂肪，充填于膝关节腔内的空隙，可增加关节的稳固性。滑膜囊位于膝关节周围，其中最大的为髌上囊，位于股四头肌腱与股骨下端之间；髌下深囊位于髌韧带与胫骨上端之间；它们的存在可减少运动时骨面与肌腱之间的摩擦。

17．踝关节亦称距小腿关节，由胫、腓骨的下端和距骨的滑车构成。其关节囊松弛，两侧有韧带加强，内侧有内侧韧带，又称三角韧带，起自内踝，向下呈扇形展开，止于足舟骨、距骨和跟骨，很坚韧。外侧有三条独立的韧带，前为距腓前韧带，中为跟腓韧带，后为距腓后韧带，三条韧带均起自外踝，分别向前、下和后内方，止于距骨和跟骨，均较薄弱。

五、病例分析

1．该患者可能损伤了内侧半月板。在关节腔内，股骨与胫骨相对关节面之间垫有两块纤维软骨板，分别称内侧半月板和外侧半月板。内侧半月板较大，呈“C”形，与关节囊相连；外侧半月板较小，呈“O”形。半月板外缘厚，内缘薄而游离。半月板下面平坦，上面凹陷，分别与胫骨、股骨的关节面相适应，增强了关节的稳固性，还可起缓冲作用。

2．距小腿关节由胫、腓骨的下端和距骨组成。关节囊的前后壁薄而松弛，两侧有韧带增厚加强。内侧韧带（又称三角韧带）坚韧，外侧韧带薄弱，易出现过度内翻损伤。足的内翻常常伴跖屈，而踝关节的损伤多发生在跖屈时。

屈（跖屈）	小腿三头肌、趾长屈肌、胫骨后肌、踇长屈肌（胫神经）
伸（背屈）	胫骨前肌、踇长伸肌、趾长伸肌（腓深神经）
内翻	胫骨前肌（腓深神经）、胫骨后肌（胫神经）
外翻	腓骨长 / 短肌（腓浅神经）、第三腓骨肌（腓深神经）

（闫军浩　张卫光）

第三章 肌 学

内容提要

一、骨骼肌概述

1. 肌的构造和形态：

肌的分类：平滑肌、心肌、骨骼肌（随意肌）。

骨骼肌的分类：长肌（竖脊肌）、短肌（肋间内肌）、阔肌（腹内斜肌）、轮匝肌。

骨骼肌的构造：肌腹、肌腱（腱膜）。

腱膜：阔肌多分布于躯干浅层，形状宽扁，除运动外，尚有构成体腔的壁、保护体腔内脏器的功能。阔肌的腱扁宽呈膜状，称**腱膜**。

2. 肌的辅助装置：筋膜、滑膜囊、腱鞘。

筋膜：浅筋膜（皮下筋膜）、深筋膜（固有筋膜：肌间隔，血管神经鞘）。

浅筋膜：位于皮下，又称**皮下筋膜**，包裹全身各部，由疏松结缔组织构成。内含浅血管、皮神经、浅淋巴管和脂肪组织等。脂肪组织的多少可因部位、性别和营养状况不同而异。浅筋膜具有保温和保护深部结构的作用。

深筋膜：又称**固有筋膜**，位于浅筋膜深面，由致密结缔组织构成。它不仅包被全身，还进一步深入肌群间，包裹各肌。在四肢深入肌群间的深筋膜附着于骨面形成肌间隔，分隔和包绕各肌群。深筋膜还包裹血管、神经束，形成血管神经鞘；深筋膜的不同层次之间常形成筋膜间隙，疏松、易分离，成为感染扩散和积液蔓延的途径。

滑膜囊：为扁平的结缔组织小囊，壁薄，内含少量滑液，多位于肌腱和骨面之间，可减少两者之间的摩擦。滑膜囊有的密闭，单独存在；有的邻近关节，可与关节腔相通。滑膜囊炎症时可致局部疼痛和功能障碍。

腱鞘：是包裹在某些长肌腱外面的鞘管，多位于活动较大的部位，如腕、踝、手指和足趾等处。由纤维层（腱纤维鞘）、滑膜层［腱滑膜鞘（脏层、壁层）、滑膜腔、腱系膜］构成。滑膜腔内含少量滑液，可减少肌腱运动时与骨面的摩擦。

二、头肌（面肌、咀嚼肌）

1. 咀嚼肌：咬肌、颞肌、翼内肌、翼外肌。

	起点	止点	作用	神经支配
咬肌	颧弓	肌束向下止于下颌支和下颌角的外面	咬肌、颞肌、翼内肌都可上提下颌骨（闭口） 颞肌后部纤维可拉下颌骨向后 两侧翼外肌收缩，使下颌骨前伸；一侧翼外肌收缩，可使下颌骨向对侧侧方运动	三叉神经的咀嚼肌神经
颞肌	颞窝	肌束呈扇形向下会聚经颧弓深方止于下颌骨的冠突		
翼内肌	蝶骨的翼突	肌束向下外，止于下颌支和下颌角的内面		
翼外肌	蝶骨大翼下面及翼突外侧面	肌束向后向外，止于下颌颈		

2．**面肌**：又称**表情肌**，属于皮肌，大多起于颅骨，止于头面部皮肤，呈环形或辐射状排列于眼、耳、鼻、口周围，收缩时牵拉皮肤，开大或关闭孔裂，并可做出喜、怒、哀、乐等各种表情。

枕额肌：包括位于额部皮下的额腹和位于枕部皮下的枕腹，以及连于两者间的**帽状腱膜**。额腹收缩可提眉、皱额。

三、躯干肌（背、颈、胸、膈、腹肌）

	分群	骨骼肌	
颈肌	颈浅肌群	颈阔肌、胸锁乳突肌	
	颈中肌群	舌骨上肌群	二腹肌、下颌舌骨肌、颏舌骨肌和茎突舌骨肌
		舌骨下肌群	胸骨舌骨肌、肩胛舌骨肌、胸骨甲状肌和甲状舌骨肌
	颈深肌群	前斜角肌、中斜角肌、后斜角肌	
胸肌	胸上肢肌	胸大肌、胸小肌、前锯肌	
	胸固有肌	肋间内肌、肋间外肌	
膈	中心腱，**三个裂孔**		
腹肌	前外侧群	腹直肌、腹外斜肌、腹内斜肌、腹横肌	
	后群	腰方肌	
盆底肌	肛门三角肌	肛提肌和肛门外括约肌	
	尿生殖三角肌	浅层肌包括会阴浅横肌、球海绵体肌和坐骨海绵体肌。深层肌包括会阴深横肌和尿道膜部括约肌	
背肌	浅群	斜方肌、背阔肌	
	深群	竖脊肌（胸腰筋膜）	

斜角肌间隙：前斜角肌、中斜角肌与第 1 肋之间的裂隙，有锁骨下动脉、臂丛通过。

膈的三个裂孔：

裂孔	平对	通行结构
主动脉裂孔	T_{12}	主动脉、胸导管
食管裂孔	T_{10}	食管、迷走神经
腔静脉孔	T_8	下腔静脉

腹股沟韧带：腹外斜肌腱膜的下缘向后卷曲加厚形成，附着于髂前上棘和耻骨结节之间。

腔隙韧带（陷窝韧带）与**耻骨梳韧带（Cooper 韧带）**：腹股沟韧带内侧端的一小部分纤维继续向下，并弯向后外至耻骨梳，在反折处形成了三角形的**腔隙韧带**（也称**陷窝韧带**），腔隙韧带向外延续为附着在耻骨梳上的腱纤维，称为**耻骨梳韧带**（即 Cooper 韧带），这些韧带在疝修补术中都有重要意义。

腹股沟镰（联合腱）：腹内斜肌下部纤维呈弓状游离缘，跨越精索的上方，至精索内侧延为腱膜，与腹横肌腱膜结合共同形成**腹股沟镰**或称**联合腱**，它绕至精索的后方，沿腹直肌的外缘下降，止于耻骨梳的内侧端和耻骨嵴。

提睾肌：腹内斜肌和腹横肌的下部肌纤维形成，伴精索进入阴囊。

腹直肌鞘：由腹外侧壁 3 层阔肌的腱膜构成，分前、后两层。前层：腹外、内（前层）斜肌腱膜；后层：腹内斜肌（后层）、腹横肌腱膜，弓状线。

弓状线：在脐下 4 ～ 5cm 处以下，腹直肌鞘的后层全部转至腹直肌的前面，后层缺如，这样腹直肌鞘后层下缘游离，形成**弓状线**或**半环线**，此线以下腹直肌后面直接与腹横筋膜相贴。

半月线：腹直肌的外侧缘稍向外凸，形成半月线。

白线与**脐环**：位于腹前壁正中线上，由两侧的腹直肌鞘纤维相互交织而成，位于剑突与耻骨联合之间。白线上宽下窄，坚韧而少血管，常作为腹部手术入路。白线中部在脐周围形成脐环，此处为腹壁的一个薄弱点，如腹腔脏器由此膨出，即形成脐疝。

腹股沟管：位于腹股沟韧带内侧半的上方，为腹前壁下部肌和腱膜之间的潜在裂隙，长 4 ～ 5cm，由外上斜向内下。管有两口四壁，是腹壁的薄弱区，疝的好发部位。

两口	深环	腹环，腹横筋膜
	浅环	皮下环，腹外斜肌腱膜
四壁	前壁	腹外斜肌腱膜
	后壁	腹横筋膜、腹股沟镰
	上壁	腹内斜肌和腹横肌的下缘
	下壁	腹股沟韧带
通行结构		男：精索；女：子宫圆韧带
相关神经		髂腹股沟神经、生殖股神经生殖支
相关疾病		腹股沟斜疝、腹股沟直疝

腹股沟管浅环：又称皮下环，是在耻骨结节外上方，腹外斜肌腱膜形成的近似一三角形裂孔。

提睾肌：男性腹内斜肌最下部的少量肌纤维包绕精索和睾丸进入阴囊，称提睾肌，收缩时可上提睾丸。

腹股沟三角（海氏三角）：腹股沟韧带、腹直肌外侧缘、腹壁下动脉。

盆膈：肛门三角区的深筋膜中，覆盖于肛提肌上、下面的部分，分别称盆膈上、下筋膜。盆膈上、下筋膜和其间的肛提肌共同构成**盆膈**，形成盆腔的底，中央有肛管通过。

尿生殖膈：在尿生殖三角区的深筋膜中，覆盖于会阴深横肌和尿道膜部括约肌的上、下面的筋膜，分别称尿生殖膈上、下筋膜。尿生殖膈上、下筋膜与其间的肌共同构成尿生殖膈，中央有尿道通过，在女性还有阴道通过。

主要的躯干肌：

	起点	止点	作用	神经支配
胸锁乳突肌	胸骨柄和锁骨内侧端	颞骨乳突	一侧收缩使头向同侧倾斜，脸转向对侧；两侧收缩使头后仰	副神经
斜方肌	枕外隆凸直达第12胸椎的棘突	锁骨外侧1/3、肩峰和肩胛冈	上部肌束收缩可上提肩胛骨；下部肌束可使肩胛骨下降；中部肌束或全肌收缩可拉肩胛骨向脊柱靠拢	副神经
背阔肌	下6个胸椎棘突，全部腰椎棘突，髂嵴后部等	肱骨小结节嵴	使肩关节后伸、内收和旋内	胸背神经
胸大肌	锁骨内侧2/3、胸骨和上部肋软骨	肱骨大结节下方	使臂内收、旋内和前屈。如上肢上举固定，则可引体向上，并可提肋助吸气	胸外侧神经和胸内侧神经
胸小肌	第3～5肋	肩胛骨喙突	拉肩胛骨向前下方。肩胛骨固定时，可提肋助吸气	胸内侧神经
前锯肌	第1～8（或9）肋外面	肩胛骨内侧缘和下角	拉肩胛骨向前，并使肩胛骨紧贴胸廓；其下部肌束可使肩胛骨旋外，协助举臂	胸长神经
肋间外肌	上位肋骨的下缘	下位肋骨的上缘	提肋助吸气	肋间神经
肋间内肌	下位肋骨的上缘	上位肋骨的下缘	降肋助呼气	肋间神经
膈	胸廓下口（剑突后面、下6对肋的内面）以及左、右膈脚	中心腱	收缩时助吸气，松弛时助呼气。与腹肌同时收缩，可增加腹压，以协助排便、分娩及呕吐等活动	膈神经
腹直肌	耻骨嵴	剑突和第5～7肋软骨前面	保护腹腔脏器、维持腹内压、保持腹腔脏器位置的固定 收缩时可增加腹压，协助排便、呕吐及分娩等；也可降肋有助于深呼气和咳嗽 协调收缩可使脊柱前屈、侧屈和旋转	肋间神经、肋下神经、髂腹下神经、髂腹股沟神经的肌支
腹外斜肌	下8个肋骨外面	后下部肌束止于髂嵴前部，余部肌束止于白线		
腹内斜肌	胸腰筋膜、髂嵴和腹股沟韧带外侧半	白线		
腹横肌	下6肋内面、胸腰筋膜、髂嵴和腹股沟韧带外侧1/3	白线		

四、上肢肌

	分群	骨骼肌
上肢带肌		三角肌、冈上肌、冈下肌、小圆肌、大圆肌、肩胛下肌
臂肌	前群	肱二头肌、喙肱肌、肱肌
	后群	肱三头肌
前臂肌	前群	肱桡肌、旋前圆肌等——屈肘、屈腕、屈指、旋前
	后群	桡侧腕长伸肌等——伸肘、伸腕、伸指、旋后

主要的上肢肌：

	起点	止点	作用	神经支配
三角肌	锁骨外侧段、肩峰及肩胛冈	三角肌粗隆	使臂外展，其前部纤维可使肩关节屈和旋内，而后部纤维能使肩关节伸和旋外	腋神经
冈上肌	冈上窝	肱骨大结节	外展肩关节	肩胛上神经
冈下肌	冈下窝	肱骨大结节	外旋肩关节	肩胛上神经
小圆肌	肩胛骨外侧缘背面	肱骨大结节	外旋肩关节	腋神经
大圆肌	肩胛骨下角背面	肱骨小结节嵴	内收、内旋肩关节	肩胛下神经
肩胛下肌	肩胛下窝	肱骨小结节	内收、内旋肩关节	肩胛下神经
肱二头肌	长头起于肩胛骨关节盂的上方，短头起于肩胛骨喙突	桡骨粗隆	屈肘、屈肩。当前臂处于旋前位时，尚能使前臂旋后	肌皮神经
喙肱肌	肩胛骨喙突	肱骨中段内侧	使肩关节内收、前屈	肌皮神经
肱三头肌	长头起于肩胛骨关节盂的下方，外侧头和内侧头均起于肱骨背面	尺骨鹰嘴	伸肘关节；其长头收缩可助臂后伸和内收	桡神经
肱桡肌	肱骨外上髁上方	桡骨茎突	屈肘关节	桡神经
旋前圆肌	肱骨内上髁	桡骨中部外侧面	屈肘关节和使前臂旋前	正中神经

肌腱袖：肩胛下肌、冈上肌、冈下肌和小圆肌在经过肩关节前方、上方和后方时，有许多腱纤维编入关节囊壁，形成肌腱袖，又称肩袖，对加固肩关节起重要作用。

鼻烟窝：位于腕的背外侧，当伸、展拇指时的一尖向远侧的三角形凹陷。鼻烟窝的内侧界是拇长伸肌腱；外侧是拇长展肌腱和拇短伸肌腱。窝内可触及桡骨茎突及其远侧的桡动脉搏动。当舟骨骨折时，该窝因肿胀而消失，并有压痛。手掌外侧隆起为鱼际；内侧隆起为小鱼际；中部呈尖端向近侧的三角形凹陷区为掌心。

掌长肌腱：当握拳并屈腕时，腕掌侧可见数条明显的腱性隆起，中央最明显者为掌长肌腱，其尺侧依次为指浅屈肌腱和尺侧腕屈肌腱；桡侧为桡侧腕屈肌腱。掌长肌腱是正中神经浸润麻醉的进针标志，正中神经位于其桡侧。桡侧腕屈肌腱隆起的桡侧可触及桡动脉的搏动，是临床上摸脉搏的常用部位。

<u>屈肌支持带</u>和**<u>腕管</u>**：**屈肌支持带**由手掌深筋膜在腕前部增厚形成，又叫腕横韧带，其桡侧端附着于手舟骨及大多角骨，尺侧端附着于豌豆骨及钩骨。**腕管**由屈肌支持带和腕骨沟共同围成。它是前臂与手掌之间的重要通道，内有指浅、指深屈肌腱，拇长屈肌腱和正中神经通过，在管内正中神经位于浅层偏桡侧。

五、下肢肌

	分群	骨骼肌	
髋肌	前群	髂腰肌、阔筋膜张肌	
	后群	臀大肌、臀中肌、臀小肌、梨状肌、闭孔内肌、闭孔外肌、上孖肌、下孖肌、股方肌	
大腿肌	前群	缝匠肌、股四头肌	
	内侧群	耻骨肌、长收肌、股薄肌、短收肌、大收肌	
	后群	股二头肌、半腱肌、半膜肌	
小腿肌	前群	胫骨前肌、踇长伸肌、趾长伸肌	
	外侧群	腓骨长肌、腓骨短肌	
	后群	浅层	小腿三头肌
		深层	趾长屈肌、胫骨后肌、踇长屈肌

主要的下肢肌：

	起点	止点	作用	神经支配
髂腰肌	髂窝（髂肌）和腰椎（腰大肌）	股骨小转子	使髋关节前屈和旋外；当下肢固定时可使躯干和骨盆前屈	腰丛分支
臀大肌	髂骨翼外面和骶骨背面	股骨臀肌粗隆及髂胫束	使髋关节后伸和旋外	臀下神经
梨状肌	第 2 ~ 4 骶椎前面骶前孔两侧	股骨大转子的后上缘	使髋关节旋外	骶丛分支
闭孔内肌	闭孔膜内面	股骨转子间窝	外旋髋关节	闭孔神经
闭孔外肌	闭孔膜外面	股骨转子间窝	外旋髋关节	闭孔神经
缝匠肌	髂前上棘	胫骨上端内侧	屈髋关节和膝关节	股神经
股四头肌	股直肌起于髂前下棘；股内侧肌和股外侧肌起于股骨体后面；股中间肌起于股骨体前面	胫骨粗隆	伸膝关节。股直肌还有屈髋关节的作用	股神经
股薄肌	闭孔周围及坐骨结节的骨面	胫骨粗隆内侧	内收和外旋髋关节	闭孔神经
大收肌	闭孔周围及坐骨结节的骨面	腱膜止于股骨粗线全长，圆腱止于收肌结节	内收和外旋髋关节	闭孔神经
股二头肌	长头起于坐骨结节，短头起于股骨后面	腓骨头	伸髋关节、屈膝关节。当屈膝时，还可使小腿旋外	坐骨神经

续表

	起点	止点	作用	神经支配
半腱肌	坐骨结节	胫骨粗隆内侧面	伸髋关节、屈膝关节。当屈膝时，可使小腿旋内	坐骨神经
半膜肌	坐骨结节	胫骨内侧髁的后面		坐骨神经
胫骨前肌	胫、腓骨上端及骨间膜	内侧楔骨和第 1 跖骨底	使足背屈和内翻	腓深神经
小腿三头肌	腓肠肌有内、外侧两头，分别起于股骨内、外侧髁；比目鱼肌起于胫、腓骨上端的后面	跟骨结节	屈踝关节（跖屈），并可屈膝关节	胫神经
胫骨后肌	胫、腓骨后面及骨间膜	足舟骨	可使足跖屈和内翻	胫神经
腓骨长肌	腓骨外侧面	内侧楔骨和第 1 跖骨底	使足跖屈和外翻	腓浅神经
腓骨短肌	腓骨外侧面	第 5 跖骨粗隆	使足跖屈和外翻	腓浅神经

梨状肌上孔和**梨状肌下孔**：梨状肌将坐骨大孔分为梨状肌上孔和梨状肌下孔。经梨状肌上孔出入盆腔的结构，由外侧向内侧依次为臀上神经、臀上动脉和臀上静脉。经梨状肌下孔出入盆腔的结构，由外侧向内侧依次为坐骨神经、股后皮神经、臀下神经、臀下动静脉、阴部内动静脉和阴部神经。

股三角：位于股前区的上部，是一个底朝上、尖朝下的三角区。股三角的上界为腹股沟韧带，外下界为缝匠肌内侧缘，内侧界为长收肌内侧缘；其前壁为阔筋膜，后壁自外侧向内侧为髂腰肌、耻骨肌及长收肌。股三角自外侧向内侧依次有股神经、股动脉及其分支、股静脉及其属支和股静脉周围的腹股沟深淋巴结及脂肪组织等。

收肌管：是股三角向后下通向腘窝的重要通道，位于股前区中 1/3 段内侧面，是一个三棱形的肌筋膜管。其前内侧壁为缝匠肌和大收肌腱板，前外侧壁为股内侧肌，后壁为长收肌和大收肌。此管上口经股三角的下角通股三角，下口经**收肌腱裂孔**通腘窝。收肌管内的结构由浅入深依次为隐神经、股动脉和股静脉。

踝管：位于内踝后下方，是小腿后区通向足底的重要通道。它由内踝、跟骨内侧面与屈肌支持带共同围成。屈肌支持带又名分裂韧带，由局部深筋膜增厚形成，连于内踝与跟结节之间。屈肌支持带向深面发出三个纤维隔，在踝管内分隔成四个骨纤维管，由前向后依次通过：①胫骨后肌腱；②趾长屈肌腱；③胫后动、静脉及胫神经；④䟴长屈肌腱。

应试习题

一、名词解释

1．肌腹
2．aponeurosis
3．腱划
4．肌的起点
5．肌间隔
6．tendinous sheath
7．斜角肌间隙
8．颈动脉鞘

9. thoracolumbar fascia
10. 胸肋三角
11. inguinal ligament
12. inguinal falx
13. arcuate line
14. inguinal triangle
15. 肌腱袖
16. 四边孔
17. carpal canal
18. 掌腱膜
19. 收肌腱裂孔
20. 梨状肌上孔
21. 髂耻弓
22. femoral triangle
23. 腘窝
24. 阔筋膜与髂胫束

二、填空题

1. 每块骨骼肌都由__________和__________构成，其中__________具有收缩能力。

2. 颅顶肌由_________和_________构成，它们与颅部皮肤和皮下组织结合_________，与深部的骨膜隔以__________。

3. 眼轮匝肌的睑部收缩可__________，与眶部共同收缩可__________，泪囊部收缩可__________。

4. 颅顶肌的额腹收缩时可__________和__________。

5. __________肌和__________肌同时收缩，可使下颌骨向对侧侧方运动。

6. 止于下颌角内面的肌是__________；止于下颌角外面的肌是__________。

7. 一侧 sternocleidomastoid 收缩时，可使头屈向__________，脸转向__________。

8. 舌骨上肌群位于__________与__________之间。

9. 二腹肌的中间腱借__________系于__________。

10. 下颌舌骨肌起于__________，止于__________，参与__________的组成。

11. 舌骨下肌群中__________和__________位于深层。

12. 在舌骨下肌群中，__________肌在吞咽时可提喉向上；__________肌有两个肌腹。

13. __________、__________和__________共同围成斜角肌间隙，其中有__________和臂丛通过。

14. Latissimus dorsi 起于___________、___________、___________和髂嵴的后部，止于__________。

15. 在上肢上举固定时，可引体向上的肌有__________和__________。

16. 可使头后仰的肌有__________、__________和__________。

17. Trapezius 一侧收缩可使头屈向__________，脸转向__________。

18. 前锯肌位于__________，起自__________，止于__________和__________。

19. 肋间外肌位于__________，前部肌束仅达__________，向前移行为__________。

20. Diaphragm 为扁薄的阔肌，其肌性部分位于__________；腱性部分位于__________，称为__________。

21. 膈收缩时可使膈穹窿_________，作用为_________，舒张时可使膈穹窿_________。

22. 膈有三个裂孔，其中__________紧贴脊柱的前方，内有__________和__________通过。

23. 膈的薄弱区在_________和_________，腹腔脏器可由此突入胸腔，形成_________。

24．Rectus abdominis 位居__________中，后者与__________紧密结合。

25．Inguinal ligament 是__________，连于__________和__________之间。

26．提睾肌由__________形成，收缩时可__________。

27．脐环位于__________，是腹壁的一个__________，易在此处形成__________。

28．在男性，通过腹股沟管的主要结构是__________；在女性是__________。

29．与 rectus abdominis 的后面直接相贴的结构是__________和__________。

30．在 inguinal canal 内，位于精索后方的结构是__________和__________。

31．腹股沟管浅环位于__________，是__________的裂孔。

32．腹部浅筋膜在脐以下分两层，其中浅层向下与__________和__________相续，深层与__________相愈着。

33．全部或部分起自喙突的肌有__________和__________。

34．冈上肌、冈下肌和肩胛下肌分别经肩关节的__________、__________和__________方止于肱骨上部。

35．止于肱骨大结节的肌有__________、__________和__________。

36．止于桡骨粗隆的肌是__________，止于尺骨粗隆的肌是__________。

37．前臂肌前群的浅层肌中除__________外，其余均以__________起自__________和前臂骨间膜。

38．桡侧腕屈肌止于__________，其作用为__________、__________和__________。

39．指浅屈肌起于__________、__________和__________，肌腹移行为四条肌腱，穿经腕管，止于__________。

40．前臂前群浅层肌最外侧的为__________，位置表浅，仅有__________功能，切除后不影响前臂的活动。

41．指深屈肌止于第 2 ~ 5 指的__________，指浅屈肌止于第 2 ~ 5 指的__________。

42．__________和__________止于第 2 掌骨底，__________止于第 3 掌骨底，__________止于第 5 掌骨底。

43．手肌外侧群的浅层有__________和__________。使第 2、4、5 指内收的肌为__________。

44．止于手指远节指骨底掌侧的肌有__________和__________。

45．旋后肌起自__________和__________，止于__________。

46．屈第 2 ~ 5 指掌指关节，伸指间关节的肌有__________、__________和__________。

47．Iliopsoas 由__________和__________会合而成，经__________的深面向下，止于__________。

48．止于股骨大转子的肌有__________、__________和__________。

49．绝大部分臀肌的纤维都经过髋关节囊的__________面，均可使髋关节__________（运动），并可固定髋关节。

50．起自髂前上棘的肌是__________和__________，起自髂前下棘的肌是__________。

51．在大腿内侧肌群中，位于浅层最内侧的是__________，在大腿后群肌中，位于最外侧的是__________。

52．收肌管位于大腿的中部，其前壁为__________，外侧壁为__________，下口为__________，通至__________。

53．全部或部分起自坐骨结节的肌有__________、__________、__________和__________。

54．腓骨长肌起自________，肌腱经________至足底，止于________和________。
55．腓骨长肌腱和________共同形成“腱环”，对维持________有重要作用。
56．小腿前群肌由胫侧向腓侧依次是________、________和________。
57．Triceps surae 的三个头分别起自________、________和________。

三、选择题

A1 型题

1．构成肌腱的主要成分为
A．肌肉组织
B．胶原纤维
C．平滑肌
D．深筋膜
E．疏松结缔组织

2．短肌主要分布在
A．四肢
B．脏器内部
C．胸腹壁
D．孔裂周围
E．躯干部深层

3．按作用命名的骨骼肌是
A．斜方肌
B．冈上肌
C．股二头肌
D．胸大肌
E．旋后肌

4．形成甲状腺鞘的是
A．颈筋膜浅层
B．气管前层
C．椎前层
D．颈筋膜中层
E．颈筋膜深层

5．肱二头肌的长头起自
A．桡神经沟外上方
B．桡神经沟内下方
C．肩胛骨盂下结节
D．肩胛骨盂上结节
E．肩胛骨喙突

6．走行在三边孔内的结构是
A．肩胛下神经
B．旋肩胛动脉
C．旋肱后动脉
D．腋神经
E．肩胛下动脉

7．防止躯干前倾，维持人体直立的重要肌肉是
A．臀中肌
B．臀大肌
C．臀小肌
D．梨状肌
E．闭孔外肌

8．前锯肌收缩时的作用是
A．可内收肩关节
B．使肩胛骨向前和紧贴胸廓
C．使肩胛骨下角旋内
D．使肩关节后伸
E．使肩关节前屈

9．与主动脉伴行穿膈的主动脉裂孔的结构是
A．胸导管
B．膈神经
C．食管
D．下腔静脉
E．迷走神经

10．运动肩关节的肌是
A．pectoralis major
B．levator scapulae
C．serratus anterior
D．trapezius pectoralis major
E．rhomboideus

11．使肩关节内收的肌是
A．pectoralis minor
B．pectoralis major
C．serratus anterior

D．supraspinatus
E．infraspinatus

12．腱纤维未编入肩关节囊的肌是
A．冈上肌
B．冈下肌
C．大圆肌
D．小圆肌
E．肩胛下肌

13．能够屈肘关节的肌是
A．deltoid
B．latissimus dorsi
C．triceps brachi
D．brachialis
E．coracobrachialis

14．肱三头肌的长头起自
A．肩胛骨盂上结节
B．肩胛骨盂下结节
C．桡神经沟下方骨面
D．桡神经沟上方骨面
E．肩胛骨喙突

15．Brachioradialis 止于
A．豌豆骨
B．掌腱膜
C．桡骨茎突
D．第 2 掌骨底
E．桡骨远端掌面

16．旋前圆肌的作用是
A．紧张掌腱膜
B．屈腕
C．伸肘
D．腕关节内收
E．前臂旋前

17．指深屈肌的起点位于
A．桡骨及骨间膜前面
B．尺骨及骨间膜前面
C．肱骨外上髁
D．肱骨内上髁
E．尺骨远端前面

18．肌腱止于第 2 ～ 5 指中节指骨底的肌肉是
A．指深屈肌
B．指浅屈肌
C．肱桡肌
D．掌长肌
E．尺侧腕屈肌

19．指深屈肌的肌腱止于
A．掌腱膜
B．豌豆骨
C．第 2 掌骨底
D．中节指骨底
E．远节指骨体两侧

20．拇长屈肌的起点位于
A．肱骨外上髁
B．尺骨及骨间膜前面
C．桡骨及骨间膜前面
D．肱骨内上髁
E．尺骨远端前面

21．屈手指近侧指骨间关节的是
A．指浅屈肌
B．指深屈肌
C．蚓状肌
D．指深屈肌和指浅屈肌
E．骨间肌

22．构成三边孔上界的骨骼肌是
A．小圆肌和冈上肌
B．小圆肌和肩胛下肌
C．大圆肌和肱三头肌长头
D．小圆肌和肱三头肌长头
E．大圆肌和背阔肌

23．既可屈髋关节又可屈膝关节的肌是
A．缝匠肌
B．股二头肌
C．股直肌
D．髂腰肌
E．半腱肌

24．不能屈髋关节的肌是
A．髂腰肌和阔筋膜张肌
B．髂腰肌和股直肌
C．髂腰肌和耻骨肌
D．股直肌和股薄肌

E．股二头肌和股外侧肌
25．伸髋关节并可使其旋外的肌是
A．臀大肌
B．臀中肌和臀小肌
C．股二头肌
D．半腱肌和半膜肌
E．梨状肌
26．可伸髋关节、屈膝关节的肌是
A．gracilis
B．sartorius
C．quadriceps femoris
D．biceps femoris
E．iliopsoas
27．可使髋关节旋内的肌是
A．长收肌
B．梨状肌
C．臀中肌
D．臀大肌
E．大收肌
28．可使髋关节旋外的肌是
A．股二头肌
B．臀小肌
C．阔筋膜张肌
D．半膜肌
E．半腱肌
29．止于股骨大转子的肌是
A．臀大肌
B．臀中肌
C．股方肌
D．闭孔内肌
E．闭孔外肌
30．参与屈膝关节的肌是
A．quadriceps femoris
B．soleus
C．tibialis posterior
D．gastrocnemius
E．adductor magnus
31．构成 femoral triangle 内侧界的骨骼肌是
A．腹股沟韧带
B．长收肌外侧缘
C．长收肌内侧缘
D．缝匠肌外侧缘
E．缝匠肌内侧缘
32．收肌管内通过的结构为
A．大隐静脉
B．股血管
C．小隐静脉
D．股深动脉
E．闭孔神经

A2 型题

1．男性，32 岁。因颈部外伤出现“塌肩”，最可能出现瘫痪的骨骼肌是
A．背阔肌
B．肩胛提肌
C．菱形肌
D．斜方肌
E．肩胛下肌
2．男性，42 岁。因车祸需要行肌瓣修复大面积缺损区，最常选取的骨骼肌是
A．背阔肌
B．肩胛提肌
C．菱形肌
D．斜方肌
E．肩胛下肌
3．女性，45 岁。因乳腺癌手术后出现肩胛骨内侧缘和下角突出于皮下，形成“翼状肩”，可能瘫痪的肌肉是
A．背阔肌
B．肩胛提肌
C．前锯肌
D．斜方肌
E．肩胛下肌
4．女性，26 岁。因肱骨上部骨折出现“方肩”，可能发生萎缩的肌肉是
A．冈上肌
B．三角肌
C．冈下肌

D．小圆肌
E．大圆肌

5．女性，50 岁。因肩关节不能上举、梳头困难就医，与该症状最相关的骨骼肌是
A．三角肌和冈上肌
B．三角肌和冈下肌
C．冈下肌和胸大肌
D．冈上肌和大圆肌
E．大圆肌和肩胛下肌

6．女性，3 岁。因计划免疫需行肌内注射疫苗，最常选用的注射部位是
A．pectoralis major
B．latissimus dorsi
C．gluteus maximus
D．deltoid
E．quadriceps femoris

7．男性，43 岁。因不慎被狗咬伤急诊就医，行狂犬病疫苗注射最常选用的骨骼肌是
A．肩胛下肌下部
B．肱三头肌长头
C．三角肌下部
D．股四头肌
E．大腿内收肌群

8．女性，25 岁。因迷于游戏出现腕部疼痛，诊断为腕管综合征，不在腕管内穿行的结构是
A．正中神经
B．掌长肌腱
C．指浅屈肌腱
D．指深屈肌腱
E．拇长屈肌腱

9．男性，35 岁。因骑摩托车摔倒，右侧肱骨外上髁骨折，桡神经深支损伤，可能造成瘫痪的骨骼肌是
A．肱肌
B．肱桡肌
C．肱三头肌
D．桡侧腕长伸肌
E．桡侧腕短伸肌

10．男性，23 岁。因左手腕内侧刀伤，导致手指不能相互靠拢，可能瘫痪的骨骼肌是
A．指伸肌
B．掌长肌
C．拇收肌
D．蚓状肌
E．骨间肌

11．男性，8 岁。因患扁桃体炎行肌内注射，最常选用的注射部位是
A．trapezius
B．latissimus dorsi
C．gluteus maximus
D．triceps brachi
E．pectoralis major

12．男性，18 岁。入伍体检时叩击髌韧带观察深反射，形成髌韧带的骨骼肌是
A．quadriceps femoris
B．soleus
C．tibialis posterior
D．gastrocnemius
E．adductor magnus

13．女性，55 岁。因盆腔手术造成闭孔神经损伤，不会出现瘫痪的骨骼肌是
A．gracilis
B．sartorius
C．pectineus
D．adductor longus
E．adductor magnus

14．男性，72 岁。因坐骨部外伤需要行转移肌瓣修补缺损区，最常选取的骨骼肌是
A．髂腰肌
B．股薄肌
C．缝匠肌
D．半腱肌
E．半膜肌

15．男性，45 岁。因足部外伤造成踝管狭窄，不在踝管内穿行的结构是
A．跟腱
B．胫神经
C．胫后动脉
D．胫骨后肌腱
E．趾长屈肌腱
16．男性，25 岁。因跳跃不慎造成不能屈踝关节，最可能损伤的结构是
A．soleus
B．popliteus
C．tendo calcaneus
D．semitendinosus
E．pectineus
17．女性，13 岁。因车祸造成小腿骨折，足内翻障碍，可能瘫痪的骨骼肌是
A．腓肠肌
B．胫骨前肌
C．腓骨长肌
D．腓骨短肌
E．比目鱼肌
18．男性，32 岁。因外伤造成腓骨上段骨折，出现足外翻障碍，可能瘫痪的骨骼肌是
A．半腱肌和半膜肌
B．腓肠肌和比目鱼肌
C．趾长屈肌和趾长伸前
D．胫骨前肌和胫骨后肌
E．腓骨长肌和腓骨短肌

B 型题

A．腹前外侧肌群
B．竖脊肌
C．latissimus dorsi
D．trapezius
E．菱形肌
1．使脊柱前屈的是
2．使脊柱后伸的是
3．使脊柱旋转的是
4．可使肩胛骨下降的是
5．可使肩关节运动的是

A．腹外斜肌
B．腹横肌
C．腹股沟韧带
D．腹外斜肌腱膜
E．腹横筋膜
6．与腹股沟管腹环的形成有关的是
7．参与形成腹股沟管前壁的是
8．形成腹股沟管后壁外侧部的是
9．参与形成腹股沟管上壁的是
10．参与围成海氏（腹股沟）三角的是

A．颞肌
B．咬肌
C．翼外肌
D．下颌舌骨肌
E．胸骨舌骨肌
11．仅使下颌骨上提的是
12．可拉下颌骨向后的是
13．使下颌骨向对侧侧方运动的是
14．可拉下颌骨向下的是
15．拉下颌骨向前的是

A．pectoralis major
B．latissimus dorsi
C．supraspinatus
D．deltoid
E．teres major
16．使肩关节外展并可使其伸或屈的是
17．仅可使肩关节外展的是
18．使肩关节内收、旋内和前屈的是
19．起于肩胛骨下角背面的是
20．止腱编入肩关节囊的是

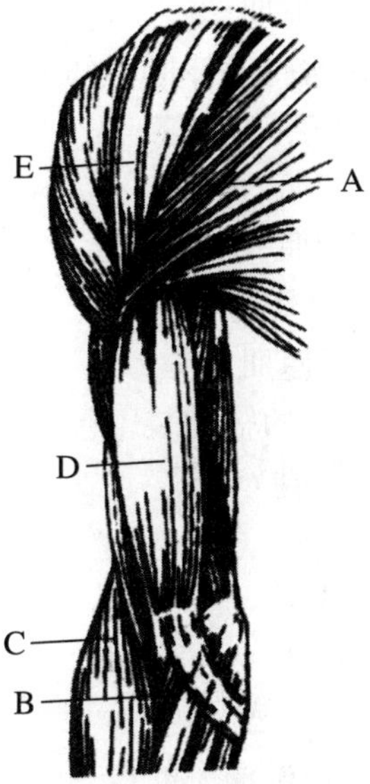

图 7 上肢肌

图 7 中：

21．可外展肩关节的是

22．部分起自喙突的是

23．仅起屈肘作用的是

24．止于肱骨大结节嵴的是

25．能使前臂旋前的是

A．biceps brachi
B．triceps brachi
C．coracobrachialis
D．brachioradialis
E．flexor carpi radialis

26．可屈肩关节、屈肘关节并能使前臂旋后的是

27．可伸肩关节、内收肩关节并伸肘关节的是

28．可屈肩关节、内收肩关节的是

29．位于前臂肌前群浅层最外侧的是

30．可屈肘关节、外展桡腕关节的是

A．桡侧腕屈肌
B．桡侧腕长伸肌
C．尺侧腕屈肌
D．尺侧腕伸肌
E．肱桡肌

31．屈和展桡腕关节的是

32．屈和收桡腕关节的是

33．伸和展桡腕关节的是

34．不能运动桡腕关节的是

35．伸和收桡腕关节的是

A．拇长屈肌
B．拇短屈肌
C．蚓状肌
D．骨间背侧肌
E．拇收肌

36．能屈拇指指骨间关节的是

37．可与骨间背侧肌互为协同肌的是

38．使第 2、4 指外展的是

39．使拇指内收的是

40．只能屈拇指掌指关节的是

A．股四头肌
B．缝匠肌
C．股二头肌
D．半腱肌
E．股薄肌

41．屈髋关节、伸膝关节的是

42．伸髋关节、屈膝关节和外旋膝关节的是

43．内收髋关节、屈膝关节和内旋膝关节的是

44．屈髋关节、屈膝关节和内旋膝关节的是

45．伸髋关节、屈膝关节和内旋膝关节的是

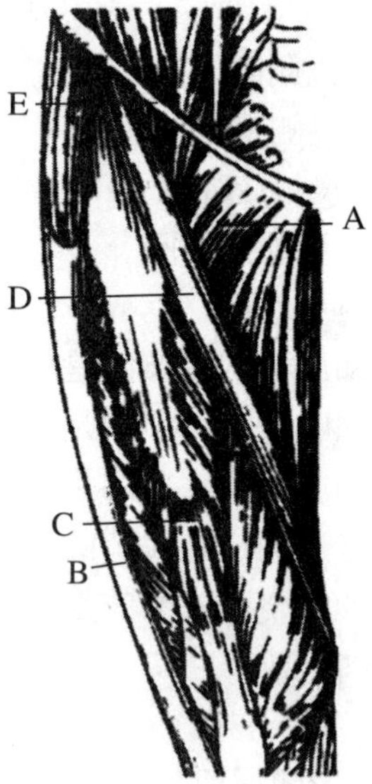

图 8　大腿前群肌

图 8 中：
46．参与构成股三角底壁的是
47．构成腹股沟管下壁的是
48．止于胫骨上端内侧面的是
49．部分起自髂前下棘的是
50．实属阔筋膜一部分的是

A．腓肠肌
B．胫骨前肌
C．胫骨后肌
D．腓骨长肌
E．第三腓骨肌
51．屈膝关节、屈踝关节的是
52．使足跖屈和外翻的是
53．使足背屈和内翻的是
54．使足跖屈和内翻的是
55．使足背屈和外翻的是

X 型题

1．肌根据组织结构和功能不同可分为
A．肌腹
B．心肌
C．肌腱
D．平滑肌
E．骨骼肌
2．按骨骼肌的外形可分为
A．长肌
B．短肌
C．阔肌
D．平滑肌
E．轮匝肌
3．骨骼肌的辅助装置包括
A．肌腱
B．筋膜
C．腱鞘
D．肌腹
E．滑膜囊
4．起自颈椎横突的包括
A．颈阔肌
B．前斜角肌
C．中斜角肌
D．后斜角肌
E．胸锁乳突肌
5．面肌（表情肌）包括
A．枕额肌
B．眼轮匝肌
C．颈阔肌
D．口周围肌
E．鼻肌
6．女性，因颜面部外伤导致咀嚼肌神经损伤，造成瘫痪的骨骼肌包括
A．咬肌
B．颞肌
C．翼内肌
D．翼外肌
E．颏舌肌
7．可上提下颌骨的肌有
A．翼外肌
B．翼内肌
C．颏舌骨肌
D．颞肌
E．咬肌
8．由颈袢支配的骨骼肌包括
A．颏舌骨肌

B．胸骨舌骨肌
C．下颌舌骨肌
D．肩胛舌骨肌
E．茎突舌骨肌

9．舌骨上肌群包括
A．二腹肌
B．颏舌骨肌
C．下颌舌骨肌
D．肩胛舌骨肌
E．茎突舌骨肌

10．主动脉裂孔内走行的结构为
A．迷走神经
B．主动脉
C．膈神经
D．胸导管
E．下腔静脉

11．在斜角肌间隙内走行的结构为
A．锁骨下动脉
B．锁骨下静脉
C．臂丛
D．颈丛
E．腋动脉

12．食管裂孔内走行的结构为
A．食管
B．主动脉
C．膈神经
D．胸导管
E．迷走神经

13．构成腹直肌鞘前层的结构是
A．腹外斜肌腹膜
B．腹内斜肌腱膜后层
C．腹内斜肌腱膜前层
D．腹横肌腱膜
E．腹直肌腱膜

14．构成腹股沟（海氏）三角的结构包括
A．腹壁下动脉
B．腹直肌内侧缘
C．腹直肌外侧缘
D．腹股沟韧带
E．腹壁浅动脉

15．构成腹直肌鞘后层的结构是
A．腹外斜肌腹膜
B．腹内斜肌腱膜后层
C．腹内斜肌腱膜前层
D．腹横肌腱膜
E．腹直肌腱膜

16．构成腹股沟管前壁的结构是
A．腹横筋膜
B．腹内斜肌
C．腹股沟镰
D．腹股沟韧带
E．腹外斜肌腱膜

17．构成腹股沟管后壁的结构是
A．腹横筋膜
B．腹内斜肌
C．腹股沟镰
D．腹股沟韧带
E．腹外斜肌腱膜

18．形成“肌腱袖”的肌肉包括
A．小圆肌
B．背阔肌
C．冈上肌
D．冈下肌
E．肩胛下肌

19．与肩胛骨喙突相关的骨骼肌包括
A．胸小肌
B．喙肱肌
C．肱三头肌
D．肱二头肌短头
E．肱二头肌长头

20．止于肱骨大结节的骨骼肌有
A．冈上肌
B．冈下肌
C．小圆肌
D．大圆肌
E．肩胛下肌

21．走行在四边孔内的结构是
A．腋神经
B．肩胛下神经

C．旋肩胛动脉
D．旋肱后动脉
E．肩胛下动脉

22．被称为“腘绳肌”的骨骼肌是指
A．半腱肌
B．半膜肌
C．股薄肌
D．股二头肌
E．股四头肌

23．使足内翻的肌肉包括
A．胫骨前肌
B．趾长伸肌
C．胫骨后肌
D．腓骨长肌
E．趾长屈肌

24．使足外翻的肌肉包括
A．胫骨前肌
B．胫骨后肌
C．腓骨长肌
D．腓骨短肌
E．第三腓骨肌

25．维持足横弓的肌肉为
A．胫骨前肌
B．趾长伸肌
C．胫骨后肌
D．腓骨长肌
E．腓骨短肌

26．起自髂前上棘的肌包括
A．缝匠肌
B．股直肌
C．阔筋膜张肌
D．髂腰肌
E．腰大肌

27．止于股骨大转子的肌有
A．臀大肌
B．臀中肌
C．闭孔内肌
D．臀小肌
E．梨状肌

28．止于胫骨上端内侧面的肌有
A．半腱肌
B．股薄肌
C．缝匠肌
D．股二头肌
E．半膜肌

29．全部或部分起自坐骨结节的肌有
A．半腱肌
B．股方肌
C．半膜肌
D．大收肌
E．股二头肌

30．在躯干部能见到的肌性体表标志有
A．斜方肌
B．竖脊肌
C．腹直肌
D．腰方肌
E．咬肌

31．在上肢可见到的肌性体表标志有
A．掌长肌腱
B．桡侧腕屈肌腱
C．旋前圆肌
D．旋前方肌
E．鼻烟窝

32．在腕管内穿行的结构包括
A．正中神经
B．掌长肌腱
C．指浅屈肌腱
D．指深屈肌腱
E．拇长屈肌腱

四、问答题

1．试述骨骼肌的形态分类及各类肌的作用特点和分布。
2．简述骨骼肌的辅助装置及其作用。
3．简述主要的面肌及其作用。

4．试述参加咀嚼运动的骨骼肌及其作用。
5．试述 sternocleidomastoid 的位置、起止和作用。
6．简述前、中、后斜角肌的位置及其作用。
7．试述 trapezius 的位置、起止和作用。
8．简述竖脊肌的位置及其作用。
9．简述竖脊肌鞘的构成和附着。
10．试述 pectoralis major 的位置、起止和作用。
11．简述主要参与呼吸的骨骼肌及其作用。
12．试述 diaphragm 的位置和形态。
13．试述膈的三个裂孔的位置。
14．试述腹前壁肌的位置及形态结构。
15．试述腹侧壁肌的位置、层次及形态结构。
16．试述腹直肌鞘的构成。
17．试述 inguinal canal 的位置、四壁和两口。
18．试述 inguinal triangle 的位置及其临床意义。
19．试述上肢肌的配布特点及其作用。
20．试述 deltoid 的位置、起止及作用。
21．试述 biceps brachi 的位置、起止和作用。
22．试述 triceps brachi 的位置、起止和作用。
23．简述参与肩关节屈、伸运动的骨骼肌。
24．试述前臂前群肌的层次和各肌的位置。
25．简述使肘关节屈、伸和前臂旋前、旋后的骨骼肌。
26．试述腋窝的位置及各壁的构成。
27．试述三边孔和四边孔的围成。
28．试述下肢肌的配布特点及其作用。
29．试述 iliopsoas 的起止及作用。
30．试述 gluteus maximus 的位置、起止和作用。
31．简述运动髋关节的骨骼肌。
32．试述大腿内侧肌群的层次和作用。
33．试述 triceps surae 的位置、起止和作用。
34．简述使膝关节屈、伸、旋内和旋外的骨骼肌。
35．试述胫骨前肌的起止和作用。
36．试述胫骨后肌的起止和作用。
37．简述距小腿关节的组成、与运动相关的骨骼肌和神经支配。
38．简述阔筋膜及其形态特点。
39．试述收肌管的位置、构成及内容物。
40．试述踝关节周围的支持带。

五、病例分析

1．男孩，6 岁。每当运动之后，便在阴囊附近发现一个肿块，休息一晚后自行消失。

请问该名儿童可能患有哪（些）种疾病？是什么结构出现了异常？如何进行鉴别诊断？

参考答案

一、名词解释

1．一般指骨骼肌中的肌性部分，主要由肌纤维组成，色泽鲜红，质地柔软，具有一定的收缩和舒张能力。

2．腱膜：指骨骼肌中阔肌的腱性部分，呈薄膜状，由平行致密的胶原纤维构成，色白，强韧而无收缩功能。

3．骨骼肌中有些肌是由多个肌腹融合而成的，各肌腹之间以短的肌腱相连，这些短腱特称为腱划，如腹直肌一般有 3 ～ 4 个腱划。

4．指骨骼肌在某一骨上的附着点，该骨在运动中常处于相对固定的位置，因而又称为定点。肌的起点一般相对靠近身体的正中面或四肢的近端。由于运动复杂多样，肌的起点或定点在一定条件下可以与其止点或动点互换。

5．由深筋膜插入肌群之间、附着于骨面而构成，在四肢较多见。肌间隔可分隔肌群或肌群中的各个肌，以保证肌群或各肌能单独进行活动。

6．腱鞘：是包裹在肌腱外面的鞘管，可分为两部分：外层为纤维层，由深筋膜增厚形成，又称腱纤维鞘，附着于骨面形成骨性纤维性管道，可对肌腱起滑车和约束作用；内层为滑膜层，又称腱滑膜鞘，位于腱纤维鞘内，为双层圆筒形，其内层包在肌腱表面，称为脏层，外层贴在腱纤维鞘的内面和骨面，称壁层。滑膜层内、外两层之间含有少量的滑液，使肌腱可在鞘内自由滑动。

7．斜角肌间隙位于颈根部，由前斜角肌、中斜角肌和第 1 肋围成，间隙中有锁骨下动脉和臂丛通过。

8．是颈（深）筋膜中层包绕颈部的大血管和迷走神经形成的血管神经鞘。鞘内有颈总动脉、颈内动脉、颈内静脉和迷走神经。

9．胸腰筋膜：为包裹在竖脊肌和腰方肌周围的深筋膜，在腰部尤其增厚，分为浅、中、深三层。浅层位于竖脊肌的浅面，向内附于棘上韧带，向外附于肋角，与背阔肌的腱膜紧密愈合，向下附于髂嵴。中层分隔竖脊肌和腰方肌，中层和浅层在外侧会合，构成竖脊肌鞘。深层覆盖腰方肌的前面，三层筋膜在腰方肌外侧缘会合，作为腹内斜肌和腹横肌的起始部。

10．位于膈肌的起始部，由于膈肌的起点分为三部，每部之间常留有三角形的小区域，由于此区无肌纤维仅覆以结缔组织，所以为膈肌的薄弱区，位于胸骨部与肋部之间的称为胸肋三角。

11．腹股沟韧带：为连于髂前上棘与耻骨结节之间的腱性结构，由腹外斜肌腱膜下缘卷曲增厚形成，构成腹股沟管的下壁。该韧带常作为腹部与股部前面的分界。

12．腹股沟镰：由腹内斜肌的下部肌束行向前下方，跨过精索前面，延为腱膜，再向内侧与腹横肌腱膜会合而成，或称联合腱，止于耻骨梳的内侧端及耻骨结节附近（有一部分人的腹股沟镰仅是由两肌的一些肌束互相融合而成，并未形成腱性结构）。腹股沟镰参与构成腹股沟管的后壁。

13．弓状线：由于在脐下 4 ～ 5cm 以下，构成腹直肌鞘后层的三块扁肌的腱膜完全转至腹直肌的前面，参与构成腹直肌鞘的前层，所以自此以下腹直肌鞘的后层缺如，后层的游离下缘呈凸向上方的弧形线，称弓状线，亦称半环线，此线以下腹直肌后面与腹横筋膜直接相贴。

14．腹股沟三角：也称海氏三角，位于腹前壁下部，由腹直肌外侧缘、腹股沟韧带和腹壁下动脉围成，是腹壁下部的一个薄弱区，若腹腔内容物直接经此处膨出，则形成腹股沟直疝。

15．由位于肩关节周围的肩胛下肌、冈上肌、冈下肌、小圆肌的肌腱组成。它们分别止于肩关节的前方、上方和后方，腱纤维与关节囊纤维层相交织形成了袖状的结构。这些肌对肩关节运动的作用力量虽不大，但却可保持肱骨头与关节盂的接触，从而增加了肩关节的稳定性。

16．位于腋窝的后壁，是由肩胛下肌、大圆肌、肱三头肌长头的外侧缘和肱骨上端围成的间隙（四边间隙），有旋肱后血管和腋神经由此通过。

17．腕管：位于腕掌侧，由屈肌支持带（腕横韧带）和腕骨沟围成。管内有指浅屈肌腱、指深屈肌腱、拇长屈肌腱及包绕它们的腱滑膜鞘和正中神经通过。

18．为手掌深筋膜浅层的中间部分，厚而坚韧，与掌长肌腱相连。

19．位于大腿下部的内侧。因大收肌除止于股骨粗线以外，还有一个腱止于股骨内上髁上方的收肌结节，此腱与股骨之间有一裂孔，称为收肌腱裂孔，有股血管通过。

20．位于臀部臀大肌深方。由于梨状肌起于骶骨的前面，水平向外出坐骨大孔至臀部，将坐骨大孔分为两部分，其中位于梨状肌上缘以上部分的为梨状肌上孔，孔中有臀上神经、血管通过。

21．为腹股沟韧带连至髂耻隆起的一束纤维，它将腹股沟韧带与髋骨间的空隙分隔为内侧的血管腔隙和外侧的肌腔隙，前者有股血管通过，后者有髂腰肌和股神经通过。

22．股三角：在大腿前面的上部。其上界为腹股沟韧带，内侧界为长收肌内侧缘，外侧界为缝匠肌的内侧缘。股三角的前壁为阔筋膜，底为髂腰肌、耻骨肌和长收肌。股三角内有股神经、股血管和淋巴结等。

23．位于膝关节的后方，为一菱形的凹陷。窝的上外侧界为股二头肌，上内侧界为半腱肌和半膜肌，下外侧界和下内侧界分别为腓肠肌的外侧头和内侧头，窝底为膝关节囊。窝内有腘血管、胫神经、腓总神经、脂肪和淋巴结等。

24．阔筋膜即为大腿的深筋膜，是全身最厚的筋膜，呈鞘状包裹大腿诸肌，并向肌群之间突入形成三个肌间隔。阔筋膜的外侧部分因有阔筋膜张肌的腱纤维编入而特别加厚，呈扁带状，称髂胫束。

二、填空题

1．肌性部分（肌腹）　腱性部分（肌腱）　肌性部分（肌腹）
2．两个肌腹　帽状腱膜　紧密　疏松结缔组织
3．眨眼　使眼裂闭合　扩大泪囊
4．提眉　使额部皮肤出现皱纹
5．一侧翼外　同一侧翼内
6．翼内肌　咬肌
7．同侧　对侧
8．舌骨　下颌骨
9．筋膜（形成的滑车）　舌骨
10．下颌骨　舌骨　口腔底
11．胸骨甲状肌　甲状舌骨肌
12．甲状舌骨　肩胛舌骨
13．前斜角肌　中斜角肌　第1肋　锁骨下动脉
14．下6个胸椎的棘突　全部腰椎的棘突　骶正中嵴　肱骨小结节嵴
15．胸大肌　背阔肌
16．斜方肌　竖脊肌　胸锁乳突肌
17．同侧　对侧
18．胸廓侧壁　上8（或9）个肋骨　肩胛骨内侧缘　肩胛骨下角
19．各肋间隙的浅层　肋骨和肋软骨的结合处　肋间外膜
20．胸廓下口的周缘和腰椎前面　中央　中心腱
21．下降　助吸气　上升
22．主动脉裂孔　主动脉　胸导管
23．胸肋三角　腰肋三角　膈疝
24．腹直肌鞘　腱划
25．腹外斜肌腱膜的下缘卷曲增厚　髂前上棘　耻骨结节
26．腹内斜肌和腹横肌下部的肌束　上提睾丸
27．白线的中部　薄弱点　脐疝
28．精索　子宫圆韧带
29．腹直肌鞘后层　腹横筋膜
30．腹横筋膜　腹股沟镰
31．耻骨结节外上方　腹外斜肌腱膜
32．会阴浅筋膜　阴囊肉膜　大腿的阔筋膜
33．喙肱肌　肱二头肌
34．上方　后方　前
35．冈上肌　冈下肌　小圆肌
36．肱二头肌　肱肌
37．肱桡肌　屈肌总腱　肱骨内上髁

38．第 2 掌骨底　屈肘　屈腕　使桡腕关节外展
39．肱骨内上髁　尺骨前面　桡骨前面　第 2 ～ 5 指中节指骨体的两侧
40．肱桡肌　屈肘
41．远节指骨底　中节指骨体的两侧
42．桡侧腕屈肌　桡侧腕长伸肌　桡侧腕短伸肌　尺侧腕伸肌
43．拇短展肌　拇短屈肌　骨间掌侧肌
44．拇长屈肌　指深屈肌
45．肱骨外上髁　尺骨上端　桡骨上 1/3 的前面
46．蚓状肌　骨间掌侧肌　骨间背侧肌
47．髂肌　腰大肌　腹股沟韧带　股骨小转子
48．臀中肌　臀小肌　梨状肌
49．后　旋外
50．缝匠肌　阔筋膜张肌　股直肌
51．股薄肌　股二头肌
52．大收肌腱板　股内侧肌　收肌腱裂孔　腘窝
53．半腱肌　半膜肌　股二头肌　股方肌
54．腓骨的外侧面　外踝后方　内侧楔骨　第 1 跖骨底
55．胫骨前肌　足横弓
56．胫骨前肌　踇长伸肌　趾长伸肌
57．股骨内侧髁　股骨外侧髁　腓骨后面的上部及胫骨的比目鱼肌线

三、选择题

A1 型题

1．B	2．E	3．E	4．B	5．D	6．B	7．B	8．B
9．A	10．A	11．B	12．C	13．D	14．B	15．C	16．E
17．B	18．B	19．E	20．C	21．D	22．B	23．A	24．E
25．A	26．D	27．C	28．B	29．B	30．D	31．C	32．B

A2 型题

1．D	2．A	3．C	4．B	5．A	6．D	7．C	8．B
9．E	10．E	11．C	12．A	13．B	14．D	15．A	16．C
17．B	18．E						

B 型题

1．A	2．B	3．A	4．D	5．C	6．E	7．D	8．E
9．B	10．C	11．B	12．A	13．C	14．D	15．C	16．D
17．C	18．A	19．E	20．C	21．E	22．D	23．C	24．A
25．B	26．A	27．B	28．C	29．D	30．E	31．A	32．C
33．B	34．E	35．D	36．A	37．C	38．D	39．E	40．B
41．A	42．C	43．E	44．B	45．D	46．A	47．E	48．D
49．C	50．B	51．A	52．D	53．B	54．C	55．E	

X 型题

1．BDE	2．ABCE	3．BCE	4．BCD	5．ABCDE	6．ABCD
7．BDE	8．BD	9．ABCE	10．BD	11．AC	12．AE
13．AC	14．ACD	15．BD	16．BE	17．AC	18．ACDE
19．ABD	20．ABC	21．AD	22．ABD	23．AC	24．CDE
25．CD	26．AC	27．BDE	28．ABC	29．ABCDE	30．ACE
31．ABE	32．ACDE				

四、问答题

1．骨骼肌根据其形态可分为长肌、短肌、扁肌和轮匝肌四种主要类型。其中：长肌肌纤维长且与肌的长轴平行，收缩时可产生大幅度的运动，多分布于身体的四肢。有些长肌的起端有两个以上的头，聚集成一个肌腹，可被称为二头肌、四头肌等；有的肌腹分出若干长腱，止于不同的骨面；还有些长肌肌腹被中间腱划分成两个肌腹，称为二腹肌；有的肌由多个肌腹融合而成，中间隔以腱划。短肌肌纤维短小，收缩时产生的运动幅度小，多分布于躯干的深层。扁肌形状扁宽，除运动外，还参与体壁的构成，多位于躯干的浅层。轮匝肌肌纤维呈环形，收缩时可关闭孔裂，多位于一些孔、裂的周围。

2．骨骼肌的辅助装置包括有浅筋膜、深筋膜、滑膜囊和腱鞘。浅筋膜位于皮下，包裹全身，由疏松结缔组织构成，有保护深部结构的作用。深筋膜位于浅筋膜的深方，由致密结缔组织构成，包被全身，还深入肌和肌群之间，使它们可单独运动。四肢的深筋膜插入肌群间并附着于骨，形成肌间隔。在某些部位，深筋膜还可作为肌的起点。深筋膜亦包裹血管、神经束，形成血管神经鞘，起保护作用。滑膜囊为封闭的结缔组织小囊，内含少量滑液，多位于肌腱与骨面之间，可在运动时减少两者之间的摩擦。滑膜囊可单独存在或与关节腔交通。腱鞘是包裹在一些长肌腱表面的鞘管，多位于活动较大的部位，由纤维层（腱纤维鞘）和滑膜层（腱滑膜鞘）两部分构成。纤维层在外，由增厚的深筋膜附着于骨面构成，呈管状，对肌腱起约束作用。滑膜层位于纤维层内，呈双层套筒状，外层紧贴纤维层的内面，称为壁层；内层包裹在肌腱的表面，又称脏层，两层互相移行，形成一密闭的滑膜腔，内含滑液，在肌腱运动时可减少其与骨面的摩擦。腱滑膜鞘从骨面移行到肌腱的部分，称为腱系膜，其中有供应肌腱的血管通过。由于肌腱经常运动，腱系膜大部分消失，仅在血管神经出入处保留下来，称为腱纽。

3．面肌主要包括有颅顶肌、眼轮匝肌、口周围肌和鼻肌。颅顶肌左右各有一块，由两个肌腹和中间的帽状腱膜构成。其中额腹收缩可提眉并使额部皮肤出现横皱纹，枕腹可向后牵拉帽状腱膜。它们与头皮结合紧密，与深部的骨膜则隔以疏松结缔组织。眼轮匝肌收缩时可闭合眼裂同时可扩张泪囊，促使泪液经鼻泪管流向鼻腔。口周围肌包括口轮匝肌和许多辐射状肌，口轮匝肌收缩时可闭合口裂，辐射状肌收缩可提上唇或降下唇，以及向各方牵拉口角。颊肌紧贴口腔侧壁，使唇、颊紧贴牙齿，帮助咀嚼和吸吮，还可外拉口角。鼻肌不发达，为几块扁薄小肌，分布在鼻孔周围，有开大和缩小鼻孔的作用。

4．参加咀嚼运动的骨骼肌有咬肌、颞肌、翼内肌、翼外肌和颊肌。其中咬肌、颞肌、翼内肌都可上提下颌骨（闭口），两侧翼外肌同时收缩可使颞下颌关节盘连同下颌头向前运动至关节结节下方（张口），此外下颌舌骨肌、颏舌骨肌和二腹肌前腹也可拉下颌骨向下而张口。颞肌后部纤维收缩可拉下颌骨向后。一侧翼外肌和翼内肌同时收缩，可使下颌骨向对侧侧方运动，两侧轮换收缩，可作研磨运动。颊肌可使颊、唇紧贴牙齿，有协助咀嚼的作用。

5．胸锁乳突肌位于颈部两侧皮下，大部分为颈阔肌所覆盖。它起自胸骨柄前面和锁骨胸骨端，止于颞骨乳突。一侧肌收缩可使头倾向同侧，脸转向对侧；两侧肌同时收缩可使头后仰。

6．前、中、后斜角肌位于颈深部，脊柱颈段的两侧。各肌均起自颈椎横突，其中前、中斜角肌止于第 1 肋，后斜角肌止于第 2 肋，前、中斜角肌与第 1 肋之间的空隙为斜角肌间隙，有锁骨下动脉和臂丛通过。一侧肌收缩，使颈侧屈；两侧肌同时收缩可上提第 1、2 肋，助深吸气。如肋骨固定，可使颈前屈。

7．斜方肌位于项部和背上部的浅层，起自上项线、枕外隆凸、项韧带、第 7 颈椎和全部胸椎的棘突，止于锁骨外侧 1/3、肩峰和肩胛冈。上部肌束收缩可使肩胛骨上提，下部肌束收缩可使肩胛骨下降，中部或全部肌束收缩可使两侧肩胛骨向脊柱靠近。如肩胛骨固定，一侧肌收缩使颈屈向同侧、脸转向对侧，两侧同时收缩可使头后仰。

8．竖脊肌位于背部深层、脊柱两侧的沟中，是背肌中最长最大的肌，对维持人体直立十分重要。一侧竖脊肌收缩时，可使脊柱向同侧侧屈，两侧同时收缩可使脊柱后伸及头后仰。竖脊肌的深部为短肌，主要连于相邻两个椎骨或数个椎骨之间等，可加强椎骨之间的连结和脊柱运动的灵活性。

9．竖脊肌鞘是包裹竖脊肌的深筋膜鞘，由胸腰筋膜的浅、中层构成。胸腰筋膜的浅层位于竖脊肌的浅面，向内附于棘上韧带，外侧附于肋角，与背阔肌的腱膜紧密愈合，向下附于髂嵴；中层位于竖脊肌的深面，与腰方肌分隔，中层和浅层在外侧会合，构成竖脊肌鞘。

10．胸大肌位于胸前壁的上部，起于锁骨内侧半、胸骨和第 1 ～ 6 肋软骨，止于肱骨大结节嵴。收缩时可使肩关节内收、旋内和前屈。当上肢固定时，还可引体向上，并可提肋助吸气。

11．参与呼吸的肌主要包括有肋间外肌、肋间内肌、肋间最内肌、胸横肌和膈。其中肋间外肌可提肋助吸气，肋间内肌、肋间最内肌、胸横肌可降肋助呼气。膈是最重要的呼吸肌，收缩时膈穹窿下降，增大胸腔容积，助吸气；松弛时膈穹窿上升，恢复原位，胸腔容积减小可助呼气。

12．膈位于胸、腹腔之间，构成胸腔的底和腹腔的顶。膈为凸向上方穹窿形的扁肌，周围为肌性部，中央为腱性部，称中心腱。膈有三个裂孔：主动脉裂孔紧贴脊柱的前方，内有主动脉和胸导管通过；主动脉裂孔的左前上方有食管裂孔，内有食管和迷走神经通过；食管裂孔的右前上方有腔静脉孔，内有下腔静脉通过。

13．主动脉裂孔位于第 12 胸椎的前方、左右两个膈脚与脊柱之间。食管裂孔位于主动脉裂孔的左前上方，约在第 10 胸椎水平。腔静脉孔位于食管裂孔右前上方的中心腱内，约在第 8 胸椎水平。

14．腹前壁肌主要是一对腹直肌，它位于腹前壁正中线的两侧，为上宽下窄的带形多腹肌，肌的全长被 3 ～ 4 条横行的腱划分成多个肌腹；肌表面被腹直肌鞘包裹，腱划与腹直肌鞘的前层紧密结合，肌的后面腱划不明显，未与鞘后层愈合，所以腹直肌后面完全游离。

15．腹侧壁肌包括有腹外斜肌、腹内斜肌和腹横肌。腹外斜肌位于腹外侧壁的浅层，肌纤维由外上方斜向内下方，大部分移行为腱膜。腱膜向内参与腹直肌鞘前层的组成，下缘卷曲增厚，连于髂前上棘和耻骨结节间形成腹股沟韧带，此韧带内侧端部分腱纤维转向后下，形成陷窝韧带。在耻骨结节外上方，腱膜形成一裂孔，称为腹股沟管浅（皮下）环。腹内斜肌位于腹外斜肌深方，大部分纤维由外下方行向内上方并移行为腱膜，在腹直肌外缘腱膜分为两层，分别参与腹直肌鞘前、后层的构成，在腹正中线终于白线。腹横肌位于腹内斜肌的深方，肌纤维横行向内，移行为腱膜，上部腱膜参与构成腹直肌鞘的后层；下部腱膜则移至腹直肌的前方，参与构成腹直肌鞘的前层。腹内斜肌腱膜的下内侧部与腹横肌腱膜的下部会合，共同形成腹股沟镰，又称联合腱。腹内斜肌及腹横肌的下缘少量肌纤维包绕精索入阴囊，形成提睾肌，收缩时可上提睾丸。

16．腹直肌鞘由腹外侧壁三层阔肌的腱膜构成，分前、后两层：前层由腹外斜肌腱膜与腹内斜肌腱膜的前层构成；后层由腹内斜肌腱膜后层与腹横肌腱膜构成，前、后两层向内侧，在腹正中线处愈合，构成鞘状结构，包裹腹直肌。在脐下 4 ～ 5cm 处以下，鞘的后层全部转至腹直肌的前方，后层缺如，后层下部的游离缘被称为弓状线或半环线，此线以下腹直肌直接与腹横筋膜相贴。

17．腹股沟管位于腹股沟韧带内侧半的上方，为腹前外侧壁的下部肌和腱膜之间的一潜在性裂隙，全长约 4 ~ 5cm。管有四个壁和两个口：上壁为腹内斜肌和腹横肌的弓状下缘；下壁为腹股沟韧带；前壁是腹外斜肌腱膜和腹内斜肌；后壁为腹横筋膜和腹股沟镰。内口又称腹股沟管腹环或深环，为腹横筋膜向外的突口，约在腹股沟韧带中点上方 1.5cm 处；外口称腹股沟管皮下环或浅环，为腹外斜肌腱膜的裂孔，位于耻骨结节的外上方。

18．腹股沟（海氏）三角位于腹前壁的下部，居腹直肌外侧、腹股沟韧带上方和腹壁下动脉的内侧。海氏三角是腹壁下部的薄弱区。在病理情况下，腹腔内容物若经腹股沟管腹环（腹壁下动脉外侧），进入腹股沟管，甚至经皮下环突出，下降入阴囊，即构成腹股沟斜疝；若腹腔内容物不经腹环，而从海氏三角（腹壁下动脉内侧）膨出，则为腹股沟直疝。

19．上肢肌包括上肢带肌、臂肌、前臂肌和手肌。上肢带肌配布于肩关节的周围，均起自上肢带骨，止于肱骨，能使肩关节向各方向运动，并可增强关节的稳固性。臂肌覆盖肱骨，形成前、后两群。前群为屈肌，后群为伸肌，可运动肩关节和肘关节。前臂肌位于尺、桡骨的周围，分为前、后两群，多为长肌，肌腹位于近侧，细长的腱位于远侧。前群肌可屈腕、屈肘、使腕收展、屈指并可使前臂旋前。后群肌可伸肘、伸腕、使腕收展、伸指并可使前臂旋后。手肌多很短小，全部集中在手的掌侧，可分为外侧（鱼际）、内侧（小鱼际）和中间三群。手肌主要完成手的精细的技巧性动作，拇指和小指短肌的作用如其名，中间群肌的作用主要是屈掌指关节和伸指骨间关节，并可使指收或展。

20．三角肌位于肩部，起于锁骨外侧段、肩峰和肩胛冈，止于肱骨的三角肌粗隆。三角肌的主要作用是使肩关节外展，其中前部纤维收缩还可使肩关节前屈和旋内，后部纤维收缩可使肩关节后伸和旋外。

21．肱二头肌位于臂肌前群的浅层，起端有两个头，长头起自肩胛骨盂上结节，通过肩关节囊，经结节间沟下降；短头起自肩胛骨的喙突；两头合并成肌腹，经肘关节前方下行，止于桡骨粗隆。收缩时可屈肘关节、屈肩关节，当前臂旋前，同时肘关节处于屈曲状态时，可使前臂旋后。

22．肱三头肌属于臂肌的后群，位于肱骨的后方。起端有三个头，长头起自肩胛骨盂下结节；外侧头起自肱骨后面桡神经沟外上方的骨面；内侧头起自桡神经沟以下的骨面。三头会合成肌腹，经肘关节的后方，止于尺骨鹰嘴。收缩时可伸肘关节，长头可后伸和内收肩关节。

23．屈肩关节的肌有：胸大肌、三角肌前部肌束、肱二头肌、喙肱肌。伸肩关节的肌有：背阔肌、三角肌后部肌束、大圆肌和肱三头肌长头。

24．前臂前群肌由浅至深可分为四层：(1) 第一层：5 块肌，由桡侧向尺侧依次为肱桡肌、旋前圆肌、桡侧腕屈肌、掌长肌和尺侧腕屈肌。(2) 第二层：为 1 块指浅屈肌。(3) 第三层：2 块肌，即位于桡侧的拇长屈肌和位于尺侧的指深屈肌。(4) 第四层：为 1 块旋前方肌，贴于桡、尺骨远端的前面。

25．屈肘关节的肌有：肱二头肌、肱肌、肱桡肌、旋前圆肌、桡侧腕屈肌、指浅屈肌。伸肘关节的肌：主要是肱三头肌，其次还有旋后肌。使前臂旋前的肌有：旋前圆肌、旋前方肌。使前臂旋后的肌有：旋后肌和肱二头肌。

26．腋窝为锥形空隙，位于臂上部和胸外侧壁之间，有顶、底和前、后、内侧及外侧四个壁。前壁为胸大肌和胸小肌；后壁为肩胛下肌、大圆肌、背阔肌和肩胛骨；内侧壁为上部胸壁和前锯肌；外侧壁为喙肱肌、肱二头肌短头和肱骨。顶即上口，是由锁骨、肩胛骨上缘和第 1 肋围成的三角形间隙，向上与颈部相通。底被腋筋膜和皮肤封闭。

27．三边孔和四边孔为位于肩胛下肌、大圆肌、肱三头肌长头和肱骨上端之间的两个间隙。三边孔居内侧，由肩胛下肌、大圆肌和肱三头肌长头的内侧缘围成；四边孔居外侧，由肩胛下肌、大圆肌、肱三头肌长头的外侧缘和肱骨上端围成。

28．下肢肌可分为髋肌、大腿肌、小腿肌和足肌。下肢肌比上肢肌粗壮强大，这与维持直立姿势、支持体重和行走等功能有关。髋肌主要起自骨盆的内面和外面，跨过髋关节，止于股骨上部，分前、后两群。髋肌不仅可使髋关节作各方向的运动，对维持关节的稳固性也十分重要。大腿肌位于股骨周围，可分为前群、后群和内侧群。其主要作用：前群可屈髋关节、伸膝关节，后群可伸髋关节、屈膝关节，内侧群的作用为内收和外旋髋关节。小腿肌的数目较前臂为少，可分为三群：前群在小腿骨间膜的前面，后群在骨间膜的后面，外侧群在腓骨的外面。其主要作用为：前群肌可伸踝、伸趾、使足内翻或外翻；后群肌可屈踝、屈趾、使足内翻，并可屈膝关节；外侧群肌可屈踝和使足外翻。足肌可分足背肌和足底肌，足底肌的配布与手掌肌相似，也分三群，中间群中有一块足底方肌，对维持足弓十分有益。

29．髂腰肌包括髂肌和腰大肌两部分，分别起自髂窝、腰椎体侧面和横突，两部分会合后，向下经腹股沟韧带的深方、髋关节前内侧，止于股骨小转子，收缩时可使髋关节屈和旋外，下肢固定时，还可使躯干和骨盆前屈。

30．臀大肌位于臀部浅层，起自髂骨翼的外面和骶骨的背面，经髋关节的后方，止于股骨的臀肌粗隆和髂胫束，收缩时可使髋关节后伸和旋外。下肢固定时，可伸直躯干，防止躯干前倾，以维持人体平衡。

31．屈髋关节的肌有：髂腰肌、阔筋膜张肌、缝匠肌、股直肌。伸髋关节的肌有：臀大肌、股二头肌、半腱肌、半膜肌。外展髋关节的肌有：臀中肌、臀小肌。内收髋关节的肌有：长收肌、短收肌、大收肌、耻骨肌、股薄肌。使髋关节旋内的肌有：臀中肌和臀小肌（前部肌束）。使髋关节旋外的肌有：髂腰肌、臀大肌、臀中肌和臀小肌（后部肌束）、梨状肌、闭孔内肌、股方肌、闭孔外肌、股内侧肌群。

32．大腿肌内侧群分三层，浅层由外侧向内侧依次为耻骨肌、长收肌和股薄肌；中层为短收肌；深层为大收肌。内侧肌群的作用为内收髋关节，并可使其旋外。

33．小腿三头肌位于小腿的后面，包括浅层的腓肠肌和深层的比目鱼肌。腓肠肌以两个头分别起自股骨的内、外侧髁后面，比目鱼肌起自腓骨上端的后面和胫骨的比目鱼肌线，三头会合后，移行为跟腱，止于跟骨结节。收缩时可使踝关节跖屈，腓肠肌还可屈膝关节。站立时，可固定踝关节和膝关节，以防止身体前倾。

34．屈膝关节的肌有：股二头肌、半腱肌、半膜肌、腘肌、缝匠肌和腓肠肌。伸膝关节的肌有：股四头肌。使膝关节旋外的肌有：股二头肌。使膝关节旋内的肌有：半腱肌、半膜肌、缝匠肌、股薄肌、腘肌。

35．胫骨前肌起自胫骨外侧面，肌腱向下经踝关节前方，绕足内侧，止于内侧楔骨和第 1 跖骨底。作用为使足背屈和内翻。

36．胫骨后肌位于小腿后群肌的深层，起自胫、腓骨后面及附近的小腿骨间膜，肌腱经内踝后方至足底，止于舟骨粗隆和内侧、中间和外侧楔骨。作用为使足跖屈和内翻。

37．

<table>
<tr><td rowspan="5">距小腿关节</td><td>组成</td><td colspan="2">胫、腓骨的下端，距骨</td></tr>
<tr><td rowspan="4">运动</td><td>屈（跖屈）</td><td>小腿三头肌、趾长屈肌、胫骨后肌、踇长屈肌（胫神经）</td></tr>
<tr><td>伸（背屈）</td><td>胫骨前肌、踇长伸肌、趾长伸肌（腓深神经）</td></tr>
<tr><td>内翻</td><td>胫骨前肌（腓深神经）、胫骨后肌（胫神经）</td></tr>
<tr><td>外翻</td><td>腓骨长 / 短肌（腓浅神经）、第三腓骨肌（腓深神经）</td></tr>
</table>

38．大腿的深筋膜为全身最厚的筋膜，称为阔筋膜，呈鞘状包裹于大腿肌的表面，并深入肌群之间形成肌间隔。阔筋膜的外侧部分，因有阔筋膜张肌肌腱的编入尤其增厚，呈扁带状，止于胫骨外侧髁，特称为髂胫束。在耻骨结节的外下方，阔筋膜形成一卵圆形的薄弱区，称卵圆窝（或隐静脉裂孔）。卵圆窝表面的筋膜形如筛状，称筛筋膜。

39．收肌管位于大腿中部、缝匠肌的深方，其前壁为大收肌腱板，后壁为大收肌，外侧壁为股内侧肌。管的上口为股三角尖，下口为收肌腱裂孔，通至腘窝。管内有股血管和隐神经通行。

40．小腿的深筋膜包裹小腿肌，在踝关节附近增厚形成数条支持带。在小腿下端前面有伸肌上支持带；在踝关节的前方有伸肌下支持带；在内踝的后下方有屈肌支持带；在外踝的后下方有腓骨上、下支持带。这些支持带对经过踝关节前、后方的肌腱有约束作用。

五、病例分析

1．该名患儿可能患有腹股沟直疝或腹股沟斜疝。腹股沟三角（inguinal triangle，又称 Hesselbach 三角）是由腹壁下动脉、腹直肌外侧缘和腹股沟韧带内侧半所围成的三角形区域。腹股沟管（inguinal canal）位于腹股沟韧带内侧半的上方，为由外上斜向内下的肌肉筋膜裂隙。男性长约 4 ~ 5cm，内含精索；女性腹股沟管内有子宫圆韧带通过。

腹股沟管有前、后、上、下四个壁及内、外两个口。前壁：浅层为腹外斜肌腱膜，深层在管的外侧 1/3 处有腹内斜肌起自腹股沟韧带的肌纤维加强；后壁：为腹横筋膜，在管的内侧 1/3 处有发育程度不一的联合腱加强；上壁：为腹内斜肌与腹横肌形成的弓状下缘；下壁：为腹股沟韧带构成的凹槽。内口：为腹股沟深环，位于腹股沟韧带中点上方约一横指处，腹壁下动脉的外侧，是腹横筋膜外突形成的一个卵圆形孔；外口：为腹股沟浅环，是腹外斜肌腱膜在耻骨结节外上方形成的三角形裂隙。

凡器官或结构由先天或后天形成的裂口或薄弱区，自其原来的生理位置脱出者称为疝。腹壁疝绝大部分发生在腹股沟韧带的上方。腹腔脏器（如肠管或大网膜等）从腹股沟韧带上方的腹股沟区脱出形成的疝，称为腹股沟疝。腹股沟疝又分为腹股沟直疝和腹股沟斜疝。斜疝最为多见，其解剖特点是从腹壁下动脉外侧由深环脱出，通过腹股沟管的全程，出浅环入阴囊，故包在精索的三层被膜内，疝囊颈比较明显。直疝的特点是从腹壁下动脉的内侧、腹股沟管的后壁顶出，通过腹股沟三角，因不经过深环，故疝囊在精索被膜之外，且无明显的疝囊颈。

（闫军浩　张　文）

第二篇　内脏学

第四章　内脏学总论和消化系统

内容提要

第一节　内脏学总论

一、内脏系统

包括消化、呼吸、泌尿、生殖 4 个系统。多数内脏器官位于体腔（胸腔、腹腔、盆腔），并通过一定的管道与外界相通。主要功能是进行物质代谢和繁殖后代。

内脏结构	中空性器官	器官为管囊状，内有空腔，管壁呈分层结构 如：胃、肠、胆囊、输尿管
	实质性器官	多属于腺体性器官，具有分泌功能，呈分叶状结构 如：肝、胰、肾、生殖腺

二、胸部标志线

胸部标志线	
前正中线	沿身体前面中线所作的垂线
胸骨线	沿胸骨外侧缘所作的垂直线
锁骨中线	通过锁骨中点的垂直线
胸骨旁线	经胸骨线与锁骨中线之间的中点所作的垂直线
腋前线	沿腋前襞向下所作的垂直线
腋中线	位于腋前线与腋后线中间的垂直线
腋后线	沿腋后襞向下所作的垂直线
肩胛线	通过肩胛骨下角的垂直线
后正中线	沿身体后面正中线所作的垂直线

三、腹部的标志线与分区

四分法：通过脐的横线和垂直线，可将腹部分为左上、右上、左下、右下腹。

九分法：经两侧肋弓最低点连线，两侧髂结节连线及经两侧腹股沟韧带中点垂直线，可将腹部分为九区。

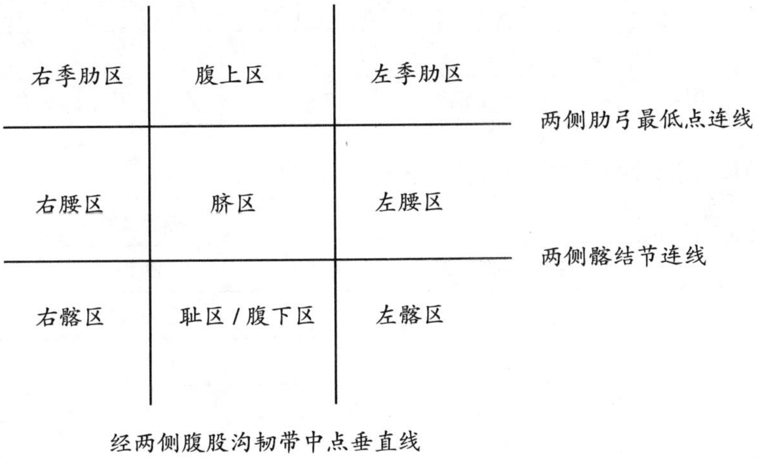

第二节　消化系统

消化系统由**消化管**和**消化腺**组成。

消化管：由口腔、咽、食管、胃、小肠（十二指肠、空肠、回肠）、大肠、直肠、肛管组成。上、下消化道的分界是**十二指肠**。

消化腺：由肝、胰、大唾液腺、散在消化管壁内的小腺体组成。

一、消化管

1．口腔

（1）口腔的分部：口腔前庭、**固有口腔**。

（2）口腔各壁的形态结构和口内器官：口唇、颊、腭、舌、牙、唾液腺。

咽峡（口咽峡）：腭垂、腭帆的游离缘、两侧的腭舌弓和舌根共同围成咽峡，为口腔和咽的分界。

舌乳头：舌体上及边缘部黏膜上有许多小突起，称舌乳头。

包括丝状乳头、**菌状乳头、叶状乳头、轮廓乳头（含味蕾）**。

颏舌肌：起于下颌骨颏棘，止于舌中线两侧。两侧同时收缩，拉舌向前（伸舌）；单侧收缩，使舌尖伸向对侧。

（3）**牙及牙式**：

牙	组成
形态分部	牙冠、牙颈、牙根、牙髓
牙质构成	牙釉质、牙本质、牙骨质
牙周组织	牙龈、牙槽骨、牙周膜

乳牙	Ⅰ	Ⅱ	Ⅲ	Ⅳ	Ⅴ
	乳中切牙	乳侧切牙	乳尖牙	第一乳磨牙	第二乳磨牙

恒牙	1	2	3	4	5	6	7	8
	中切牙	侧切牙	尖牙	第 1 前磨牙	第 2 前磨牙	第 1 磨牙	第 2 磨牙	第 3 磨牙

（4）大唾液腺排泄管的开口及神经支配：

	开口	**神经支配**
腮腺	平对上颌第 2 磨牙的颊黏膜上	舌咽神经
下颌下腺	舌下阜	面神经
舌下腺	舌下阜及舌下襞	面神经

2．**咽**

（1）咽的位置和形态：上起颅底，下至第 6 颈椎的下缘。分鼻咽部、口咽部和喉咽部。

（2）**咽的分部和交通**：以软腭和会厌上缘平面。

分部	**重要结构**	**交通**
鼻咽部	咽鼓管咽口、咽鼓管圆枕、咽隐窝、咽扁桃体	向前经鼻后孔通鼻腔
口咽部	腭扁桃体、扁桃体窝、咽淋巴环	向前经口咽峡通口腔
喉咽部	梨状隐窝	向前经喉口通喉腔

3．**食管**：肌性管道，起自咽，下行经颈胸部，穿膈肌食管裂孔，止于胃贲门。分颈部、胸部和腹部。

食管的三个狭窄：

狭窄	**部位**	**距离上颌中切牙**
Ⅰ	起始处	15cm
Ⅱ	与左主支气管交叉处	25cm
Ⅲ	穿膈处	40cm

4．**胃**

形态	两口——贲门、幽门	
	两缘——胃大弯、胃小弯（胃小弯最低处——角切迹）	
	两壁——前壁、后壁	
位置	大部分——左季肋区，小部分——腹上区	
分部	贲门部、胃底、胃体、幽门部［幽门窦（左）+ 幽门管（右），易发溃疡与癌］	
毗邻	前壁	右侧：肝左叶 中部：腹前壁 左侧：膈、左肋弓
	后壁	胰、横结肠、左肾、左肾上腺
	胃底	膈、脾

5．**小肠**

（1）十二指肠：分上部（含十二指肠球部，易发溃疡）、降部、水平部和升部。

十二指肠大乳头：为胆总管和胰管的共同开口处，位于十二指肠降部内侧壁上纵行的十二指肠皱襞的下端。

（2）空肠和回肠：

	空肠	**回肠**
长度	约占系膜小肠的 2/5	约占系膜小肠的 3/5
管径	较粗大	较细小
管壁	较厚	较薄
内容物	尸体的肠管多空虚	尸体的肠管多有内容物
颜色	淡红色，较为红润	淡红色，略为苍白
血管	较丰富	较少
小肠袢	多呈横位排列	多呈纵位排列
环状襞	高而密	低而稀疏
绒毛	密集而高大	稀疏而细小
孤立淋巴滤泡	较少	较多
集合淋巴滤泡	无或偶尔发现	较多，分布于游离缘
Meckel 憩室	不发生	可以发生

Meckel diverticulum（憩室）：约有 2% 的个体，在距回盲瓣 1m 附近，有一长约 5 cm 的囊袋状突起，管径与回肠近似，其盲性末端借纤维性条带连于腹壁或小肠的其他部位，为胚胎早期卵黄囊管未完全消失而形成。

6．**大肠**

大肠的特征性结构：结肠带、结肠袋、肠脂垂。

（1）盲肠和阑尾：

回盲瓣：回肠末端突入盲肠形成的上、下两个唇状皱襞。

阑尾根部的体表投影：脐与右髂前上棘连线的中、外 1/3 交界处。

阑尾的位置变异见右图。

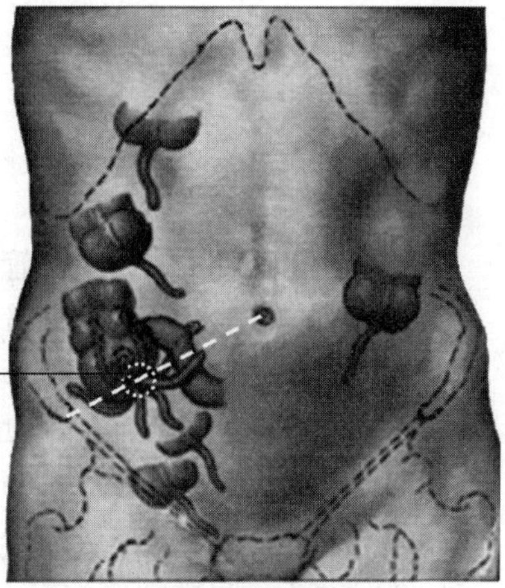

（2）结肠：分**升结肠**、**横结肠**、**降结肠**和**乙状结肠**；**结肠左/右曲**。

7．**直肠**：其矢状面上的两个弯曲：骶曲（凸向后）、会阴曲（凸向前）。

直肠横襞：直肠腔内 3 个横襞中，中间的最明显，位置最恒定，距肛门约 7cm。

8．**肛管**（直肠肛门部）

齿状线：肛柱的下缘和肛瓣的边缘共同围成的锯齿状的环行线，为内痔与外痔、黏膜与皮肤的分界线。

	齿状线以上	齿状线以下
来源	后肠末端泄殖腔后份（内胚层）	原肛（外胚层）
上皮	单层柱状上皮	复层扁平上皮
内表面	黏膜覆盖	皮肤覆盖
动脉供应	直肠上、下动脉	肛动脉
静脉回流	经直肠上静脉至肝门静脉	经肛静脉至下腔静脉
淋巴回流	至腰淋巴结和髂内淋巴结	至腹股沟淋巴结
神经支配	内脏神经（痛觉不敏感）	躯体神经（痛觉敏感）

白线：痔环（肛梳）下缘的一环行线，为肛门内、外括约肌的分界处。

肛梳：齿状线下方宽约 1cm 的环行光滑区。

二、消化腺

1. **肝**

（1）肝的形态和分叶：

肝	结构	分叶
膈面	镰状韧带	分肝右叶和左叶
脏面	右侧纵沟（腔静脉沟和胆囊窝）	分肝右叶、左叶、尾状叶、方叶
	横沟（肝门）	
	左侧纵沟（静脉韧带裂、肝圆韧带裂）	

（2）肝的位置和毗邻：

位置：主要位于右季肋区和腹上区，小部分可达左季肋区			
毗邻	右叶前部：结肠右曲 中部：十二指肠上曲 后部：右肾和右肾上腺	左叶	脏面：胃前壁 后上部：食管腹腔段

2．**肝外胆道**

（1）胆囊：

分部：胆囊底、体、颈、管 4 部。

胆囊底的体表投影：右锁骨中线与肋弓的交界处。

胆囊三角：由肝总管、胆囊管和肝下面共同围成的三角形区域，胆囊动脉常行经此区。

（2）输胆管道及**胆汁的排泄途径**：

肝细胞分泌胆汁⟶胆小管┈┈➤小叶间胆管⟶肝左、右管

⟶肝总管⟶胆总管⟶肝胰壶腹⟶开口于十二指肠大乳头

胆囊 ⇄(*) 胆囊管 ⟵(*) 肝总管；胆囊管 ⟶ 胆总管

* 表示“不进食时”

3．**胰** 主要消化腺体之一，可分泌胰液、胰岛素和胰高血糖素等。

位置：第 1、2 腰椎水平，腹腔后上部。
分部：胰头、(胰颈)、胰体、胰尾。
胰管最后与胆总管共同开口于十二指肠大乳头。

应试习题

一、名词解释

1．肩胛线
2．右季肋区
3．左腹股沟区
4．上消化道
5．oral vestibule
6．鼻唇沟
7．腮腺管乳头
8．soft palate
9．isthmus of fauces
10．智齿
11．dental pulp
12．舌的界沟
13．舌系带
14．nasopharynx
15．扁桃体窝
16．咽淋巴环
17．梨状隐窝
18．lesser curvature of stomach
19．胃穹窿
20．pyloric part
21．superior part of duodenum
22．major duodenal papilla
23．Treitz's ligament
24．集合淋巴滤泡
25．colic bands
26．ileocecal valve
27．anal valves
28．齿状线
29．anal pecten
30．肝的裸区
31．肝方叶
32．肝蒂
33．胆囊切迹
34．胆囊三角
35．common bile duct
36．uncinate process

二、填空题

1．内脏包括＿＿＿＿＿、＿＿＿＿＿、＿＿＿＿＿和＿＿＿＿＿四个系统，它们的功能是进行物质代谢和繁殖后代。

2．内脏的中空性器官一般可分为四层结构，由内向外依次为＿＿＿＿＿、＿＿＿＿＿、＿＿＿＿＿和＿＿＿＿＿。

3．内脏实质性器官的＿＿＿＿＿、＿＿＿＿＿、＿＿＿＿＿和＿＿＿＿＿出入之处常为一凹陷，称为门，如肺门、肝门等。

4．胸部的标志线中，胸骨线为通过＿＿＿＿＿所作的垂线；腋中线为通过＿＿＿＿＿和＿＿＿＿＿之间的中点所作的垂线。

5．借以进行腹部分区的上、下两个横平面分别为通过＿＿＿＿所作的平面和＿＿＿＿所作的平面；左、右两个纵平面为通过＿＿＿＿＿所作的矢状面。

6．消化系统由________和________两部分组成。临床上所说的上消化道是指________；下消化道是指__________。

7.Oral cavity 的组成中，其前壁为_________；两侧壁为_________；上壁为_________；下壁为__________。

8．口腔可分为__________和__________两部分。口腔向前经__________通向外界，向后经__________与咽相通。

9．口腔顶的前 2/ 3 部称__________；后 1/ 3 部称__________。前者由__________构成，后者的后份向后下方下垂的部分称__________。

10．软腭于两侧各向下方分出两个黏膜皱襞，前方的一对为__________，后方的一对为__________，前者与__________、__________及舌根共同围成 isthmus of fauces。

11．在形态上，每个牙均可分为__________、__________和__________三部分，其内腔中有__________。

12．恒牙在上、下颌左右各有____________个，具体的牙名及个数依次为切牙 2 个、__________、__________和__________。

13．牙周组织包括__________、__________和__________三部分，对牙起__________作用。

14．Tongue 的形态可分为__________和__________两部分，它由__________组成。

15．舌背黏膜上有许多舌乳头，其中含有味蕾的舌乳头包括有__________、__________和__________三种。

16．舌下面的黏膜在中线上有__________连于口腔底前部。舌下阜位于__________。舌下襞位于__________。

17．颏舌肌起于__________，止于__________，当一侧颏舌肌瘫痪，伸舌时舌尖歪向__________。

18．腮腺管自腮腺浅部前缘发出，在__________下方一横指处横过__________表面，斜穿__________，开口于__________。

19．Submandibular gland 位于由__________、__________和__________所围成的三角区内，其导管开口于__________。

20．Pharynx 的前方由上而下分别与__________、__________和__________相通。Pharynx 向下续于__________。

21．咽分为__________、__________和__________三部。

22．咽鼓管咽口位于咽的___________（部）的两侧壁，恰在___________的后方，它经__________与中耳的__________相通。

23．咽淋巴环位于咽的上端，它由__________、__________、__________和__________共同围成，对消化道和呼吸道有防御和保护作用。

24．食管上端起自咽的下缘，在脊柱前方下行，穿过膈的__________进入腹腔，食管穿膈处为其第三狭窄部，此处距中切牙__________cm。

25．Stomach 的入口称__________，位于第 11 胸椎体的左侧；出口称__________，约位于第__________腰椎体的__________侧。

26．胃的幽门部又可分为右侧的_________和左侧的_________两部分，其中_________通常居胃的最低部。

27．胃大部分位于＿＿＿＿＿，小部分位于＿＿＿＿＿。介于＿＿＿＿＿与＿＿＿＿＿之间的胃前壁直接与腹前壁相贴。

28．在胃的幽门处环形肌特别增厚，形成＿＿＿＿＿。幽门处黏膜形成环行皱襞，突向腔内，称＿＿＿＿＿。

29．小肠上起幽门，下接＿＿＿＿＿，分为＿＿＿＿＿、＿＿＿＿＿和＿＿＿＿＿三部分。

30．十二指肠呈“C”形，包绕＿＿＿＿＿，它可分为四部分，其中第二部分垂直下行于第 1 ～ 3 腰椎体和胰头的右侧，它的上、下端折转处分别形成＿＿＿＿＿和＿＿＿＿＿。

31．十二指肠的第三部称＿＿＿＿＿，又称＿＿＿＿＿部。＿＿＿＿＿和＿＿＿＿＿紧贴此部前面下行。

32．在 duodenum＿＿＿＿＿部的后内侧壁黏膜面有一纵行的皱襞，称＿＿＿＿＿，皱襞下端有＿＿＿＿＿，其上有＿＿＿＿＿开口。

33．十二指肠末端与空肠头端之间的折转处，形成＿＿＿＿＿，它由＿＿＿＿＿肌连于右膈脚，固定于腹后壁。

34．空肠一般占空回肠全长＿＿＿＿＿端的＿＿＿＿＿，位于腹腔的＿＿＿＿＿部。

35．外观上看，空肠比回肠管径＿＿＿＿＿，管壁＿＿＿＿＿，血管＿＿＿＿＿，颜色＿＿＿＿＿。

36．空、回肠黏膜固有层和黏膜下组织内含有淋巴滤泡，分＿＿＿＿＿和＿＿＿＿＿两类，其中＿＿＿＿＿淋巴滤泡多见于回肠下部。

37．大肠是消化管的下段，可分为盲肠、阑尾、＿＿＿＿＿、＿＿＿＿＿和＿＿＿＿＿五部分。

38．结肠和盲肠具有三种特征性结构，即＿＿＿＿＿、＿＿＿＿＿和＿＿＿＿＿。

39．Cecum 一般位于＿＿＿＿＿，它左接＿＿＿＿＿，上续＿＿＿＿＿。Vermiform appendix 连于＿＿＿＿＿。

40．根据国内体质调查资料，阑尾的位置以＿＿＿＿＿位和＿＿＿＿＿位最为多见。

41．阑尾根部的体表投影通常以＿＿＿＿＿与＿＿＿＿＿连线的中、外 1 / 3 交点（McBurney 点）为标志。

42．结肠在肝右叶下方形成＿＿＿＿＿；在脾的脏面下份处形成＿＿＿＿＿。降结肠下行至＿＿＿＿＿处与乙状结肠相续。

43．直肠在＿＿＿＿＿前方与乙状结肠相接，它在矢状面上有两个弯曲：凸向后的弯曲称＿＿＿＿＿；凸向前的弯曲称＿＿＿＿＿。

44．直肠下部的肠腔明显扩大，称＿＿＿＿＿。直肠内面有三个由黏膜及环形肌构成的＿＿＿＿＿。

45．Rectum 向下穿过＿＿＿＿＿续为＿＿＿＿＿，后者向下终于＿＿＿＿＿。

46．肛管内面有 6 ～ 8 条纵行的黏膜皱襞，称＿＿＿＿＿。这些纵行黏膜皱襞下端之间，彼此借半月形黏膜皱襞相连，后者称＿＿＿＿＿。

47．肛管的齿状线由＿＿＿＿＿和＿＿＿＿＿共同构成；白线相当于＿＿＿＿＿与＿＿＿＿＿的分界处。

48．肛门内括约肌属＿＿＿＿＿肌，有＿＿＿＿＿的作用。肛门外括约肌属＿＿＿＿＿肌，能控制排便。

49．肛门外括约肌按其纤维所在部位，可分为三部：即__________部、__________部和__________部。

50．肝的膈面，可借矢状位的__________分为__________和__________。

51．肝脏面中间部的横沟称__________，是__________、__________、__________以及神经和淋巴管出入的门户。

52．肝的尾状叶位于肝门的__________方，__________与__________之间。

53．肝锐利的前缘上有两处呈切迹状，分别称__________和__________，其中__________又称脐切迹。

54．Liver 主要位于__________，小部分可达__________。Liver 只有__________（部位）直接与腹前壁相接触。

55．肝的体表投影中，其上界在右锁骨中线上平__________。肝下界右侧与__________一致；中部位于__________；左侧被肋弓掩盖。

56．与肝脏面右叶相毗邻的重要脏器为：前部有__________；中部近肝门处有__________；后部有__________和__________。

57．肝外胆道的组成包括有肝左管、肝右管、__________、__________和__________。

58．__________与__________汇合成 common bile duct。

59．Gallbladder 位于__________，它的__________（部）多露出于肝前缘与腹前壁相接触，此部的体表投影位置在__________与__________相交点附近。

60．胆总管在__________内下降，经__________的后方斜向右下，在__________（处）与胰管汇合。

61．在输胆管道中，在其与胰管的汇合处，管腔扩大称__________，它的周围有__________包绕。

62．Pancreas 的位置较深，横卧于腹后壁，可分为__________、__________和__________三部。

63．胰头的上、下方和右侧被__________包绕；胰体的前方与__________（脏器）相邻，胰尾伸向左上方，触及__________。

三、选择题

A1 型题

1．属于实质性消化器官的是

A．胃

B．食管

C．结肠

D．回肠

E．肝

2．沿胸骨外侧缘的垂线是

A．胸骨旁线

B．锁骨中线

C．前正中线

D．胸骨线

E．后正中线

3．上消化道与下消化道的分界线是

A．食管

B．胃

C．十二指肠

D．空肠

E．回肠

4．口腔前庭和固有口腔的分界是

A．硬腭

B．软腭

C．上、下牙弓和牙龈

D．颊
E．鼻唇沟
5．完成伸舌运动的肌肉主要是
A．舌纵肌
B．舌横肌
C．舌垂直肌
D．舌骨舌肌
E．颏舌肌
6．腮腺管开口于平对
A．上颌第 2 前磨牙牙冠的颊黏膜
B．上颌第 2 磨牙牙冠的颊黏膜
C．下颌第 2 前磨牙牙冠的颊黏膜
D．下颌第 2 磨牙牙冠的颊黏膜
E．上颌第 3 磨牙牙冠的颊黏膜
7．Submandibular gland 的导管开口于
A．舌下阜
B．舌下襞
C．舌系带
D．口腔前庭的颊黏膜
E．平对下颌第 2 磨牙牙冠的颊黏膜
8．Piriform recess 位于
A．nasopharynx
B．oropharynx
C．laryngopharynx
D．laryngeal cavity
E．ventricle of larynx
9．与胃后壁不相邻的器官是
A．胰
B．横结肠
C．左肾
D．左肾上腺
E．右肾
10．十二指肠大乳头位于十二指肠
A．下部的后内侧壁
B．上部的后壁
C．降部的后内侧壁
D．纵襞的上端
E．水平部的后壁
11．确定空肠起端的最主要的标志是
A．有系膜
B．管腔较大
C．血供丰富，颜色较红
D．Treitz’s ligament
E．管壁较厚
12．Meckel 憩室位于
A．十二指肠
B．空肠起始部
C．空肠末端
D．回肠起始部
E．回肠末端
13．不具有结肠带、结肠袋和肠脂垂的器官是
A．cecum
B．ascending colon
C．transverse colon
D．sigmoid colon
E．rectum
14．在盲肠内具有括约肌功能的结构是
A．回肠的纵行肌
B．回肠的环行肌
C．回盲瓣
D．盲肠的纵行肌
E．盲肠的环行肌
15．直肠与乙状结肠相接处位于
A．第 5 腰椎平面
B．第 1 骶椎平面
C．第 2 骶椎平面
D．第 3 骶椎平面
E．第 4 骶椎平面
16．直肠内面通常有三个直肠横襞，中间的横襞最大而明显，距肛门约
A．14cm
B．11cm
C．10cm
D．7cm
E．5cm
17．不对 anal canal 起括约作用的肌肉是
A．肛门内括约肌
B．肠壁的纵行肌
C．肛门外括约肌的浅、深部

D．肛提肌的耻骨直肠肌
E．肛提肌的髂尾肌

18．Anal pecten 位于
A．dentate line 上方
B．dentate line 下方
C．whiteline 下方
D．anus 口处
E．sphincter ani externus and internus 之间

19．肛梳下缘处，肛门指诊时可触及一环形浅沟，此位置相当于
A．齿状线
B．白线
C．肛梳
D．肛窦
E．肛管

20．在肝的膈面上，肝分为肝左叶和肝右叶，其分界标志是
A．肝圆韧带
B．静脉韧带
C．镰状韧带
D．冠状韧带
E．腔静脉沟

21．肝脏面肝门左纵沟的前部有
A．肝圆韧带
B．静脉韧带
C．胆囊
D．下腔静脉
E．镰状韧带

22．**不经**肝门出入的结构是
A．肝固有动脉左、右支
B．肝左、右管
C．肝门静脉左、右支
D．肝静脉
E．肝的神经和淋巴管

23．肝的上界在右锁骨中线平
A．第 4 肋间隙
B．第 5 肋间隙
C．第 6 肋
D．第 5 肋
E．第 4 肋

24．闭锁而成 ligamentum teres hepatis 的是
A．脐动脉
B．脐静脉
C．动脉导管
D．静脉导管
E．平滑肌和结缔组织

25．肝的 caudate lobe 位于肝脏面的
A．肝门左纵沟后部的左侧
B．肝门左纵沟前部
C．肝门右纵沟后部的右侧
D．横沟（肝门）的前方
E．横沟（肝门）的后方

26．Gallbladder 位于
A．肝脏面肝门右纵沟的前部
B．肝脏面肝门左纵沟的前部
C．肝脏面横沟（肝门）的前方
D．肝的裸区
E．肝方叶左侧

27．胆总管与胰管汇合后开口于
A．盲肠
B．回肠
C．空肠
D．十二指肠小乳头
E．十二指肠大乳头

28．Pancreas 的位置约平
A．第 12 胸椎体
B．第 1 ～ 2 腰椎体
C．第 2 腰椎间盘
D．第 3 腰椎体
E．第 2 ～ 3 腰椎体

A2 型题

1．女性，19 岁。因牙痛和张口困难就医，初步诊断为智齿阻生，该智齿是指
A．第 1 前磨牙
B．第 2 前磨牙
C．第 1 磨牙

D．第 2 磨牙
E．第 3 磨牙
2．男性，32 岁。因龋齿就医，医生在病历上用 $\underline{5|}$ 表示，该龋齿代表的是
A．左上颌第 2 乳磨牙
B．右上颌第 2 乳磨牙
C．左上颌第 2 前（恒）磨牙
D．右上颌第 2 前（恒）磨牙
E．左下颌第 2 前（恒）磨牙
3．男性，16 岁。因食欲不振、发热 2 天就诊。查体可见较重的淡黄色舌苔，与该舌苔形成有关的主要是
A．丝状乳头
B．菌状乳头
C．轮廓乳头
D．叶状乳头
E．软腭、会厌黏膜上皮
4．男性，6 岁。智力正常，语言含糊不清，舌尖上翘困难，并且伸舌时舌尖中部凹陷呈“W”形，最可能与之相关的结构是
A．舌系带
B．舌下襞
C．舌下阜
D．伞襞
E．舌乳头
5．男性，5 岁。张口呼吸明显，尤以夜间加重，睡眠打鼾、睡眠不安，呈现腺样体面容。发生上述异常的结构可能是
A．舌扁桃体
B．咽扁桃体
C．腭扁桃体
D．小脑扁桃体
E．咽鼓管扁桃体
6．女性，55 岁。因误食的异物停留在了食管的第二狭窄处，该狭窄处与中切牙的距离约为
A．10cm
B．15cm
C．25cm
D．30cm
E．40cm
7．男性，32 岁。因上腹部疼痛数月就诊，胃镜检查发现有胃溃疡病灶，该溃疡的好发部位是
A．贲门部
B．胃体
C．胃底
D．幽门窦
E．幽门管
8．男性，64 岁。因“柏油便”入院，患有肝硬化和门静脉高压，初步诊断为消化道出血。该患者最可能的出血部位是
A．胃窦
B．幽门
C．胃底
D．直肠
E．十二指肠
9．女性，45 岁。因周期性上腹部疼痛、反酸就医，初步诊断为十二指肠球溃疡，该溃疡的好发部位是十二指肠的
A．升部
B．上部
C．降部
D．下部
E．水平部
10．男性，36 岁。因不明原因的腹痛行开腹手术，术中判断胃和十二指肠的标志结构是
A．角切迹
B．幽门前静脉
C．十二指肠悬肌
D．肠系膜上静脉
E．肝门静脉
11．男性，48 岁。因发热伴有全身不适、乏力、食欲减退等就诊，入院确诊为伤寒，伤寒杆菌最易累及的

部位是
A．胃
B．空肠
C．回肠的末段
D．盲肠
E．结肠
12．女性，22 岁。因怀疑急性阑尾炎入院，当取左侧卧位，右大腿后伸时，引起右下腹疼痛明显，说明该阑尾最可能是
A．回肠前位
B．回肠后位
C．盲肠后位
D．盲肠下位
E．盆位
13．男性，28 岁。患急性阑尾炎入院，查体显示 McBurney 点有明显压痛，此点位置应在
A．脐与右髂前上棘连线的中、内 1/3 交点处
B．脐与右髂前上棘连线的中、外 1/3 交点处
C．两侧髂前上棘连线的右侧中、外 1/3 交点处
D．两侧髂结节连线的右侧中、外 1/3 交点处
E．脐与右髂前上棘连线的中点处
14．男性，8 岁。因剧烈运动后出现中下腹有阵发性剧烈绞痛，排便、排气停止和呕吐就医，急诊入院。结肠中活动度大，容易发生肠扭转的结构是
A．盲肠
B．升结肠
C．横结肠
D．降结肠
E．乙状结肠
15．女性，57 岁。因患胰头癌出现阻塞性黄疸，肿瘤可能压迫的结构是
A．胰管
B．肝总管
C．胆囊管
D．胆总管
E．十二指肠

A3 型题

（1 ～ 6 题共用题干）

女性，68 岁。因右上腹部持续疼痛伴阵发性加剧，并向右肩胛部和背部放射，恶心、呕吐，无明显黄疸。急诊入院后行 B 超检查，提示胆囊结石和急性胆囊炎。入院后的第 3 天，患者的眼巩膜、皮肤等处突然出现明显的黄疸。

1．胆囊结石容易存留的 Hartmann 囊位于胆囊的
A．胆囊底
B．胆囊体
C．胆囊颈
D．胆囊管
E．胆总管
2．右锁骨中线与肋弓的交界处是下列哪个结构的体表投影
A．胆囊底
B．胆囊体
C．胆囊颈
D．胆囊管
E．胆总管
3．患者入院时出现右上腹部持续疼痛伴阵发性加剧的原因可能是胆结石嵌顿在了
A．胆囊底
B．胆囊体
C．胆囊管
D．肝总管
E．胆总管
4．患者入院后出现了明显的黄疸，提示胆结石可能嵌顿在了
A．胆囊底
B．胆囊体
C．胆囊颈

D．胆囊管
E．胆总管
5．感受向右肩胛部和背部放射疼痛的神经是
A．脊神经
B．脑神经
C．交感神经
D．副交感神经
E．内脏感觉神经
6．如果患者行胆囊切除，寻找并结扎胆囊动脉的标志是
A．Calot triangle
B．Koch triangle
C．Hesselbach triangle
D．Femoral triangle
E．Suboccipital triangle

B 型题

A．hard palate
B．soft palate
C．cheek
D．upper and lower lips
E．upper and lower dental arches
1．参与分隔固有口腔和口腔前庭的是
2．围成口裂的是
3．有系带的是

A．切牙
B．第 1 前磨牙
C．第 1 磨牙
D．第 2 磨牙
E．第 3 磨牙
4．绝对只有一个牙根的是
5．可以终生不出的是
6．口角约平对

A．牙质
B．釉质
C．牙骨质
D．牙髓
E．牙龈
7．构成牙大部分的主要物质是
8．被覆于牙冠部外面的是
9．包被牙颈的是

A．轮廓乳头
B．丝状乳头
C．舌下阜
D．舌下襞
E．舌盲孔
10．能感受味觉的是
11．下颌下腺开口于

A．舌系带
B．舌下阜
C．舌下襞
D．舌扁桃体
E．腭舌弓
12．深面有舌下腺的是
13．参与构成咽峡的是
14．与形成扁桃体窝有关的结构是
15．从舌的下面连到口腔底的纵行黏膜皱襞是

A．悬雍垂
B．腭舌弓
C．腭帆游离缘
D．会厌上缘
E．舌根
16．不参与构成咽峡的是
17．属软腭中线上的结构为

A．咽鼓管咽口
B．咽隐窝
C．梨状隐窝
D．扁桃体窝
E．咽鼓管圆枕
18．属口咽的结构是
19．位于喉口两侧的结构是
20．与中耳有关系的结构是

A．lingual tonsil
B．pharyngeal tonsil
C．tubal tonsil
D．papillae of tongue
E．palatine tonsil
21．位于鼻咽上壁后部的是
22．位于舌根部的是
23．位于扁桃体窝内的是

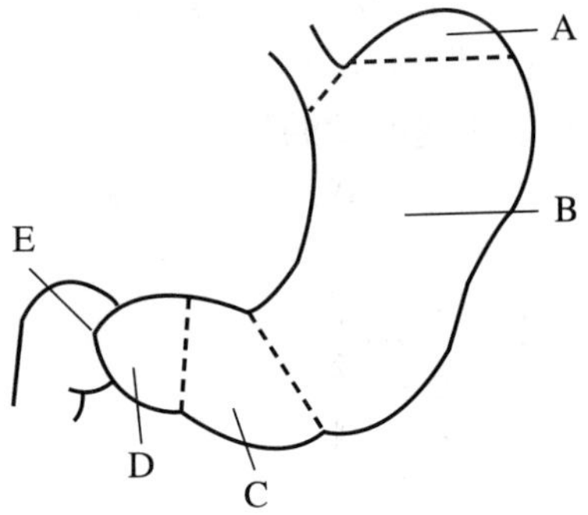

图 9　胃的分部

图 9 中：
24．胃穹窿是
25．临床上称为“胃窦”的部分是指
26．幽门管是

A．贲门
B．幽门
C．十二指肠下部
D．十二指肠下曲
E．十二指肠空肠曲
27．位于第 1 腰椎体右侧的是
28．位于第 2 腰椎体左侧的是
29．在脊柱前方的是

A．duodenal bulb
B．jejunum
C．ileum
D．cecum
E．rectum
30．有集合淋巴滤泡的是
31．有肠脂垂的是
32．肠系膜内动脉弓的级数较多的是

A．十二指肠上部
B．十二指肠下部
C．十二指肠升部
D．十二指肠降部
E．十二指肠空肠曲
33．十二指肠球位于
34．走行与脊柱右侧平行的是

A．cecum
B．ascending colon
C．descending colon
D．sigmoid colon
E．rectum
35．没有结肠带的是
36．有系膜的是
37．在矢状面上有两个弯曲的是

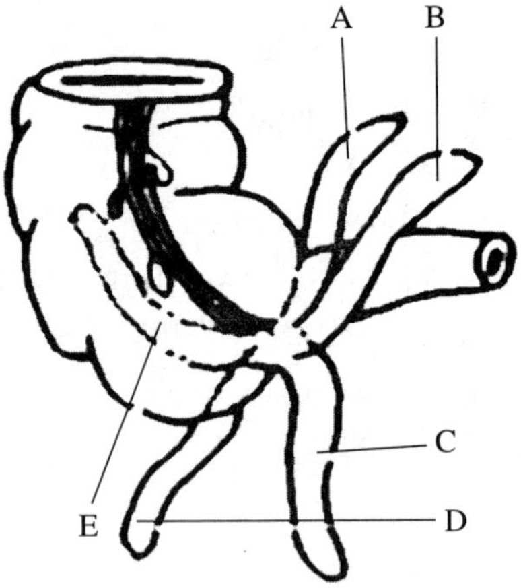

图 10　阑尾的位置

图 10 中：
38．盆位是
39．盲肠下位是
40．盲肠后位是

A．anal columns
B．anal valves
C．anal pecten
D．anal canal
E．anus

41．位于白线与齿状线之间的环形部分是
42．纵行的黏膜皱襞为
43．构成肛窦下部边界的是

A．肝圆韧带
B．镰状韧带
C．静脉韧带
D．下腔静脉
E．胆囊窝
44．将肝的膈面分为左右两叶的是
45．位于肝脏面右纵沟后部的是
46．位于肝脏面左纵沟后部的是
47．位于肝尾状叶右边的是

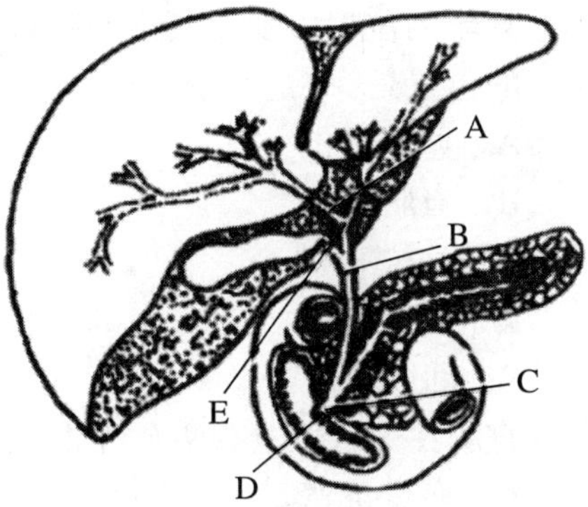

图 11　输胆管道

图 11 中：
48．参与汇成胆总管的是
49．参与汇成肝总管的是
50．肝胰壶腹是

X 型题
1．消化管所有器官的管壁结构中都有
A．黏膜
B．黏膜下层
C．肌层
D．浆膜
E．腹膜
2．出入实质性器官门的结构有
A．动脉
B．静脉
C．淋巴管
D．神经
E．导管
3．参与围成固有口腔的结构有
A．上、下唇
B．上、下牙弓和牙龈
C．颊
D．腭
E．咽峡
4．参与组成 isthmus of fauces 的结构有
A．腭垂
B．舌根
C．两侧腭舌弓
D．硬腭后缘
E．两侧腭咽弓
5．根据形态与功能特点，恒牙可分为
A．切牙
B．尖牙
C．前磨牙
D．磨牙
E．异形牙
6．牙周组织包括
A．牙髓
B．牙釉质
C．牙槽骨
D．牙周膜
E．牙龈
7．在界沟之后的舌背上有
A．丝状乳头
B．轮廓乳头
C．腭扁桃体
D．舌扁桃体
E．淋巴组织
8．大唾液腺包括
A．腮腺
B．下颌下腺
C．舌下腺
D．胸腺
E．胃腺

9．属于 nasopharynx 的结构有
A．扁桃体上窝
B．咽隐窝
C．梨状隐窝
D．咽鼓管咽口
E．腭扁桃体

10．围成咽淋巴环的结构是
A．咽扁桃体
B．腭扁桃体
C．舌扁桃体
D．小脑扁桃体
E．咽鼓管扁桃体

11．可与 laryngopharynx 直接相通的器官是
A．trachea
B．esophagus
C．oral cavity
D．laryngeal cavity
E．nasal cavity

12．食管根据行程可分为
A．头部
B．颈部
C．胸部
D．腹部
E．盆部

13．消化道溃疡的好发部位是
A．胃体
B．胃窦
C．胃底
D．胃大弯
E．十二指肠球

14．与胃后壁相邻的脏器有
A．pancreas
B．left suprarenal gland
C．transverse colon
D．spleen
E．right kindey

15．有孤立淋巴滤泡的是
A．duodenum
B．jejunum
C．cecum
D．ileum
E．colon

16．大肠依据形态可分为
A．盲肠
B．阑尾
C．结肠
D．直肠
E．肛管

17．盲肠具有的形态特征是
A．结肠带
B．结肠袋
C．肠脂垂
D．系膜
E．韧带

18．阑尾的位置多变，其中两种最多见的位置是
A．回肠后位
B．盲肠后位
C．盆位
D．盲肠下位
E．回肠前位

19．直肠在矢状位上有两个弯曲是
A．耻骨下弯
B．耻骨前弯
C．耻骨上弯
D．会阴曲
E．骶曲

20．与 dentate line 形成有关的结构有
A．anal sinuses
B．anal columns
C．anal pecten
D．anal valves
E．anorectal line

21．腹部分区中有肝的是
A．右季肋区
B．左季肋区
C．腹上区
D．右腰区
E．脐区

22．参与构成肝方叶边界的结构有
A．肝圆韧带
B．静脉韧带
C．胆囊窝
D．腔静脉沟
E．镰状韧带

23．在肝外胆道中有括约肌包绕的部位是
A．肝胰壶腹
B．胰管末端
C．胆总管末端
D．胆囊管末端
E．肝总管末端

24．与胆汁排泄相关的管道是
A．胰管
B．胆囊管
C．肝总管
D．胆总管
E．肝胰壶腹

四、问答题

1．通常在胸腹部体表确定若干标志线，以便描述脏器的相对位置。试述胸部的重要标志线。
2．简单说明腹部是如何进行分区的，以及腹部分区有何临床实用意义。
3．简述 major salivary glands 的名称、位置及其导管的开口部位。
4．简述 pharynx 的分部，各部的位置、分界标志以及各部内的重要结构。
5．在进行食管内插管时要注意食管的生理性狭窄，分别写出它们的准确位置，并说明掌握这些狭窄位置的临床意义。
6．简述 stomach 的分部。
7．简述 stomach 的位置和毗邻。
8．写出 duodenum 各分部的具体名称，并简述其中第二部黏膜上的重要结构。
9．简述空肠和回肠重要的区别点。
10．大肠在形态上具有区别于小肠的特征性结构，简述这些结构如何形成及其临床意义。
11．简述 cecum 的位置、连续关系和形态结构上的特点。
12．试述 rectum 的位置、连续关系、行径及弯曲。
13．简述 anal canal 的内面的重要结构及这些结构在临床上的意义。
14．试述肝的位置及其上、下界的体表投影。
15．试述肝脏面上的重要沟裂及这些沟裂中的重要结构。
16．试述肝的分叶。
17．试述胆囊的位置、分部及胆囊底的体表投影。
18．试述 pancreas 的位置、分部和毗邻及其临床意义。

五、病例分析

1．30 岁女性，初期脐周疼痛，数小时后因右下腹剧烈疼痛来医院急诊。试从解剖学角度分析该患者腹痛发生的部位，手术时如何寻找及切除。

2．45 岁男性，因黄疸和皮肤瘙痒来院就诊，医生初步诊断是胆汁淤积症，请具体说明胆汁的分泌及输送到消化道的过程（可用箭头表示）。

参考答案

一、名词解释

1．指通过肩胛骨下角所作的垂线，是胸部一重要的标志线，常用来帮助确定脏器的体表投影位置。

2．腹部九个分区之一，是腹上部的右侧区，即位于通过两侧肋弓最低点（第 10 肋的最低点）所作的肋下平面的上方，并在通过右侧腹股沟韧带中点所作的矢状面的右侧。

3．腹部九个分区之一，是腹下部的左侧区，即位于通过两侧髂结节所作的结节间平面的下方，并在通过左侧腹股沟韧带中点所作的矢状面的左侧，也称左髂区。

4．在临床工作中，通常把从口腔到十二指肠的这一段消化管称为上消化道，即包括口腔、咽、食管、胃和十二指肠。

5．口腔前庭：口腔被上下颌骨的牙槽突、牙弓和牙龈分为位于前外侧部的口腔前庭和后内侧部的固有口腔两部分，即口腔前庭是位于上下唇和颊与上下颌骨的牙槽突、牙弓和牙龈之间的狭窄空隙。

6．在面部，为位于上唇的两侧与颊部交界处的呈弧形的浅沟。

7．口腔的两侧壁为颊，黏膜在恰对上颌第 2 磨牙牙冠处呈乳头状隆起，是腮腺管的开口，故称之为腮腺管乳头。

8．软腭：位于腭的后 1/3（腭为口腔的上壁，其前 2/3 为硬腭）。软腭的基础为腭部肌肉，表面覆以黏膜。软腭后份斜向后下方下垂的部分称腭帆，其后缘游离，后缘正中部有垂向下方的突起，称腭垂（或悬雍垂）。

9．咽峡：由腭垂、腭帆的游离缘、两侧的腭舌弓及舌根共同围成，是口腔的后界，即是口腔向后通向咽的分界，此处也是口腔和咽之间的狭部。

10．智齿是指成人的第 3 磨牙，或称迟牙，因其萌出时间最迟，到成年后才长出，有的甚至终生不出。

11．牙髓：在牙腔内，牙的神经、血管等经牙根尖端的小孔（根尖孔）进入牙腔，与腔内的结缔组织共同构成牙髓。

12．呈“∧”形，位于舌体与舌根之间，顶点向后，顶点上有一盲孔，称舌盲孔，是胚胎时期甲状舌管的遗迹。

13．舌下面的黏膜在舌的中线上，形成一条黏膜皱襞，它向下连于口腔底的前部，称为舌系带。

14．鼻咽：是指咽的上部，位于脊柱颈段的前方和鼻腔的后方，它上达颅底，下至腭帆游离缘平面续于口咽。

15．位于咽腔的中部，为位于腭帆两侧向下移行于咽侧壁的腭舌弓和腭咽弓间的三角形凹窝，腭扁桃体位于其中。

16．咽淋巴环由咽上壁后部的咽扁桃体、两侧的咽鼓管扁桃体、腭扁桃体和舌根处的舌扁桃体共同围成。咽淋巴环位于咽的上端，对消化道和呼吸道有防御和保护的作用。

17．为位于喉咽的侧壁、在喉口的两侧与甲状软骨内面之间的深窝，左、右各一，此处是异物常易停留的部位。

18．胃小弯：相当于胃的右上缘，凹向右上方，自贲门延伸到幽门。胃钡剂造影时，在胃小弯的最低处，可明显见到一切迹，称角切迹，它是胃体与幽门部在胃小弯的分界。

19．胃穹窿是指胃底，也即指胃的贲门切迹平面以上，向左上方膨出的部分，其中含有咽下的少量空气，临床 X 线摄片上可见此气泡，放射学中称之为胃泡。

20．幽门部：居胃体下界与幽门之间。幽门部的大弯侧有一不甚明显的浅沟（中间沟），把幽门部分为左、右两部：左侧份较为扩大，称幽门窦；右侧份是长管状（长 2 ~ 3cm），内腔变窄，称幽门管，幽门窦通常居胃的最低部。胃溃疡和胃癌多发生于胃的幽门窦近胃小弯处。临床上所指的“胃窦”即幽门窦；或是包括幽门窦在内的幽门部。

21．十二指肠上部：是十二指肠的起始部，起自胃的幽门，走向右后方，至胆囊颈的后下方，急转向下，续为降部。十二指肠上部近幽门约 2.5cm 一段肠管，壁较薄，黏膜面较光滑，没有或甚少环状襞，此段称十二指肠球，是十二指肠溃疡及其穿孔的好发部位。

22．十二指肠大乳头：是十二指肠降部黏膜面上的一个结构。十二指肠降部后内侧壁上形成一纵行的黏膜皱襞，十二指肠大乳头即位于此纵行皱襞的下端。十二指肠大乳头上有肝胰壶腹的开口。

23．Treitz 韧带：即十二指肠悬韧带。十二指肠悬肌把十二指肠空肠曲的后上壁连于右膈脚上。十二指肠悬肌和包绕于其下段表面的腹膜皱襞共同构成十二指肠悬韧带，是手术时确定空肠起始的重要标志。

24．空、回肠的黏膜固有层和黏膜下组织内含有淋巴滤泡，分孤立淋巴滤泡和集合淋巴滤泡两类。集合淋巴滤泡又称 Peyer 斑，多见于回肠下部，有 20 ~ 30 个，呈梭形，其长轴与小肠长轴一致，常位于回肠的对系膜缘的肠壁内。肠伤寒的病变发生在集合淋巴滤泡，可发生肠穿孔或肠出血。

25．结肠带：是结肠和盲肠表面共有的特征性结构之一，共有三条，与肠管的纵轴平行，是由肠壁纵行的平滑肌增厚而形成的。

26．回盲瓣：是盲肠内侧壁黏膜面上的一个结构。盲肠左接回肠，回肠末端向盲肠的开口，称回盲口，此处肠壁内的环行肌增厚，覆以黏膜，形成上、下两个半月形的皱襞，即为回盲瓣，有阻止大肠内容物逆流入回肠的作用。

27．肛瓣：肛管内面有 6 ~ 8 条纵行的黏膜皱襞，称肛柱，肛柱下端之间，彼此借凹面向上的半月形黏膜皱襞相连，这些半月形的黏膜皱襞称肛瓣。肛瓣与其相邻的两个肛柱下端共同围成小隐窝状的肛窦。

28．肛管内，肛柱下端与肛瓣边缘连成锯齿状环形线，环绕肛管的内面，称齿状线

（或肛皮线）。齿状线以上部分来源于内胚层，其上皮是单层立方上皮；以下的部分来源于外胚层，其上皮为复层扁平上皮。齿状线上方由内脏神经分布；下方由躯体神经分布。齿状线也是静脉和淋巴回流的分界线。

29．肛梳：在肛管内面齿状线的下方，有一宽约 1cm 的环状区域，称肛梳，或称痔环，外观呈浅蓝色，光滑。肛梳的皮下组织内含有丰富的静脉丛。

30．肝为腹膜间位器官，大部分表面被腹膜包被，但肝膈面后部有一部分表面没有腹膜，此部分称裸区。

31．位于肝的脏面、肝门的前方，它的右侧界为较浅宽的肝右纵沟的前部（胆囊窝）及胆囊；左侧界为较深的肝左纵沟的前部及其内的肝圆韧带。

32．是与出入肝门的结构有关的一种结构。肝门位于肝脏面“H”形沟的横沟部，有肝固有动脉左、右支，肝门静脉左、右支，肝左、右管，神经和淋巴管等出入此处，这些结构由结缔组织包绕，共同形成肝蒂。

33．是肝锐利的前缘（也称下缘）上的一个切迹，因此处有充满胆汁的胆囊底露出于肝的下缘，故名胆囊切迹。

34．胆囊管、肝总管和肝的脏面围成的三角形区域，称胆囊三角（Calot 三角），是胆囊手术中寻找胆囊动脉的标志，因为胆囊动脉一般在此三角内经过。

35．胆总管：是重要的肝外胆道，它由肝总管和胆囊管汇合而成，在肝十二指肠韧带内下行于肝固有动脉的右侧、肝门静脉的前方，然后居十二指肠上部后方，再向下，经胰头之后，最后斜穿十二指肠降部后内侧壁内，在此处与胰管汇合，形成略膨大的肝胰壶腹（或称 Vater 壶腹），最后开口于十二指肠大乳头。

36．钩突：胰是一个狭长形的腺体，分胰头、胰体、胰尾三部。胰头为胰右端膨大部分，在胰头的下份有一向左侧呈钩状突出的部分，称之为钩突，将肠系膜上动、静脉夹在胰头与钩突之间，胰头癌肿块可压迫毗邻的大血管，会影响肝门静脉血液回流，而出现腹水、脾大等症状。胰头肿大压迫胆总管时，可影响胆汁排出，发生阻塞性黄疸。

二、填空题

1．消化系统　呼吸系统　泌尿系统　生殖系统

2．黏膜　黏膜下层　肌层　外膜

3．血管　淋巴管　神经　导管

4．胸骨最宽处的外侧缘　腋前线　腋后线

5．两侧肋弓的最低点（第 10 肋最低点）　两侧髂结节　左、右腹股沟韧带的中点

6．消化管　消化腺　从口腔到十二指肠的这一段消化管　空肠以下（含空肠）的消化管

7．上、下唇　颊　腭　口腔底

8．口腔前庭　固有口腔　口唇围成的口裂　咽峡

9．硬腭　软腭　上颌骨的腭突和腭骨水平板表面覆以黏膜　腭帆

10．腭舌弓　腭咽弓　腭垂　腭帆游离缘

11．牙冠　牙根　牙颈　牙髓

12．8　尖牙 1 个　前磨牙 2 个　磨牙 3 个
13．牙周膜　牙槽骨　牙龈　保护、固定和支持
14．舌体　舌根　舌肌（骨骼肌）和黏膜
15．菌状乳头　叶状乳头　轮廓乳头
16．舌系带　舌系带根部两侧的黏膜隆起处　口腔底、舌下阜向后外延续的带状黏膜皱襞处
17．下颌骨体后面的颏棘　舌的正中线两侧　瘫痪侧
18．颧弓　咬肌　颊肌　与上颌第 2 磨牙牙冠相对的颊黏膜上的腮腺管乳头
19．下颌骨下缘　二腹肌前腹　二腹肌后腹　舌下阜
20．鼻腔　口腔　喉腔　食管
21．鼻咽　口咽　喉咽
22．鼻咽　下鼻甲　咽鼓管　鼓室
23．咽扁桃体　咽鼓管扁桃体　腭扁桃体　舌扁桃体
24．食管裂孔　约 40
25．贲门　幽门　1　右
26．幽门管　幽门窦　幽门窦
27．左季肋区　腹上区　肝左叶　左肋弓
28．幽门括约肌　幽门瓣
29．盲肠　十二指肠　空肠　回肠
30．胰头　十二指肠上曲　十二指肠下曲
31．水平部　下　肠系膜上动脉　肠系膜上静脉
32．降　十二指肠纵襞　十二指肠大乳头　肝胰壶腹
33．十二指肠空肠曲　十二指肠悬
34．近　2/5　左上
35．较粗　较厚　较多　较红
36．孤立淋巴滤泡　集合淋巴滤泡　集合
37．结肠　直肠　肛管
38．结肠带　结肠袋　肠脂垂
39．右髂窝内　回肠末端　升结肠　盲肠的后内侧壁
40．回肠后　盲肠后
41．脐　右侧髂前上棘
42．结肠右曲　结肠左曲　左髂嵴
43．第 3 骶椎　直肠骶曲　直肠会阴曲
44．直肠壶腹　直肠横襞
45．盆膈　肛管　肛门
46．肛柱　肛瓣
47．肛柱下端　肛瓣边缘　肛门内括约肌　肛门外括约肌
48．平滑　协助排便　骨骼
49．皮下　浅　深
50．镰状韧带　肝右叶　肝左叶

51．肝门　肝固有动脉左、右支　肝左、右管　肝门静脉左、右支
52．后　静脉韧带裂　腔静脉沟
53．胆囊切迹　肝圆韧带切迹　肝圆韧带切迹
54．右季肋区和腹上区　左季肋区　腹上区左、右肋弓间
55．第 5 肋　右肋弓　剑突下约 3cm
56．结肠右曲　十二指肠上曲　右肾　右肾上腺
57．肝总管　胆囊　胆总管
58．肝总管　胆囊管
59．肝下面的胆囊窝内　胆囊底　右锁骨中线　右肋弓
60．肝十二指肠韧带　十二指肠上部　十二指肠降部后内侧壁内
61．肝胰壶腹　肝胰壶腹括约肌
62．胰头　胰体　胰尾
63．十二指肠　胃　脾门

三、选择题

A1 型题

1．E	2．D	3．C	4．C	5．E	6．B	7．A	8．C
9．E	10．C	11．D	12．E	13．E	14．C	15．D	16．D
17．E	18．B	19．B	20．C	21. A	22. D	23. D	24. B
25．E	26. A	27. E	28. B				

A2 型题

1．E	2．D	3．A	4．A	5．B	6．C	7．D	8．C
9．B	10．B	11．C	12．C	13．B	14．E	15．D	

A3 型题

1．C	2．A	3．C	4．E	5．E	6．A

B 型题

1．E	2．D	3．D	4．A	5．E	6．B	7．A	8．B
9．E	10．A	11．C	12．C	13．E	14．E	15．A	16．D
17．A	18．D	19．C	20．A	21. B	22. A	23. E	24. A
25．C	26. D	27. B	28. E	29. C	30. C	31. D	32. C
33．A	34. D	35. E	36. D	37. E	38. C	39. D	40. E
41．C	42. A	43. B	44. B	45. D	46. C	47. D	48. E
49．A	50. C						

X 型题

1．ABC	2．ABCDE	3．BDE	4．ABC	5．ABCD	6．CDE
7．DE	8．ABC	9．BD	10．ABCE	11．BD	12．BCD
13．BE	14．ABC	15．BD	16．ABCDE	17．ABC	18．AB
19．DE	20．BD	21. ABC	22. AC	23. ABC	24. BCDE

四、问答题

1．通常在胸部体表确定若干标志线，以便描述脏器的相对位置。胸部重要的标志线有：①前正中线，沿身体前面正中线所作的垂直线。②胸骨线，沿胸骨最宽处外侧缘所作的垂直线。③锁骨中线，通过锁骨中点的垂直线（在男性大致与通过乳头的乳头线相当）。④胸骨旁线，经胸骨线与锁骨中线之间的中点所作的垂直线。⑤腋前线，沿腋前襞向下所作的垂直线。⑥腋后线，沿腋后襞向下所作的垂直线。⑦腋中线，位于腋前线与腋后线中间的垂直线。⑧肩胛线，通过肩胛骨下角的垂直线。⑨后正中线，沿身体后面正中线即沿各椎骨棘突所作的垂直线。

2．腹部最实用的分区法通常可借助于上、下两个横平面和左、右两个矢状面分成九个区。上一个横平面是通过两侧肋弓的最低点（也即第10肋的最低点）所作的肋下平面；下一个横平面是通过两侧髂结节所作的结节间平面；左、右两个矢状面是分别通过左、右腹股沟韧带中点所作的矢状面。先借助上、下两个横平面把腹部分成上腹部、中腹部和下腹部。再借助左、右两个矢状面将上、中、下腹部各分成三个区：即上腹部分成左、右季肋区和中间的腹上区；中腹部分成左、右。腹外侧区（腰区）和中间的脐区；下腹部分成左、右腹股沟区（髂区）和中间的耻区（腹下区）。腹部分区有助于从体表确定内脏器官的正常位置和体表投影，这对临床诊断和物理诊断检查都有重要的实用价值。

3．大唾液腺有腮腺、下颌下腺和舌下腺三对。腮腺分浅部和深部。浅部上达颧弓，下至下颌角，前至咬肌后1/3浅面，后续腺的深部；深部伸入下颌后窝内。腮腺管开口于平对上颌第2磨牙的颊黏膜上的腮腺管乳头。下颌下腺位于下颌下三角内，其导管开口于舌下阜。舌下腺位于舌下襞深面，其大导管开口于舌下阜；小导管开口于舌下襞表面。

4．咽可分为鼻咽、口咽和喉咽三部。鼻咽是咽的上部，位于鼻腔后方，其上界达颅底下面，下界至腭帆游离缘平面。鼻咽后壁上部的黏膜内有咽扁桃体；两侧壁、下鼻甲后端的后方有咽鼓管咽口，咽口的前、上、后方形成明显的隆起，称咽鼓管圆枕，它是寻找咽鼓管咽口的标志，咽口附近的黏膜内有咽鼓管扁桃体；在咽鼓管圆枕后方与咽后壁之间有一凹陷，称咽隐窝，是鼻咽癌的好发部位。

口咽是咽的中部，位于口腔后方，其上界为腭帆游离缘平面，下界至会厌上缘平面。口咽的侧壁上有腭舌弓和腭咽弓，两弓与咽侧壁共同形成扁桃体窝，内容腭扁桃体，此窝上份未被扁桃体充满的空间称扁桃体上窝，异物常易停留于此；前壁上有一矢状位的舌会厌正中襞，襞两侧的凹陷称会厌谷，异物也可停留于此处。喉咽居咽的下部，位于喉的后方，其上界为会厌上缘水平，下界至第6颈椎体下缘平面。喉咽中有梨状隐窝，它位于喉口的两侧，异物常易嵌顿停留于此处。

5．食管全长有三个生理性狭窄：第一个狭窄位于食管的起始处，距切牙约15cm；第二个狭窄位于食管与左主支气管交叉处，距切牙约25cm；第三个狭窄位于食管穿经膈处，距切牙约40cm。这些狭窄处是异物容易停留和肿瘤的好发部位。此外，临床上有的病人需插消化道引流管，插管时应注意小心地通过几个狭窄处，而且可以根据引流管插入的长度，帮助判断引流管前端已到达什么部位。

6．胃可分为四部，即贲门部、胃底、胃体和幽门部。贲门部位于贲门周围。胃底位于贲门平面以上、向左上方膨出的部分。胃体为自胃底向下至角切迹处的中间大部分，在胃大弯侧无明显界标。幽门部为胃体与幽门之间的部分，它又可分为两部分，其左侧份较为扩大，称幽门窦；右侧份呈长管状，管腔狭窄，称幽门管。

7．当胃中等充盈时，它的位置大部分在左季肋区，小部分在腹上区。胃前壁的毗邻：右侧部分与肝左叶的下面相邻；左侧部分与膈相邻，并被左肋弓所掩盖；中间部分（介于肝左叶与左肋弓之间）直接与腹前壁相贴。胃后壁的毗邻：邻近横结肠、左肾、左肾上腺和胰等器官。胃底的毗邻：靠近膈和脾门。

8．十二指肠可分为四部，即上部、降部、水平部（或称下部）和升部。十二指肠第二部即降部。此部的黏膜有许多环状襞，其后内侧壁黏膜上有呈略凸向肠腔的纵行隆起，称十二指肠纵襞，纵襞的下端为圆形隆起，称十二指肠大乳头，是肝胰壶腹的开口之处。在十二指肠大乳头稍上方，有时可见十二指肠小乳头，这是副胰管的开口之处。

9．空、回肠的区别点

	空肠	回肠
位置	占空回肠全长的近侧 2/5，多位于左腰区和脐区	占空回肠全长的远侧 3/5，常位于脐区、右腹股沟区和盆腔内
管径	较粗	较细
管壁	较厚	较薄
血管	较多	较少
颜色	较红	较浅
肠系膜厚度	较薄	较厚
系膜内血管	直血管较长，动脉弓的级数仅 1 ～ 2 级	直血管较短，动脉弓的级数 4 ～ 5 级
肠黏膜	密而高的环形襞，小肠绒毛密而宽	疏而低的环形襞，小肠绒毛细小
淋巴滤泡	孤立淋巴滤泡	孤立和集合淋巴滤泡

10．大肠中除直肠、肛管和阑尾以外，在形态上具有三个特征性结构，即结肠带、结肠袋和肠脂垂。结肠带由肠管纵行的平滑肌增厚而形成，共有三条，与肠的纵轴平行。结肠袋是由于结肠带较肠管短，因而使肠管形成许多被横沟隔开的囊状突出部。肠脂垂为在结肠带两侧由浆膜和其所含的脂肪组织形成的许多小突起。这三个特征性结构可作为辨认结肠的重要标志。此外，三条结肠带的一端均在阑尾根部集中，所以沿着结肠带往下追踪，是寻找阑尾的可靠方法。

11．盲肠一般位于右髂窝内，但高位盲肠可高至髂嵴以上，甚至可达肝右叶下方，而低位盲肠可到达骨盆腔内。盲肠是大肠的起始部，下端为膨大的盲端，左侧与回肠末端相连，向上续行为升结肠。在外形上盲肠及升结肠与回肠的连接角近 90°，盲肠的后内侧壁上连有细小的阑尾。在内腔面，回肠末端突入盲肠处形成上、下两个半月形的皱襞，称回盲瓣，它们的作用为阻止小肠内容物过快地流入大肠，以便食物在小肠内充分消化吸收，并可防止盲肠内容物逆流回小肠。在回盲瓣的下方有小的阑尾开口。

12．直肠位于小骨盆腔的后部、骶骨的前方。其上端在第 3 骶椎平面与乙状结肠相接，向下沿第 4 ～ 5 骶椎与尾骨前面下行，穿过盆膈移行于肛管。直肠在矢状面上有两个弯曲，即直肠骶曲和直肠会阴曲。直肠骶曲是由于直肠沿骶、尾骨前面下降，形成的凸向后的弯曲。直肠会阴曲是由于直肠绕过尾骨尖行向后下，形成的凸向前的弯曲。

13．肛管内面上段有 6 ～ 8 条呈纵行黏膜皱襞的肛柱。相邻两个肛柱的下端有呈半月形黏膜皱襞的肛瓣相连。肛瓣与相邻两个肛柱的下端共同形成开口向上的袋状陷窝，称肛窦，当粪便积存窦内时，常可引起肛窦炎，甚至进一步发展成直肠肛管周围脓肿或肛瘘。肛瓣的边缘和肛柱的下端共同形成锯齿状的环形线，即为齿状线。齿状线下方有宽约 1cm 的光滑的环形区，称痔环或肛梳。齿状线是临床上判别内、外痔（肛柱黏膜下层、痔环皮下组织的静脉丛发生静脉曲张而形成）的重要依据，在齿状线以下形成的痔为外痔；齿状线以上者为内痔。在痔环下缘有一不明显的环形的白线，它相当于肛门内、外括约肌的交界处，临床肛门指检时，可触知此处有一环形浅沟。

14．肝大部分位于右季肋区和腹上区，小部分位于左季肋区。肝上界的体表投影：在右侧锁骨中线上平第 5 肋，再向左，肝上界经前正中线与剑胸结合线的交点处，最后，在左锁骨中线与第 5 肋间隙交点处。肝下界即肝下缘的体表投影：右侧肝下缘与右肋弓大体一致，故体检时在右肋弓下不能触到肝。肝的中部在腹上区左、右肋弓间，肝下缘居剑突下约 3cm。左侧肝下缘被左肋弓掩盖。3 岁以下健康幼儿由于腹腔的容积较小，而肝体积相对较大，肝下缘常低于右肋弓下 1.5 ～ 2cm，到 7 岁以后，在右肋弓下不能触到肝下缘。

15．肝脏面的中间部有横沟，称肝门，是肝固有动脉左、右支，肝左、右管，肝门静脉左、右支以及神经和淋巴管进出的门户。在肝门的左侧可见到一条前后走向深而狭的纵沟，它由位居前部的肝圆韧带裂和后部的静脉韧带裂组成，它们分别有肝圆韧带和静脉韧带通过。在肝门的右侧还有一条前后走向的宽而浅的纵沟（此沟的前部和后部并不相连）。肝门右侧的纵沟前部为一浅窝称胆囊窝，容纳胆囊；后部称腔静脉沟，有下腔静脉通过。

16．肝在膈面分为两个叶。肝膈面前部借肝镰状韧带分成厚而大的肝右叶和较小而薄的肝左叶。肝在脏面借助一些沟、裂和窝分为 4 个叶：左叶位于肝圆韧带裂和静脉韧带裂的左侧；右叶位于胆囊窝和腔静脉沟的右侧；方叶位于肝门的前方，肝圆韧带裂与胆囊窝之间；尾状叶位于肝门的后方，静脉韧带裂与腔静脉沟之间。肝脏面的左叶与肝膈面的左叶对应。肝脏面的右叶、方叶和尾状叶合起来对应于肝膈面的右叶。

17．胆囊位于肝脏面的胆囊窝内，其上面借结缔组织与肝相连。胆囊可分为胆囊底、胆囊体、胆囊颈和胆囊管四部。胆囊底是胆囊的盲端，圆钝而略膨大，它指向下前方，多露出于肝下缘，并与腹前壁的内面相接触。胆囊体与底无明显分界。胆囊体向后逐渐变细为胆囊颈。胆囊颈细而弯曲，常以直角向左下方弯转，移行于胆囊管。胆囊底的体表投影位置在右锁骨中线与右肋弓相交处。

18．胰是一个狭长形的腺体，横卧于腹后壁，约平对第 1 ～ 2 腰椎体。胰可分为胰头、胰体和胰尾三部分。胰头为胰右端膨大部分，其上、下方和右侧被十二指肠包绕，胆总管常在胰头后方与十二指肠降部之间通过，因此胰头癌可因肿块压迫胆总管而出现阻塞性黄疸。在胰头的下份有向左侧突出的钩突，将肠系膜上动、静脉夹在胰头与钩突之间，胰头癌因肿块压迫血管，可影响肝门静脉的血液回流，可出现腹水、脾大等症状。胰体较长，位于胰头与胰尾之间，略呈三棱锥形，占胰的大部，其前面隔网膜囊与胃相邻，故胃后壁的癌肿或溃疡穿孔常与胰体粘连。胰尾较细，行向左上方抵达脾门。

五、病例分析

1．阑尾长 5 ~ 7cm，其根部连于盲肠的后内侧壁，远端游离。阑尾的位置因人而异，它可位于回肠末端的前面和后面，或位于盲肠后方或下方，也可越过骨盆缘进入盆腔内。根据国人体质调查资料，阑尾以回肠后位和盲肠后位为多。阑尾根部的体表投影，通常以脐与右髂前上棘连线的中、外 1/3 交点（McBurney 点）为标志，有时也以左、右髂前上棘连线的右、中 1/3 交点（Lanz 点）表示。

2．

肝细胞分泌胆汁 → 胆小管 ⋯⋯→ 小叶间胆管 → 肝左、右管

→ 肝总管 → 胆总管 → 肝胰壶腹 → 开口于十二指肠大乳头

胆囊 ⇄(*) 胆囊管 ←(*) 肝总管；胆囊管 → 胆总管

* 表示“不进食时”

（张　艳　张卫光）

第五章　呼吸系统、胸膜和纵隔

内容提要

呼吸系统：主要功能是气体交换，由呼吸道和肺组成。

呼吸道	上呼吸道：鼻、咽、喉
	下呼吸道：气管、各级支气管
肺	肺实质：支气管树、肺泡
	肺间质：结缔组织、血管、淋巴、神经

一、呼吸道

1．鼻

外鼻	由鼻骨和软骨被覆皮肤和皮下组织形成	
鼻腔	鼻前庭	鼻腔前下部靠近鼻孔部位，疖肿好发部位
	固有鼻腔	上、中、下鼻甲 上、中（含筛漏斗、半月裂孔）、下鼻道
	鼻腔黏膜嗅区	上鼻甲内侧面及与其相对的鼻中隔部分

各鼻旁窦的开口部位：

中鼻道	额窦、上颌窦、筛窦前中群
上鼻道	筛窦后群
蝶筛隐窝	蝶窦

2．咽　参见消化系统。

3．喉

喉的软骨：甲状软骨、会厌软骨、环状软骨、杓状软骨。

喉的连结：环杓关节、环甲关节、弹性圆锥（环甲膜）、方形膜、甲状舌骨膜。

弹性圆锥：连于环状软骨、甲状软骨和杓状软骨声带突之间，又称环甲膜。其中：

声韧带：连于声带突与甲状软骨间的游离上缘，为发音主要结构。

环甲膜（环甲正中韧带）：连于甲状软骨下缘和环状软骨弓上缘间，为气管切开或穿刺部位。

喉腔：上通喉咽，下通气管。由上至下，由前庭襞与声襞分为：喉前庭（声门上区）、喉中间腔及喉室（声门区）和声门下腔（声门下区）。

喉口：由会厌上缘、杓会厌襞和杓间切迹围成，朝向后上方。

声带：声韧带和声带肌以及由其覆盖的喉黏膜组成的结构。

喉肌：

名称	起点	止点	作用
环甲肌	环状软骨弓外侧	甲状软骨下缘和下角	紧张声带
环杓后肌	环状软骨板后面	杓状软骨肌突	开大声门、紧张声带
环杓侧肌	环状软骨弓上缘和外面	杓状软骨肌突	缩小声门
杓横肌	一侧杓状软骨后面	对侧杓状软骨后面	缩小声门
杓斜肌	杓状软骨肌突	对侧杓状软骨尖	缩小喉口
甲杓肌	甲状软骨前角内面	杓状软骨外侧面和声带突	松弛声带、缩小声门

4．气管和主支气管

（1）气管：位置——位于食管前方，上接环状软骨，经颈部正中，下行入胸腔。

气管杈：气管于胸骨角平面分为左、右主支气管，其内面纵嵴称气管隆嵴。

（2）主支气管：

主支气管	特征	临床意义
左主支气管	细长，近水平位	异物多易坠入右主支气管
右主支气管	粗短，近垂直位	

二、肺

1．肺的位置和形态

肺左、右各一，位于胸腔内纵隔的两侧，膈的上方。肺的外形近似圆锥体形，具有一尖、一底、两面、三缘、三裂。

一尖	肺尖
一底	肺底（膈面）
两面	肋面、纵隔面（内侧面）
三缘	前缘、后缘、下缘
三裂	左肺斜裂、右肺斜裂、右肺水平裂

2．肺门与肺根

肺门：肺内侧面中部的长圆形凹陷处，有支气管、血管、淋巴管和神经进出。

肺根：以上出入肺门的结构被结缔组织包绕而形成。

3．肺内支气管和支气管肺段

	肺叶	肺段
左肺	上叶	尖段、后段、前段、上舌段、下舌段
	下叶	尖段（上段）、内侧底段、前底段、外侧底段、后底段
右肺	上叶	尖段、后段、前段
	中叶	外侧段、内侧段
	下叶	尖段（上段）、内侧底段、前底段、外侧底段、后底段

三、胸膜

1．胸膜及胸膜腔：被覆于肺、胸壁内面、膈上面和纵隔侧面的浆膜。脏、壁胸膜在肺根处相互移行形成密闭的胸膜腔。

2．胸膜的分部：脏胸膜—— 肺胸膜，壁胸膜—— 胸膜顶、肋胸膜、纵隔胸膜和膈胸膜。

3．胸膜隐窝：壁胸膜相互移行转折之处的胸膜腔，深吸气时肺缘也不能充满此空间。

肋膈隐窝：最大的胸膜隐窝，位于肋胸膜与膈胸膜转折处，立位时为胸膜腔最低位置。

4．胸膜与肺的体表投影：

上界：两侧均位于锁骨内侧 1/3 上方 2.5cm 处的胸膜顶。

下界	胸骨旁线	锁骨中线	腋中线	肩胛下线	近后正中线
胸膜	第 6 肋软骨	第 8 肋	第 10 肋	第 11 肋	第 12 胸椎棘突
肺	第 6 肋软骨	第 6 肋	第 8 肋	第 10 肋	第 10 胸椎棘突

心包裸区：胸骨体下份左侧半和左第 4 ～ 6 肋软骨后方，是心包未被胸膜覆盖的区域。

四、纵隔

上纵隔	胸腺、头臂静脉、上腔静脉、主动脉弓及其分支、膈神经、迷走神经、食管、气管、胸导管、淋巴结等	
胸骨角平面		
下纵隔	前纵隔	结缔组织、淋巴结
	中纵隔	心包、心、出入心的大血管根部
	后纵隔	胸主 A、奇 V、半奇 V、副半奇 V、食管、主支气管、迷走 N、胸交感干、胸导管、淋巴结

应试习题

一、名词解释

1．上呼吸道
2．鼻根
3．鼻翼
4．nasal vestibule
5．nasal septum
6．鼻阈
7．蝶筛隐窝
8．鼻旁窦
9．喉结
10．会厌
11．弹性圆锥
12．声带肌
13．喉口
14．vocal fold
15．声门裂
16．ventricle of larynx
17．声门下腔
18．气管隆嵴

19．root of lung
20．lingula of left lung
21．支气管肺段
22．pleura
23．胸膜腔
24．pulmonary ligament
25．胸膜隐窝
26．肋膈隐窝
27．心包区
28．纵隔

二、填空题

1．呼吸系统由__________和__________两大部分组成。

2．呼吸道包括鼻、__________、__________、__________和__________。

3．临床应用中常把__________、__________和__________称上呼吸道，而下呼吸道是指__________。

4．鼻由__________、__________和__________部分组成，它除是呼吸道的起始部外，也是__________器官。

5．鼻腔以__________和__________为基础，内面覆以__________，被__________分为左、右两腔。

6．每侧鼻腔以__________分为鼻前庭和__________。

7．Nasal vestibule 起于_________，止于_________。Nasal vestibule 壁内面由_________覆盖。

8．Nasal septum 由__________、__________和__________等覆以黏膜而成。

9．下鼻道位于__________，其前上方有__________开口。

10．鼻腔黏膜按其生理功能分为__________区和__________部黏膜。鼻腔的 Litle 区位于__________(部位)。

11．感受嗅觉的嗅细胞分布的鼻黏膜位于__________、__________及__________。

12．筛窦位于__________与__________之间筛骨迷路内的小气房，其中__________筛窦与视神经管相邻。

13．开口于中鼻道的鼻旁窦有__________、__________和__________。

14．构成喉支架的喉软骨包括有__________、__________、__________和__________。

15．甲状软骨两侧近似四边形软骨板的后缘均向上、下发出突起，称__________和__________，前者借韧带与__________相连；后者与__________形成关节。

16．环状软骨由前部的__________和后部高阔的__________两部分组成。

17．杓状软骨底有两个突起，其中向前伸出的突起称__________，有__________附着；向外侧伸出的突起称__________，有__________附着。

18．软骨之间形成的关节有_________和_________，其中_________关节的运动能使声门开大和缩小；__________关节的运动能紧张或松弛声带。

19．Vocal ligament 的前端附着于_________；后端附着于_________，它实为_________的游离上缘。

20．能开大声门裂的肌是__________，它起于__________，止于__________。

21．能缩小声门裂的肌主要是__________，它起于__________，止于__________。

22．Vocalis 实是__________的一部分，它的作用是__________。

23．环甲肌的作用是__________，它起于__________，止于__________。

24．能使喉口缩小的肌有__________、__________和__________。

25．喉口由__________、__________和__________围成。

26．在喉腔内两侧壁上有上、下两对前后走向的黏膜皱襞，上方的称为__________，下方的称为__________。前者两侧之间形成__________，后者两侧之间为__________。

27．声带由__________、__________和__________共同构成。

28．Laryngeal cavity 可被__________和__________分为上、中、下三部分。

29．Laryngeal cavity 可被分为上、中、下三部分，分别称为__________、__________和__________。

30．Fissure of glottis 前 2/3 在__________之间，称为__________；后 1/3 在__________之间，称为__________。

31．气管起于__________，经颈部正中下行入胸腔，在__________平面分为左、右主支气管，分叉处称__________。

32．由 trachea 分出的第一级分支称__________，其中__________较细长，__________走向较倾斜。

33．肺的外形从宽窄长短来看：右肺较__________，左肺较__________。

34．Lung 的外形，可分为__________、__________、__________三面。

35．肺尖经__________向上深入颈根部，在锁骨中内 1/3 交界处高出锁骨__________。肺底与__________邻贴。

36．肺的内侧面又称__________面，其中部有呈椭圆形的凹陷，称__________。

37．Root of lung 内各主要结构的排列自前向后依次为__________、__________和__________。

38．肺表面可见到一些邻接器官压成的沟或压迹，借此可了解肺的毗邻关系，如右肺肺门后方有__________压迹，上方有__________沟；左肺肺门上方和后方有__________和__________压迹。

39．Left lung 前缘有两个特征性结构是__________和__________。

40．肺的分叶：左肺借__________分为上、下两叶；右肺借__________和__________分为上、中、下三叶。

41．脏胸膜和壁胸膜在__________处互相移行，它们共同围成__________。

42．壁胸膜按衬附部位不同可分为__________、__________、__________和__________四部分。

43．胸膜腔内的胸膜隐窝主要有__________隐窝、__________隐窝和__________隐窝，其中__________隐窝的位置最低。

44．两侧胸膜的前界起自__________，向内下斜行，至__________水平互相靠拢并沿中线附近垂直下行一段后再分开。

45．由于两侧胸膜前界的上、下端相互分开，所以在胸骨后方上、下各形成一个三角区：上方在第 2 胸肋关节平面以上胸骨柄后方的称__________；下方在胸骨体下部和左侧第 4、5 肋软骨后方的称__________。

46．肺下界的体表投影：在锁骨中线与__________相交，在腋中线与__________相交，在肩胛线处与__________相交。

47．纵隔通常以__________平面为界，分为上纵隔和下纵隔，后者又以__________为界分为前纵隔、中纵隔和后纵隔三部分。

48．按纵隔的四个分区，胸腺位于__________纵隔和__________纵隔；主动脉弓及其三个大分支起始部位于__________纵隔；奇静脉主要位于__________纵隔。

三、选择题

A1 型题

1．鼻腔和咽相交通的结构是
A．鼻孔
B．鼻前庭
C．鼻后孔
D．切牙孔
E．鼻泪管

2．半月裂孔位于
A．最上鼻道
B．上鼻道
C．中鼻道
D．下鼻道
E．最下鼻道

3．开口于上鼻甲后上方的 paranasal sinuses 是
A．frontal sinus
B．sphenoidal sinus
C．anterior ethmoid sinus
D．middle ethmoid sinus
E．posterior ethmoid sinus

4．开口于下鼻道的是
A．上颌窦
B．额窦
C．筛窦
D．蝶窦
E．鼻泪管

5．喉的成对的软骨是
A．甲状软骨
B．环状软骨
C．会厌软骨
D．杓状软骨
E．气管软骨

6．可以沿垂直轴做旋转运动的结构是
A．环甲关节
B．环杓关节
C．前庭韧带
D．声韧带
E．环甲正中韧带

7．可以紧张声带的肌肉是
A．环杓肌侧
B．杓横肌
C．杓斜肌
D．环甲肌
E．甲杓肌

8．Cricothyroid muscle 的作用是
A．开大声门
B．缩小声门
C．紧张声带
D．松弛声带
E．缩小喉口

9．使声带松弛的肌是
A．环甲肌
B．甲杓肌
C．环杓侧肌
D．环杓后肌
E．杓斜肌

10．Ventricle of larynx 位于
A．喉口两侧
B．喉前庭
C．喉中间腔
D．声门下腔
E．梨状隐窝内

11．Laryngeal cavity 最狭窄的部位在
A．前庭裂
B．声门裂
C．喉室
D．喉口
E．梨状隐窝

12．气管分叉处位于
A．T_2 椎体上缘
B．T_3 椎体上缘
C．T_4 椎体上缘
D．胸骨角平面处
E．T_5 椎体下缘

13．出入肺门的各结构中，位于最前面的结构是
A．肺动脉
B．肺静脉
C．气管
D．支气管
E．支气管动脉

14．肺表面的奇静脉沟位于
A．右肺肺门上方
B．右肺肺门后方
C．右肺肺门前方
D．左肺肺门上方
E．左肺肺门后方

15．位于后纵隔的器官是
A．心
B．膈神经
C．奇静脉弓
D．迷走神经
E．胸腺

16．位于中纵隔内的结构是
A．胸腺
B．奇静脉主干
C．心及出入心的大血管和心包
D．胸主动脉
E．迷走神经

A2 型题

1．男性，22 岁。因鼻出血就诊，鼻腔最易出血的区域是
A．鼻腔顶部
B．鼻黏膜嗅区
C．鼻中隔前下区
D．鼻中隔后上区
E．鼻后孔

2．女性，16 岁。因流黄鼻涕和头痛就诊，初步诊断为上颌窦炎，该窦开口于
A．最上鼻道
B．上鼻道
C．中鼻道
D．下鼻道
E．蝶筛隐窝

3．女性，8 岁。因急性呼吸困难行环甲膜穿刺急救，环状软骨弓平对
A．第 4 颈椎
B．第 5 颈椎
C．第 6 颈椎
D．第 7 颈椎
E．第 8 颈椎

4．女性，26 岁。喜爱高音歌唱，与发声有关的结构是
A．喉室
B．杓横肌
C．环杓侧肌
D．环杓后肌
E．杓斜肌

5．男性，6 岁。因感冒引发急性喉炎，易发生水肿的部位是
A．laryngeal vestibule
B．intermedial cavity of larynx
C．ventricle of larynx
D．infraglottic cavity
E．aditus laryngis

6．女性，33 岁。因病行甲状腺切除术，术中可见甲状腺峡从前方跨过的气管软骨环是
A．第 1 ～ 2
B．第 2 ～ 4
C．第 3 ～ 5
D．第 4 ～ 5
E．第 5 ～ 6

7．女性，52 岁。因急性呼吸困难急诊入院，行气管切开常选择的部位是
A．环甲膜

B．第 1 ～ 3 气管软骨处
C．第 3 ～ 5 气管软骨处
D．第 5 ～ 7 气管软骨处
E．第 6 ～ 8 气管软骨处

8．男性，5 岁。口含花生米突然摔倒，该异物多易坠入滞留的部位是
A．喉口
B．气管杈
C．气管主干
D．左主支气管
E．右主支气管

9．女性，35 岁。因外伤导致肋骨骨折引发右侧气胸，急救胸腔穿刺的部位常选择在
A．右锁骨中线第 2 肋间
B．右锁骨中线第 6 ～ 7 肋间
C．右腋中线第 6 ～ 7 肋间
D．右腋后线第 7 ～ 8 肋间
E．右肩胛下线第 7 ～ 9 肋间

10．男性，55 岁。因肺部肿瘤进行胸腔镜手术，术后行胸膜腔闭式引流最常选择的部位是
A．锁骨中线第 2 肋间
B．锁骨中线第 4 ～ 5 肋间
C．腋前线第 7 ～ 8 肋间
D．腋中线第 6 ～ 7 肋间
E．肩胛下线第 7 ～ 9 肋间

11．男性，68 岁。有 30 多年的吸烟史，确诊为肺癌晚期，有胸腔积液时最先积聚的部位是
A．肺根处
B．胸膜顶
C．叶间裂
D．肋膈隐窝
E．肋纵隔隐窝

A3 型题

（1 ～ 4 题共用题干）

男性，23 岁。近期有低热、咳嗽、消瘦、乏力、食欲差等症状，化验提示红细胞沉降率（血沉）快，结核菌素试验呈强阳性，初步诊断为原发性肺结核。

1．该患者的胸片显示的病灶部位主要在

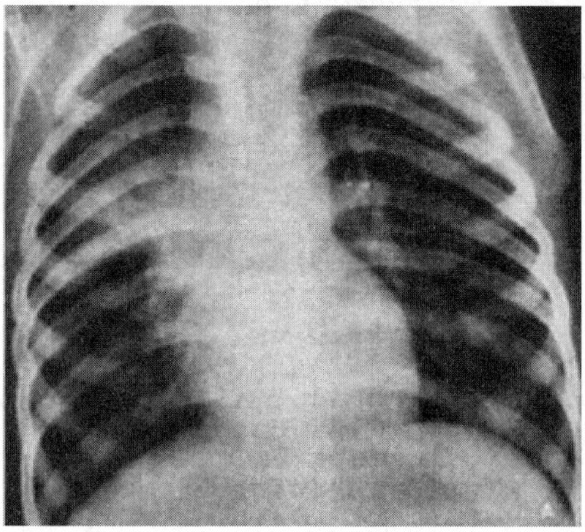

A．左肺上叶的下部
B．左肺下叶的上部
C．右肺上叶的上部
D．右肺中叶的上部
E．右肺下叶的下部

2．Pleura 下界在腋中线处
A．与第 8 肋相交
B．与第 9 肋相交
C．与第 10 肋相交
D．与第 11 肋相交
E．与第 12 肋相交

3．Lung 的下界在锁骨中线处
A．与第 6 肋相交
B．与第 8 肋相交
C．与第 10 肋相交
D．与第 11 肋相交
E．与第 12 肋相交

4．该患者因耐药治疗效果不佳，出现了大量的胸腔积液，穿刺抽取积液多选择在
A．锁骨中线第 2 肋间
B．锁骨中线第 4 ～ 5 肋间
C．腋前线第 7 ～ 8 肋间
D．腋中线第 6 ～ 7 肋间
E．肩胛下线第 7 ～ 9 肋间

B 型题

A．frontal sinus
B．sphenoidal sinus
C．maxillary sinus
D．anterior ethmoid sinus
E．posterior ethmoid sinus

1．窦口离窦底位置高，分泌物不易排出的是
2．开口于上鼻道的是
3．开口于上鼻甲或最上鼻甲后上方与鼻腔顶之间的隐窝处的是

A．甲状软骨
B．环状软骨
C．会厌软骨
D．杓状软骨
E．气管软骨

4．喉结位于
5．当吞咽时，能封闭喉口的是
6．有声带突的是

A．环甲关节
B．环杓关节
C．弹性圆锥
D．甲状舌骨膜
E．会厌

7．与声带构成有关的结构是
8．与声门裂开大或缩小运动有关的结构是
9．参与构成喉腔上口的是
10．与甲状软骨前角与杓状软骨声带突之间的距离增加有关的结构是

A．laryngeal vestibule
B．intermedial cavity of larynx
C．声门下腔
D．喉口
E．杓会厌襞

11．位于前庭裂平面与喉口之间的部位是
12．位于声门裂平面与前庭裂平面之间的部位是
13．喉腔经上述何结构与咽腔相通
14．何处的黏膜下组织较疏松

A．环杓后肌
B．环杓侧肌
C．甲杓肌
D．环甲肌
E．杓横肌

15．能开大声门裂的是
16．能紧张声带最主要的是
17．与松弛声带功能有关的是
18．与声带构成有关的是

A．右肺上叶
B．右肺中叶
C．右肺下叶
D．左肺上叶
E．左肺下叶

19．Cardiac notch 位于
20．参与构成左肺前缘的是
21．Lingula of left lung 位于

A．肋胸膜
B．斜裂
C．水平裂
D．肺小舌
E．膈胸膜

22．只有左肺才有的结构是
23．只有右肺才有的结构是
24．左、右肺都有的结构是

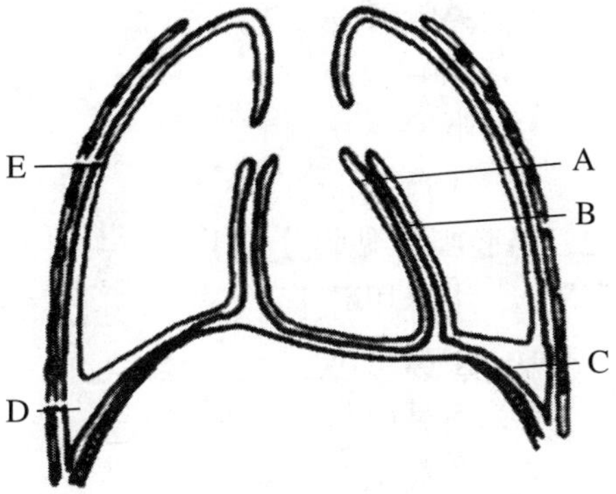

图 12　胸膜

图 12 中：
25．构成纵隔外侧界的是
26．与 costodiaphragmatic recess 的构成有关的是
27．位于纵隔内部的是
28．Costodiaphragmatic recess 是

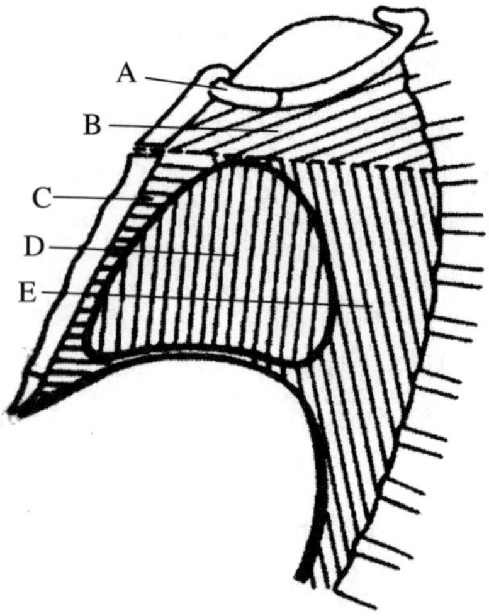

图 13　纵隔

图 13 中：
29．升主动脉起始部位于
30．胸主动脉位于
31．Trachea 位于
32．心位于

X 型题

1．属于上呼吸道的结构是
　A．鼻前庭
　B．鼻旁窦
　C．咽
　D．喉室
　E．气管
2．鼻腔嗅区黏膜分布于
　A．上鼻甲
　B．中鼻甲
　C．下鼻甲
　D．下鼻道
　E．鼻中隔上部
3．位于鼻腔外侧壁的结构有
　A．筛漏斗
　B．筛泡
　C．蝶筛隐窝
　D．上鼻甲
　E．半月裂孔
4．鼻旁窦包括
　A．额窦
　B．筛窦
　C．蝶窦
　D．乳突窦
　E．上颌窦
5．开口于中鼻道的鼻旁窦有
　A．额窦
　B．前筛窦
　C．中筛窦
　D．后筛窦
　E．蝶窦
6．壁胸膜包括
　A．肋胸膜
　B．胸膜顶
　C．纵隔胸膜
　D．肺胸膜
　E．膈胸膜
7．成对的喉软骨是
　A．甲状软骨
　B．环状软骨
　C．会厌软骨
　D．杓状软骨
　E．楔状软骨
8．与弹性圆锥有关的结构有
　A．前庭韧带
　B．方形膜
　C．甲状舌骨膜
　D．环甲正中韧带
　E．声韧带
9．与声带有关的结构是
　A．vocal ligament
　B．声带肌
　C．vocal fold
　D．vestibular fold

E．肌突
10．喉腔侧壁上的重要结构有
A．前庭襞
B．会厌结节
C．声襞
D．梨状隐窝
E．咽鼓管圆枕
11．Laryngeal muscle 支配障碍可能出现的症状有
A．环杓后肌瘫痪不能开大声门裂
B．环杓侧肌瘫痪不能缩小声门裂
C．环甲肌瘫痪不能紧张声带
D．甲杓肌瘫痪不能松弛声带
E．环杓侧肌瘫痪不能缩小声门口
12．气管的位置是
A．上端起自第 6 颈椎下缘
B．下端平胸骨角平面
C．上端平对第 7 颈椎
D．下端平第 4 胸椎椎体下缘
E．位于中纵隔内
13．左主支气管的结构特点包括
A．左主支气管较右主支气管长
B．左主支气管较右主支气管细
C．左主支气管不如右主支气管垂直
D．后壁缺少软骨
E．气管隆嵴偏向左侧
14．右肺的纵隔面的结构有
A．心切迹
B．奇静脉沟
C．食管压迹
D．主动脉弓压迹
E．胸主动脉压迹
15．胸膜顶的位置
A．肺尖的上部
B．位于颈根部
C．高出锁骨内侧 1/3 段上方约 2.5cm
D．位于胸锁乳突肌的前方
E．突出胸廓上口
16．胸膜隐窝包括
A．胸膜窦
B．胸膜顶
C．肋膈隐窝
D．肋纵隔隐窝
E．膈纵隔隐窝
17．出入肺门的结构有
A．bronchi
B．pulmonary artery
C．pulmonary vein
D．支气管肺门淋巴结
E．神经纤维
18．位于前纵隔内的结构有
A．奇静脉
B．胸腺
C．气管
D．淋巴结和结缔组织
E．食管
19．喉返神经支配的喉肌有
A．环甲肌
B．甲杓肌
C．杓斜肌
D．环杓侧肌
E．杓会厌肌
20．收缩能够紧张声带的喉肌有
A．环甲肌
B．杓横肌
C．环杓后肌
D．环杓侧肌
E．杓会厌肌

四、问答题

1．试述 nasal cavity 外侧壁的主要结构。
2．写出上颌窦的位置和开口部位。
3．试述上颌窦各壁的构成和毗邻。

4．试述 laryngeal cavity 侧壁的重要结构。
5．试述环杓关节和环甲关节的构成和运动。
6．试述声带的构成以及紧张和松弛声带的咽喉肌的名称和起止。
7．试述气管的结构特点。简述左、右主支气管的差异及其与气管异物的关系。
8．试述 left lung 的形态结构。
9．试述胸膜顶和胸膜下界的体表投影。
10．试述胸膜隐窝的形成。简述肋膈隐窝的位置以及临床意义。
11．试述 mediastinum 的边界和分区。

五、病例分析

男，32 岁。因左侧胸部前上方被工具刀刺伤急诊入院。患者主诉左侧胸部疼痛感明显，有憋气感。查体：伤口在左侧颈根部，锁骨内侧上方、胸锁乳突肌外侧。患者呼吸略急促，其他未见异常。胸部 X 线检查显示：左肺的周围有气体和液体，左肺已缩小至一半体积。胸膜腔穿刺出血性液体（血气胸）。

思考：试从解剖学的角度推断病人损伤的部位。病人体内的气体和液体积聚在何处？并解释症状出现的原因。

参考答案

一、名词解释

1．呼吸道包括鼻、咽、喉、气管和各级支气管，通常把鼻、咽和喉三部称为上呼吸道。内科疾病中的上呼吸道感染即是指此部呼吸道的一种疾患。

2．外鼻与额相连的狭窄部称鼻根。

3．鼻尖两侧扩大称鼻翼，为外鼻的一个结构。临床上，呼吸困难的病人（特别是儿童）有鼻翼扇动的症状。

4．鼻前庭：鼻腔前下方鼻翼内面较宽大的部分称鼻前庭，起于鼻孔，止于鼻阈。鼻前庭由皮肤覆盖，生有鼻毛，有滤过和净化空气功能。鼻前庭缺少皮下组织且富有皮脂腺和汗腺，是疖肿好发的部位，而且发病时疼痛剧烈。

5．鼻中隔：由筛骨垂直板、犁骨及鼻中隔软骨构成支架，表面覆盖黏膜而成。位置通常偏向一侧。鼻中隔前下份血管丰富、位置表浅，外伤或干燥空气刺激，均易引起出血，故称易出血区即 Litle 区或 Kieselbach 区。

6．鼻阈为鼻腔中皮肤与黏膜的交界处，是鼻前庭与固有鼻腔的分界。

7．上鼻甲或最上鼻甲后上方与蝶骨体之间的凹陷部分称蝶筛隐窝。蝶窦开口于蝶筛隐窝。

8．鼻旁窦是鼻腔周围含气颅骨的腔，开口于鼻腔。窦壁衬以黏膜并与鼻腔黏膜相移行。有温暖、湿润空气及对发音产生共鸣的作用。

9．甲状软骨的左、右两块方形软骨板前缘相互愈着，愈着处称前角，前角的上端向前突出，称喉结，成年男性特别明显，是颈部的重要体表标志。

10．以会厌软骨为结构基础，表面覆以黏膜构成会厌，其上缘参与喉口的围成，是喉口的活瓣，吞咽时候上提并向前移，会厌封闭喉口，阻止食团误入喉腔而引导食团进咽。

11．弹性圆锥为弹性纤维组成的膜性结构，起自甲状软骨前角的后面，呈扇形向下向后附着于杓状软骨声带突和环状软骨上缘。此膜上缘游离增厚，紧张于甲状软骨与声带突之间，称声韧带，是声带的基础。弹性圆锥中部弹性纤维增厚，称环甲正中韧带。急性喉阻塞时，为抢救病人生命，可在此韧带处进行穿刺，建立暂时的通气道。

12．声带肌为甲杓肌的一部分。甲杓肌起于甲状软骨前角的后面，向后止于杓状软骨外侧面。其下部肌束位于声襞内，紧贴声韧带外侧，止于声带突，特称声带肌，收缩时使声襞变短、松弛。

13．喉口是喉腔的上口，由会厌上缘、杓会厌襞和杓间切迹围成。喉腔经喉口与喉咽相通。

14．声襞：喉腔侧壁内面有上、下两对黏膜皱襞，上方的一对黏膜皱襞称前庭襞；下方的一对黏膜皱襞即是声襞。声襞覆盖着其深面的声韧带和声带肌，三者共同组成声带。

15．位于两侧声襞及杓状软骨底和声带突之间的裂隙称声门裂，是喉腔最狭窄的部位。

16．喉室：是喉中间腔的一个结构。喉中间腔是指喉腔位于前庭襞与声襞之间的部分，它向两侧突出成囊状间隙，即为喉室。

17．声门下腔是指喉腔中位于声襞至环状软骨下缘的部分。此区黏膜下组织比较疏松，炎症时易引起水肿。婴幼儿喉腔较窄小，急性喉水肿容易引起喉梗塞，导致呼吸困难。

18．左、右支气管的分叉处称为气管杈，在气管杈的内面有一矢状位的向上的半月状嵴称气管隆嵴，它的位置略偏向左侧，是气管镜检查判断气管分叉的重要标志。

19．肺根：在肺门处，支气管、肺动静脉、淋巴管和神经等出入肺的结构被结缔组织包绕在一起，统称为肺根，将肺连于纵隔。

20．左肺小舌：是左肺上叶上的一个结构。左肺前缘角锐利，其下份有一明显凹陷，称心切迹，切迹下方有一舌状突起称为左肺小舌。

21．简称肺段。左、右主支气管分为叶支气管进入肺叶。肺叶支气管在各肺叶内再分为肺段支气管。每一肺段支气管及其分支分布区的全部肺组织一起构成一个支气管肺段（肺段）。通常左、右肺各有 10 个肺段。肺段的结构和功能有相对的独立性，临床上常可以肺段为单位进行定位诊断及手术切除。

22．胸膜：是衬附于胸壁内面、膈上面、纵隔两侧面和肺表面的一层浆膜，可分为脏胸膜和壁胸膜两部。脏胸膜被覆于肺的表面，与肺实质连接紧密，并深入肺叶间裂内。壁胸膜贴附于胸壁内面、膈上面和纵隔表面。

23．胸膜腔是指脏胸膜与壁胸膜在肺根处相互移行，两者之间围成的密闭、狭窄、呈负压的胸膜间隙。胸膜腔左、右各一，其内仅含有少量浆液，可减少摩擦。

24．肺韧带：脏、壁两层胸膜在肺根表面相互移行，肺根下方连于纵隔外侧面与肺内侧面之间的前后两层胸膜重叠，形成三角形皱襞称肺韧带。有固定肺的作用。

25．不同部分的壁胸膜相互移行返折处的胸膜腔，即使在深吸气时肺缘也达不到其内，故称为胸膜隐窝。

26．胸膜隐窝中，肋胸膜与膈胸膜返折处为肋膈隐窝，此处是胸膜腔最低位置，胸膜腔积液常先积存于此。

27．两侧胸膜前返折线在第 2 ～ 4 肋软骨平面相互靠拢，在第 2 胸肋关节平面以上和第 4 胸肋关节平面以下，两侧胸膜前返折线相互离开，因而在胸骨后方形成上、下两个无胸膜覆盖的区域，其中下方的一个区域称为心包区，即心包区是在第 4 胸肋关节平面以下，两侧胸膜前返折线之间的区域，它位于胸骨体下部和左第 4 、 5 肋软骨的后方。

28．纵隔是左、右纵隔胸膜之间全部器官、结构和结缔组织的总称。其前界为胸骨；后界为脊柱胸段；两侧界为纵隔胸膜；上界为胸廓上口；下界为膈。

二、填空题

1．呼吸道　肺
2．咽　喉　气管　各级支气管
3．鼻　咽　喉　气管和各级支气管
4．外鼻　鼻腔　鼻旁窦　嗅觉
5．骨　软骨　皮肤和黏膜　鼻中隔
6．鼻阈　固有鼻腔
7．鼻孔　鼻阈　皮肤
8．筛骨垂直板　犁骨　鼻中隔软骨
9．下鼻甲的下方　鼻泪管
10．嗅　呼吸　鼻中隔的前下份
11．上鼻甲内侧面　与上鼻甲相对的鼻中隔部分　鼻腔顶部
12．鼻腔外侧壁上部　眶内侧壁　后
13．上颌窦　额窦　前、中筛窦
14．甲状软骨　环状软骨　会厌软骨　杓状软骨
15．上角　下角　舌骨大角　环状软骨
16．环状软骨弓　环状软骨板
17．声带突　声韧带　肌突　喉肌
18．环甲关节　环杓关节　环杓　环甲
19．甲状软骨前角后面　杓状软骨声带突　弹性圆锥
20．环杓后肌　环状软骨板后面　杓状软骨的肌突
21．环杓侧肌　环状软骨弓上缘和弹性圆锥的外面　杓状软骨肌突的前面
22．甲杓肌　使声襞变短、松弛
23．紧张并拉长声带　环状软骨弓前外侧面　甲状软骨下角和下缘
24．杓斜肌　杓横肌　杓会厌肌

25．会厌上缘　杓会厌襞　杓间切迹
26．前庭襞　声襞　前庭裂　声门裂
27．声韧带　声带肌　覆盖前两者的喉黏膜
28．前庭襞　声襞
29．喉前庭　喉中间腔　声门下腔
30．两侧声带　膜间部　两侧杓状软骨底和声带突　软骨间部
31．环状软骨下缘（平第 6 颈椎体下缘）　胸骨角　气管杈
32．主支气管　左主支气管　左主支气管
33．短而宽　狭而长
34．肋面　肺底（膈面）　纵隔面
35．胸廓上口　2.5cm　膈
36．纵隔　肺门
37．上肺静脉　肺动脉　主支气管
38．食管　奇静脉　主动脉弓　胸主动脉
39．心切迹　左肺小舌
40．斜裂　斜裂　水平裂
41．肺根　胸膜腔
42．肋胸膜　膈胸膜　纵隔胸膜　胸膜顶
43．肋膈　肋纵隔　膈纵隔　肋膈
44．锁骨中、内 1/3 交界处上方约 2.5cm 处的胸膜顶　第 2 胸肋关节
45．胸腺区　心包区
46．第 6 肋　第 8 肋　第 10 肋
47．胸骨角　心包
48．上　前　上　后

三、选择题

A1 型题

1．C	2．C	3．B	4．E	5．D	6．B	7．D	8．C
9．B	10．C	11．B	12．D	13．B	14．A	15．D	16．C

A2 型题

1．C	2．C	3．C	4．D	5．D	6．B	7．C	8．E
9．A	10．D	11．D					

A3 型题

1．D	2．C	3．A	4．E

B 型题

1．C	2．E	3．B	4．A	5．C	6．D	7．C	8．B
9．E	10．A	11．A	12．B	13．D	14．C	15．A	16．D
17．C	18．C	19．D	20．D	21．D	22．D	23．C	24．B
25．B	26．C	27．A	28．D	29．D	30．E	31．B	32．D

X 型题

1．ABCD 2．AE 3．ABCDE 4．ABCE 5．ABC 6．ABCE
7．DE 8．DE 9．ABC 10．AC 11．ABCDE 12．ABD
13．ABCDE 14．BC 15．ABCE 16．CDE 17．ABCDE 18．BD
19．BCDE 20．AC

四、问答题

1．鼻腔外侧壁形态复杂，自上而下有三个鼻甲突向鼻腔，分别称上、中、下鼻甲。上、中鼻甲之间为上鼻道，中、下鼻甲之间为中鼻道，下鼻甲下方为下鼻道。在上鼻甲的后上方多数人有最上鼻甲。上鼻甲或最上鼻甲后上方与蝶骨体之间的凹陷部分称为蝶筛隐窝。

中鼻道中部凹向上方的弧形裂隙为半月裂孔，该裂孔的前上方为筛漏斗。半月裂孔上方的圆形隆起为筛泡。在中鼻道还有额窦、上颌窦、前筛窦和中筛窦等的开口。此外上鼻道有后筛窦的开口，蝶筛隐窝有蝶窦开口，下鼻道前上方有鼻泪管的开口。

2．上颌窦位于上颌骨内，占据上颌骨的体部，并通过上颌窦口开口于鼻腔中鼻道的半月裂孔。此外由于上颌窦的底低于鼻腔的底，更低于上颌窦口，所以当上颌窦炎症时，脓液引流不通畅，积存于窦内。上颌窦的内侧壁即为鼻腔的外侧壁，此壁骨质最薄，临床常在此进行上颌窦穿刺。

3．上颌窦前壁为上颌体前面的尖牙窝，骨质较薄；后壁与翼腭窝毗邻；上壁即眶下壁；底壁为上颌骨的牙槽突，与第 2 前磨牙和第 1、2 磨牙根部邻近；内侧壁即鼻腔的外侧壁。

4．喉腔侧壁可见上、下两对突入喉腔的黏膜皱襞，上方一对为前庭襞，活体呈粉红色。自甲状软骨前角连至杓状软骨声带突上方。下方一对为声襞，在活体颜色较白，自甲状软骨前角后面连至杓状软骨声带突。前庭襞与声襞之间向外延伸的梭形隐窝为喉室。

5．环杓关节由环状软骨板上的关节面与杓状软骨底的关节面构成。杓状软骨在此关节垂直。轴作向内、外旋转运动，旋内使声带突相互靠近缩小声门裂，旋外则作用相反开大声门。杓状软骨也可作前、后、内、外等方向上的滑动。环甲关节由甲状软骨下角与环状软骨板外侧部的关节面构成。在环甲肌牵引下，甲状软骨在冠状轴上作前倾和复位运动。前倾时使甲状软骨前角与杓状软骨间的距离加大，声带紧张；复位时，两者间的距离缩小、声带松弛。

6．声带由声韧带、声带肌和声襞三者构成。紧张声带的肌：①环甲肌，起自环状软骨弓的前外侧面，止于甲状软骨下缘和下角。②环杓后肌，起自环状软骨板后面，止于杓状软骨肌突。松弛声带的肌：声带肌，为甲杓肌的一部分，起自甲状软骨前角的后面，止于杓状软骨外侧面，使声襞变短而松弛。

7．气管由 14 ~ 17 个“C”形的透明软骨环以及连接各环之间的结缔组织和平滑肌构成，气管内面衬以黏膜。气管的后壁缺少软骨，由纤维组织膜封闭，称气管膜壁。气管在胸骨角平面分为左、右主支气管。分杈处称气管杈，气管杈内面有一向上凸的纵嵴，呈半月形，称气管隆嵴，是支气管镜检查的定位标志。

由于左、右主支气管在形态上略有差异，其中左主支气管较细长，走向倾斜，而右主支气管较短粗，走向较前者陡直，所以经气管坠入的异物多进入右侧的主支气管。

8．左肺与右肺相似，略呈圆锥形，具有一尖一底、肋面、纵隔面和膈面（即肺底），以及前缘、后缘和下缘；但与右肺相比，左肺比较狭长。左肺表面为脏胸膜所被覆，光滑润泽，透过脏胸膜可见大量肺小叶的轮廓。肺尖圆钝，经胸廓上口突至颈部，超出锁骨中内1/3交界处突出锁骨上方约2.5cm。肺底又称膈面，稍向上凹。肋面面积较大而圆凸，与胸廓内面相邻。内侧面亦称纵隔面，此面的中部有一椭圆形的凹陷，称肺门，有支气管、血管、淋巴管和神经进出，这些进出肺门的结构，由结缔组织包绕，构成肺根。肺根内各结构的排列自前向后，依次为：肺静脉、肺动脉、支气管。自上而下，各结构的排列为：肺动脉、支气管和肺静脉。肺门附近有支气管肺淋巴结（又称肺门淋巴结）。

在左肺表面可见到，肺门上方和后方有主动脉弓和胸主动脉的压迹，肺门的前下方有明显的心压迹。左肺前缘下部有心切迹，切迹下方的舌状突出部，称左肺小舌。后缘较钝，在脊柱两侧的肺沟中。肺的下缘较锐，位于膈上，其位置随呼吸运动而变化。左肺由斜裂分为上、下两叶，此裂自后上斜向前下。

9．左、右两侧胸膜顶的体表投影均位于锁骨中、内1/3交界处上方约2.5cm处。胸膜下界体表投影：右侧起自第6胸肋关节后方，在左侧起自第6肋软骨后方，两侧均行向外下方，在锁骨中线与第8肋相交，在腋中线与第10肋相交，在肩胛线与第11肋相交，终止于第12胸椎高度。在右侧由于膈的位置较高，胸膜下界的投影位置也较左侧略高。

10．胸膜隐窝是胸膜腔较特殊的一部分，是不同部分的壁胸膜相互移行转折处的胸膜腔，此部胸膜腔即使在深吸气时，肺缘也达不到其内。

肋胸膜和膈胸膜相互转折形成的胸膜隐窝，称肋膈隐窝，呈半月形，左、右各一。由于肋膈隐窝位于胸膜腔的最低处，所以当胸膜腔积液时，首先积存于此，并易引起继发感染，临床上把此处作为穿刺抽液的部位。此处也是炎症后容易出现粘连的部位。

11．纵隔是左右纵隔胸膜间全部器官、结构与结缔组织的总称，前界为胸骨，后界为脊柱胸段，两侧为纵隔胸膜，向上达胸廓上口，向下至膈。通常借胸骨角平面（平对第4胸椎体下缘）将纵隔分为上纵隔与下纵隔，下纵隔再以心包为界，分为前纵隔、中纵隔和后纵隔。

五、病例分析

病人左侧颈根部、锁骨内侧受伤，可能扎破壁层胸膜的胸膜顶。由于气体由破口处进入胸膜腔，形成气胸。病人体内的气体和血液积聚在胸膜腔内，压缩了左肺，导致呼吸急促。

（王　君　张卫光）

第六章　泌尿系统

内容提要

泌尿系统的组成：肾、输尿管、膀胱、尿道。

一、肾

1．肾的形态

肾门：肾内侧缘凹陷，有肾动脉、肾静脉、肾盂等结构出入。

肾蒂：从前向后：肾静脉、肾动脉、肾盂。由上到下：肾动脉、肾静脉、肾盂。

肾的位置：

	上端	下端
左肾	平对第 12 胸椎上缘	平对第 3 腰椎上缘
右肾	平对第 12 胸椎下缘	平对第 3 腰椎下缘

肾区：临床上常将竖脊肌的外侧缘与第 12 肋的夹角处称为肾区。

肾的被膜：由内向外依次为纤维囊、脂肪囊、肾筋膜。

肾的结构：肾实质可分为肾皮质、肾髓质两部分。

肾的冠状断面结构：肾柱、肾窦，肾锥体、肾乳头，肾小盏、肾大盏、肾盂。

二、输尿管

1．输尿管分 3 部

腹段	起于肾盂末端，下行越过髂血管前方，至小骨盆入口处
盆段	从小骨盆入口处至膀胱底，男性输尿管行于输精管后方，并与之交叉后至膀胱壁。女性输尿管在子宫颈外约 2cm 处，从子宫动脉后下方经过
壁内段	在膀胱底斜穿膀胱壁，经输尿管口开口于膀胱

2．输尿管 3 个狭窄

第 1 狭窄	肾盂与输尿管的移行处
第 2 狭窄	跨越小骨盆的入口（髂血管）处
第 3 狭窄	斜穿膀胱壁处

三、膀胱

1．膀胱的形态　膀胱尖、底、体、颈、尿道内口、输尿管间襞。

膀胱三角：膀胱底的内侧面，左、右输尿管口与尿道内口间的三角形区域，缺少黏膜下层组织，无黏膜皱襞，为膀胱肿瘤和结石的好发部位。

2．**膀胱的位置和毗邻**　成人的膀胱位于盆腔的前部，耻骨联合的后方。

后方有精囊、输精管壶腹和直肠（男性）/ 子宫和阴道（女性）。

下方邻接前列腺（男性）/ 尿生殖膈（女性）。

四、尿道

男性尿道：参见男性生殖系统。

女性尿道：起于膀胱的尿道内口，穿过尿生殖膈，开口于尿道外口。比男性尿道具有短、宽、直的特点。

应试习题

一、名词解释

1．肾蒂
2．renal sinus
3．renal papillae
4．renal columns
5．renal pelvis
6．renal fascia
7．renal region
8．肾的脂肪囊
9．肾段
10．trigone of bladder

二、填空题

1．泌尿系统由__________、__________、__________和__________四部分组成。

2．Kidney 位于__________的两侧，腹膜后间隙内，可分为__________两端，__________两面和__________两缘。

3．肾蒂内各结构排列关系，由上而下依次为__________、__________和__________。

4．肾的实质可分为__________和__________两部分。肾血管等出入的部位称为__________，后者位于肾的__________缘。

5．位于 renal sinus 内的主要结构有__________、__________、__________和__________。

6．左肾的位置略__________于右肾。左肾的上端平__________，下端平__________，第 12 肋斜越过左肾后面的__________部。

7．肾有疾患时，叩击或触压__________区，常引起疼痛，此区的位置在__________与__________之间形成的夹角处。

8．右肾前面紧邻的重要脏器为__________、__________和__________。

9．肾的表面有三层被膜，由内向外依次为__________、__________和__________，对肾有__________作用。

10．Ureter 按其行径可分为__________、__________和__________三部分。Ureter 最后以__________开口于膀胱内面。

11．Urinary bladder 的形态可分为__________、__________、__________和__________

四部分。

12．Trigone of bladder 位于__________，其两侧角为__________；下角为__________。

13．膀胱内面两侧输尿管口之间的横行皱襞称__________，是膀胱镜检查时寻找__________的标志；膀胱下部有__________与尿道相接。

14．膀胱的毗邻：在男性，后方与__________、__________和__________相邻；下方与__________相邻。

15．女性尿道起自__________，经__________前方下行，穿过__________，末端以尿道外口开口于__________。

三、选择题

A1 型题

1．与左肾前上部毗邻的脏器是

A．胃

B．肝

C．脾

D．结肠右曲

E．胰腺

2．肾门约平对

A．第 11 胸椎体平面

B．第 12 胸椎体平面

C．第 1 腰椎体平面

D．第 2 腰椎体平面

E．第 3 腰椎体平面

3．肾蒂内主要结构由前向后排列的顺序是

A．肾动脉、肾静脉、输尿管

B．肾盂、肾静脉、肾动脉

C．肾盂、肾动脉、肾静脉

D．肾静脉、肾动脉、肾盂

E．肾静脉、肾盂、肾动脉

4．属于肾皮质的结构是

A．renal fibrous capsule

B．renal pyramids

C．renal papillae

D．renal columns

E．minor renal calices

5．右侧第 12 肋斜过

A．右肾的上方

B．右肾后面的上部

C．右肾后面的中部

D．右肾后面的下部

E．右肾的下方

6．不与右肾毗邻的结构是

A．right suprarenal gland

B．duodenum

C．jejunum

D．colon

E．liver

7．左侧输尿管跨过的髂血管位置是

A．左髂总动脉起始部

B．左髂总动脉终末部

C．左髂外动脉的起始部

D．左髂外动脉的终末部

E．左髂内动脉的起始部

8．与右侧输尿管的第二个狭窄相交叉的结构是

A．髂外血管

B．子宫血管

C．闭孔血管

D．回结肠血管

E．睾丸 / 卵巢血管

9．输尿管的第三个狭窄是

A．跨越子宫动脉处

B．肾盂与输尿管移行处为一狭窄部

C．与髂血管交叉处为一狭窄部

D．末端开口处

E．输尿管壁内段

10．输尿管行经子宫颈外侧 2.5cm 处走行于子宫动脉的

A．前上方

B．后上方
C．前下方
D．后下方
E．内侧

11．不与膀胱后方相毗邻的结构是
A．精囊
B．rectum
C．prostate
D．阴道（在女性）
E．输精管壶腹

12．与男性尿道相比，女性尿道的特点是
A．短、宽、弯
B．长、细、直
C．短、宽、直
D．长、宽、弯
E．短、细、直

A2 型题

1．男性，42 岁。因输尿管结石导致肾盂积水，正常成人肾盂的容积是
A．3 ~ 5ml
B．3 ~ 10ml
C．10 ~ 15ml
D．15 ~ 20ml
E．20 ~ 25ml

2．男性，67 岁，瘦高体型。因肾的固定结构异常出现肾下垂，最可能发生异常的结构是
A．肾蒂
B．肾盂
C．壁腹膜
D．腹横筋膜
E．肾的被膜

3．女性，45 岁。因子宫肿瘤行腹腔镜下子宫切除，结扎子宫血管时最易损伤的结构是
A．直肠
B．膀胱
C．输尿管
D．髂总动脉
E．下腔静脉

4．男性，74 岁。因血尿就医，行膀胱镜检查时发现膀胱三角处存在瘤状物，膀胱三角位于
A．膀胱尖
B．膀胱颈
C．膀胱体
D．膀胱底
E．膀胱垂

B 型题

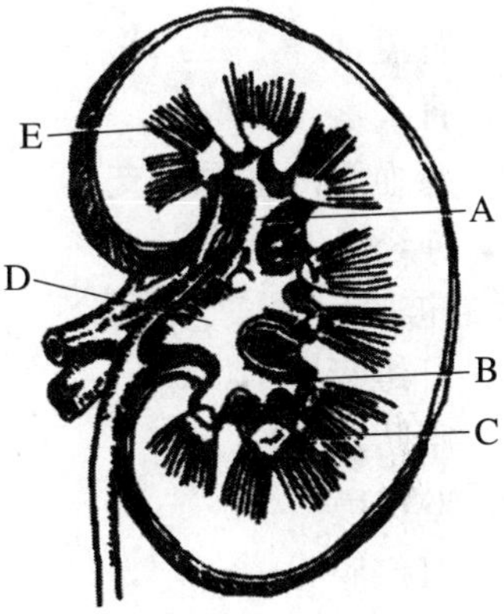

图 14　右肾冠状切面

图 14 中：
1．属肾髓质的结构是
2．汇成肾盂的结构是
3．属肾皮质的结构是
4．有肾乳头的结构是

A．肾前筋膜
B．肾后筋膜
C．肾纤维囊
D．肾脂肪囊
E．脏腹膜

5．紧贴肾实质表面的是
6．与肾窦内的脂肪组织相连续的是
7．肾的被膜中紧邻壁腹膜的是
8．越过腹主动脉和下腔静脉前面的是

A．apex of bladder
B．fundus of bladder
C．body of bladder
D．neck of bladder
E．urinary bladder 的上面

9．与前列腺相邻的是
10．与精囊相邻的是
11．与耻骨联合相邻的是
12．腹前壁的腹膜向下向后移行返折至

X 型题

1．出入 renal hilum 的结构有
A．输尿管
B．肾盂
C．肾大盏
D．肾血管的主要分支
E．神经、淋巴管

2．肾的被膜包括
A．纤维囊
B．脂肪囊
C．壁腹膜
D．肾筋膜
E．腹横筋膜

3．输尿管全程有 3 个狭窄，分别是
A．肾盂
B．膀胱壁内段
C．跨过髂血管处
D．跨过结肠血管处
E．肾盂与输尿管移行处

4．与左侧输尿管相交叉的结构是
A．髂总血管
B．髂外血管
C．子宫血管
D．左结肠血管
E．睾丸 / 卵巢血管

5．与男性膀胱后面相毗邻的结构是
A．精囊
B．直肠
C．小肠
D．前列腺
E．输精管壶腹

6．与女性膀胱后方毗邻的结构有
A．urogenital diaphragm
B．vagina
C．rectum
D．uterus
E．ureter

7．位于膀胱底内面的结构有
A．输尿管口
B．输尿管间襞
C．尿道内口
D．膀胱垂
E．膀胱三角

8．与 ureter 存在交叉关系的结构是
A．在腰大肌前面中点附近与睾丸（卵巢）血管交叉
B．在小骨盆入口处与髂血管交叉
C．在膀胱后方与输精管交叉
D．在子宫颈外侧 2.5cm 处与子宫动脉交叉
E．在肾下端处与肾动脉交叉

四、问答题

1．试述 kidney 的冠状切面上的重要结构。
2．试述肾的位置。
3．试述 ureter 的行程和分部。
4．试述膀胱的位置和毗邻。

五、病例分析

1．男性，49 岁。平时少喝水，突然左侧腰部疼痛，呈刺痛状，卧床和休息后不能缓解，

病人伴大汗淋漓，有血尿，B 超显示左肾有高密度回声结节。医生诊断肾结石，超声碎石后，结石排出。简述结石排出的过程中可能的滞留部位及其解剖学位置。

2. 女性，55 岁。出现无痛性、间歇性、全程血尿，医生怀疑膀胱癌，建议行膀胱镜检查。请描述膀胱内黏膜面的形态结构特点，简述该处重要解剖结构以及临床意义。

参考答案

一、名词解释

1. 出入肾门的肾血管、淋巴管、神经、肾盂被结缔组织包裹称肾蒂。右肾蒂较左肾蒂短，其主要结构由前向后依次排列为：肾静脉、肾动脉和肾盂末端；从上向下则依次为肾动脉、肾静脉和肾盂。

2. 肾窦：由肾门伸入肾实质的凹陷称肾窦，是肾门的延续。内含肾血管、肾小盏、肾大盏、肾盂和脂肪组织。

3. 肾乳头：位于肾髓质，即肾锥体的尖端部分，外形圆钝，朝向肾窦。有时一个肾乳头由 2 ~ 3 个肾锥体合成。乳头的顶端有许多小孔，称为乳头孔，肾形成的尿液经乳头孔流入肾小盏内。

4. 肾柱：伸入肾锥体之间的肾皮质称为肾柱。

5. 肾盂：为一个前后扁平、约呈漏斗状的结构，常由 2 ~ 3 个肾大盏集合而成。肾盂出肾门后，向下弯行，逐渐变细移行为输尿管。

6. 肾筋膜：是肾被膜的外层，位于脂肪囊的外面，包被肾和肾上腺周围，由它发出的一些结缔组织小梁穿脂肪囊与纤维囊相连，有固定肾的作用。位于肾前后面的肾筋膜分别称为肾前筋膜和肾后筋膜，两者在肾上腺上方和肾外侧缘相互愈合，在肾的下方则相互分离，向内与对侧的肾前筋膜相移行。

7. 肾区：在腰背部，竖脊肌的外侧缘与第 12 肋的夹角处称肾区。在某些肾疾病的患者，叩击或触压此区可引起疼痛。

8. 为位于肾的纤维囊和肾筋膜之间的脂肪组织，在肾的边缘处脂肪较多，并通过肾门与肾窦内的脂肪组织相连续。临床上作肾囊封闭，就是将药液注入肾脂肪囊内。

9. 肾动脉的二级分支在肾实质按一定的节段分布，一个段动脉分布于一定区域的肾实质，称为一个肾段。每个肾分为 5 个肾段。各肾段动脉分支之间有少血管的段间组织分隔，一个肾段动脉阻塞时，它所供应的肾段可出现坏死。

10. 膀胱三角：为膀胱底内面的一个三角形区域，位于两输尿管口与尿道内口之间。由于该部黏膜与肌层紧密相连，缺少黏膜下层组织，所以无论在膀胱膨胀或收缩时，都保持平滑状态。膀胱三角是肿瘤、结核和炎症的好发部位，是膀胱镜检查的重点区域，有重要的临床意义。

二、填空题

1．肾　输尿管　膀胱　尿道
2．脊柱　上、下　前、后　内、外侧
3．肾动脉　肾静脉　肾盂
4．肾皮质　肾髓质　肾门　内侧
5．肾动、静脉的分支和属支　肾小盏　肾大盏　肾盂
6．高　第 11 胸椎体下缘　第 2 ～ 3 腰椎间盘之间　中
7．肾　竖脊肌的外侧缘　第 12 肋
8．十二指肠降部　肝　结肠右曲
9．纤维囊　脂肪囊　肾筋膜　固定
10．输尿管腹部　输尿管盆部　输尿管壁内部　输尿管口
11．膀胱尖　膀胱底　膀胱体　膀胱颈
12．膀胱底的内面　输尿管口　尿道内口
13．输尿管间襞　输尿管口　尿道内口
14．精囊　输精管壶腹　直肠　前列腺
15．尿道内口　阴道　尿生殖膈　阴道前庭

三、选择题

A1 型题

1．A　2．C　3．D　4．D　5．B　6．C　7．B　8．A
9．E　10．D　11．C　12．C

A2 型题

1．B　2．E　3．C　4．D

B 型题

1．E　2．A　3．C　4．E　5．C　6．D　7．A　8．A
9．D　10．B　11．C　12．E

X 型题

1．BDE　2．ABD　3．BCE　4．ACDE　5．ABE　6．BDE
7．ABDE　8．ABCD

四、问答题

1．在肾的冠状切面上，可见肾实质分为浅层的肾皮质和深层的肾髓质两部分。肾皮质厚 1 ～ 1.5cm，富含血管，新鲜标本为红褐色，肉眼可见密布的细小颗粒（由肾小体与肾小管组成）。肾髓质色淡红，约占肾实质厚度的 2/3。它们形成 15 ～ 20 个圆锥形的肾锥体，锥体的基底朝向皮质；尖端圆钝朝向肾窦，称为肾乳头。有时 2 ～ 3 个肾锥体合成一个肾乳头。乳头的顶端有许多小孔，称为乳头孔。肾形成的尿液由乳头孔流入肾小盏内。浅层的肾皮质深入肾锥体之间的部分称肾柱。肾小盏呈漏斗形，共有 7 ～ 8 个，其边缘包绕肾乳头，承接排出的尿液。2 ～ 3 个肾小盏合成一个肾大盏，再由 2 ～ 3 个肾大盏汇合成一个肾盂。肾盂出肾门向下弯行，逐渐变细移行为输尿管。

2．肾位于脊柱的两侧，腹膜后间隙内，贴靠腹后壁的上部，属于腹膜外位器官。两肾上端距正中线较近，下端相距较远，即其长轴向外下方倾斜。肾的高度，左肾上端平第 11 胸椎体下缘，下端平第 2 ～ 3 腰椎间盘之间；右肾上端平第 12 胸椎体上缘，下端平第 3 腰椎体上缘。第 12 肋斜越左肾后面的中部、右肾后面的上部。肾门约平第 1 腰椎体平面。肾门处的体表投影点在竖脊肌外缘与第 12 肋夹角处的肾区。

3．输尿管按其行径可分为输尿管腹部、输尿管盆部和输尿管壁内部。输尿管自肾盂下端起始后，沿腰大肌前面下行至其中点附近与睾丸血管（男性）或卵巢血管（女性）交叉，通常血管在其前方走行，达小骨盆入口处，左侧越过左髂总动脉末端和右侧经过右髂外动脉起始部的前面，此段为输尿管腹部。从小骨盆入口处，沿盆腔侧壁和髂内血管、腰骶干和骶髂关节前方下行，达坐骨棘水平。男性输尿管走向前、内、下方，经直肠前外侧壁与膀胱后壁之间下行，在输精管后外方与之交叉，从膀胱底的外上角向内下斜穿膀胱壁，此段为盆部。女性输尿管经子宫颈外侧约 2.5cm 处从子宫动脉后下方绕过，行向内下至膀胱底穿入膀胱壁内。自膀胱底的外上角至膀胱输尿管口，此段为壁内部，长约 1.5cm。

4．成人膀胱位于小骨盆腔的前部，前方为耻骨联合，后方在男性与精囊、输精管壶腹和直肠相毗邻；在女性后方与子宫和阴道相毗邻。膀胱颈在男性下邻前列腺，在女性下方直接邻接尿生殖膈。膀胱上面有腹膜覆盖，男性邻小肠，女性则有子宫伏于其上。

五、病例分析

1．尿路结石可以滞留于输尿管的三处狭窄处：上狭窄位于肾盂与输尿管移行处；中狭窄处位于小骨盆上口，输尿管跨过髂血管处；下狭窄位于输尿管壁内部。结石刺激管壁肌层强烈收缩，从而引起剧烈的绞痛和尿路梗阻等症状。

2．膀胱内面附有黏膜，由于膀胱肌层的收缩，黏膜形成许多皱襞，称膀胱襞。当膀胱膨胀时，皱襞可全部消失。在膀胱底的内面有一三角形的区域，位于左、右输尿管口和尿道内口之间，此处黏膜与肌层紧密相连，缺少黏膜下层，无论膀胱收缩或舒张，都保持平滑的状态，此区称为膀胱三角。两输尿管口之间的横行皱襞称输尿管间襞。膀胱镜检时，可见这一皱襞呈苍白带，是寻找输尿管口的标志。在男性尿道内口的后方的膀胱三角处，受前列腺中叶推挤形成纵嵴状隆起，称为膀胱垂。前列腺中叶肥大时，此处明显突起，可压迫尿道造成排尿困难。膀胱三角为肿瘤、结核和炎症的好发部位，是膀胱镜检查的重点区域，有重要临床意义。

（王　君　王宇辰）

第七章　男性生殖系统

内容提要

一、生殖系统的组成

男性生殖系统				女性生殖系统			
内生殖器			外生殖器	内生殖器			外生殖器
生殖腺	生殖管道	附属腺体		生殖腺	生殖管道	附属腺体	
睾丸	附睾 输精管 射精管 尿道	前列腺 精囊腺 尿道球腺	阴囊 阴茎	卵巢	输卵管 子宫 阴道	前庭大腺	大阴唇 阴蒂 小阴唇 阴阜

二、男性生殖系统

1．**睾丸**：位于阴囊内，可产生精子和分泌男性激素。

结构：白膜、睾丸纵隔、睾丸小叶、生精小管（精曲小管）、精直小管、睾丸网、睾丸输出小管。

生精小管上皮可产生精子。

2．**附睾**：贴附睾丸后缘，分为头、体、尾；贮存、营养精子，并促其成熟。

3．**输精管**：睾丸部、精索部（输精管结扎部位）、腹股沟部、盆部（输精管壶腹）。

精索：为从腹股沟管深环至睾丸上部的圆索状结构。

内容物：输精管、睾丸动脉、蔓状静脉丛、神经、淋巴管。

被膜：精索外筋膜、提睾肌、精索内筋膜。

4．**射精管**：输精管与精囊腺排泄管汇合形成，穿经前列腺实质，开口于尿道前列腺部。

5．**前列腺**：前列腺底、体、尖，前列腺沟。分前、中、后和两个侧叶。

6．**精囊腺**

7．**阴茎**：分部：头、体、根，头的尖端有尿道外口。

组成：两个阴茎海绵体＋一个尿道海绵体，外覆筋膜和皮肤

8．**阴囊**：由皮肤和肉膜组成，包裹睾丸和附睾。

自阴囊至睾丸组织层次：皮肤、肉膜、精索外筋膜、提睾肌、精索内筋膜、睾丸鞘膜壁层、鞘膜腔、睾丸鞘膜脏层、睾丸白膜。

9．男性尿道

分部	前列腺部、膜部（后尿道）、海绵体部（前尿道）
三个狭窄	尿道内口、膜部、尿道外口
三个膨大	前列腺部、尿道球部、尿道舟状窝
两个弯曲	耻骨下弯、耻骨前弯

10．精子的排出途径：

睾丸产生精子⟶生精小管⟶精直小管⟶睾丸网⟶睾丸输出小管⟶附睾（头、体、尾）⟶输精管⟶射精管⟶尿道前列腺部⟶尿道膜部⟶尿道海绵体部⟶体外

↑ 精囊排泄管（汇入射精管）　↑ 前列腺排泄管（汇入尿道前列腺部）　↑ 尿道球腺排泄管（汇入尿道海绵体部）

应试习题

一、名词解释

1．生殖腺

2．睾丸小叶

3．spermatic cord

4．spermatic fluid

5．射精管

6．肉膜

7．鞘膜腔

8．尿道球

9．阴茎包皮

10．包皮系带

二、填空题

1．男性内生殖器由__________、__________和__________组成。

2．男性生殖器的附属腺体包括有__________、__________和__________。

3．男性外生殖器包括__________和__________。

4．Testis 位于__________。Testis 的表面是一层坚厚的纤维膜，称__________，后者外面有__________覆盖。

5．Epididymis 可分为__________、__________和__________三部，其功能是__________。

6．Ductus deferens 按其行程可分为__________、__________、__________和__________部。

7．输精管的四个分部中位置浅表、活体可触及的是________部；行程最长的是________部，最短的是__________部。

8．射精管由_________和_________汇合而成，穿过_________实质，开口于_________。

9．Spermatic cord 的最主要的内容物是__________、__________和__________。

10．精索内筋膜是__________的延续，提睾肌来自__________，精索外筋膜是__________的延续，睾丸鞘膜来自__________。

11．精囊位于__________的后方，__________的下外侧。

12．Prostate 为一不成对的实质性器官，表面包有筋膜鞘，称为__________，后者与 prostate 之间有__________。

13．前列腺的形态可分为__________、__________和__________。

14．前列腺沟位于__________，活体可经__________摸及此沟。

15．前列腺位于_________与_________之间，前方为__________，后方为__________。

16．前列腺一般分为 5 个叶，即__________、__________、__________和__________。

17．前列腺中叶是指其位于__________与__________之间的部分。

18．阴囊壁由__________和__________组成。阴囊被阴囊中隔分为左、右两腔，分别容纳两侧的__________和__________以及精索等。

19．阴囊深面有包被睾丸和精索的被膜，由外向内有__________、__________、__________和__________。

20．阴茎可分为__________、__________和__________三部分。

21．阴茎主要由__________和__________海绵体组成，外面共同包以__________和__________。

22．尿道海绵体位于阴茎海绵体的__________侧，__________纵贯其全长。

23．尿道海绵体前端膨大为__________，其尖端有__________；后端膨大为__________，固定在__________的下面。

24．男性尿道可分为__________、__________和__________三部。男性尿道的功能是__________。

25．男性尿道的三个狭窄处分别位于__________、__________和__________。

26．男性尿道的三处管径较宽或扩大部位分别位于__________、__________和__________。

27．男性尿道有两个弯曲分别称__________和__________，其中__________弯可变直而消失。

28．临床上把男性尿道的__________部和__________部称为后尿道；把__________称为前尿道。

29．开口于前尿道的结构有__________，开口于后尿道的结构有__________和__________。

30．在男性尿道的前列腺部，精阜中央有一小凹陷，称__________，其两侧有一对细小的__________。精阜附近的尿道黏膜上有许多__________的开口。

三、选择题

A1 型题

1．产生精子的干细胞是
A．精原细胞
B．初级精母细胞
C．次级精母细胞
D．精子细胞
E．间质细胞

2．睾丸的白膜沿睾丸后缘深入睾丸内形成
A．精直小管
B．生精小管
C．睾丸间质
D．睾丸小叶
E．睾丸输出小管

3．Epididymis 紧贴于 testis 的
A．上端
B．后缘
C．后缘和上端
D．后缘和下端
E．下端

4．附睾管向后上弯曲移行为
A．附睾头
B．附睾体
C．附睾尾
D．输精管
E．睾丸输出小管

5．不属于输精管分部的是
A．盆部
B．睾丸部
C．精索部
D．壶腹部
E．腹股沟管部

6．精索部的输精管位于精索其他结构的
A．前外侧

B．后内侧
C．上方
D．下方
E．中央

7．与输精管末端汇合形成 ejaculatory duct 的结构是
A．精囊的排泄管
B．前列腺的排泄管
C．尿道球腺的排泄管
D．前庭大腺的排泄管
E．尿道腺的排泄管

8．Ejaculatory duct 开口于尿道的部位是
A．前列腺部
B．膜部
C．尿道球部
D．海绵体部
E．舟状窝

9．Spermatic cord 的表面包被的中层筋膜是
A．精索外筋膜
B．精索内筋膜
C．提睾肌
D．会阴浅筋膜
E．会阴深筋膜

10．正常成年男性一次射精的量和精子数分别是
A．1 ~ 2ml，1 亿~ 3 亿
B．1 ~ 2ml，3 亿~ 5 亿
C．2 ~ 5ml，3 亿~ 5 亿
D．2 ~ 5ml，5 亿~ 7 亿
E．5 ~ 7ml，5 亿~ 7 亿

11．阴囊的肉膜属浅筋膜，续连于腹前外侧壁的 Scarpa 筋膜和会阴部的
A．Colles 筋膜
B．Camper 筋膜
C．会阴深筋膜
D．精索内筋膜
E．精索外筋膜

12．正常情况下的睾丸鞘膜腔内存在的结构是
A．睾丸
B．附睾
C．输精管
D．少量浆液
E．蔓状静脉丛

13．将阴茎悬吊于耻骨联合前面和腹白线上的结构是
A．阴茎海绵体
B．尿道海绵体
C．阴囊肉膜
D．Colles 筋膜
E．阴茎悬韧带

14．尿道海绵体的后端膨大形成的结构是
A．阴茎脚
B．阴茎头
C．阴茎颈
D．尿道球
E．尿道嵴

15．阴茎包皮与阴茎头的腹侧中线相连的皮肤皱襞是
A．白膜
B．阴茎脚
C．包皮系带
D．睾丸鞘膜
E．阴茎悬韧带

A2 型题

1．男性，27 岁。因无精症就医，睾丸产生精子结构是
A．睾丸网
B．附睾管
C．精直小管
D．生精小管
E．睾丸输出小管

2．男性，32 岁。因故行输精管结扎手术，该手术最常结扎的部位是
A．盆部
B．睾丸部
C．精索部

D．壶腹部

E．腹股沟管部

3．男性，65 岁。因前列腺肿瘤入院，前列腺最易发肿瘤部位是

A．外周区

B．中央区

C．移行区

D．尿道周围腺体

E．纤维肌性基质

4．男性，35 岁。因外伤导致尿道断裂，最易发生男性尿道损伤的部位是

A．前列腺部

B．球部

C．膜部

D．海绵体部

E．壶腹部

5．男性，47 岁。膀胱内的结石排出体外的过程中最易嵌顿的部位是

A．尿道内口

B．尿道外口

C．尿道球部

D．尿道膜部

E．尿道舟状窝

6．男性，45 岁。因坠楼导致骨盆骨折合并后尿道损伤，损伤了尿道的

A．膜部和海绵体部

B．前列腺部和膜部

C．前列腺部

D．膜部

E．海绵体部

A3 型题

（1 ～ 3 题共用题干）

男性，70 岁。因排尿困难和尿不尽就医，患者自诉早期最常见的症状是尿频，且逐渐加重，尤其是夜尿次数增多。医生的初步诊断是前列腺增生。

1．如果是前列腺增生，可能会消失的结构是

A．前列腺尖

B．前列腺体

C．前列腺颈

D．前列腺底

E．前列腺沟

2．医生通过直肠指诊及 B 超检查确诊为前列腺增生，增生的部位可能在

A．外周区

B．中央区

C．移行区

D．尿道周围腺体

E．纤维肌性基质

3．不与前列腺底相邻的结构是

A．膀胱颈

B．精囊

C．输精管壶腹

D．直肠壶腹

E．耻骨联合

B 型题

A．睾丸鞘膜

B．睾丸白膜

C．睾丸生精小管

D．睾丸输出小管

E．睾丸精直小管

1．与附睾头的形成有关的是

2．与睾丸小隔的形成有关的是

3．能产生精子的是

4．小管之间的结缔组织内有分泌男性激素的间质细胞，该小管是

A．尿道球部

B．海绵体部

C．前列腺部

D．膜部

E．精索部

5．男性尿道各部中最短的是

6．男性尿道各部中最长的是

7．男性尿道各部中位置最固定的是

8．尿道球腺开口于

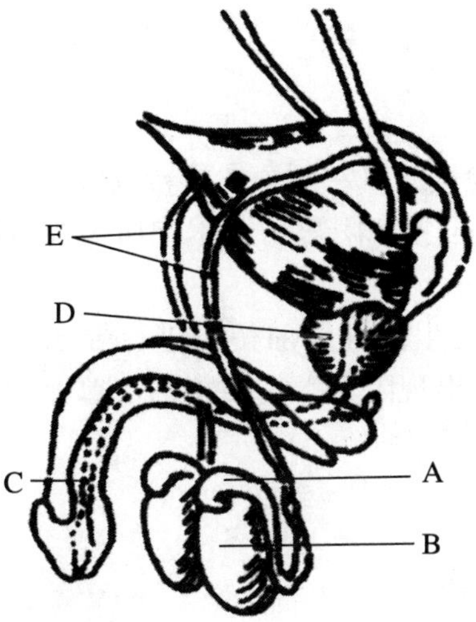

图 15　男性泌尿生殖系统

图 15 中：

9．经过腹股沟管的是

10．属男性附属腺体的是

11．能暂时贮存精子的是

12．穿经尿生殖膈的是

A．prostate

B．bulbourethral gland

C．seminal vesicle

D．greater vestibular gland

E．bulb of urethra

13．排泄管与输精管汇合的是

14．有后尿道穿行其中的是

15．排泄管开口于前尿道的是

16．排泄管最终不开口于尿道的是

X 型题

1．Ductus deferens 分部包括

A．睾丸部

B．精索部

C．腹股沟管部

D．壶腹部

E．盆部

2．精索的内容物包括

A．输精管

B．睾丸动脉

C．蔓状静脉丛

D．输精管血管

E．腹膜鞘突的残余

3．男性的内生殖腺包括

A．精囊

B．前列腺

C．尿道球腺

D．前庭大腺

E．尿道腺

4．属于阴茎的结构是

A．精阜

B．阴茎头

C．阴茎脚

D．尿道嵴

E．尿道球

5．男性尿道的 3 个狭窄包括

A．尿道内口

B．尿道外口

C．尿道球部

D．尿道膜部

E．尿道舟状窝

6．男性尿道的 3 个膨大包括

A．尿道内口

B．尿道膜部

C．尿道球部

D．尿道舟状窝

E．尿道前列腺部

四、问答题

1．简述 testis 的形态和结构。

2．简述 ductus deferens 的起止、行程和分部。

3．Prostate 的位置、毗邻及其分泌物排出途径。

4．简述精液的组成，精子的产生及其排出体外的途径。

五、病例分析

1．患者，男，16 岁。左侧睾丸突发肿胀疼痛，检查后以左侧睾丸扭转收住院，需进行阴囊切开手术恢复睾丸正常位置。请简述睾丸的正常位置和阴囊切开术中所需经过的各个被膜层次及来源。

2．男性，70 岁。有慢性前列腺炎病史，目前因发生急性尿潴留需进行导尿。试述导尿管插管需要经过其尿道的部位；如果在插管过程中出现阻力，需要特别注意保护的尿道部位。

参考答案

一、名词解释

1．为能产生生殖细胞的器官，属于内生殖器的一部分，在男性为睾丸，在女性为卵巢。睾丸可产生精子和分泌男性激素；卵巢可产生卵子和分泌女性激素。所以睾丸和卵巢既是生殖腺又是内分泌器官，它们产生的生殖细胞（精子和卵子）能繁殖后代；分泌的性激素分别能促进男、女性附属腺体和第二性征的发育。

2．睾丸表面的白膜沿睾丸后缘增厚，并深入睾丸内形成睾丸纵隔，从纵隔呈放射状发出睾丸小隔，呈扇形深入睾丸实质并与白膜相连，将睾丸实质分成许多睾丸小叶。每个睾丸小叶内含有 2 ～ 4 条生精小管，生精小管的上皮能产生精子。小管之间的结缔组织内有分泌男性激素的间质细胞。

3．精索：是一对柔软的圆索状结构，由腹股沟管深环经腹股沟管，出腹股沟管浅环延至睾丸上端。精索内主要有输精管、睾丸动脉和蔓状静脉丛，此外还有神经、淋巴管和腹膜鞘突的残余等。自浅环以下，精索表面包有三层被膜，从内向外为精索内筋膜、提睾肌和精索外筋膜。

4．精液：由输精管道及生殖附属腺特别是前列腺和精囊的分泌物组成，内含精子。精液呈乳白色，弱碱性，适于精子的生存和活动。

5．由输精管末端与精囊的排泄管汇合而成，长约 2.5cm，向前穿前列腺实质，开口于尿道的前列腺部。

6．是阴囊的浅筋膜，与腹前外侧壁的浅筋膜深层（Scarpa 筋膜）和会阴浅筋膜（Colles 筋膜）相延续。肉膜含有平滑肌纤维。平滑肌可随外界温度变化而舒缩，以调节阴囊内的温度，有利于精子的发育与生存。肉膜在正中线向深部发出阴囊中隔，将阴囊分为左、右两腔，分别容纳两侧的睾丸、附睾及精索等。

7．位于阴囊内，包于睾丸和附睾外。睾丸鞘膜来源于腹膜，分脏层和壁层，壁层紧贴精索内筋膜内面，脏层贴于睾丸和附睾的表面，脏、壁两层在睾丸后缘后方相互返折移行，两者之间形成的潜在腔隙，即为鞘膜腔，内有少量浆液，起润滑作用，炎症时液体增多，形成鞘膜积液。

8．尿道海绵体后端的膨大部分为尿道球，位于两侧阴茎脚之间，固定在尿生殖膈的下面。经过此部的尿道称为尿道球部，为尿道全长最宽的部分，并有尿道球腺开口于此。

9．阴茎皮肤薄而柔软，富有伸展性。阴茎皮肤自阴茎颈处向前返折游离，形成双层游离的环形皮肤皱襞，包绕阴茎头，称为阴茎包皮。

10．在阴茎头腹侧中线处与阴茎包皮之间连有一条皮肤皱襞，称为包皮系带。

二、填空题

1．生殖腺（睾丸）　生殖管道（附睾、输精管、射精管、男性尿道）　附属腺体（精囊、前列腺、尿道球腺）

2．精囊　前列腺　尿道球腺

3．阴囊　阴茎

4．阴囊内　白膜　睾丸鞘膜（脏层）

5．附睾头　附睾体　附睾尾　暂时贮存精子，分泌附睾液营养精子，促进精子进一步成熟

6．睾丸部　精索部　腹股沟管部　盆

7．精索　盆　睾丸

8．输精管末端　精囊排泄管　前列腺　尿道前列腺部

9．输精管　睾丸血管　精索血管

10．腹横筋膜　腹内斜肌和腹横肌　腹外斜肌腱膜　腹膜

11．膀胱底　输精管壶腹

12．前列腺囊　前列腺静脉丛

13．前列腺底　前列腺尖　前列腺体

14．前列腺体后面　直肠

15．膀胱　尿生殖膈　耻骨联合　直肠壶腹

16．前叶　中叶　后叶　两个侧叶

17．尿道前列腺部　射精管

18．皮肤　肉膜　睾丸　附睾

19．精索外筋膜　提睾肌　精索内筋膜　睾丸鞘膜

20．阴茎头　阴茎体　阴茎根

21．两个阴茎海绵体　一个尿道　浅、深筋膜　皮肤

22．腹　尿道

23．阴茎头　尿道外口　尿道球　尿生殖膈

24．前列腺部　膜部　海绵体部　排尿和排精

25．尿道内口　膜部　尿道外口

26．前列腺部　尿道球部　尿道舟状窝

27．耻骨下弯　耻骨前弯　耻骨前

28．前列腺　膜　海绵体部

29．尿道球腺　前列腺排泄管　射精管

30．前列腺小囊　射精管口　前列腺排泄管

三、选择题

A1 型题

1．A	2．C	3．C	4．D	5．D	6．B	7．A	8．A
9．C	10．C	11．A	12．D	13．E	14．D	15．C	

A2 型题

1．D　2．C　3．A　4．C　5．D　6．B

A3 型题

1．E　2．C　3．E

B 型题

1．D	2．B	3．C	4．C	5．D	6．B	7．D	8．A
9．E	10．D	11．A	12．C	13．C	14．A	15．B	16．D

X 型题

1．ABCE　2．ABCDE　3．ABC　4．BCE　5．ABD　6．CDE

四、问答题

1．睾丸是微扁的椭圆体，表面光滑，分内、外侧面，前、后缘和上、下端。睾丸的前缘游离；后缘有血管、神经和淋巴管出入，并与附睾和输精管睾丸部相接触。睾丸表面有一层坚厚的纤维膜，称为白膜，白膜在睾丸后缘增厚，凸入睾丸内形成睾丸纵隔。从纵隔呈放射状发出睾丸小隔，呈扇形深入睾丸实质并与白膜相连，将睾丸实质分成许多睾丸小叶。每个睾丸小叶内含有 2 ~ 4 条生精小管，生精小管的上皮能产生精子。小管之间的结缔组织内有分泌男性激素的间质细胞。生精小管向睾丸纵隔方向集中并汇合成精直小管，进入睾丸纵隔后交织成睾丸网，从睾丸网发出睾丸输出小管出睾丸后缘进入附睾。

2．输精管是附睾尾的直接延续，末端与精囊的排泄管合成射精管，开口于尿道前列腺部。输精管行程较长，可分为四部：①睾丸部：最短，较弯曲，始于附睾尾，沿睾丸后缘上行至睾丸上端；②精索部：介于睾丸上端与腹股沟管皮下环之间，由此进入腹股沟管；③腹股沟管部：位于腹股沟管的精索内；④盆部：为最长的一段，输精管穿过腹股沟管腹环，向内下沿盆侧壁行向后下，经输尿管末端前方至膀胱底的后面，在此扩大成输精管壶腹。输精管末端变细，与精囊的排泄管汇合成射精管。

3．前列腺位于膀胱和尿生殖膈之间。前列腺底与膀胱颈、精囊和输精管壶腹相邻。前方为耻骨联合，后方为直肠壶腹。其分泌物经排泄管排至尿道的前列腺部。

4．精液主要由睾丸产生的精子和各男性附属腺体（精囊、前列腺、尿道球腺）的分泌物混合而成。男性附属腺体的分泌液具有营养精子、增强其活动能力和促进其成熟的作用。精子是男性生殖细胞，它由睾丸小叶内的生精小管上皮产生。睾丸产生的精子，经附睾（并有暂时贮存精子的作用）、输精管、射精管排入尿道的前列腺部，最后经尿道的膜部和海绵体部排出体外。

五、病例分析

1．睾丸位于阴囊内，在阴囊肉膜的深面有包被睾丸等的被膜，由外向内依次为：①精索外筋膜，为腹外斜肌腱膜的延续；②提睾肌，来自腹内斜肌和腹横肌的下部纤维；③精索内筋膜，是腹横筋膜的延续；④睾丸鞘膜，包被白膜表面，来源于腹膜，分壁层和脏层，壁层衬于精索内筋膜的深面，脏层紧贴睾丸白膜和附睾的表面，于睾丸后缘的后方脏、壁两层相互返折移行，形成一密闭、潜在的腔隙，称为鞘膜腔，内有少量浆液。

2．与女性尿道相比，男性尿道具有以下特点：①行程长；②有三个狭窄处；③形成两个弯曲；④除排尿外，还兼有排精的功能。男性尿道长 16 ~ 22cm，按其行程可分为三部：前列腺部（穿经前列腺）、膜部（穿经尿生殖膈）和海绵体部（纵贯尿道海绵体），其中膜部最短，位置较固定，临床外伤性尿道断裂易在此发生。男性尿道的三个狭窄处分别位于尿道内口、膜部和尿道外口，尿路结石常易停留于此。男性尿道的两个弯曲：一个在耻骨联合的下方，称耻骨下弯，凹向上，此弯曲是固定的；另一个在耻骨联合的前下方，称耻骨前弯，凹向下，如将阴茎向上提起，此弯曲即消失变直。临床上向男性尿道插入导尿管或其他检查器械时，应注意尿道狭窄和弯曲的部位，以免损伤尿道。由于射精管开口于尿道的前列腺部，睾丸产生的精子最后经尿道排出体外，所以男性尿道兼有排尿和排精的功能。

（张卫光　南　燕）

第八章　女性生殖系统、乳房和会阴

内容提要

一、女性内生殖器

1．**卵巢**　产生卵子，分泌女性激素（雌激素、孕激素）。

位于小骨盆侧壁卵巢窝内、髂总动脉的分叉处，包被于子宫阔韧带的后层内。

固定装置：卵巢悬韧带（骨盆漏斗韧带）、卵巢固有韧带（卵巢子宫索）。

2．**输卵管**

四部	子宫部、峡部（结扎处）、壶腹部（受精处）、漏斗部
两口	输卵管子宫口（内侧端）、输卵管腹腔口（外侧端，亦称输卵管伞口）

3．**子宫**

（1）分部：子宫底、子宫体、子宫峡（剖宫产手术切口处）、子宫颈（阴道上部、阴道部）。子宫内腔分为：子宫腔与子宫颈管。

（2）正常位置：小骨盆中央，膀胱和直肠之间，呈前倾前屈位。

（3）**子宫附件**：卵巢、输卵管。

（4）**固定装置**：子宫阔韧带、子宫圆韧带、子宫主韧带、骶子宫韧带；此外还需盆底肌和阴道等的承托。

	位置	作用
子宫阔韧带	由子宫侧缘伸展达骨盆侧壁	限制子宫向两侧移位
子宫圆韧带	起自子宫前面的两侧、输卵管子宫口的下方，沿骨盆侧壁行向前上，通过腹股沟管，止于阴阜和大阴唇	维持子宫前倾位
子宫主韧带（子宫颈旁组织）	从子宫颈侧缘延至骨盆侧壁	避免子宫向下脱垂
骶子宫韧带	起自子宫颈上部的后外面，向后绕过直肠两侧，止于第2、3骶椎前面。韧带表面有腹膜覆盖形成的弧形皱襞	牵引子宫颈向后上，维持子宫的前倾前屈位置

4．**阴道**　肌性管道，女性性交接器官及月经排出与胎儿娩出的通道。

阴道后穹：阴道上端包绕子宫颈阴道部形成阴道穹。阴道后穹紧邻直肠子宫陷凹，为临床对腹膜腔进行穿刺及引流的适宜部位。

二、女性外生殖器（女阴）

包括阴阜、阴蒂、大阴唇、小阴唇、阴道前庭、前庭球和前庭大腺（Bartholin 腺）。

三、乳房

位于胸肌筋膜表面，乳头平对第 4 肋间隙或第 5 肋。

结构包括：乳房小叶、输乳管、输乳孔。

乳房悬韧带：为连于乳房皮肤和胸肌筋膜之间的结缔组织纤维束，可支持固定乳腺。若在乳腺癌病程中受侵，可形成“橘皮样”皮肤的特殊体征。

临床体检常以乳头为中心做垂直线和水平线，围绕乳晕外做环形线，将乳房分为五个区：内上象限、内下象限、外上象限、外下象限和乳头区。

四、会阴

1．**狭义会阴**　临床上将肛门与外生殖器之间的软组织称为会阴。

2．**广义会阴**　指封闭小骨盆下口的所有软组织。

两侧坐骨结节的连线将其分成：**尿生殖三角**（前）——有尿道、阴道（女）穿过；**肛门三角**（后）——有直肠穿过。

3．**尿生殖三角和肛门三角**

尿生殖三角与**尿生殖膈**

肌群	浅层——会阴浅横肌、球海绵体肌、坐骨海绵体肌
	深层——会阴深横肌、尿道括约肌
尿生殖膈	会阴深横肌和尿道括约肌及覆盖其上下的尿生殖膈上下筋膜共同构成。男性有尿道通过，女性有尿道、阴道通过

肛门三角与**盆膈**

肌群	肛提肌、尾骨肌、肛门外括约肌
盆膈	肛提肌、尾骨肌及覆盖其上下面的盆膈筋膜共同构成，有直肠通过

4．**坐骨直肠窝**　位于坐骨结节、肛提肌和臀大肌后缘之间，呈上尖下底的楔形。窝内有阴部内血管和阴部神经通过，肛门周围脓肿好发部位，可形成肛瘘。

应试习题

一、名词解释

1．输卵管伞
2．卵巢伞
3．输卵管峡
4．子宫角
5．子宫峡
6．子宫系膜
7．卵巢悬韧带
8．rectouterine fold
9．阴道穹
10．阴道前庭
11．乳晕
12．Cooper ligament
13．perineum
14．会阴中心腱
15．pelvic diaphragm
16．urogenital diaphragm
17．ischioanal fossa

二、填空题

1．女性内生殖器的生殖腺为________，输送管道为________、________和________。

2．Ovary 位于盆腔内，贴靠盆侧壁相当于__________夹角处的__________内。

3．卵巢上端借__________固定于盆壁；下端借__________连于子宫。

4．Uterine tube 全长由外侧向内侧可分为___________、___________、___________和__________四部。

5．输卵管有两口：内侧端有__________，与__________相通；外侧端有__________，与__________相通。

6．Uterus 的形态可分为__________、__________和__________三部分。

7．子宫颈可分为上、下两部，分别称为___________和___________。子宫颈下部被__________环包。

8．子宫内的腔可分为两部：位于子宫体内的称________；位于子宫颈内的称________，后者的下口称_________，通__________。

9．子宫位于__________的中央、__________与__________之间。

10．子宫下接__________，两侧有__________和__________。

11．子宫附件包括__________和__________。

12．维持子宫正常位置的主要韧带有_________、_________、_________和_________。

13．在子宫的固定装置中，与子宫颈相连的韧带有__________和__________；走行通过腹股沟管的是__________；起于子宫角下方的是__________。

14．Broad ligament of uterus 依其附着可分为三部：_________、_________和_________。

15．阴道穹可分为___________、___________和___________部，其中以__________部最深。

16．小阴唇为位于的_________侧的一对薄皮肤皱襞。阴道口两侧有_________的开口。

17．女性乳房中央为乳头，其表面有____________的开口。成年未产妇乳头通常在第__________肋间隙或第__________肋与锁骨中线相交处。

18．Mamma（Breast）由__________、__________、__________和__________构成。

19．在乳腺与皮肤及深部的胸肌筋膜之间连有纤维束，称__________，后者对乳腺起__________作用。

20．尿生殖三角的境界：前为__________；后为__________；两侧主要是__________和__________。

21．肛三角的境界：前为_________；后为_________；两侧为_________和_________。

22．在尿生殖三角内，男性有__________通过；女性有__________和__________通过。肛三角内有__________通过。

23．肛三角的肌肉主要有__________、__________和__________。

24．尿生殖三角的肌肉可分为浅、深两层，其中深层肌包括__________和__________；坐骨海绵体肌为其__________层肌。

25．在会阴部，__________筋膜与__________筋膜之间围成会阴浅隙；__________筋膜与__________之间围成会阴深隙。

三、选择题

A1 型题

1．不属于女性内生殖器的结构是
   A．卵巢
   B．子宫
   C．阴道
   D．输卵管
   E．前庭球

2．卵巢动脉走行在
   A．骨盆漏斗韧带
   B．卵巢固有韧带
   C．子宫阔韧带
   D．子宫主韧带
   E．子宫圆韧带

3．受精的部位通常在
   A．子宫腔
   B．输卵管伞
   C．输卵管狭
   D．输卵管壶腹
   E．子宫颈管

4．子宫的长轴与阴道的长轴形成一个向前开放的钝角指的是
   A．子宫后位
   B．子宫前屈
   C．子宫前倾
   D．子宫过度前屈
   E．子宫过度前倾

5．可以防止子宫向下脱垂的结构主要是
   A．卵巢子宫索
   B．子宫圆韧带
   C．子宫阔韧带
   D．子宫主韧带
   E．骶子宫韧带

6．位于 broad ligament of uterus 之外的结构是
   A．卵巢
   B．子宫底
   C．子宫圆韧带
   D．卵巢固有韧带
   E．子宫主韧带

7．开口于阴道口两侧结构是
   A．尿道
   B．阴道
   C．前庭球
   D．前庭大腺
   E．阴道前庭

8．成年未产妇的乳头在锁骨中线上平对
   A．第 3 肋
   B．第 3 肋间隙
   C．第 4 肋
   D．第 4 肋间隙
   E．第 5 肋间隙

9．围成广义会阴前界的结构是
   A．坐骨支
   B．坐骨结节
   C．耻骨下支
   D．外生殖器后缘
   E．耻骨联合下缘

10．围成狭义会阴后界的结构是
   A．肛门
   B．阴道前庭
   C．耻骨下支
   D．坐骨结节
   E．外生殖器后缘

11．在分娩过程中，衡量胎先露下降程度的重要标志是
   A．尾骨尖
   B．坐骨棘
   C．耻骨弓
   D．耻骨下角
   E．坐骨结节

12．位于男性尿生殖膈上、下筋膜之间，会阴深横肌前方，肌束包绕尿道膜部的是
   A．尿道括约肌
   B．会阴浅横肌
   C．球海绵体肌
   D．坐骨海绵体肌
   E．尿道阴道括约肌

13．位于会阴深隙以外的结构是
A．球海绵体肌
B．会阴深横肌
C．尿道括约肌
D．尿道膜部
E．尿道球腺
14．均不参与 pelvic diaphragm 和 urogenital diaphragm 构成的肌是
A．肛提肌
B．会阴浅横肌
C．会阴深横肌
D．尿道括约肌
E．尾骨肌
15．不参与 ischioanal fossa 围成的结构是
A．肛门内括约肌
B．闭孔内肌
C．尿生殖膈
D．肛提肌
E．臀大肌
16．位于会阴浅隙内的结构是
A．会阴深横肌
B．尿道括约肌
C．前庭大腺
D．尿道膜部
E．尿道球腺

A2 型题

1．女性，43 岁。查体时 B 超提示右卵巢囊肿，随后行腹腔镜手术，术中可见卵巢位于盆腔侧壁的
A．髂总动脉末端的前方
B．髂外动脉与输尿管之间
C．髂内、外动脉分叉处
D．髂外动脉起始段的外侧
E．髂内动脉起始处的内侧
2．女，36 岁。因故行输卵管结扎手术，结扎的部位多选择在
A．输卵管漏斗
B．输卵管子宫部
C．输卵管壶腹
D．输卵管峡
E．输卵管伞
3．产妇，29 岁。因胎位不正行剖宫产手术，最常选择切开子宫取出胎儿的部位是
A．子宫体
B．子宫颈阴道上部
C．子宫峡
D．子宫底
E．子宫颈管
4．女性，65 岁。在乳房外上象限的皮肤向内形成许多小凹陷，类似橘皮（“橘皮样”变），与该体征形成相关的结构可能是
A．输乳管
B．输乳管窦
C．乳腺小叶
D．脂肪组织
E．乳房悬韧带
5．女性，26 岁。因哺乳出现了乳汁淤积，发生乳腺炎。如行手术切开引流，为减少对乳腺的损伤，应尽量选取的切口
A．横向
B．纵向
C．梭形
D．环形
E．放射状
6．女性，45 岁。因子宫颈癌行腹腔镜下子宫切除，结扎子宫血管时最易损伤的结构是
A．直肠
B．膀胱
C．输尿管
D．髂内动脉
E．闭孔神经

A3 型题

（1 ～ 2 题共用题干）
女性，31 岁。因腹痛急诊入院，B 超提

示右侧异位妊娠。

1．异位妊娠最常发生的部位是
   A．腹腔
   B．卵巢
   C．输卵管峡
   D．输卵管伞
   E．输卵管壶腹部
2．异位妊娠易并发输卵管破裂出血，可行阴道后穹穿刺确诊，穿刺针到达的部位是
   A．直肠
   B．子宫
   C．直肠子宫陷凹
   D．膀胱子宫陷凹
   E．直肠膀胱陷凹

（3～5题共用题干）
女性，27岁。足月妊娠，初次分娩。

3．正常分娩时要注意保护的结构是
   A．阴蒂
   B．大阴唇
   C．小阴唇
   D．会阴体
   E．前庭球
4．正常分娩时需行阴道侧切，要阻滞麻醉的神经是
   A．阴部神经
   B．闭孔神经
   C．生殖股神经
   D．髂腹下神经
   E．髂腹股沟神经
5．阻滞麻醉该神经时的定位结构是
   A．耻骨梳
   B．坐骨棘
   C．尾骨尖
   D．耻骨联合
   E．坐骨结节

B型题

   A．uterine tube
   B．uterus
   C．ovary
   D．vagina
   E．neck of uterus
1．包绕子宫颈下部的是
2．内腔呈三角形的是
3．有前唇、后唇的是
4．内腔呈梭形的是

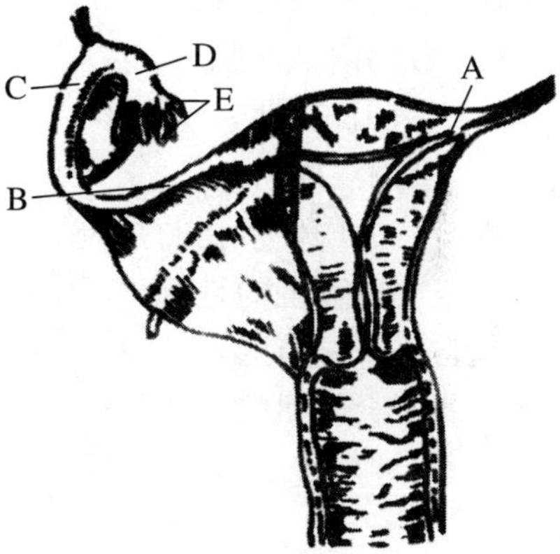

图16　子宫及输卵管

图16中：

5．卵子通常在何部受精
6．管壁粗而弯曲，且占输卵管全长2/3的是
7．管壁厚且管腔窄的是
8．覆盖于卵巢表面的是
9．有输卵管腹腔口的是

   A．broad ligament of uterus
   B．suspensory ligament of ovary
   C．proper ligament of ovary
   D．cardinal ligament of uterus
   E．uterosacral ligament
10．可限制子宫向两侧倾倒的是
11．绕过直肠两侧的是
12．可作为寻找卵巢血管的标志的是
13．把卵巢下端连于子宫两侧的是

   A．阴蒂海绵体
   B．阴蒂系带
   C．尿道球腺

D．前庭球
E．前庭大腺
14．形成阴蒂头的是
15．形成阴蒂脚的是
16．位于阴道口两侧的是

A．肛提肌
B．肛门外括约肌
C．肛门内括约肌
D．会阴深横肌
E．会阴浅横肌
17．参与构成尿生殖膈的是
18．参与构成盆膈的是
19．起自坐骨结节的是
20．不属于会阴肌的是

X 型题

1．属于卵巢固定装置的结构是
A．卵巢系膜
B．卵巢子宫索
C．子宫圆韧带
D．子宫悬韧带
E．骨盆漏斗韧带
2．与卵巢供血相关的动脉主要包括
A．脐动脉
B．卵巢动脉
C．闭孔动脉
D．子宫动脉
E．直肠下动脉
3．属于子宫固定装置的结构是
A．骶子宫韧带
B．卵巢子宫索
C．子宫圆韧带
D．子宫悬韧带
E．子宫主韧带
4．属于子宫附件的结构是
A．卵巢
B．子宫
C．阴道
D．输卵管
E．前庭大腺
5．可以维持子宫前倾位的结构主要有
A．卵巢子宫索
B．子宫圆韧带
C．子宫阔韧带
D．子宫主韧带
E．骶子宫韧带
6．与 mamma（breast）供血相关的动脉包括
A．胸廓内动脉
B．胸外侧动脉
C．胸背动脉
D．胸肩峰动脉
E．肋间后动脉
7．肛门三角肌包括
A．尾骨肌
B．肛提肌
C．会阴浅横肌
D．会阴深横肌
E．肛门外括约肌
8．构成坐骨肛门（直肠）窝内侧壁的结构包括
A．尾骨肌
B．肛提肌
C．盆膈上筋膜
D．盆膈下筋膜
E．肛门外括约肌
9．参与围成坐骨肛门（直肠）窝后隐窝的结构包括
A．尾骨
B．臀大肌
C．闭孔内肌
D．骶棘韧带
E．骶结节韧带
10．参与构成盆膈的结构包括
A．尾骨肌
B．肛提肌
C．盆膈上筋膜
D．盆膈下筋膜
E．肛门外括约肌

四、问答题

1．简述 Ovary 的位置、形态和毗邻。
2．简述卵巢的固定装置。
3．简述 uterus 的形态和分部。
4．简述子宫内腔的形态特点。
5．简述子宫的位置和毗邻。

五、病例分析

1．女性，33 岁。结婚 8 年，至今未孕，陆续经中西医治疗仍未能如愿。由妇科造影检查得知：输卵管左侧完全阻塞，右侧通而不畅。试述卵子的产生，并简单说明卵子的正常排出路径及易受精部位。

2．女性，62 岁。因阴道口肿物脱出，至医院就诊，有多次妊娠史。入院确诊为子宫脱垂。简述正常状态下成年女性子宫的位置、姿势，维持子宫正常姿势的主要韧带的构成、位置和具体作用。

参考答案

一、名词解释

1．输卵管腹腔口周围，其末端的边缘形成许多细长的指状突起，称输卵管伞。

2．输卵管伞中有一条较大的突起连到卵巢表面，称卵巢伞。有人认为此伞有引导卵子进入输卵管漏斗的作用。

3．位于输卵管子宫部和壶腹部之间的部分为输卵管峡，此部短而直，管腔狭窄，壁较厚，血管分布较少，是输卵管结扎术常选部位。

4．子宫与输卵管相接处称子宫角。

5．子宫体与子宫颈移行部之间较为狭细长约 1cm 的部分称为子宫峡，它在非妊娠期不明显；在妊娠期间，子宫峡逐渐伸展变长，形成子宫下段，此部可延长至 7 ～ 11cm，峡壁逐渐变薄，产科常在此处进行剖宫取胎术，可避免进入腹膜腔，减少感染的机会。

6．为子宫阔韧带的一部分。子宫阔韧带中除了卵巢系膜和输卵管系膜以外的其余部分，称为子宫系膜，它连于子宫两侧与盆壁之间，呈冠状位，可限制子宫向两侧倾倒；子宫系膜内含有子宫圆韧带、子宫动静脉、神经、淋巴管和卵巢固有韧带。

7．又称为骨盆漏斗韧带，是由腹膜形成的皱襞，它起自骨盆侧缘，向下至卵巢的输卵管端，韧带内含有卵巢血管、淋巴管、神经丛、结缔组织和平滑肌纤维。卵巢悬韧带对维持卵巢的正常位置起重要作用，它还是寻找卵巢血管的标志。

8．直肠子宫襞：子宫骶韧带从子宫颈后面的上外侧，向后弯行绕过直肠两侧，止于第 2 ～ 3 骶椎前面的筋膜，其表面盖以腹膜形成弧形的皱襞，称为直肠子宫襞。

9．阴道上端宽阔，包绕子宫颈阴道部，在两者之间形成的环形凹陷，称为阴道穹。阴道穹可分为前部、后部和两个侧部。以阴道穹后部最深，并与直肠子宫陷凹紧密相邻，两者间仅隔以阴道后壁和腹膜。

10．是位于两侧小阴唇之间的裂隙，有 4 个开口。前部有尿道外口，后部有阴道口。在阴道口两侧，左、右各有一个前庭大腺的开口。

11．乳头周围色素较多的皮肤区，称为乳晕，表面有许多小隆起，其深面为乳晕腺，可分泌脂性物质滑润乳头。乳头和乳晕的皮肤较薄，易受损伤而感染。

12．Cooper 韧带：又称乳房悬韧带，为从乳腺周围的纤维组织连于皮肤和深方胸肌筋膜的小的纤维束，对乳腺起支持和固定作用。在乳癌早期，韧带受侵，纤维组织增生，韧带缩短，使表面皮肤产生一些凹陷。至癌症晚期，由于淋巴回流受阻，组织发生水肿，而癌变处与皮肤粘连较紧，使皮肤上出现许多小凹，皮肤呈“橘皮样”改变。这些特征有助于乳腺癌的诊断。

13．会阴：有广义会阴和狭义会阴之分。广义会阴指封闭小骨盆下口的所有软组织，呈菱形，其境界：前方为耻骨联合下缘，后方为尾骨尖，两侧界为耻骨下支、坐骨支、坐骨结节和骶结节韧带。两侧坐骨结节的连线将会阴分为前、后两个三角形的区域：前方的为尿生殖区，男性有尿道穿过，女性有尿道和阴道穿过；后方的为肛区，有肛管通过。临床上，常将肛门和外生殖器之间的区域的软组织称为会阴，即狭义会阴。妇女分娩时要保护此区，以免造成会阴撕裂。

14．又称会阴体，是狭义会阴深面的一个腱性结构，有许多会阴肌附着于此，有加固盆底的作用，在女性较大且有韧性和弹性，有较大临床意义，在分娩时要注意保护，以免撕裂。

15．盆膈：由盆膈上筋膜、盆膈下筋膜及其间的肛提肌和尾骨肌组成，作为盆腔的底，有直肠穿过，对托持盆腔脏器有重要作用。

16．尿生殖膈：由尿生殖膈上筋膜、尿生殖膈下筋膜及其间的会阴深横肌和尿道括约肌组成。封闭尿生殖三角，加强盆底，协助承托盆腔脏器。男性有尿道通过，女性有尿道和阴道穿过。

17．坐骨肛门窝：位于坐骨结节与肛门之间，为底朝下的锥形间隙。窝的外侧壁为闭孔内肌及闭孔筋膜，内侧壁为肛提肌和盆膈下筋膜，前界为尿生殖膈后缘，后界为臀大肌下缘。窝内有大量脂肪组织和会阴部血管神经等。肛周脓肿和肛瘘多发生于此。

二、填空题

1．卵巢　输卵管　子宫　阴道
2．髂内、外动脉　卵巢窝
3．卵巢悬韧带　卵巢固有韧带
4．输卵管漏斗　输卵管壶腹　输卵管峡　输卵管子宫部
5．输卵管子宫口　子宫腔　输卵管腹腔口　腹膜腔
6．子宫底　子宫体　子宫颈

7．子宫颈阴道上部　子宫颈阴道部　阴道上端
8．子宫腔　子宫颈管　子宫口　阴道
9．小骨盆　膀胱　直肠
10．阴道　输卵管　卵巢
11．输卵管　卵巢
12．子宫圆韧带　子宫阔韧带　子宫骶韧带　子宫主韧带
13．子宫主韧带　子宫骶韧带　子宫圆韧带　子宫圆韧带
14．卵巢系膜　子宫系膜　输卵管系膜
15．前部　后部　两个侧　后
16．大阴唇内　前庭大腺
17．输乳管　4　5
18．皮肤　皮下脂肪　纤维组织　乳腺
19．乳房悬韧带　支持和固定
20．耻骨联合下缘　两侧坐骨结节的连线　耻骨下支　坐骨支
21．两侧坐骨结节的连线　尾骨尖　坐骨结节　骶结节韧带
22．尿道　尿道　阴道　肛管
23．肛提肌　尾骨肌　肛门外括约肌
24．会阴深横肌　尿道括约肌（在女性为尿道阴道括约肌）　浅
25．会阴浅　尿生殖膈下　尿生殖膈上　尿生殖膈下筋膜

三、选择题

A1 型题

1．E　2．A　3．D　4．C　5．D　6．E　7．D　8．D
9．E　10．A　11．B　12．A　13．A　14．B　15．A　16．C

A2 型题

1．C　2．D　3．C　4．E　5．E　6．C

A3 型题

1．E　2．C　3．D　4．A　5．B

B 型题

1．D　2．B　3．E　4．E　5．C　6．C　7．B　8．E
9．D　10．A　11．E　12．B　13．C　14．A　15．A　16．E
17．D　18．A　19．E　20．C

X 型题

1．ABE　2．BD　3．ACDE　4．AD　5．BE　6．ABCDE
7．ABE　8．ABDE　9．ABE　10．ABCD

四、问答题

1．卵巢位于盆腔内，贴靠于盆侧壁的卵巢窝（相当于髂内、外动脉的夹角处，窝底有腹膜覆盖）。卵巢呈扁卵圆形，略呈灰红色，分内、外侧面，前、后缘和上、下端。卵巢的内侧面朝向盆腔，与小肠相邻；外侧面与盆腔侧壁紧贴；后缘游离；前缘借卵巢系膜附于子

宫阔韧带的后层，前缘中部有血管、神经等出入，称为卵巢门；上端与输卵管伞靠近，称为输卵管端，并借卵巢悬韧带（骨盆漏斗韧带）固定于盆壁；下端借卵巢固有韧带连于子宫，又称子宫端。

2．卵巢的位置主要靠韧带和系膜来维持。①卵巢悬韧带，是由腹膜形成的皱襞，它起自小骨盆侧缘，向内下至卵巢的输卵管端，韧带内含有卵巢血管、淋巴管、神经丛、结缔组织和平滑肌纤维。②卵巢固有韧带，由结缔组织和平滑肌构成，自卵巢下端连至输卵管与子宫结合处的后下方，表面盖以腹膜，形成一腹膜皱襞。③卵巢系膜，在卵巢前缘与子宫阔韧带后叶之间，是较窄的双层腹膜皱襞，内有至卵巢的血管。

3．成年人的子宫犹如前后稍扁、倒置的梨形，其形态可分为三部分：两侧输卵管子宫口以上宽而圆凸的部分为子宫底。下端长而狭细呈圆柱状的部分为子宫颈。底与颈之间的部分为子宫体。子宫颈下端突入阴道的部分，称为子宫颈阴道部；在阴道以上的部分称为子宫颈阴道上部。子宫颈阴道上部的上端与子宫体相接，且两者移行部较为狭细，称为子宫峡。

4．子宫内的腔较为狭窄，可分为两部：上部在子宫体内，为底在上的前后扁的三角形，称为子宫腔，两端通输卵管，尖端向下通子宫颈管。下部的腔在子宫颈内，称为子宫颈管，呈梭形，下口通阴道，称为子宫口。未产妇的子宫口为圆形，分娩以后为横裂状。子宫口的前、后缘分别称为前唇和后唇，后唇较长，位置也较高。

5．子宫位于盆腔的中央，在膀胱与直肠之间，下端接阴道，两侧有输卵管和卵巢。未妊娠时，子宫底位于小骨盆入口平面以下，朝向前上方。子宫颈的下端在坐骨棘平面的稍上方。

五、病例分析

1．卵子是女性生殖细胞，它由女性生殖腺——卵巢产生。卵巢内发育成熟的卵子突破卵巢表面，进入腹膜腔，然后经输卵管漏斗底处的输卵管腹腔口进入输卵管壶腹，若卵子未受精，再经输卵管峡和子宫部以及输卵管子宫口进入子宫腔，最后经子宫颈管、阴道排出体外；如果卵子在输卵管壶腹受精，受精卵经输卵管峡和子宫部以及输卵管子宫口移入子宫内发育，成熟后胎儿经阴道娩出。

2．成年人子宫正常应位于盆腔的中部，并呈轻度的前倾前屈位。前倾即整个子宫向前倾斜，子宫的长轴与阴道的长轴形成一个向前开放的钝角。前屈是子宫体与子宫颈之间形成的一个向前开放的钝角。维持子宫前倾前屈位主要靠子宫圆韧带和子宫骶韧带。子宫圆韧带由平滑肌和结缔组织构成，呈圆索状，它起于子宫体前面的上外侧，输卵管子宫口的下方，在阔韧带前叶的覆盖下向前外侧弯行，然后经过腹股沟管，出皮下环后散为纤维止于阴阜和大阴唇的皮下。其功能是维持子宫的前倾。子宫骶韧带由平滑肌纤维和结缔组织构成，从子宫颈后面的上外侧，向后弯行绕过直肠的两侧，止于第 2 ～ 3 骶椎前面的筋膜。此韧带向后上牵引子宫颈，与子宫圆韧带协同，维持子宫的前屈。子宫阔韧带由双侧腹膜构成，自子宫侧缘向两侧延伸至盆侧壁和盆底，主要作用为限制子宫向两侧运动。子宫主韧带由平滑肌和结缔组织组成，位于阔韧带的基部，从子宫颈两侧缘延伸至盆侧壁，较强韧，主要作用是维持子宫颈正常位置，防止子宫脱垂。除上述韧带外，盆膈、尿生殖膈的托持以及盆底周围结缔组织的牵拉也协助维持子宫正常位置。

（南　燕　王宇辰）

第九章 腹 膜

内容提要

一、腹膜

人体最大的浆膜，覆盖于腹盆壁内面（壁腹膜）和腹盆腔内各器官的表面（脏腹膜）。脏壁两部可通过系膜或韧带互相延续，形成潜在性巨大腔隙，称为腹膜腔。

腹膜腔在男性为一封闭腔，在女性则可经输卵管腹腔口通至外界。

二、腹膜与腹、盆腔脏器的关系

	特点	**举例**
腹膜内位器官	全部被覆腹膜	胃、空回肠、脾、卵巢、十二指肠上部
腹膜间位器官	三面或大部被覆腹膜	肝、胆囊、升、降结肠、膀胱
腹膜外位器官	仅一面被覆腹膜	肾、肾上腺、胰、十二指肠降部和下部

三、腹膜形成的结构

1．网膜

<table>
<tr><td>大网膜</td><td colspan="4">胃结肠韧带</td></tr>
<tr><td>小网膜</td><td colspan="4">肝胃韧带、肝十二指肠韧带（肝固有动脉、肝门静脉、胆总管）</td></tr>
<tr><td rowspan="9">网膜囊</td><td>前壁</td><td colspan="3">小网膜，胃后壁腹膜，胃结肠韧带</td></tr>
<tr><td>后壁</td><td colspan="3">大网膜后叶，横结肠，横结肠系膜，覆盖胰、左肾、左肾上腺等处的腹膜</td></tr>
<tr><td>上壁</td><td colspan="3">肝尾状叶和膈下面的腹膜</td></tr>
<tr><td>下壁</td><td colspan="3">大网膜前后叶间的愈着部</td></tr>
<tr><td>左壁</td><td colspan="3">脾、胃脾韧带、脾肾韧带</td></tr>
<tr><td rowspan="4">右壁</td><td rowspan="4">网膜孔（Winslow 孔）</td><td>上界</td><td>肝尾状叶</td></tr>
<tr><td>下界</td><td>十二指肠上部</td></tr>
<tr><td>前界</td><td>肝十二指肠韧带</td></tr>
<tr><td>后界</td><td>下腔静脉及其前方腹膜</td></tr>
</table>

2．**系膜**：将器官系连固定于腹后壁的双层腹膜结构，包括小肠系膜、阑尾系膜（阑尾动脉）、横结肠系膜、乙状结肠系膜。

小肠系膜根：为小肠系膜于腹后壁的附着处，长约 15cm。起于第 2 腰椎左侧，斜向右下，止于右骶髂关节。

3．**韧带**

（1）**肝的韧带**：镰状韧带、冠状韧带、左右三角韧带、肝圆韧带、静脉韧带、肝胃韧带、肝十二指肠韧带等。

（2）**脾的韧带**：胃脾韧带、脾肾韧带、脾结肠韧带、脾膈韧带。

4．**盆腔内的腹膜陷凹**

男性：**直肠膀胱陷凹**（腹膜腔的最低点）；女性：膀胱子宫陷凹、**直肠子宫陷凹**（腹膜腔的最低点）。

5．**腹膜腔的分区**

腹膜腔以大网膜、横结肠和横结肠系膜为界，分为**结肠上区**和**结肠下区**。

结肠上区又称**膈下间隙**，可由肝区分为**肝上间隙**和**肝下间隙**。

结肠下区被小肠系膜进一步区分为左肠系膜窦和右肠系膜窦，左肠系膜窦向下与盆腔相通连。

6．**膈下间隙的分区**

<table>
<tr><td rowspan="7">右膈下腹膜外间隙</td><td rowspan="3">右肝上间隙</td><td rowspan="3">镰状韧带</td><td rowspan="3">左肝上间隙</td><td>左肝上后间隙</td><td rowspan="7">左膈下腹膜外间隙</td></tr>
<tr><td>左三角韧带</td></tr>
<tr><td>左肝上前间隙</td></tr>
<tr><td colspan="4">肝</td></tr>
<tr><td rowspan="3">右肝下间隙（肝肾隐窝）</td><td rowspan="3">肝圆韧带</td><td rowspan="3">左肝下间隙</td><td>左肝下后间隙（网膜囊）</td></tr>
<tr><td>小网膜和肾</td></tr>
<tr><td>左肝下前间隙</td></tr>
</table>

（1）左肝上间隙：被左三角韧带有效地分成左肝上前间隙和左肝上后间隙。

（2）左肝下间隙：被小网膜和肾有效地分成左肝下前间隙和左肝下后间隙（即网膜囊）。

（3）膈下间隙也可分成右侧较大的肝周间隙（见上）和左侧较小的脾周间隙。

脾周间隙：包括胃脾隐窝、脾肾隐窝、网膜囊脾隐窝和脾结肠隐窝。

应试习题

一、名词解释

1．peritoneum
2．peritoneal cavity
3．abdominal cavity
4．腹膜内位器官
5．腹膜间位器官
6．腹膜外位器官
7．omentum
8．gastrocolic ligament
9．omental bursa
10．omental foramen
11．root of mesentery
12．肝裸区
13．肝肾隐窝
14．rectouterine pouch

二、填空题

1．Parietal peritoneum 衬于__________，visceral peritoneum 衬于__________。

2．女性腹膜腔借__________口，经__________、__________、__________与外界相通。

3．根据脏器被腹膜覆盖范围大小的不同，可将腹、盆腔脏器分为三类，即________、__________和__________。

4．腹膜在脏器与脏器之间以及脏器与腹、盆壁之间的移行部形成的各种不同结构主要有________、__________、__________、皱襞、隐窝和陷凹。

5．Lesser omentum 为由肝门连至__________和__________的双层腹膜结构，它包括左侧部的__________和右侧部的__________。

6．Hepatoduodenal ligament 内有三个重要结构，即_________、_________和_________，三者中位置在右前方的是__________。

7．网膜孔位于__________，它是__________与__________的唯一通道。网膜孔的后界是__________。

8．Omental bursa 的前壁由上向下依次为__________、__________和__________。

9．与消化管相连的系膜有__________、__________、__________和__________。

10．与女性生殖器官相连的系膜有__________、__________和__________。

11．阑尾系膜将阑尾连于__________。阑尾系膜的游离缘内有__________、__________和__________走行。

12．与脾相连的韧带有__________、__________、__________和__________。

13．乙状结肠间隐窝位于__________与__________之间，其后壁内有__________通过。

14．腹前壁脐以下部分的内面有 5 条腹膜皱襞，即位居正中的一条为__________襞，以及自中线向外侧依次为一对__________襞和__________襞，其中__________襞又称腹壁动脉襞。

15．腹股沟内侧窝与腹股沟管的__________位置相对；腹股沟外侧窝与腹股沟管的__________位置相对

16．腹膜腔以__________为界，可分为结肠上区和结肠下区；结肠上区又以肝为界分为__________和__________。

17．肝上间隙位于__________。此间隙借矢状位的__________分为左肝上间隙和右肝上间隙。

18．肝下间隙借__________分为右肝下间隙和左肝下间隙，前者又称__________。

19．左肝下间隙又以________为界分为左肝下前间隙和左肝下后间隙，其中________即 omental bursa。

三、选择题

A1 型题

1．Peritoneum 为覆盖于腹、盆腔壁内和脏器表面的一层

A．肌膜

B．浆膜

C．浅筋膜

D．深筋膜

E．结缔组织膜

2．属于腹膜外位器官的是

A．肝

B．胆囊
C．子宫
D．十二指肠降部
E．直肠上段

3．属于腹膜间位器官的是
A．肾
B．胰
C．膀胱
D．直肠中部
E．十二指肠水平部

4．正常情况下腹膜腔中的浆液的容积是
A．10 ~ 20ml
B．30 ~ 50ml
C．80 ~ 100ml
D．300 ~ 500ml
E．500 ~ 1000ml

5．连于肝门形成小网膜的肝胃韧带的结构主要是
A．胃窦
B．胃底
C．胃小弯
D．胃大弯
E．幽门管

6．位于肝十二指肠韧带内右前方的结构是
A．胆囊管
B．胆总管
C．肝门静脉
D．肝总动脉
E．肝固有动脉

7．位于肝十二指肠韧带内后方的结构是
A．胆囊管
B．胆总管
C．肝门静脉
D．肝总动脉
E．肝固有动脉

8．Omental foramen 又称 Winslow 孔的前界是
A．肝十二指肠韧带
B．十二指肠上部
C．肝胃韧带
D．肝尾状叶
E．下腔静脉

9．Omental bursa 的上壁是膈下方的腹膜和
A．胃
B．小网膜
C．肝方叶
D．肝尾状叶
E．胃结肠韧带

10．肠系膜根在腹后壁附着线的上端起自于
A．右髂窝
B．第 1 腰椎体右侧
C．第 1 腰椎体左侧
D．第 2 腰椎体右侧
E．第 2 腰椎体左侧

11．**没有**系膜的器官是
A．ileum
B．vermiform appendix
C．descending colon
D．uterine tube
E．ovary

12．肝的冠状韧带前、后层之间是
A．肝门
B．方叶
C．尾状叶
D．肝裸区
E．胆囊三角

13．内含有脾血管和胰尾的结构是
A．gastrosplenic ligament
B．splenorenal ligament
C．phrenicosplenic ligament
D．gastrophrenic ligament
E．splenocolic ligament

14．含有腹壁下动脉的结构是
A．脐正中襞
B．脐正中韧带
C．脐内侧襞
D．脐内侧韧带

E．脐外侧襞

15．属于腹膜形成结构的是

A．股环

B．股凹

C．股三角

D．腹股沟管

E．腹股沟镰

16．不属于腹膜形成结构的是

A．股环

B．股凹

C．膀胱上窝

D．肝肾隐窝

E．脐外侧襞

17．腹膜形成的结构是

A．broad ligament of uterus

B．round ligament of uterus

C．cardinal ligament of uterus

D．uterosacral ligament

E．ligamentum teres hepatis

18．又称肝肾隐窝的腹膜间隙是

A．右肝上间隙

B．左肝上间隙

C．右肝下间隙

D．左肝下前间隙

E．左肝下后间隙

19．因右膈结肠韧带发育差，右结肠旁沟向上通连的结构是

A．盆腔

B．右髂窝

C．网膜囊

D．肝肾隐窝

E．左肠系膜窦

20．站立时，女性腹膜腔的最低部位在

A．髂窝

B．坐骨肛门窝

C．直肠子宫陷凹

D．膀胱子宫陷凹

E．直肠膀胱陷凹

A2 型题

1．女性，36 岁。因阑尾周围脓肿入院，包裹该脓肿的结构是

A．大网膜

B．小网膜

C．壁腹膜

D．阑尾系膜

E．结肠系膜

2．女性，因右侧卵巢手术后出现肠粘连，发生粘连的原因可能是浆液中含有的

A．糖类

B．脂类

C．蛋白质

D．纤维素

E．氨基酸

3．男性，62 岁。因肝硬化出现腹膜腔积液（腹水），在左下腹部穿刺点行腹膜腔穿刺，该穿刺点最常选取在

A．脐平面与腋前线的交点处

B．脐平面与腋中线的交点处

C．脐与耻骨联合连线的中点处

D．左、右髂前上棘连线的中点处

E．脐与左髂前上棘连线的中外 1/3 交界

4．女性，65 岁。因小肠梗阻行手术治疗，术后的渗出液最易积聚的部位是

A．肝肾隐窝

B．右肠系膜窦

C．左肠系膜窦

D．右结肠旁沟

E．左结肠旁沟

A3 型题

（1 ~ 3 题共用题干）

男性，3 岁。因腹痛和剧烈呕吐急诊入院，X 线摄片提示肠扭转。

1．最常发生肠扭转的部位是

A．小肠

B．升结肠

C．横结肠
D．降结肠
E．十二指肠

2．入院后保守治疗无效后行手术治疗，术后仰卧位时的腹膜腔积液常积聚的部位是
A．肝肾隐窝
B．盲肠后隐窝
C．十二指肠上隐窝
D．十二指肠下隐窝
E．乙状结肠间隐窝

3．手术后并发了弥漫性腹膜炎，出现该腹膜炎的原因可能是
A．网膜囊较小
B．小网膜较长
C．大网膜较短
D．结肠系膜较长
E．阑尾系膜较短

B 型题

A．腹膜内位器官
B．腹膜间位器官
C．腹膜外位器官
D．没有腹膜被覆的器官
E．腹膜形成的结构

1．Uterus 属于
2．Vagina 属于
3．Duodenum 上部属于
4．Prostate 属于

A．肝尾状叶
B．肝方叶
C．脾肾韧带
D．网膜孔
E．横结肠系膜

5．参与构成网膜囊后壁的是
6．参与构成网膜囊上壁的是
7．参与构成网膜囊左侧壁的是
8．位于网膜囊右侧壁的是

A．肝十二指肠韧带
B．胃结肠韧带
C．三角韧带
D．镰状韧带
E．静脉韧带

9．属大网膜一部分的是
10．属小网膜一部分的是
11．与腹前壁相连的是
12．与网膜孔的围成有关的是

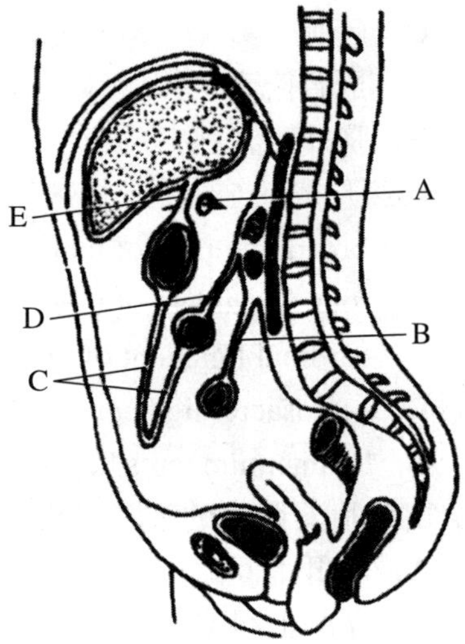

图 17　腹膜

图 17 中：
13．内含胃左、右血管的是
14．内含中结肠血管的是
15．内含肠系膜上血管及其分支和属支的是
16．内含胃网膜左、右血管的是

X 型题

1．Peritoneum 可能覆盖的区域包括
A．腹腔壁内表面
B．盆腔壁内表面
C．腹腔脏器外表面
D．盆腔脏器外表面
E．腹盆腔脏器内表面

2．属于腹膜内位器官的是
A．胃

B．肝
C．脾
D．卵巢
E．胆囊

3．属于腹膜外位器官的是
A．肾
B．肝
C．胰
D．子宫
E．输尿管

4．属于腹膜间位器官的是
A．肝
B．子宫
C．胆囊
D．膀胱
E．升结肠

5．属于腹膜形成的结构是
A．网膜
B．系膜
C．筋膜
D．韧带
E．陷凹

6．组成 lesser omentum 的腹膜结构包括
A．肝胃韧带
B．脾肾韧带
C．胃脾韧带
D．胃结肠韧带
E．肝十二指肠韧带

7．Greater omentum 内含的血管有
A．胃左血管
B．胃右血管
C．胃网膜左血管
D．胃网膜右血管
E．肠系膜上血管

8．与 omental bursa 的后壁相毗邻的结构是
A．胰
B．左肾
C．横结肠
D．胃脾韧带
E．左肾上腺

9．易发生扭转的腹膜结构是
A．肠系膜
B．卵巢系膜
C．阑尾系膜
D．横结肠系膜
E．乙状结肠系膜

10．与肝有关的由腹膜形成的韧带包括
A．冠状韧带
B．镰状韧带
C．肝圆韧带
D．静脉韧带
E．三角韧带

11．与脾有关的韧带包括
A．胃脾韧带
B．脾肾韧带
C．膈脾韧带
D．静脉韧带
E．脾结肠韧带

12．在女性盆腔内形成的腹膜陷凹是
A．股凹
B．坐骨肛门窝
C．直肠膀胱陷凹
D．直肠子宫陷凹
E．膀胱子宫陷凹

13．属于腹前壁的腹膜襞的结构是
A．脐正中襞
B．脐内侧襞
C．脐外侧襞
D．十二指肠上襞
E．十二指肠下襞

14．属于腹后壁的腹膜隐窝的结构是
A．膀胱上窝
B．肝肾隐窝
C．盲肠后隐窝
D．十二指肠上隐窝
E．乙状结肠间隐窝

15．与右结肠旁沟相交通的结构是
A．盆部
B．右髂窝

C．网膜囊
D．肝肾隐窝
E．右肠系膜窦

四、问答题

1．试述小网膜的位置和分部，小网膜右侧部内含的结构及其位置关系。
2．简述 greater omentum 的位置、形成及其临床意义。
3．简述 omental bursa 的位置和边界。
4．简述与胃相连的韧带及其位置和内含结构。
5．试述与肝的上面相连的韧带的名称、连接位置和结构特点。
6．试述肝周围的腹膜间隙。

五、病例分析

患者，女性，26 岁，因持续性右下腹部疼痛就医，检查显示盆腔部有积液。若考虑行穿刺术探查积液性质应选择何处进行？为什么？

参考答案

一、名词解释

1．腹膜：为被覆在腹、盆壁内面和腹、盆腔脏器表面的一层薄而光滑的浆膜。衬附于腹、盆壁内面的腹膜为壁腹膜，由壁腹膜转折并覆盖于腹、盆腔脏器的腹膜称脏腹膜。

2．腹膜腔：为脏腹膜和壁腹膜互相移行、延续，共同围成的不规则的潜在性腔隙，腔内仅有少量浆液。男性腹膜腔为一封闭的腔隙；女性腹膜腔则藉输卵管腹腔口经输卵管、子宫、阴道与外界相通。

3．腹腔：是指骨盆上口以上膈以下，腹前壁和腹后壁之间的腔。

4．表面几乎均被腹膜覆盖的器官为腹膜内位器官，如胃、十二指肠上部、空肠、回肠、盲肠、阑尾、横结肠、乙状结肠、脾、卵巢、输卵管等。

5．表面大部分被腹膜覆盖，仅少部分未被腹膜覆盖的器官为腹膜间位器官，如肝、胆囊、升结肠、降结肠、子宫、充盈的膀胱、直肠上段等。

6．仅一面被腹膜覆盖，其余均不覆盖腹膜的器官为腹膜外位器官，如肾，肾上腺，输尿管，胰，十二指肠降部、下部和升部，直肠中下部等。

7．网膜：是与胃小弯和胃大弯相连的双层腹膜皱襞，其间含有血管、神经、淋巴管和结缔组织等。

8．胃结肠韧带：为连于胃大弯和横结肠之间的大网膜前两层腹膜结构，为大网膜的一部分。

9．网膜囊：是位于小网膜和胃后方的扁窄间隙，又称小腹膜腔，为腹膜腔的一部分。

网膜囊上壁为肝尾状叶及膈下方的腹膜；前壁由上向下依次为小网膜、胃后壁腹膜和胃结肠韧带；下壁为大网膜的前、后层的愈着处；后壁由下向上依次为横结肠及其系膜以及覆盖胰、左肾、左肾上腺等处的腹膜；左侧为脾、胃脾韧带和脾肾韧带。网膜囊右侧借网膜孔与腹膜腔其余部分相通。

10．网膜孔：是网膜囊与腹膜腔其余部分相通的唯一通道。其高度约在第 12 胸椎至第 2 腰椎体的前方。网膜孔上界为肝尾状叶，下界为十二指肠上部，前界为肝十二指肠韧带，后界为覆盖在下腔静脉前面的腹膜。

11．肠系膜根：将空、回肠系连固定于腹后壁的双层腹膜结构为肠系膜，其附着于腹后壁的部分称为肠系膜根，长约 15cm，自第 2 腰椎左侧起，斜向右下跨过脊柱及其前方结构，止于右骶髂关节的前方。

12．腹膜由膈下移行至肝的上面，从而形成具有前、后两层的冠状韧带。前层向前与镰状韧带相延续，前、后两层间相隔较远处的无腹膜覆盖的肝表面区域称为肝裸区。

13．位于肝下面与横结肠及其系膜之间的肝下间隙，借肝圆韧带分为左肝下间隙和右肝下间隙，右肝下间隙位于肝右叶下方与右肾之间即为肝肾隐窝，其左界为网膜孔和十二指肠降部，右界为右结肠旁沟，仰卧位时为腹膜腔的最低处，是液体易于积聚的部位。

14．直肠子宫陷凹：子宫后面的腹膜从子宫体向下覆盖子宫颈，转至阴道穹后部的上面，然后转折至直肠的前面，形成一较深的陷凹，称直肠子宫陷凹，又称 Douglas 腔，站立或坐位时是腹膜腔的最低部位，腹膜腔内的积液多聚集于此。临床上可行直肠或阴道后穹穿刺进行诊断和治疗。

二、填空题

1．腹、盆腔壁内表面　腹、盆腔脏器表面
2．输卵管腹腔　输卵管　子宫　阴道
3．腹膜内位器官　腹膜间位器官　腹膜外位器官
4．网膜　系膜　韧带
5．胃小弯　十二指肠上部　肝胃韧带　肝十二指肠韧带
6．胆总管　肝固有动脉　肝门静脉　胆总管
7．小网膜右侧游离缘后方　网膜囊　腹膜腔其余部分　覆盖在下腔静脉前面的腹膜
8．小网膜　胃后壁腹膜　胃结肠韧带
9．肠系膜　阑尾系膜　横结肠系膜　乙状结肠系膜
10．输卵管系膜　卵巢系膜　子宫系膜
11．肠系膜下方　血管　神经　淋巴管
12．胃脾韧带　脾肾韧带　膈脾韧带　脾结肠韧带
13．乙状结肠系膜　腹后壁　左输尿管
14．脐正中　脐内侧　脐外侧　脐外侧
15．浅环　深环
16．横结肠及其系膜　肝上间隙　肝下间隙
17．膈与肝上面之间　镰状韧带

18．肝圆韧带 肝肾隐窝

19．小网膜和胃 左肝下后间隙

三、选择题

A1 型题

1．B	2．D	3．C	4．C	5．C	6．B	7．C	8．A
9．D	10．E	11．C	12．D	13．B	14．E	15．B	16．A
17．A	18．C	19．D	20．C				

A2 型题

1．A 2．D 3．E 4．B

A3 型题

1．A 2．A 3．C

B 型题

1．B	2．D	3．A	4．D	5．E	6．A	7．C	8．D
9．B	10．A	11．D	12．A	13．E	14．D	15．B	16．C

X 型题

1．ABCD	2．ACD	3．ACE	4．ABCDE	5．ABDE	6．AE
7．CD	8．ABCE	9．ABE	10．ABE	11．ABCE	12．DE
13．ABC	14．BCDE	15．ABCD			

四、问答题

1．小网膜是肝门向下移行至胃小弯和十二指肠上部之间的双层腹膜结构，分为左侧的肝胃韧带和右侧的肝十二指肠韧带两部分。在小网膜右侧部的肝十二指肠韧带内含有进出肝的重要管道，其中胆总管位于右前方，肝固有动脉位于左前方，两者的后方为肝门静脉。

2．大网膜连于胃大弯和横结肠之间，形似围裙覆盖于空、回肠和横结肠的前方，左缘与胃脾韧带相连续。附于胃和十二指肠起始部前、后面的脏腹膜向下延伸，至胃大弯处互相愈合，形成大网膜的前两层，再向下延续，降至脐平面稍下方，然后向后返折向上，形成大网膜的后两层，连于横结肠并叠合成横结肠系膜，贴于腹后壁。大网膜的前两层与后两层之间的潜在间隙是网膜囊的下部，随着年龄增长，大网膜前两层与后两层常粘连愈合，而连于胃大弯与横结肠之间的大网膜前两层则形成胃结肠韧带。大网膜内有许多分布至胃和大网膜本身的血管分支，以及丰富的脂肪和吞噬细胞，后者有重要的防御功能。活体状态下，大网膜的下垂部分常可移动位置，当腹膜腔内有炎症时，常由于大网膜的粘连、包绕而限制了炎症的扩散蔓延。小儿的大网膜较短，一般在脐平面以上，当阑尾炎或其他下腹部炎症时病灶不易被大网膜包裹而局限化，常易导致弥漫性腹膜炎。大网膜的血管常可用作心脏冠状动脉搭桥术中的供体血管。整形外科常使用带血管蒂的大网膜片铺盖胸、腹壁或颅骨创面作为植皮的基础。

3．网膜囊是位于小网膜和胃后方的扁窄间隙，又称小腹膜腔。网膜囊的前壁由上向下依次为小网膜、胃后壁腹膜和胃结肠韧带；后壁由下向上依次为横结肠及其系膜以及覆盖胰、左肾、左肾上腺等处的腹膜；上壁为肝尾状叶及膈下面的腹膜。下壁为大网膜的前、后层的愈合处；网膜囊的左侧为脾、胃脾韧带和脾肾韧带。右侧借网膜孔通腹膜腔的其余部分。

4．与胃相连的韧带有：(1) 肝胃韧带：为小网膜的左侧部，连于肝门和胃小弯之间，内含胃左和胃右血管、胃左和胃右淋巴结及至胃的神经等。⑵胃脾韧带：连于胃底和胃大弯上份与脾门之间，内含胃短血管和胃网膜左血管起始段及淋巴管、淋巴结等。(3) 胃结肠韧带：特指大网膜前两层自胃大弯向下延续至横结肠表面的一段。该韧带中含有胃网膜左、右血管及其分支、淋巴管、淋巴结等。(4) 胃膈韧带：是自胃贲门左侧和食管腹部连至膈下面的腹膜结构。

5．与肝的上面相连的韧带有：(1) 镰状韧带：位于膈穹窿下方与肝上面之间，是呈矢状位的双层腹膜结构，位于前正中线右侧，侧面观呈镰刀状。其下缘游离并增厚，由脐连于肝下面的肝圆韧带裂，内含肝圆韧带。⑵冠状韧带：呈冠状位，分前、后两层，由膈下的壁腹膜转折至肝膈面所形成的双层腹膜组成。前层向前与镰状韧带相延续，前、后两层间未被腹膜覆盖的肝表面称为肝裸区。(3) 左、右三角韧带：位于冠状韧带左、右端处，由冠状韧带的前、后两层彼此黏合增厚形成。

6．肝上面与膈之间为肝上间隙。此间隙借镰状韧带分为左肝上间隙和右肝上间隙。左肝上间隙又以冠状韧带分为其前方的左肝上前间隙和后方的左肝上后间隙。右肝上间隙以冠状韧带分为三个间隙：冠状韧带前方的右肝上前间隙，冠状韧带后方的右肝上后间隙以及冠状韧带前、后层之间无腹膜覆盖的肝裸区（腹膜外间隙）。肝下面与横结肠及其系膜之间为肝下间隙。借肝圆韧带分为左肝下间隙和右肝下间隙，右肝下间隙位于肝右叶下方与右肾之间即为肝肾隐窝。左肝下间隙又以小网膜和胃分为前方的左肝下前间隙和后方的左肝下后间隙（即网膜囊）。

五、病例分析

女性在膀胱上面的腹膜向后转折到子宫前面形成膀胱子宫陷凹；子宫后面的腹膜从子宫体向下覆盖子宫颈，再转至阴道穹后部的上面，然后返折至直肠的前面形成较深的直肠子宫陷凹，又称 Douglas 腔。凹底距肛门约 3.5cm，与阴道后穹间仅隔阴道后壁和腹膜。站立时或半坐位时，女性直肠子宫陷凹是腹膜腔的最低部位，故腹膜腔内积液多积存于此陷凹内，临床上可进行阴道穹后部穿刺以进行诊断和治疗。

（张卫光　南　燕）

第三篇　脉管系统和感觉器

第十章　心血管系统

第一节　心

内容提要

循环（脉管）系统是由**心血管系统**和**淋巴系统**两部分组成。

一、心血管系统概述

1．心血管系统的组成

（1）**心**：中空的肌性器官，是血液循环的动力装置。借房间隔和室间隔分成互不相同的左半心和右半心，每半侧又借左、右房室孔相通，形成四个腔，即右心房、右心室、左心房、左心室。

（2）**动脉**：为运送血液离心室的管道。动脉在行程中不断分支，分为大、中、小动脉，最后移行为毛细血管。动脉管壁较厚，管腔呈圆形，并随心舒缩而搏动。

（3）**静脉**：为引导血液回心房的管道，起始于毛细血管的静脉端，在回心的过程中不断接受其属支，逐渐汇合成中静脉和大静脉，最后汇入心房。管壁薄，管腔大，数量多。

（4）毛细血管：是连于小动脉、小静脉之间相互交织成网状的微细血管，管径为6 ~ 9μm。毛细血管数量多，管壁薄，主要为一层内皮细胞围成，通透性较大，为物质交换的场所。

2．血液循环

（1）**体循环（大循环）**：左心室⟶主动脉⟶各级动脉⟶毛细血管⟶各级静脉⟶上、下腔静脉⟶右心房

（2）**肺循环（小循环）**：右心室⟶肺动脉干⟶各级肺动脉⟶肺内毛细血管⟶各级肺静脉⟶肺静脉⟶左心房

3．血管的吻合和侧支循环：在动脉与动脉之间，静脉与静脉之间，以及动、静脉之间，可借血管支（吻合支或交通支）彼此相连，形成血管吻合。

侧支循环：动脉主干阻塞时，与其平行的侧副支逐渐增粗，血流可经扩大的侧副吻合到达阻塞远端的血管主干，使远端血供得到不同程度的代偿和回复，这种侧支建立的循环称侧支循环。

二、心

1．**心的位置**：心位于胸腔前下部的中纵隔内；2/3 居身体正中线的左侧，1/3 位于正中线的右侧。

心包裸区：心与左肺心切迹内侧部与胸骨体下部左半及左侧第 4 ～ 6 肋软骨直接相邻，称为心包裸区。临床心内注射多在胸骨左缘第 4 肋间进针，不伤及肺和胸膜。

2．**心的外形**

为近似前后略扁的倒置的尖朝左下方的圆锥体，有“一尖、一底、两面、三缘、四沟”。

一尖（心尖）	圆钝、游离，由左心室构成。在胸骨左侧第 5 肋间隙的锁骨中线内侧 1 ～ 2cm 处，可扪及搏动	
一底（心底）	大部分由左心房、小部分由右心房构成	
两面	前面（胸肋面）和下面（膈面）	
三缘	左缘、右缘和下缘	
四沟（作为心腔在心表面的分界）	冠状沟	靠近心底处近似冠状位，几乎环绕一周，是心房和心室在心表面的分界标志
	前、后室间沟	在心室的胸肋面和膈面的一条自冠状沟向心尖右侧延伸的前沟，为左、右心室在心表面的分界
	后房间沟	在心底，右心房与右上、下肺静脉交界处的浅沟，是左、右心房在心表面的分界

3．**心的各腔**

	重要观察结构
右心房	右心耳，梳状肌，房间隔，**卵圆窝**，上、下腔静脉口，**冠状窦口**
右心室	右房室口、三尖瓣、**室上嵴**、肺动脉圆锥、肺动脉口、肺动脉瓣；肉柱、**隔缘肉柱**、乳头肌、腱索
左心房	左心耳、肺静脉口
左心室	左房室口、二尖瓣、主动脉前庭、主动脉口、主动脉瓣、主动脉窦

卵圆窝：在右心房的后内侧壁为房间隔，下面有一卵圆形的凹陷，称为卵圆窝，是房间隔缺损的好发部位。

冠状窦口：位于右心房内下腔静脉口和右房室口之间，有冠状窦口，下部有瓣。

室上嵴：在右心室内，右房室口和肺动脉口之间的较宽的弓形肌隆起，作为右心室流入道和流出道的分界线。

隔缘肉柱：右心室前乳头肌根部至室间隔下部有一条横行肌束，称隔缘肉柱（节制索），有防止心室过度扩张的功能，其内有心传导系统房室束的右束支通过。

心腔内防止血液逆流的装置：瓣膜、乳头肌、腱索。

4．**心的构造**

（1）**心纤维性支架**：

心纤维性支架（心纤维骨骼）：位于左、右房室口和主、肺动脉口周围，由致密结缔组织构成，是心肌和心瓣膜的附着处。主要包括左、右纤维三角、4 个瓣膜环（肺动脉瓣环、主动脉瓣环、二尖瓣环和三尖瓣环）和室间隔膜部等。

左纤维三角：位于左房室口纤维环与主动脉口纤维环之间的三角区。

右纤维三角：位于左、右房室口纤维环与主动脉口纤维环之间的三角区，又称**中心纤维体**，有心传导系统的房室束通过。

（2）**心壁**：心壁由心内膜、心肌层和心外膜 3 层组成。

（3）**心间隔**：

房间隔：位于左、右心房之间，由两层心内膜中夹肌纤维和结缔组织构成。房间隔右侧面中下部有**卵圆窝**，是房间隔最薄弱处。

室间隔：位于左、右心室之间，其前、后缘对应前、后室间沟。室间隔由肌部和膜部两部分构成，肌部是室间隔的大部分，主要由肌质构成，较厚；膜部是室间隔上部一小卵圆形区域，位于心房与心室交界处，缺乏肌质，是室间隔缺损的好发部位。

5．心的传导系统

由特殊的心肌纤维构成，其功能是产生并传导冲动，维持心的正常节律性搏动。包括**窦房结**、结间束、**房室结**、**房室束**及其分出的**左、右束支**和**浦肯野（Purkinje）纤维网**等。

窦房结（起搏点）⟶结间束（心房肌收缩）⟶房室结⟶房室束⟶左、右脚（束支）⟶浦肯野纤维网（心室肌收缩）

窦房结：是心的正常起搏点，位于上腔静脉与右心房交界处的界沟上 1/3 心外膜深面。窦房结发出的节律性冲动传至心房肌，使两心房同时收缩，并经结间束向下传至房室结。

房室结：位于房间隔右侧面下部，Koch 三角前部的心内膜深方，Koch 三角为位于冠状窦口前内缘、三尖瓣隔侧尖附着缘和 Todaro 腱之间的一小三角区。房室结呈扁椭圆形，其作用是将窦房结传来的冲动短暂延搁后下传至心室。

6．心的血管：心的血液供应来自升主动脉发出的左、右冠状动脉，心的静脉血绝大部分经冠状窦回流入右心房，心本身的血液循环称为冠状循环。

（1）**动脉：左、右冠状动脉的分支、分布**

心膈面上左、右冠状动脉的分布有三种类型：右优势型（71.35%）、均衡型（22.92%）、左优势型（5.73%）。

	分布
左冠状动脉	左心房、左心室前壁及右心室前壁一部分、室间隔前 2/3（**前室间支**）、左心室侧壁及后壁一部分（旋支）、窦房结、房室束等
右冠状动脉	右心房、右心室、室间隔后 1/3（**后室间支**）、左心室后壁（**左室后支**）、窦房结（窦房结支）、房室结（房室结支）等

前室间支：也称前降支，沿前室间沟下行，末梢多绕过心尖切迹达后室间沟下部。前室间支分支分布于左室前壁、右室前壁的一小部分、室间隔前 2/3 部（内含有心传导系统的右束支和左束支前半）。

后室间支：也称后降支，沿后室间沟下行达其下部，供应邻近的左、右心室后壁，并有分支供应室间隔后 1/3 部。

左室后支：自房室交点处向左行，分支分布于左室后壁。

冠状动脉的解剖与临床分段：

解剖名词	英语	临床用语	英语	缩写	分段
右冠状动脉	right coronary artery	右冠状动脉	right coronary artery	RCA1，2 和 3	1，2 和 3
右冠状动脉后室间支	posterior interventricular branch	后降支	posterior descending artery	PDA 或 4PD	4
左冠状动脉主干	left coronary artery	左主干	left main coronary artery	LM	5
前室间支	anterior interventricular branch	左前降支或前降支	left anterior descending artery	LAD6，7 和 8	6，7 和 8
第 1 对角支	first diagonal branch	第 1 对角支或中间支	first diagonal branch	D1	9
第 2 对角支	second diagonal branch	第 2 对角支	second diagonal branch	D2	10
旋支	circumflex branch	左回旋支或左旋支	left circumflex artery	LCx 或 CX1	11
左缘支	left marginal branch	钝缘支	obtuse marginal branch	OM	12
旋支	circumflex branch	左回旋支或房室沟动脉	left circumflex artery / atrioventricular groove artery	CX2 或 AVGA	13
左室支或左室后支	left ventricular branch / posterior branch of left ventricle	左侧支或后外侧支	left lateral branch / posterior lateral branch	PLB	14
左冠状动脉后室间支	posterior interventricular branch	左冠状动脉后降支	posterior descending artery	PDA	15
右冠状动脉左室后支	posterior branch of left ventricle	左室后支	posterior left branch	PLVB 或 4AV	16
右缘支	right marginal branch	锐缘支或下缘支	acute/inferior marginal branch	AMB 或 IMB	
右圆锥支	right conus branch	圆锥支	conus branch	C	
右房支	right atrial branch	右房支	right atrial branch	RAB	
窦房结支	sinoatrial node branch	窦房结支	sinoatrial node branch	SN	
房室结支	atrioventricular node branch	房室结支	atrioventricular node branch	AV	
右室前 / 后支	right anterior / posterior ventricular branch	右室支	right ventricular branch	RVB1，2 和 3	
中间支	middle branch	中间支	ramus intermedius artery	RI	
室间隔前 / 后支	anterior / posterior branch of interventricular septum	室间隔穿支	septal perforator branches	SP	
左室后支	posterior branch of left ventricle	后外侧支	posterior lateral branch	PLB	

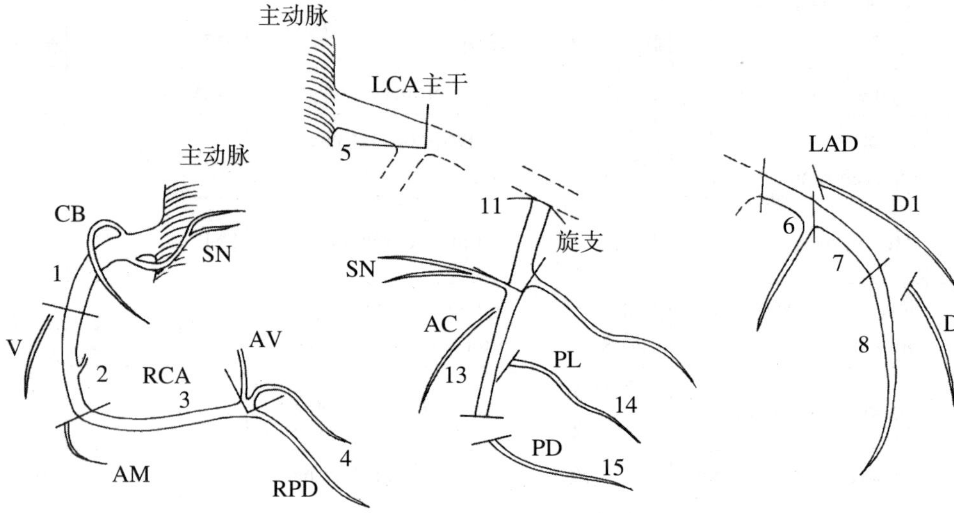

（2）**静脉**：

心的静脉血大部分通过冠状窦回流入右心房。

冠状窦：位于心的膈面，左心房与左心室之间的冠状沟内，以冠状窦口开口于右心房。冠状窦的主要属支有：心大、心中、心小静脉等。

（3）**冠脉循环**：

左心室⟶升主动脉⟶主动脉左、右窦⟶左、右冠状动脉⟶各级动脉分支⟶心肌毛细血管⟶各级静脉⟶心大、中、小静脉⟶冠状窦⟶右心房

7．心包

包裹心及出入心的大血管根部的纤维浆膜囊，可分为浆膜心包和纤维心包两部分。

纤维心包：是一致密的结缔组织囊，为心包的外层，伸缩性很小，其上方与出入心的大血管外膜相延续，下方与膈的中心腱愈着。

浆膜心包：薄而光滑，分脏、壁两层，脏层紧贴心肌表面，即心外膜；壁层贴于纤维心包内面。两层在出入心的大血管根部相互移行。浆膜心包脏、壁两层间的腔隙称**心包腔**。

心包窦：

心包横窦	心包腔在升主动脉、肺动脉干与上腔静脉、左心房之间的间隙
心包斜窦	心包腔在其后壁与左心房、左右肺静脉、下腔静脉之间的间隙
心包前下窦	心包腔的前下部，心包腔的前壁与膈之间的交角处

8．**心的体表投影**：心在胸前壁的体表投影可用下列四点连线来表示：

左上点	左侧第 2 肋软骨的下缘，距胸骨左缘 1.2cm
右上点	右侧第 3 肋软骨的上缘，距胸骨右缘 1.0cm
左下点	左侧第 5 肋间，左锁骨中线内侧 1 ～ 2cm（心尖）
右下点	右侧第 6 胸肋关节处

左、右上点的连线为心的上界，左、右下点的连线为心的下界，右上点与右下点之间微向右凸的弧形连线为心的右界，左上点与左下点之间微向左凸的弧形连线为心的左界。

应试习题

一、名词解释

1．artery
2．vein
3．血液循环
4．体循环
5．肺循环
6．侧支循环
7．终动脉
8．功能性终动脉
9．房室交点
10．心尖切迹
11．卵圆窝
12．三尖瓣
13．Koch 三角
14．三尖瓣复合体
15．隔缘肉柱（节制索）
16．动脉圆锥
17．bicuspid valve
18．主动脉前庭
19．aortic valve
20．主动脉窦
21．心内膜
22．心外膜
23．interventricular septum
24．sinuatrial node
25．coronary sinus
26．心包腔
27．心包横窦
28．心包斜窦

二、填空题

1．脉管系统包括__________和__________两部分。

2．心血管系统由__________、__________、__________和__________组成。

3．体循环起自__________；血液与组织、细胞进行物质交换的部位在__________；体循环的静脉最后终止于__________。

4．肺循环起自__________，左、右肺静脉最后终止于__________。肺静脉内流动的血液为含丰富__________血。

5．人体血管之间的吻合除经动脉 - 毛细血管 - 微静脉外，还包括____________之间、__________之间和__________之间的吻合。

6．心是一个肌性器官，周围裹以心包，斜位于胸腔的____________内，其上方连有__________；心的下面邻接__________。

7．心的前方与__________和__________相对；心的后方平对__________胸椎。

8．心尖朝向__________方，由__________构成。在左侧第__________肋间隙、左侧锁骨中线的__________侧 1 ～ 2cm 处可摸到心尖的搏动。

9．心底朝向__________方，主要由__________构成，小部分由__________构成。

10．心底后面隔心包后壁与__________、__________和__________等相毗邻。

11．心的胸肋面也称__________，大部分由__________和__________构成，小部分由__________和左心耳构成。

12．心的前面隔心包大部分被__________和__________遮盖；小部分与__________下部和左侧第 4 ～ 6 肋软骨邻近，故心内注射应靠近胸骨左缘第__________肋间隙进针可避免伤及胸膜和肺。

13．心的膈面（下面）大部分由__________构成；小部分由__________构成；心的下缘由__________和__________构成。

14．心的右缘由________构成，左缘绝大部分由__________构成，小部分由________构成。

15．Right atrium 可分为前部的__________和后部的__________两部分，两者之间的表面分界标志是__________。

16．心在发育过程中沿心纵轴轻度向左旋转，改变了心腔的位置，其结果最靠前的心腔是__________；最靠后的心腔是__________；最靠右侧的心腔是__________；最靠左侧的心腔是__________。

17．右心房的前上部向左突出的盲囊称为__________。固有心房内面平行排列的肌束称为__________。

18．右心房的入口有_________、_________和_________，右心房的出口叫_________。

19．Right ventricle 的入口称___________；出口为___________，入口周缘的纤维环称__________。

20．右心室流入道和流出道分界的标志是__________，流入道又称为__________。流入道内面有纵横交错的肌隆起称__________，流出道内面光滑称为__________。

21．隔缘肉柱位于__________心室内，它自__________连至__________，其内有心传导系的__________通过。

22．三尖瓣瓣叶按其位置分为__________、__________和__________。

23．Left atrium 的入口有__________开口和__________开口，出口为__________。

24．Left ventricle 的入口称__________，出口为__________。

25．左房室口周缘的纤维环上附有__________，各瓣借__________与乳头肌相连。

26．左心室以__________为界分为流入道和流出道，流出道又称为__________。

27．主动脉口周缘的纤维环称为__________，主动脉瓣按其方位分别称为__________、__________和__________瓣。

28．左心室壁厚度约是右心室壁厚度的________倍。左心室壁肌肉最薄处为________。

29．心纤维骨骼包括__________、__________、__________、圆锥韧带和瓣膜间隔等。

30．右纤维三角与心传导系的__________和__________关系密切；与左纤维三角相邻的动脉是__________。

31．心壁可分为三层，由外向内依次为__________、__________和__________。

32．Interatrial septum 的两侧面为中间夹有__________、__________和__________，其最薄弱处形成__________。

33．室间隔由__________和__________两部分构成。

34．室间隔膜部可分为居后上的___________和前下的___________两部分，前者介于__________和__________之间。

35．心传导系包括__________、__________、__________和__________。

36．Sinuatrial node 位于__________与__________交界处界沟上 1/3 的心外膜深面，其作用是__________。

37．Atrioventricular node 位于__________的心内膜深面，其作用是将__________传来的冲动传向__________。

38．营养心的动脉有__________和__________，它们分别起自__________。

39．Left coronary artery 的__________支闭塞时可发生左心室前壁和室间隔前部心肌梗死，并可发生__________传导阻滞。

40．左冠状动脉旋支闭塞时，可引起__________或__________心肌梗死。

41．窦房结支（动脉）多数起自__________；房室结支（动脉）多起自__________动脉"U"形弯曲的顶端。

42．心的静脉主要经__________回流入右心房，它在右心房的开口称__________。

43．注入冠状窦的心静脉有__________、__________和__________。其中行于前室间沟的是__________静脉。

44．冠状窦位于心的__________面，__________与__________之间的冠状沟内。与冠状窦伴行的动脉是__________。

45．回流入右心房的心静脉有__________、__________和__________。

46．心的静脉回流入心腔的途径有__________、__________和__________。

47．Pericardium 可分为__________和__________两部分。

三、选择题

A1 型题

1．组成脉管系统的是
   A．心、动脉、静脉和毛细血管
   B．心、动脉和静脉
   C．心血管和淋巴管
   D．心血管系统和淋巴系统
   E．心血管系统和淋巴器官

2．运送血液离心的所有血管称为
   A．动脉
   B．静脉
   C．淋巴干
   D．淋巴导管
   E．毛细血管

3．肺循环起于
   A．Lung
   B．Left atrium
   C．Left ventricle
   D．Right atrium
   E．Right ventricle

4．体循环终于
   A．全身各部毛细血管
   B．左心房
   C．左心室
   D．右心房
   E．右心室

5．心管的形成是在胚胎的
   A．第 5 ~ 7 天
   B．第 13 ~ 14 天
   C．第 18 ~ 19 天
   D．第 22 ~ 24 天
   E．第 30 ~ 34 天

6．正常成年男性的心重量是
   A．100 ~ 150g
   B．160 ~ 210g
   C．220 ~ 260g
   D．280 ~ 340g
   E．400 ~ 500g

7．心的位置
   A．后方平对第 3 ~ 6 胸椎体
   B．后方平对第 4 ~ 7 胸椎体
   C．前方平对第 1 ~ 5 肋软骨
   D．前方平对第 2 ~ 6 肋软骨
   E．前方平对第 3 ~ 7 肋软骨

8．紧邻食管和胸主动脉的心腔是
   A．右心室
   B．左心室

C．右心房
D．左心房
E．心尖

9．心尖位于左侧第 5 肋间隙，左锁骨中线的
A．交界处
B．外侧 1 ～ 2cm 处
C．内侧 1 ～ 2cm 处
D．外侧 3 ～ 4cm 处
E．内侧 3 ～ 4cm 处

10．心的外形中仅由左心室构成的是
A．心底
B．心尖
C．膈面
D．左缘
E．下缘

11．构成心右缘的是
A．Right atrium and right ventricle
B．Right ventricle
C．Right ventricle and inferior vena cava
D．Right atrium
E．Right atrium and inferior vena cava

12．构成心左缘的是
A．左心房
B．左心室
C．左心耳和左心室
D．肺动脉干和左心室
E．升主动脉和左心室

13．参与心底构成的是
A．左心房与左心室
B．左心房与右心房
C．右心房与右心室
D．左心室与右心室
E．左、右心房与左、右心室的一部分

14．Right atrium 有
A．肺静脉口
B．肺动脉口
C．心大静脉开口
D．冠状窦口
E．心小静脉开口

15．分右心房为固有心房和腔静脉窦两部分的结构是
A．界沟
B．房间隔
C．室间隔膜部
D．室间隔肌部
E．室上嵴

16．卵圆窝位于房间隔的
A．右心房后部
B．右心房面上部
C．左心房面上部
D．右心房面中下部
E．左心房面中下部

17．Coronary sinus orifice 开口于
A．Right ventricle
B．Right atrium
C．Left atrium
D．Superior vena cava
E．Left ventricle

18．右心室流出道又称
A．Conus arteriosus
B．Orifice of pulmonary trunk
C．Septomarginal trabecula
D．Supraventricular crest
E．aortic vestibule

19．左心室流入道与流出道的分界是
A．主动脉前庭
B．主动脉瓣
C．二尖瓣前尖
D．二尖瓣后尖
E．Valsalva 窦

20．动脉圆锥位于
A．界沟内部相应的纵行肌嵴处
B．右心室前上方
C．右心室后下方
D．左心室前内侧
E．左心室左下部

21．主动脉前庭位于
A．左心房前外侧部
B．左心房前内侧部
C．左心室前外侧部
D．左心室前内侧部
E．左心室与主动脉交界处

22．血液进入左心室的入口是
A．Orifice of superior vena cava
B．Orifice of inferior vena cava
C．Orifice of coronary sinus
D．Left atrioventricular orifice
E．Orifice of pulmonary vein

23．Tricuspid valve 位于
A．主动脉口
B．肺动脉口
C．左房室口
D．右房室口
E．下腔静脉口

24．Mitral valve 位于
A．上腔静脉口
B．下腔静脉口
C．主动脉口
D．右房室口
E．左房室口

25．隔缘肉柱位于
A．Right atrium
B．Right ventricle
C．Left atrium
D．Left ventricle
E．Right auricle

26．右心室流入道与流出道的分界是
A．隔缘肉柱
B．三尖瓣隔侧尖
C．室上嵴
D．前乳头肌
E．三尖瓣前尖

27．构成左心室流出道后外侧壁的是
A．二尖瓣前尖
B．二尖瓣后尖
C．前乳头肌
D．后乳头肌
E．三尖瓣隔侧尖

28．Interatrial septum 最薄弱的部位是
A．Valve of inferior vena cava
B．Fossa ovalis
C．Sinuatrial node
D．Membranous septum
E．Muscular septum

29．Interventricular septum 分隔了
A．左、右心室
B．左、右心室及左心房和右心房的一部分
C．左、右心室及左心房和右心室的一部分
D．左、右心室及左心室和右心房
E．左、右心房

30．附着于 interventricular septum 膜部的结构的
A．腱索
B．乳头肌
C．三尖瓣前瓣
D．三尖瓣隔侧瓣
E．二尖瓣前瓣

31．心传导系中房室束穿行的结构是
A．肺动脉瓣环
B．主动脉瓣环
C．圆锥韧带
D．左纤维三角
E．右纤维三角

32．构成心瓣膜的结构是
A．Myocardium
B．Epicardium
C．Endocardium
D．浆膜
E．血管外膜

33．心肌正常收缩的起搏点是
A．Sinuatrial node
B．Atrioventricular node
C．His bundle
D．Atrioventricular crux

E．Carotid sinus

34．Sinuatrial node 位于上腔静脉与右心房交界处、界沟的

A．中部的心房肌中

B．上 1/3 的心内膜深面

C．上 1/3 的心外膜深面

D．下 1/3 的心内膜深面

E．下 1/3 的心外膜深面

35．心腔内防止血液逆流的装置不包括

A．二尖瓣

B．三尖瓣

C．乳头肌 - 腱索

D．心传导系

E．隔缘肉柱

36．房室结位于

A．上腔静脉与右心房交界处的心内膜深面

B．上腔静脉与右心房交界处的心外膜深面

C．右心房 Koch 三角尖的心内膜深面

D．室间隔膜部的后上部

E．室间隔膜部的前下部

37．Coronary artery 起自

A．Coronary sinus

B．Ascending aorta

C．Aortic arch

D．Thoracic aorta

E．Aortic vestibule

38．冠状动脉发自的动脉是

A．升主动脉

B．主动脉弓

C．降主动脉

D．冠状窦

E．主动脉窦

39．分布于左心室前壁的冠状动脉的分支是

A．Conus branch

B．Posterior interventricular branch

C．Anterior interventricular branch

D．Circumflex branch

E．Posterior branch of left ventricle

40．左冠状动脉前室间支分布于室间隔的

A．全部

B．前 1/3

C．后 1/3

D．前 2/3

E．后 2/3

41．不属于右冠状动脉分支的是

A．窦房结支

B．房室结支

C．后室间支

D．前室间支

E．室间隔后支

42．窦房结的动脉多数发自

A．Right coronary artery

B．Left coronary artery

C．右冠状动脉右缘支

D．右冠状动脉圆锥支

E．左冠状动脉旋支

43．房室结（动脉）支的大多数起自

A．右冠状动脉近侧段

B．左冠状动脉近侧段

C．在房室交点处的右冠状动脉

D．左冠状动脉前室间支

E．主动脉窦

44．左冠状动脉旋支的走行

A．沿前室间沟下行，终于心尖偏右侧

B．沿冠状沟向左行

C．分布于后室间沟两侧的心室壁

D．与心中静脉伴行

E．与心大静脉伴行

45．与心小静脉伴行的动脉是

A．右冠状动脉主干

B．右冠状动脉后室间支

C．左冠状动脉主干

D．左冠状动脉前室间支

E．左冠状动脉旋支

46．心的静脉最终回流至

A．右心房
B．冠状窦
C．冠状窦和上腔静脉
D．冠状窦和各心腔
E．右心房和右心室

47．注入冠状窦左端的静脉是
A．Small cardiac vein
B．Middle cardiac vein
C．Great cardiac vein
D．Anterior cardiac vein
E．Smallest cardiac vein

48．心的静脉中均直接开口于右心房的是
A．冠状窦和心小静脉
B．心前静脉和心中静脉
C．心小静脉和心最小静脉
D．心前静脉和心小静脉
E．心前静脉和心最小静脉

49．Pericardium cavity 的围成结构是
A．浆膜心包的脏、壁两层
B．纤维心包和浆膜心包
C．浆膜心包的脏层与心肌层表面
D．浆膜心包的壁层与纤维心包内面
E．纤维心包

50．心包中上方与出入心的大血管根部的外膜相延续的是
A．Fibrous pericardium
B．Serous pericardium
C．Pericardium cavity
D．Transverse sinus of pericardium
E．Oblique sinus of pericardium

51．心包横窦位于升主动脉和肺动脉干的后方与上腔静脉和
A．房间隔
B．右心房的后方
C．右心房的前方
D．左心房的后方
E．左心房的前方

A2 型题

1．女性，72 岁。患心力衰竭，需心内注射进行抢救，心内注射一般在胸骨左侧第 4 肋间隙与胸骨左缘处进行，此处不易伤及胸膜和肺，心内注射是将药物注射到
A．左心房腔内
B．右心房腔内
C．左心室腔内
D．右心室腔内
E．左心耳内

2．男性，68 岁。心脏不适，经检查发现室间隔前半有梗死现象，供应此区的动脉可能来自
A．左冠状动脉主干
B．右冠状动脉主干
C．前室间支
D．后室间支
E．动脉圆锥支

3．男性，65 岁。心脏病患者，要进行心脏直视手术需阻断主动脉和肺动脉血流时，夹闭两结构的位置位于
A．主动脉和肺动脉的前方
B．主动脉和肺动脉的后方
C．在心包斜窦钳夹主动脉和肺动脉
D．在心包横窦前后钳夹主动脉和肺动脉
E．在心包前下窦前后钳夹主动脉和肺动脉

4．男性，因心包积液需经心包裸区行心包穿刺，穿刺点位于胸骨体下部及
A．左第 4 ~ 6 肋软骨后方
B．左第 3 ~ 5 肋软骨后方
C．右第 4 ~ 6 肋软骨后方
D．右第 3 ~ 5 肋软骨后方
E．左肋纵隔隐窝

5．女性，49 岁。行心导管射频消融术，术中经下腔静脉进入右心房的重要标志结构是
A．Koch 三角
B．三尖瓣
C．下腔静脉瓣

D．冠状窦口
E．主动脉隆凸
6．男性，5岁。诊断为室间隔缺损，室间隔
A．右侧面有卵圆窝
B．上部为肌性结构、下部为膜性结构
C．缺损的常见部位是其肌部
D．前、后缘与前、后室间沟位置相当
E．完全由左冠状动脉供应
7．女性，55岁。诊断为束支传导阻滞，最可能发生异常的是
A．右束支
B．左束支
C．结间束
D．房室束
E．房室结
8．男性，42岁。冠状动脉造影示前室间支狭窄，前室间支
A．多数发分支到房室结
B．分布于左心室前壁和侧壁
C．沿前室间沟下行，常终于心尖
D．沿前室间沟下行，绕心尖分布于整个心膈面和室间隔
E．供血给左心室前壁，部分右心室前壁和室间隔前2/3部
9．男性，48岁。冠状动脉造影示窦房结动脉狭窄，窦房结动脉多数发自
A．左冠状动脉旋支
B．左冠状动脉前室间支
C．右冠状动脉主干
D．右冠状动脉右缘支
E．右冠状动脉后室间支
10．女性，60岁。冠状动脉造影示后室间支狭窄，后室间支多发自
A．右冠状动脉
B．右冠状动脉右缘支
C．右冠状动脉左室后支
D．左冠状动脉旋支
E．左冠状动脉前室间支
11．女性，67岁。冠状动脉造影示前室间隔支狭窄，前室间隔支多发自
A．右冠状动脉
B．右冠状动脉右缘支
C．右冠状动脉左室后支
D．左冠状动脉旋支
E．左冠状动脉前室间支
12．男性，41岁。冠状动脉造影示房室结支狭窄，房室结支多发自
A．右冠状动脉
B．右冠状动脉右缘支
C．右冠状动脉左室后支
D．左冠状动脉旋支
E．左冠状动脉前室间支

A3型题

（1～3题共用题干）

患者，男性，53岁，因“劳累后心慌、乏力伴双下肢水肿2年，加重2个月”入院。查体：心率92次/分。心电图：QRS波低电压，T波平坦。超声心动图：心包增厚。入院诊断：慢性缩窄性心包炎。入院后行心包脏层切开术，松解左心室、心尖和右心室流出道等处缩窄环。术后顺利出院。

1．右心室流出道是指
A．室上嵴
B．腔静脉窦
C．动脉圆锥
D．肺动脉干
E．主动脉前庭
2．心包脏层是指
A．纤维心包脏层
B．纤维心包壁层
C．浆膜心包脏层
D．浆膜心包壁层
E．心包腔
3．心包积液常先积聚于
A．心包上窦
B．心包横窦

C．心包斜窦
D．心包后上窦
E．心包前下窦

（4 ~ 7 题共用题干）

患者，男性，73 岁，因“发作性心前区疼痛 3 年，加重 1 个月，持续发作 4 小时”入院，曾诊断为冠心病、心绞痛。入院查体：心率 87 次 / 分。心电图：Ⅱ、Ⅲ、AVF 及 V_7 ~ V_9 导联 ST 段抬高，伴 Q 波形成。入院诊断：急性心肌梗死。入院后行溶栓、冠状动脉造影（示右冠状动脉狭窄）及支架置入术，术后症状缓解。

4．冠状动脉起自
A．冠状窦
B．升主动脉
C．主动脉弓
D．胸主动脉
E．主动脉前庭

5．与右冠状动脉主干伴行的是
A．心大静脉
B．心中静脉
C．心小静脉
D．心前静脉
E．左室后静脉

6．不属于右冠状动脉分支的是
A．旋支
B．右缘支
C．房室结支
D．后室间支
E．左室后支

7．与心中静脉伴行的结构是
A．旋支
B．右缘支
C．房室结支
D．后室间支
E．左室后支

B 型题

A．冠状沟
B．前室间沟
C．后室间沟
D．界沟
E．房间沟

1．Right coronary artery 主干走行于
2．心中静脉走行于
3．心大静脉走行于
4．心房和心室的在心表面的分界是

A．界沟
B．界嵴
C．房室交点
D．房间沟
E．心尖切迹

5．固有心房与腔静脉窦的表面分界是
6．前、后室间沟会合处是
7．房间沟、后室间沟和冠状沟的会合处是
8．梳状肌的发出部位是

A．心底
B．心尖
C．心左缘
D．心右缘
E．心下缘

9．全部由右心房构成的是
10．右心室参与构成的是
11．完全由左心室构成的是
12．大部分由左心房构成的是

A．左心室窦部
B．右心室固有心腔
C．动脉圆锥
D．主动脉前庭
E．腔静脉窦

13．右心室流入道是
14．右心室流出道是
15．左心室流入道是
16．左心室流出道是

A．主动脉口
B．肺动脉口
C．左房室口
D．右房室口
E．上腔静脉口

17．Right atrium 的出口是
18．动脉圆锥的上口是
19．Left ventricle 的出口是
20．口周缘没有瓣膜结构的是

A．梳状肌
B．节制索（隔缘肉柱）
C．主动脉窦
D．卵圆窝
E．主动脉前庭

21．心传导系的右束支走行通过的是
22．冠状动脉开口的部位是
23．右心室内具有的结构是
24．属于房间隔右侧面的结构是

A．梳状肌
B．前尖（瓣）
C．节制索
D．隔侧尖（瓣）
E．肺动脉瓣

25．属于右心房内的结构是
26．只有三尖瓣才有的是
27．左、右心室内都有的结构是
28．具有半月瓣小结的是

A．Sinuatrial node
B．Atrioventricular node
C．Mitral valve
D．Tricuspid valve
E．Coronary sinus

29．防止血液从右心室逆流至右心房的结构是
30．防止血液从左心室逆流至左心房的结构是
31．位于冠状沟后部的结构是
32．心的正常起搏点是

A．左纤维三角
B．右纤维三角
C．室间隔肌部
D．室间隔膜部
E．隔缘肉柱

33．房室束的走行首先穿过的结构是
34．位于主动脉左瓣环外侧的是
35．分隔右心房与左心室和左、右心室的是
36．称为中心纤维体的是

A．左冠状动脉旋支
B．左冠状动脉前室间支
C．右冠状动脉主干
D．右冠状动脉后室间支
E．左冠状动脉左室后支

37．引起左心室侧壁心肌梗死的动脉常是
38．50% 以上的心肌梗死系由哪个动脉或支闭塞所致
39．房室结（动脉）支一般起自
40．供应室间隔后 1/3 部的动脉是

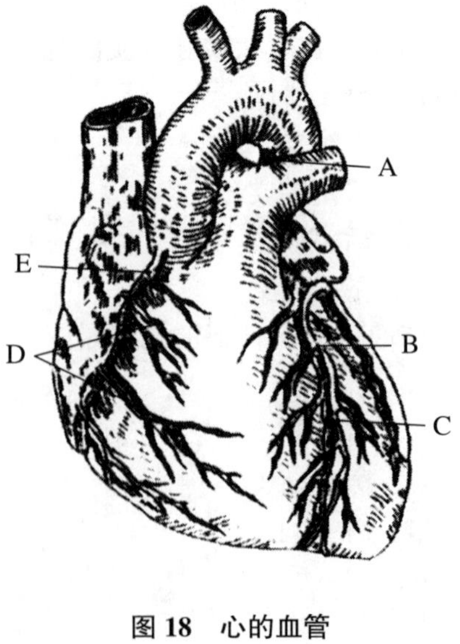

图 18　心的血管

图 18 中：

41．供应室间隔大部的动脉是

42．直接注入右心房的静脉是
43．胚胎时期动脉导管闭锁后的遗迹是
44．常发出窦房结支的动脉是

A．冠状窦
B．心大静脉
C．心中静脉
D．心小静脉
E．心最小静脉

45．心的静脉血绝大部分回流入
46．与左冠状动脉前室间支伴行的是
47．走行于后室间沟内的是
48．可直接注入右心室的是

A．心内膜
B．心外膜
C．心肌层
D．纤维心包
E．心包横窦

49．属于浆膜心包部分的是
50．与出入心的大血管的外膜相延续的是
51．参与围成心包腔的是
52．属心包腔一部分的是

X 型题

1．含有动脉血的静脉是
A．上腔静脉
B．肺静脉
C．头臂静脉
D．脐静脉
E．冠状窦

2．含有静脉血的心腔是
A．腔静脉窦
B．固有心房
C．左心房
D．右心室
E．左心室

3．胎血循环中，右半心的血液到达左半心和主动脉，通过的结构有
A．卵圆孔
B．室间孔
C．动脉导管
D．左房室口
E．右房室口

4．出入心底的大血管干包括
A．肺静脉
B．肺动脉干
C．升主动脉
D．上腔静脉
E．下腔静脉

5．心尖搏动在
A．平对左侧第 5 肋间隙
B．在左锁骨中线外侧
C．在左锁骨中线内侧
D．在剑突下方偏左
E．体表与左侧乳头对应

6．开口于右心房的结构有
A．冠状窦口
B．右房室口
C．肺静脉口
D．上腔静脉口
E．下腔静脉口

7．开口于 Right ventricle 的结构有
A．右房室口
B．主动脉口
C．肺动脉口
D．冠状窦口
E．左房室口

8．围成 Koch 三角的结构是
A．冠状窦口前内侧缘
B．三尖瓣隔瓣附着缘
C．Todaro 腱
D．Eustachian 瓣
E．Thebesian 瓣

9．三尖瓣复合体包括的结构是
A．腱索
B．乳头肌
C．三尖瓣
D．纤维环

E．隔缘肉柱

10．主动脉窦可区分为

A．左窦

B．右窦

C．前窦

D．后窦

E．冠状窦

11．interventricular septum 分隔的心腔是

A．左、右心房

B．左、右心室

C．左心房和右心室

D．右心房和左心室

E．心室和心房

12．心的发生过程中，融合形成室中隔膜部的结构是

A．心内膜垫

B．房间隔

C．肌性室中隔

D．动脉球的纵隔

E．静脉窦

13．心的纤维性支架包括

A．肺动脉口纤维环

B．左纤维三角

C．右纤维三角

D．主动脉口纤维环

E．室间隔

14．心的纤维性支架

A．位于动脉口和房室口周围

B．为心肌和瓣膜的附着点

C．左纤维三角位于主动脉左瓣环与二尖瓣环之间

D．右纤维三角又称中央纤维体

E．左纤维三角有 His 束穿过

15．组成心传导系的细胞包括

A．P 细胞

B．Purkinje 纤维

C．移行细胞

D．周细胞

E．内皮细胞

16．变异的副传导束包括

A．His 束

B．Kent 束

C．James 旁路束

D．Mahaim 纤维

E．Purkinje 纤维

17．左束支发出至前、后乳头肌根部和室间隔下部的分支是

A．前支

B．后支

C．左支

D．右支

E．间隔支

18．右冠状动脉发出的分支包括

A．右缘支

B．右圆锥支

C．后室间支

D．左室后支

E．窦房结支

19．左冠状动脉前室间支近端闭塞引起心肌梗死的部位有

A．左心室侧壁

B．室间隔前 2/3 部

C．左心室下壁

D．左心室前壁

E．左心室的后壁

20．房室结的动脉

A．多数起自右冠状动脉

B．少数起自左冠状动脉

C．在房室交点处向深部走行进入房室结区

D．走行于右冠状沟的后部

E．起自主动脉

21．直接汇入冠状窦的心静脉有

A．Great cardiac vein

B．Middle cardiac vein

C．Small cardiac vein

D．Anterior cardiac vein

E．Smallest cardiac vein

22．直接回流到心腔的静脉有

A．心前静脉

B．心大静脉　　D．心小静脉
C．心最小静脉　　E．心大静脉

四、问答题

1．简述脉管系统的组成和基本功能。
2．简述大、小循环的途径及主要特点。
3．试述心的位置和毗邻。
4．简述心表面的分界，心脏各部的重要标志，及其主要的通行结构。
5．简述 Right atrium 的出入口和标志性结构。
6．试述左、右心室的分部及左、右心室内各可见到的重要结构。
7．简述心内的瓣膜，及其各自的附着处和作用。
8．按血流方向简述心各腔的出入口、瓣膜及有关结构。
9．简述 interventricular septum 的分部及各部的位置和结构特点。
10．简述心传导系及其位置。
11．简述 right coronary artery 的起始、走行、主要分支和分布。
12．简述左冠状动脉的起始、走行、主要分支和分布。
13．简述心包的构成和心包腔。

五、病例分析

1．男性，56 岁。因搬重物突感心前区疼痛，体型较胖，患高血压 10 多年。心电图提示左心室后壁心肌梗死，试从解剖学角度分析可能发生的原因。

2．女性，50 岁。曾在 1 年前患肺结核，现出现气短和胸痛等不适。X 线胸片显示心影扩大，提示心包积液，请简述心包积液常见的部位。

参考答案

一、名词解释

1．动脉：是运送血液离开心室的血管。

2．静脉：是运送血液回流至心房的血管。

3．血液在心血管系统中按一定方向周而复始地流动称为血液循环。

4．血液由左心室搏出，经主动脉及其分支到达全身毛细血管，血液在此与周围的组织、细胞进行物质和气体交换，再通过各级静脉，最后经上、下腔静脉及心冠状窦返回右心房，这一循环途径称体循环。

5．血液由右心室搏出，经肺动脉干及其各级分支到达肺泡毛细血管进行气体交换，再经肺静脉进入左心房，这一循环途径称肺循环。

6．较大的血管干常发出与主干平行的侧副管，发自主干不同高度的侧副管彼此吻合，称侧支吻合。正常状态下侧副管细小，但当血管主干阻塞时，侧副管逐渐增粗，血流经扩大的侧支吻合到达阻塞以下血管主干，使血管受阻区的血液循环得到一定程度的代偿恢复，这种通过侧支建立的循环称侧支循环。

7．体内少数器官的动脉与相邻动脉之间无吻合，这种动脉称终动脉，终动脉的阻塞可导致其供血区的组织缺血甚至坏死。视网膜中央动脉被认为是典型的终动脉。

8．某一动脉与邻近的动脉间虽有吻合，但当动脉阻塞后，邻近动脉不足以代偿其血液供应，这种动脉称为功能性终动脉。

9．房间沟、后室间沟和冠状沟的交叉处称房室交点，是心表面的一个重要标志。

10．前、后室间沟在心尖右侧的汇合处稍凹陷，称心尖切迹。

11．房间隔右侧面中下部有一卵圆形的凹陷称卵圆窝，是胚胎时期卵圆孔闭合后的遗迹，此处薄弱，是房间隔缺损的好发部位。

12．在右房室口周缘的纤维环上附有三个近似三角形的瓣膜，称三尖瓣。每个瓣膜借腱索连于乳头肌上，当心室收缩时，血液推动瓣膜向上，关闭房室口，由于乳头肌的收缩，牵拉腱索使瓣膜恰好关闭，防止血液逆流回右心房。

13．右心房的冠状窦口前内缘、三尖瓣隔侧尖的附着缘和Todaro腱之间的三角区称Koch三角，是心外科确定房室结位置的重要标志。

14．三尖瓣环、三尖瓣、腱索和乳头肌在结构和功能上是一个整体，称为三尖瓣复合体。

15．右心室的乳头肌中前乳头肌较大，位于前下部，其根部有一条肌束横过室腔连至室间隔下部，有防止心室过度扩张的功能，其内有心传导系右束支通过。

16．是右心室的流出道，也称为漏斗部，其腔面光滑无肉柱，上端借肺动脉口通肺动脉干。

17．二尖瓣：在左房室口周缘的纤维环上附有两个近似三角形的瓣膜，称二尖瓣。每个瓣膜借腱索连于乳头肌上，当心室收缩时，血液推动瓣膜向上，关闭房室口，由于乳头肌的收缩，牵拉腱索使瓣膜恰好关闭，防止血液逆流回左心房。

18．是左心室前内侧部分，为左心室的流出道。此部腔壁光滑无肉柱，缺乏伸展性和收缩性，其出口为主动脉口。

19．主动脉瓣：主动脉口周缘的纤维环上附有三个袋口向上的半月形瓣膜称主动脉瓣。

20．与每个主动脉瓣相对的主动脉壁向外突出，瓣与主动脉壁之间的袋状间隙，称主动脉窦。

21．是衬贴于心壁内面一层滑润的薄膜，由内皮和内皮下层构成，与血管内膜相延续。

22．为浆膜心包的脏层，被覆在心肌层表面。

23．室间隔：是左、右心室间的中隔，由下部较大的肌部和上部较小的膜部构成。膜部薄且缺乏肌质，是室间隔缺损的好发部位。

24．窦房结：是心的正常起搏点，位于上腔静脉与右心房交界处，界沟上部的心外膜深面。

25．冠状窦：为一静脉窦，位于心膈面左心房和左心室之间的冠状沟内，心绝大部分静脉血回流至此，其右端开口于右心房。

26．浆膜心包脏、壁两层在出入心的大血管根部相互移行，两层之间的潜在间隙称为心包腔，内含少量浆液起润滑作用。

27．心包腔在升主动脉、肺动脉后方与上腔静脉、左心房前方之间的间隙，称心包横窦。

28．心包腔在左心房后壁，左右肺静脉、下腔静脉与心包后壁之间的间隙，称心包斜窦。

二、填空题

1．心血管系统　淋巴系统
2．心　动脉　毛细血管　静脉
3．左心室　毛细血管　右心房
4．右心室　左心房　氧的动脉
5．动脉与动脉　静脉与静脉　动脉与静脉
6．中纵隔　出入心的大血管　膈
7．胸骨体　第2～6肋软骨　第5～8
8．左前下　左心室　5　内
9．右后上　左心房　右心房
10．食管　迷走神经　胸主动脉
11．前面　右心室　右心房　左心室
12．肺　胸膜　胸骨体　4
13．左心室　右心室　右心室　心尖
14．右心房　左心室　左心耳
15．固有心房　腔静脉窦　界沟
16．右心室　左心房　右心房　左心室
17．右心耳　梳状肌
18．上腔静脉口　下腔静脉口　冠状窦口　右房室口
19．右房室口　肺动脉口　三尖瓣环
20．室上嵴　窦部　肉柱　动脉圆锥
21．右　前乳头肌根部　室间隔下部　右束支
22．前尖（瓣）　后尖（瓣）　隔侧尖（瓣）
23．右肺上、下静脉　左肺上、下静脉　左房室口
24．左房室口　主动脉口
25．二尖瓣　腱索
26．二尖瓣前尖　主动脉前庭
27．主动脉瓣环　左（左冠状动脉半月瓣）　右（右冠状动脉半月瓣）　后（无冠状动

脉半月瓣）
28．3 心尖
29．左、右纤维三角 4个瓣膜纤维环 室间隔膜部
30．房室结 房室束 左冠状动脉旋支
31．心外膜 心肌层 心内膜
32．心内膜 结缔组织 少量肌束 卵圆窝
33．肌部 膜部
34．房室部 室间部 右心房 左心室
35．窦房结 结间束 房室结区 房室束和左、右束支及Purkinje纤维网
36．上腔静脉 右心房 心的正常起搏点
37．右心房Koch三角尖端 窦房结 心室
38．右冠状动脉 左冠状动脉 主动脉右、左窦
39．前室间 束支
40．左心室侧壁 后壁
41．右冠状动脉 右冠状
42．冠状窦 冠状窦口
43．心大静脉 心中静脉 心小静脉 心大
44．膈 左心房 左心室 左冠状动脉旋支
45．心最小静脉 心前静脉 冠状窦
46．心最小静脉 心前静脉 冠状窦
47．纤维心包 浆膜心包

三、选择题

A1型题

1．D	2．A	3．E	4．D	5．C	6．D	7．D	8．A
9．C	10．B	11．D	12．C	13．B	14．D	15．A	16．D
17．B	18．A	19．C	20．B	21．D	22．D	23．D	24．E
25．B	26．C	27．A	28．B	29．D	30．D	31．E	32．C
33．A	34．C	35．E	36．C	37．B	38．A	39．C	40．D
41．D	42．A	43．C	44．B	45．A	46．D	47．C	48．E
49．A	50．A	51．E					

A2型题

1．C	2．C	3．D	4．A	5．E	6．D	7．A	8．E
9．C	10．A	11．E	12．A				

A3型题

1．C	2．C	3．E	4．B	5．C	6．A	7．D

B型题

1．A	2．C	3．B	4．A	5．A	6．E	7．C	8．B
9．D	10．E	11．B	12．A	13．B	14．C	15．A	16．D
17．D	18．B	19．A	20．E	21．B	22．C	23．B	24．D

25．A	26．D	27．B	28．E	29．D	30．C	31．E	32．A
33．B	34．A	35．D	36．B	37．A	38．B	39．C	40．D
41．C	42．D	43．A	44．E	45．A	46．B	47．C	48．E
49．B	50．D	51．B	52．E				

X 型题

1．BD	2．ABD	3．ABC	4．ABCDE	5．AC	6．ABDE
7．AC	8．ABC	9．ABCD	10．ABD	11．BD	12．ACD
13．ABCD	14．ABCD	15．ABC	16．BCD	17．ABE	18．ABCDE
19．BDE	20．ABC	21．ABC	22．AC		

四、问答题

1．脉管系统包括心血管系统和淋巴系统两部分。心血管系统由心、动脉、毛细血管和静脉组成，其内有血液循环流动；淋巴系统由淋巴管道、淋巴器官和淋巴组织构成，其内运行着淋巴。淋巴液沿淋巴管道向心流动，回流中多经过淋巴结，最后注入静脉。脉管系统的主要功能是物质运输，即将消化系统吸收的营养物质和肺吸收的氧运送到全身组织和细胞，同时将组织和细胞的代谢产物及二氧化碳运送至肺、肾和皮肤排泄器官，排出体外，以保证人体新陈代谢的正常进行。

2．大循环又称体循环，其循环途径如下：血液由左心室搏出→主动脉→各级动脉分支→全身毛细血管→静脉血经各级静脉→上腔静脉、下腔静脉和冠状窦→右心房。体循环的主要特点是路程长、流经范围广，以动脉血滋养全身各部，并将代谢产物和二氧化碳运回心。

小循环又称肺循环，其循环途径如下：血液由右心室搏出→肺动脉干→左、右肺动脉及其分支→肺泡毛细血管进行气体交换后，动脉血经肺静脉→左心房。肺循环的主要特点是路径较短，只通过肺，使静脉血转变为含氧丰富的动脉血。

3．心位于胸腔的中纵隔内，周围裹以心包，约 1/3 在身体正中面的右侧，2/3 在正中面的左方。心的前面大部分被肺及胸膜掩盖，小部分邻贴胸骨体下部和左侧第 4 ～ 6 肋软骨；后面与食管、迷走神经和胸主动脉相毗邻；下方为膈；上方与出入心的大血管相连；两侧与左、右肺及纵隔胸膜为邻。

4．心房与心室表面分界标志是冠状沟，左、右心室的表面分界标志是前、后室间沟。冠状沟右侧部主要通行右冠状动脉和心小静脉，冠状沟左侧部主要通行左冠状动脉；冠状沟后部有冠状窦。前室间沟内通行有左冠状动脉的前室间支和心大静脉；后室间沟内通行有右冠状动脉的后室间支和心中静脉。

5．右心房的入口有上腔静脉口、下腔静脉口和冠状窦口，出口为右房室口。右心房内的标志性结构有：卵圆窝、Koch 三角、界嵴、梳状肌、主动脉隆凸等。房间隔右心房侧中下部有一浅窝，称卵圆窝，是胎儿时期卵圆孔闭合后的遗迹，房间隔缺损多在此处发生。在冠状窦口前内缘、三尖瓣隔侧尖附着缘和 Todaro 腱之间的三角区，称 Koch 三角，此三角前部的心内膜深面是房室结所在的位置。右心房腔面与界沟相对应的纵形肌隆起为界嵴，为固有心房与腔静脉窦的分界。固有心房腔面有平行排列的梳状肌，梳状肌由界嵴发出，与右心耳内交织成网的肌束相延续。房间隔前上部的右心房内侧壁，由主动脉窦向右心房凸起而成主动脉隆凸，为行心导管术的一个标志。

6．右心室以室上嵴为界分为流入道（固有心腔）和流出道（漏斗部），后者也称动脉圆锥。固有心腔室壁有纵横交错的肌束，称肉柱，有与腱索相连的前、后及隔侧乳头肌以及隔缘肉柱（节制索）。还可见右房室口及三尖瓣和肺动脉口及肺动脉瓣等结构。左心室腔以二尖瓣前尖瓣为界分为流入道（窦部）和流出道（主动脉前庭）。窦部的入口为左房室口，其周缘附有二尖瓣及与之相连的腱索和乳头肌。主动脉前庭的出口为主动脉口，口周缘有主动脉瓣。

7．左房室口周缘附有二尖瓣，右房室口周缘附有三尖瓣，主动脉口附有主动脉瓣，肺动脉口附有肺动脉瓣。当左、右心室同时收缩时，二尖瓣和三尖瓣由于血液的推动而关闭房室口，又由于乳头肌的收缩通过腱索的牵拉作用，使二尖瓣和三尖瓣不致翻向心房，有防止血液逆流回心房的作用。当左、右心室舒张时，主动脉瓣和肺动脉瓣小袋内充满血液，瓣膜间相互闭合，可防止血液从主动脉流回左心室、从肺动脉流回右心室。

8．血液经右心房的三个入口，即上、下腔静脉口和冠状窦口进入右心房，经右心房的出口，即房室口流入右心室。右房室口也是右心室的入口，口周缘附有三尖瓣以及与之相连的腱索和乳头肌。心房收缩时，三尖瓣开放，右心房内的血液流入右心室；而心室收缩时，由于血液推动使三尖瓣对合，关闭右房室口，又由于乳头肌的收缩，腱索的牵拉，使瓣膜不会翻向心房，以防止血液逆流回右心房。右心室的出口为肺动脉口，口周缘附有肺动脉瓣。当心室收缩时，血液冲开肺动脉瓣，流入肺动脉干；当心室舒张时，三个袋状瓣膜被倒流的血液充盈而关闭肺动脉口，以防止血液逆流回右心室。左心房有四个肺静脉入口，出口为左房室口通向左心室。左心室的入口即左房室口，口周缘附有二尖瓣，也与腱索和乳头肌相连，其作用与三尖瓣类同，左心室的出口为主动脉口，口周缘附有主动脉瓣，其作用与肺动脉瓣类同。

9．室间隔大部分由心肌覆盖心内膜构成，较厚，称肌部，位于左、右心室之间，其左侧面心内膜深面有左束支及其分支通过，在右侧有右束支通过。肌部上方位于心房与心室交界部位，呈一膜性结构，称膜部。膜部右侧面有三尖瓣隔侧尖附着，故将室间隔膜部又分为房室部和室间部；房室部居其后上部，介于右心房与左心室之间；室间部为其前下部，介于左、右心室之间，是室间隔缺损的常见部位。

10．心传导系由特殊分化的心肌细胞组成，能产生并传导冲动，控制心的节律性搏动。心传导系包括有窦房结，结间束，房室结区，房室束，左、右束支和 Purkinje 纤维网。窦房结位于上腔静脉与右心房交界处、界沟上 1/3 的心外膜深面。房室结位于右心房 Koch 三角前部的心内膜深面。房室束主要走行于室间隔膜部后下缘。左、右束支走行于室间隔肌部两侧心内膜深面。Purkinje 纤维网在心内膜下和心肌内。

11．右冠状动脉起于右冠状动脉窦，在右心耳与肺动脉干根部之间进入冠状沟，绕行至房室交点附近分为后室间支和右旋支。右冠状动脉的分支有：窦房结支、右缘支、后室间支、右旋支、房支和房室结支。右冠状动脉分布于右心房、右心室大部、室间隔后 1/3 部、部分左心室后壁以及窦房结、房室结等。

12．左冠状动脉起于左冠状动脉窦，在左心耳与肺动脉干之间左行，随即分为前室间支和旋支，前室间支沿前室间沟走行绕过心尖切迹至后室间沟，与右冠状动脉的后室间支吻合。前室间支分出左室前支、右室前支和室间隔前支。前室间支及其分支主要分布于左室前壁、部分右室前壁和室间隔前2/3部、前乳头肌、心尖以及左、右束支。旋支沿冠状沟左行，绕过心左缘至心膈面。旋支分出左缘支、左室后支、窦房结支、心房支和左房旋支。旋支及其分支分布于左房、部分左心室前壁、左心室侧壁和后壁。少数人窦房结和房室结的动脉来自旋支。

13．心包由外层的纤维心包和内层的浆膜心包构成。纤维心包是坚韧的结缔组织囊，上方与出入心的大血管的外膜相续。浆膜心包又分为脏层和壁层：脏层紧贴在心肌表面，即心外膜；壁层贴在纤维心包内面。脏、壁两层在出、入心的大血管根部相互移行。脏、壁两层之间的间隙为心包腔。

五、病例分析

1．左心室后壁通常由左冠状动脉旋支供应，所以左心室后壁心肌梗死可考虑是由于左冠状动脉主干或其旋支阻塞所引起。但右冠状动脉优势型占的比例较大，所以也应考虑到右冠状动脉阻塞的可能性。

2．心包积液是指心包腔内的液体积聚过多，多积聚在心包窦处。浆膜性心包的脏、壁两层在出、入心的大血管根部相互移行，两层之间的潜在腔隙称心包窦。心包横窦为位于主动脉、肺动脉后方与上腔静脉、左心房前方之间的间隙。心包斜窦为位于左心房后壁，左、右肺静脉，下腔静脉后方与心包后壁之间的间隙。心包前下窦是位于心包前壁与膈之间窦转折间隙，人体直立时，心包前下窦是心包腔窦最低处，是心包穿刺的安全部位。

（张红旗　张卫光）

第二节　动　脉

内容提要

一、动脉概述

1．大动脉：又称弹性动脉，主、肺、颈总、锁骨下、椎、髂总动脉，头臂干等。
2．中动脉：又称肌性动脉。
3．小动脉和微动脉：又称阻力动脉，管径小于300μm的小动脉为微动脉。

二、肺循环的动脉：肺动脉干，左、右肺动脉

肺动脉干：短而粗，起自右心室的肺动脉口，经主动脉起始部的前方，斜向左后上方，至主动脉弓下方分为左、右肺动脉。

动脉韧带：为胎生期动脉导管的遗迹，起于左、右肺动脉分叉处的上缘，向上后连于主动脉弓。

三、体循环的动脉

主动脉起自左心室，按其行程分为**升主动脉**、**主动脉弓**和降主动脉，其中降主动脉又以膈的主动脉裂孔为界，分为胸主动脉和腹主动脉。腹主动脉下行至第 4 腰椎体下缘处分为左、右髂总动脉。

1．**升主动脉**：左、右冠状动脉，供应心。起自左心室的主动脉口，向右前上方斜行，达右侧第 2 胸肋关节处，移行为主动脉弓。

2．**主动脉弓**：凸侧自右向左发出 3 个分支，头臂干（右颈总动脉、右锁骨下 A）、左颈总动脉、左锁骨下动脉。

- 颈总动脉
  - 颈内动脉
  - 颈外动脉
    - 甲状腺上动脉、舌动脉、**面动脉**→内眦动脉
    - 颞浅动脉
    - 上颌动脉：**脑膜中动脉**、下牙槽动脉、眶下动脉

压力感受器：主动脉弓与**颈动脉窦**（颈总动脉末端和颈内动脉起始处的膨大）。当血压升高时，刺激压力感受器可反射性地引起心跳减慢，末梢血管扩张，血压下降。

化学感受器：主动脉小球（主动脉弓下方的近动脉韧带处有 2 ～ 3 个粟粒状小体）、颈动脉小球。可感受血液中二氧化碳分压、氧分压和氢离子浓度变化。当血液中二氧化碳含量增高时，反射性地促进呼吸加深、加快。

- **锁骨下动脉**
  - 椎动脉
  - 胸廓内动脉
    - 肌膈动脉
    - 腹壁上动脉
  - 甲状颈干→甲状腺下动脉
  - 腋动脉
    - 胸肩峰动脉
    - 胸外侧动脉
    - 肩胛下动脉
    - 旋肱前 / 后动脉
    - 肱动脉
      - 肱深动脉
      - 桡动脉、尺动脉
        - 掌浅弓
        - 掌深弓

掌浅弓：位于掌腱膜（手掌深筋膜的加厚）深面、指浅屈肌腱的浅面，由**尺动脉终末支**与**桡动脉掌浅支**吻合而成。从弓的凸侧发出 4 条分支，1 支为小指掌侧动脉，分布于小指尺侧缘；另 3 支为指掌侧总动脉，行至掌指关节附近，再各分为 2 支供应第 2 ～ 5 指的相对缘。

掌深弓：位于屈指肌腱与骨间掌侧肌之间，由**桡动脉末端**与**尺动脉的掌深支**吻合而成。自弓的凸侧发出 3 支掌心动脉行至掌指关节附近，分别注入相应的指掌侧总动脉。

3．**胸主动脉**

壁支	肋间后动脉、肋下动脉
脏支	支气管支、食管支、心包支

4．**腹主动脉**：分脏支和壁支。

- **腹主动脉**
  - 壁支：膈下动脉——肾上腺上动脉、腰动脉
  - **脏支**
    - **腹腔干**
      - 胃左动脉：食管支、贲门支、胃支
      - 肝总动脉
        - 胃右动脉
        - 肝固有动脉
          - 肝左支
          - 肝右支——胆囊动脉
        - 胃十二指肠动脉
          - 胃网膜右动脉
          - 胰十二指肠上动脉
      - 脾动脉
        - 脾支
        - 胰支
        - 胃短动脉
        - 胃网膜左动脉
    - **肠系膜上动脉**
      - 胰十二指肠下动脉
      - 空肠动脉、回肠动脉
      - 回结肠动脉——阑尾动脉
      - 右结肠动脉
      - 中结肠动脉
    - **肠系膜下动脉**
      - 左结肠动脉
      - 乙状结肠动脉
      - 直肠上动脉
    - 肾上腺中动脉
    - 肾动脉——肾上腺下动脉
    - 睾丸动脉、卵巢动脉

5．**髂总动脉**

- **髂总动脉**
  - **髂内动脉**
    - 壁支
      - 闭孔动脉
      - 臀上动脉
      - 臀下动脉
    - 脏支
      - 脐动脉——膀胱上动脉
      - 膀胱下动脉
      - **子宫动脉** / 输精管动脉
      - **直肠下动脉**
      - 阴部内动脉→肛动脉
  - **髂外动脉**
    - 腹壁下动脉
    - 旋股内、外侧动脉
    - 股动脉
      - 股深动脉、穿动脉
      - 腘动脉
        - 胫前动脉→足背动脉
        - 胫后动脉
          - 腓动脉
          - 足底内、外侧动脉

四、人体主要脏器的动脉供血

1．脑

动脉	来源	分布
颈内动脉	颈总动脉	大脑半球的前 2/3 和间脑前部
椎动脉	锁骨下动脉	大脑半球后 1/3、间脑后部、小脑和脑干

2．甲状腺

动脉	来源	分布
甲状腺上动脉	颈外动脉	甲状腺两侧叶的上极
甲状腺下动脉	甲状颈干	甲状腺的下份
甲状腺最下动脉	头臂干或主动脉弓	出现率约为 13%，供应甲状腺峡部

3．心

动脉	来源	分布
左冠状动脉	升主动脉左窦	左心房、左心室前壁及右心室前壁一部分、室间隔前 2/3、左心室侧壁及后壁一部分、窦房结、房室束等
右冠状动脉	升主动脉右窦	右心房、右心室、室间隔后 1/3、左心室后壁、窦房结、房室结等
副冠状动脉	主动脉右窦	动脉圆锥

4．肺

动脉	来源	分布与功能
左、右肺动脉	肺动脉干	至肺门后与支气管伴行入肺。肺的功能血管，完成气体交换
支气管支	胸主动脉	肺的营养血管

5．肝

动脉	来源	分布
肝固有动脉	肝总动脉	至肝门附近分为左、右两支，分别进入肝左、右叶
胆囊动脉	肝固有动脉的右支	经胆囊三角分布到胆囊

6．胃

动脉	来源	分布
胃左动脉	腹腔干	贲门及胃小弯处的胃壁
胃右动脉	肝固有动脉或肝总动脉	胃小弯处的胃壁
胃网膜右动脉	胃十二指肠动脉	胃大弯处的胃壁
胃网膜左动脉	脾动脉	
胃短动脉	脾动脉	胃底的前、后壁
胃后动脉	脾动脉	胃体后壁上份偏小弯侧、贲门部后壁或胃底后壁
左膈下动脉	腹主动脉	胃底上部和贲门

胃左、右动脉间及胃网膜左、右动脉间存在动脉吻合。

7．肾上腺

动脉	来源	分布
肾上腺上动脉	膈下动脉	肾上腺上部
肾上腺中动脉	主动脉腹部	肾上腺中部
肾上腺下动脉	肾动脉	肾上腺下部

8．直肠

动脉	临床命名	来源	分布
直肠上动脉	直肠上动脉	肠系膜下动脉	直肠齿状线以上的部分
直肠下动脉	直肠中动脉	髂内动脉或阴部内动脉	直肠下部
肛动脉	直肠下动脉	阴部内动脉	肛管（齿状线以下）及肛门内、外括约肌

9．膀胱

动脉	来源	分布
膀胱上动脉	脐动脉	膀胱尖和体的大部分
膀胱中动脉	膀胱上动脉 / 髂内动脉	
膀胱下动脉	髂内动脉	膀胱底
闭孔动脉 / 臀下动脉 / 子宫动脉的膀胱支		

10．卵巢

动脉	来源	分布
卵巢动脉	腹主动脉	卵巢
卵巢支	子宫动脉	

应试习题

一、名词解释

1．arterial ligament
2．颈动脉窦
3．颈动脉小球
4．brachiocephalic trunk
5．celiac trunk

二、填空题

1．Aorta 根据其行程分为__________、__________、__________和__________。

2．主动脉弓凸侧发出的三大分支从右向左依次是__________、__________和__________。

3．颈动脉窦位于____________和____________起始部，其中的丰富游离神经末梢称为__________。

4．Superior thyroid artery 起自__________。Inferior thyroid artery 起自__________。

5．脑膜中动脉发自__________，向上穿__________进入颅腔，分布至颅骨和硬脑膜，其__________支经过颅骨翼点的内面。

6．面动脉起自__________动脉，向前经下颌下腺深面，在__________前缘处越下颌骨体下缘至面部。

7．椎动脉起自__________动脉，向上穿__________，再经__________入颅腔。

8．Axillary artery 的主要分支有__________、__________、__________和__________。

9．肩胛下动脉的分支有__________和__________，其中__________动脉分布至背阔肌和前锯肌，__________动脉穿三边孔至冈下窝。

10．腋动脉是__________动脉的延续。它在腋窝深部与__________和__________伴行。

11．在肘窝偏上方，肱动脉位于__________肌腱的__________侧，是测量血压的听诊部位。

12．掌浅弓由__________和__________吻合而成；掌深弓由__________和__________吻合而成。

13．自掌浅弓发出的动脉名为__________和__________动脉，自掌深弓发出的动脉名为__________。

14．Abdominal aorta 成对的脏支有__________、__________和__________。

15．Celiac trunk 的分支有__________、__________和__________。

16．睾丸动脉起自__________；卵巢动脉起自__________；胃短动脉起自__________。

17．肠系膜上动脉供应大肠以外脏器的主要分支有__________、__________和__________动脉。

18．分布到胰的动脉有__________、__________和__________。

19．供应横结肠的动脉是__________；供应阑尾的动脉来自__________；供应盲肠的动脉是__________。

20．胆囊动脉发自__________，胰十二指肠上、下动脉分别发自__________和__________。

21．肠系膜下动脉的分支有__________、__________和__________。

22．髂内动脉发出的主要脏支除膀胱上动脉以外，还有__________、__________、__________和__________。

23．子宫动脉起自__________，它在子宫颈外侧走行于输尿管的__________方。

24．髂外动脉在腹股沟韧带稍上方发出__________动脉，后者经腹股沟管腹环的____侧上行进入腹直肌鞘。

25．股动脉在__________三角内下行，经__________管，出__________孔移行为__________动脉。

26．足背动脉是__________动脉的直接延续，经__________腱和__________腱之间前行。

三、选择题

【A1 型题】

1．肺动脉干起自

A．左心房

B．左心室

C．右心房

D．右心室

E．主动脉前庭

2．肺循环的血管包括
A．左、右各有两条肺静脉和左、右各有一条肺动脉
B．左、右各有两条肺静脉和左、右各有两条肺动脉
C．左、右各有两条肺静脉和单一肺动脉干
D．上腔静脉、下腔静脉和肺动脉干
E．上腔静脉、下腔静脉和主动脉

3．属于主动脉升部的分支是
A．Brachiocephalic trunk
B．Esophageal branch
C．Bronchial branch
D．Posterior intercostal artery
E．Coronary artery

4．主动脉弓的第一个分支是
A．Right common carotid artery
B．Right subclavian artery
C．Brachiocephalic trunk
D．Left common carotid artery
E．Left subclavian artery

5．行经棘孔的动脉是
A．Internal carotid artery
B．Middle meningeal artery
C．Superficial temporal artery
D．Facial artery
E．Vertebral artery

6．与颈内静脉伴行的是
A．主动脉弓
B．锁骨下动脉
C．颈外动脉
D．颈总动脉
E．头臂干

7．颈外动脉在舌骨大角处发出
A．Facial artery
B．Superficial temporal artery
C．Lingual artery
D．Superior thyroid artery
E．Maxillary artery

8．颞区硬脑膜外血肿的出血多来自
A．Middle cerebral artery
B．Posterior cerebral artery
C．Superficial temporal artery
D．Middle meningeal artery
E．Anterior cerebral artery

9．不属于颈外动脉分支的是
A．甲状腺下动脉
B．甲状腺上动脉
C．面动脉
D．舌动脉
E．颞浅动脉

10．不属于锁骨下动脉分支的是
A．椎动脉
B．胸廓内动脉
C．甲状颈干
D．胸外侧动脉
E．肋颈干

11．进入颅内的动脉是
A．颈内、外动脉及锁骨下动脉
B．颈内动脉及锁骨下动脉
C．颈内、外动脉
D．颈内动脉
E．颈内动脉及椎动脉

12．经枕骨大孔入颅腔的动脉是
A．Internal carotid artery
B．Middle meningeal artery
C．Superficial temporal artery
D．Facial artery
E．Vertebral artery

13．与腋神经伴行穿四边孔的动脉是
A．旋肱前动脉
B．旋肱后动脉
C．胸外侧动脉
D．胸肩峰动脉
E．腋动脉

14．腹腔干和肠系膜上动脉的直接分支不包括
A．Left gastric artery
B．Right gastric artery
C．Ileocolic artery

D．Middle colic artery
E．Common hepatic artery

15．胃左动脉和肝固有动脉之间的吻合主要通过
A．Right gastric artery
B．Gastroduodenal artery
C．Short gastric artery
D．Right coloic artery
E．Left colic artery

16．睾丸动脉起自
A．Internal iliac artery
B．External iliac artery
C．Common iliac artery
D．Abdominal aorta
E．Renal artery

17．Abdominal aorta 发出成对的脏支是
A．卵巢动脉
B．子宫动脉
C．肾上腺上动脉
D．膀胱上动脉
E．腰动脉

18．Celiac trunk 直接发出的动脉是
A．Proper hepatic artery
B．Short gastric artery
C．Right gastric artery
D．Left gastric artery
E．Left gastroepiploic artery

19．不属于 Superior mesenteric artery 分支的是
A．空肠动脉
B．回肠动脉
C．左结肠动脉
D．右结肠动脉
E．回结肠动脉

20．进入肝门的动脉是
A．Common hepatic artery
B．Proper hepatic artery
C．Celiac trunk
D．Right gastric artery
E．Gastroduodenal artery

21．脾动脉的分支分布范围是
A．胃、肝、脾
B．胃、脾、胰
C．胰和脾
D．胃、十二指肠和脾
E．脾、胃底和左肾上腺

22．肠系膜上动脉根部阻塞完全不引起血运障碍的器官是
A．十二指肠和胰
B．空、回肠
C．升结肠和横结肠
D．降结肠和乙状结肠
E．盲肠和阑尾

23．完全由肠系膜下动脉供血的器官是
A．空肠和回肠
B．升结肠和横结肠
C．降结肠和乙状结肠
D．直肠和肛管
E．盲肠

24．不属于肠系膜上动脉分支的是
A．胰十二指肠上动脉
B．回结肠动脉
C．胰十二指肠下动脉
D．中结肠动脉
E．右结肠动脉

25．子宫动脉起自
A．Internal iliac artery
B．External iliac artery
C．Obturator artery
D．Internal pudendal artery
E．Common iliac artery

26．子宫动脉在距子宫颈外侧 2cm 处行于
A．输尿管的后下方
B．输尿管的前上方
C．输尿管的外侧
D．与子宫圆韧带伴行
E．输卵管系膜内

27．不属于髂内动脉分支的是
A．Uterine artery

B．Superior vesical artery
C．Inferior rectal artery
D．Ovarian artery
E．Internal pudendal artery

28．胫后动脉行于
A．内踝前方
B．内踝后方
C．外踝前方
D．外踝后方
E．内、外踝连线的中点

A2 型题

1．男，70 岁。经冠脉造影后发现左冠状动脉前室间支狭窄（85%），需做冠脉搭桥手术，冠状动脉搭桥最常用的动脉是
A．桡动脉
B．胸廓内动脉
C．胃网膜左动脉
D．胃网膜右动脉
E．腓动脉

2．男，41 岁。风湿性心脏病患者，最近检查发现在三尖瓣处有赘生物形成，如果该赘生物脱落，最易被栓塞的器官是
A．脑
B．肾
C．肝
D．肺
E．肠

3．男，56 岁。胸腔积液患者，需进行胸腔穿侧抽液，为了避免损伤肋间的血管神经，正确的穿刺部位是
A．肋骨上缘
B．肋骨下缘
C．肋间隙中点
D．胸骨左缘
E．胸骨右缘

4．男，35 岁。患者外伤致一侧面部严重出血，急诊科医生在颈部第 6 颈椎横突前结节进行压迫止血，请问压迫的动脉是
A．颈内动脉
B．颈外动脉
C．面动脉
D．颈总动脉
E．上颌动脉

5．女，45 岁。胆囊炎合并胆囊结石患者，需要进行胆囊切除手术，切除胆囊时需先结扎胆囊动脉，胆囊动脉
A．发自胃左动脉
B．发自胃右动脉
C．发自肝固有动脉左支
D．位于 Calot 三角内
E．直接发自肝总动脉

6．女，59 岁。右侧大腿有一浅表肿瘤需要手术，手术前需进行股神经阻滞麻醉，股神经位于
A．股动脉的外侧
B．股动脉的内侧
C．股动脉的上方
D．股动脉的下方
E．股动脉的深面

7．女，55 岁。诊断为子宫颈癌，医生为其实施了子宫全切手术，术后 3 小时护士发现尿量明显减少，最可能的原因是
A．手术导致膀胱肌肉麻痹
B．结扎子宫动脉时误扎了一侧的输尿管
C．尿道结石
D．神经受损所致膀胱麻痹
E．手术时导致一侧肾脏损伤

8．男性，67 岁。因老年性支气管炎入院行血液监控，体内感受二氧化碳分压的感受器是
A．动脉韧带
B．主动脉窦
C．颈动脉窦
D．颈动脉小球

E．压力感受器

9．男性，21 岁。在健康查体时测量肱动脉血压，最常选用的位置在

A．肱桡肌内侧

B．肱桡肌外侧

C．肱二头肌腱外侧

D．肱二头肌腱内侧

E．肱二头肌腱前方

10．女性，48 岁。因身体不适到中医科就诊，医生在腕部按压桡动脉的位置在

A．桡侧腕屈肌腱与掌长肌腱之间

B．掌长肌腱内侧

C．拇长伸肌腱外侧

D．桡侧腕屈肌腱外侧

E．尺侧腕屈肌腱外侧

11．女性，68 岁。因不慎跌倒导致肱骨中段骨折，最可能损伤的动脉是

A．Radial artery

B．Brachial artery

C．Posterior humeral circumflex artery

D．Deep brachial artery

E．Ulnar artery

12．男性，71 岁。Inferior mesenteric artery 起始部闭塞，可能出现血运障碍的部位是

A．Duodenum and pancreas

B．Jejunum and ileum

C．Appendix

D．Ascending colon and transverse colon

E．Descending colon and sigmoid colon

13．男性，53 岁。因胃底部胃癌行手术切除，营养胃底的动脉是

A．Splenic artery

B．Short gastric artery

C．Left gastric artery

D．Right gastric artery

E．Left gastroepiploic artery

14．女性，1 岁。因病需行股动脉穿刺取血，体表易摸到该动脉搏动的位置是

A．腹股沟韧带中、外 1/3 交点下方

B．腹股沟韧带中、内 1/3 交点下方

C．腹股沟韧带中点下方

D．腹股沟韧带中点内侧

E．腹股沟韧带中点外侧

15．女性，42 岁。因腕部骨折行手术复位，术中足背动脉的摸脉部位在

A．内踝前方

B．外踝前方

C．踇长伸肌腱内侧

D．踇长伸肌腱外侧

E．内踝后方

16．男性，31 岁。因车祸造成股骨中段骨折，最可能损伤的结构是

A．股神经

B．股动脉

C．股静脉

D．大隐静脉

E．坐骨神经

A3 型题

（1 ～ 3 题共用题干）

男性，21 岁。患者左侧颞部受到暴力打击，经颅部 X 线检查发现左侧颞骨内面有颅内硬脑膜外血肿。

1．该患者可能伤及的动脉是

A．颞浅动脉

B．大脑前动脉

C．上颌动脉

D．大脑中动脉

E．脑膜中动脉

2．该动脉来源于

A．颈内动脉

B．颈外动脉

C．上颌动脉

D．颞浅动脉

E．下颌动脉

3．该动脉入颅穿行的结构是

A．圆孔

B．棘孔

C．卵圆孔

D．破裂孔

E．颈动脉管

（4 ~ 6 题共用题干）

女性，32 岁。因转移性右下腹疼痛，伴轻度恶心、呕吐急诊入院，血常规示白细胞升高。初步诊断为急性阑尾炎。

4．如需行阑尾切除手术，切除阑尾时需要先结扎阑尾动脉，寻找阑尾动脉的部位是

A．在横结肠系膜内

B．在右结肠系膜内

C．在阑尾系膜内

D．在乙状结肠系膜内

E．在盲肠系膜内

5．阑尾动脉来源于

A．空肠动脉

B．回肠动脉

C．回结肠动脉

D．右结肠动脉

E．左结肠动脉

6．患者出现转移性右下腹疼痛，传导该疼痛的神经是

A．脊神经

B．脑神经

C．交感神经

D．副交感神经

E．内脏感觉神经

B 型题

A．Thyrocervical trunk

B．Common carotid artery

C．External carotid artery

D．Internal carotid artery

E．Subclavian artery

1．甲状腺上动脉通常起自

2．甲状腺下动脉通常起自

3．椎动脉起自

4．面动脉起自

A．椎动脉

B．颈内动脉

C．左锁骨下动脉

D．右锁骨下动脉

E．上颌动脉

5．脑膜中动脉起自

6．起自主动脉弓的是

7．经枕骨大孔入颅腔的是

8．属于颈外动脉分支的是

A．Deep brachial rtery

B．Brachial artery

C．Radial artery

D．Axillary artery

E．Subclavian artery

9．走行于斜角肌间隙的是

10．参与构成掌深弓的是

11．走行于桡神经沟的是

12．发出旋肱后动脉的是

A．Heart

B．Bronchus

C．Ovary

D．Uterus

E．Jejunum

13．由 thoracic aorta 分支供应的器官是

14．由 abdominal aorta 分支供应的器官是

15．由 internal iliac artery 分支供应的器官是

16．由 superior mesenteric artery 分支供应的器官是

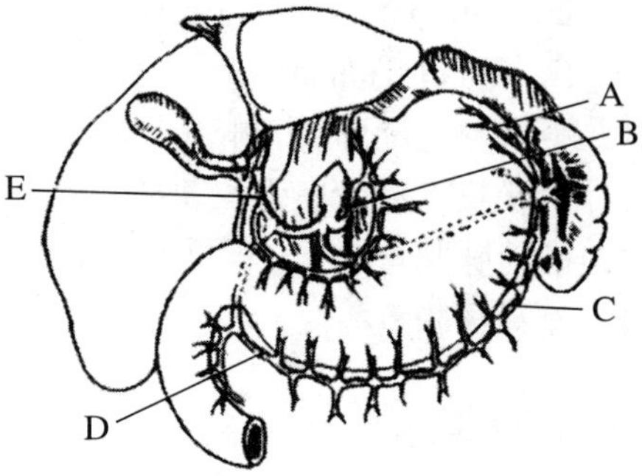

图 19　腹腔干及其分支

图 19 中：
17．走行于肝胃韧带内的是
18．属于胃十二指肠动脉的分支的是
19．走行于肝十二指肠韧带内的是
20．走行于胃脾韧带内的是

A．胃右动脉
B．胃十二指肠动脉
C．胃短动脉
D．右结肠动脉
E．左结肠动脉

21．胃左动脉与肝总动脉之间的联系主要通过
22．中结肠动脉与肠系膜下动脉之间的联系主要通过
23．腹腔干与肠系膜上动脉之间的联系主要通过
24．分布到胃底的动脉是

A．肠系膜上动脉
B．腹腔干
C．肝总动脉
D．胃十二指肠动脉
E．脾动脉

25．胰十二指肠上动脉起自
26．胃短动脉起自
27．胃网膜右动脉起自
28．胃左动脉起自

A．Vermiform appendix
B．Stomach
C．Rectum
D．Transverse colon
E．Anal canal

29．由回结肠动脉分支供应的器官是
30．由肠系膜上动脉直接发分支供应的器官是
31．全部由髂内动脉分支供应的器官是
32．由脾动脉分支供应的器官是

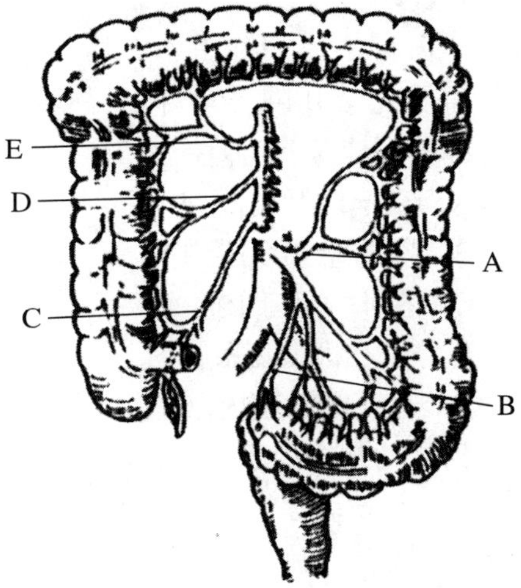

图 20　肠系膜上、下动脉及其分支

图 20 中：
33．回结肠动脉是
34．走行于横结肠系膜内的动脉是
35．直肠上动脉是
36．左结肠动脉是

A．回结肠动脉
B．右结肠动脉
C．中结肠动脉
D．左结肠动脉
E．肠系膜下动脉

37．直肠上动脉起自
38．供应盲肠的动脉是
39．供应回肠末段的动脉是
40．供应升结肠的动脉是

A．髂外动脉
B．股动脉
C．股深动脉
D．胫后动脉
E．胫前动脉
41．穿经收肌管的是
42．腹壁下动脉发自
43．向下移行为腘动脉的是
44．足背动脉是哪个动脉的直接延续

X 型题

1．下列属于主动脉分支的动脉有
A．头臂干
B．左颈总动脉
C．右颈总动脉
D．左锁骨下动脉
E．右锁骨下动脉
2．External carotid artery 的分支包括
A．眼动脉
B．枕动脉
C．甲状腺下动脉
D．舌动脉
E．颞浅动脉
3．在头面部及颈部可扪及搏动的动脉有
A．锁骨下动脉
B．面动脉
C．颞浅动脉
D．颈总动脉
E．颈内动脉
4．颈外动脉的分支有
A．甲状腺上动脉
B．颞浅动脉
C．上颌动脉
D．脑膜中动脉
E．面动脉
5．锁骨下动脉的分支有
A．椎动脉
B．甲状颈干
C．肩胛上动脉
D．胸廓内动脉
E．肱动脉
6．甲状颈干的分支有
A．甲状腺下动脉
B．甲状腺上动脉
C．肩胛上动脉
D．肩胛下动脉
E．胸廓内动脉
7．椎动脉经过的结构有
A．棘孔
B．颈椎横突孔
C．枕骨大孔
D．海绵窦
E．斜角肌间隙
8．供应甲状腺的动脉
A．甲状腺上动脉来源于颈外动脉
B．甲状腺上动脉来源于颈内动脉
C．甲状腺下动脉来源于甲状颈干
D．甲状腺下动脉来源于椎动脉
E．甲状腺上、下动脉均起自颈总动脉
9．Axillary artery 主要分支有
A．胸肩峰动脉
B．胸廓内动脉
C．肩胛下动脉
D．椎动脉
E．旋肱后动脉
10．桡神经管内通过的结构有
A．桡神经
B．正中神经
C．肌皮神经
D．桡血管
E．肱深血管
11．参与形成掌浅弓的血管是
A．桡动脉掌浅支
B．尺动脉掌浅支
C．桡动脉末端
D．尺动脉末端
E．掌心动脉
12．Radial artery 的主要分支有
A．掌浅支

B．掌深支
C．腕背支
D．骨间总动脉
E．拇主要动脉
13．进入颅内的动脉有
A．枕动脉
B．颈内动脉
C．颈总动脉
D．椎动脉
E．硬脑膜中动脉
14．肾上腺的动脉来自
A．腹主动脉
B．膈下动脉
C．肾动脉
D．腹腔干
E．脾动脉
15．供应胃的动脉有
A．胃左动脉
B．脾动脉的分支
C．胃网膜左动脉
D．胃后动脉
E．胃右动脉
16．供应胃的动脉来源于
A．腹腔干
B．脾动脉
C．胃十二指肠动脉
D．肠系膜上动脉
E．膈下动脉
17．供应 duodenum 的动脉有
A．胰十二指肠上动脉
B．胃右动脉的分支
C．肠系膜上动脉的分支
D．脾动脉的分支
E．肠系膜下动脉
18．Pancreas 的动脉供应来自
A．胃十二指肠动脉的分支
B．脾动脉的分支
C．肠系膜上动脉的分支
D．胃网膜左、右动脉的分支
E．肝总动脉
19．胃左动脉发出后走行于
A．胃十二指肠韧带内
B．胃脾韧带内
C．胃结肠韧带内
D．肝胃韧带内
E．胃小弯处
20．胸主动脉发出的脏支有
A．支气管支
B．气管支
C．食管支
D．心包支
E．肺动脉
21．Celiac trunk 的直接分支有
A．胃左动脉
B．胃右动脉
C．脾动脉
D．胃网膜左动脉
E．肝总动脉
22．肠系膜上动脉的营养部位包括
A．全部十二指肠
B．升结肠
C．胰头和胰体
D．阑尾
E．空肠与回肠
23．阑尾动脉可起自回结肠动脉的
A．主干
B．回肠支
C．结肠支
D．盲肠干
E．盲肠后动脉
24．直接供应直肠的动脉
A．直肠上动脉
B．直肠下动脉
C．肛动脉
D．阴部内动脉
E．肠系膜下动脉
25．属于股动脉分支的是
A．腹壁下动脉
B．腹壁浅动脉
C．旋髂浅动脉

D．旋髂深动脉
E．阴部外动脉
26．构成足底深弓的血管是
A．足底内侧动脉
B．足底外侧动脉
C．弓状动脉
D．足底深动脉
E．足背动脉

四、问答题

1．试述主动脉的起始、行径、分部及各段的主要分支。
2．试述颈外动脉的来源及其主要分支和分布。
3．试述上肢动脉干的联属关系。
4．试述腹腔不成对脏器的动脉供应。
5．试述下肢动脉干的联属关系。
6．试述子宫动脉的起始、行程、分布及其与输尿管的关系。
7．简述 common carotid artery 的起始、行程和重要毗邻。
8．简述锁骨下动脉的起止、行程及其分支分布。
9．简述进入颅腔的动脉及其来源和入颅的部位。
10．简述供应甲状腺和胰的动脉及其来源。
11．简述 abdominal aorta 发出的不成对脏支及其分支、分布。
12．简述供应胃的动脉及其来源。
13．简述结肠的分部，及其分布于各部的动脉及其来源。
14．简述直肠和肛管的动脉供应及其来源。
15．简述全身在体表可扪及搏动的动脉。

五、病例分析

患者男性，52 岁。有风湿性心脏瓣膜病病史，突发右脚发紫，以足底最为明显，疼痛，血管造影发现，在内踝与跟腱之间的胫后动脉堵塞，医生初步诊断为风湿性心脏瓣膜病后，左心房形成的栓子脱落堵塞血管所致。请回答，二尖瓣栓子脱落后到达右侧胫后动脉的途径。

参考答案

一、名词解释

1．动脉韧带：连于肺动脉干分叉处偏左侧与主动脉弓下缘之间的纤维组织索，称动脉韧带，是胚胎时期动脉导管闭锁后的遗迹。

2．颈总动脉末端和颈内动脉起始部的膨大部分称颈动脉窦，窦壁外膜中有丰富的神经末梢为压力感受器，当血压升高时，窦壁扩张，刺激压力感受器，可反射性地引起心跳减慢、末梢血管扩张、血压下降。

3．是椭圆形小体，位于颈内、外动脉分叉处后方，为化学感受器，可感受血液中的二氧化碳分压、氧分压和氢离子浓度变化，当血液中氧分压降低或二氧化碳分压升高时，可反射性地促使呼吸加深加快。

4．头臂干：是主动脉弓凸侧最靠右边的动脉分支。头臂干也称无名动脉，短而粗，向右上方斜行至右胸锁关节后方分为右颈总动脉和右锁骨下动脉。

5．腹腔干：为一段粗的动脉干，在膈的主动脉裂孔稍下方起自腹主动脉前壁，它是不成对动脉短干，迅即分为胃左动脉、肝总动脉和脾动脉三个分支。

二、填空题

1．升主动脉　主动脉弓　胸主动脉　腹主动脉
2．头臂干　左颈总动脉　左锁骨下动脉
3．颈总动脉末端　颈内动脉　压力感受器
4．颈外动脉　甲状颈干
5．上颌动脉　棘孔　前
6．颈外　咬肌
7．锁骨下　第 6 ~ 1 颈椎横突孔　枕骨大孔
8．胸肩峰动脉　胸外侧动脉　肩胛下动脉　旋肱后动脉
9．胸背动脉　旋肩胛动脉　胸背　旋肩胛
10．锁骨下　腋静脉　臂丛
11．肱二头　内
12．尺动脉末端　桡动脉掌浅支　桡动脉末端　尺动脉掌深支
13．（三条）指掌侧总动脉　（一条）小指尺掌侧动脉　掌心动脉
14．肾上腺中动脉　肾动脉　睾丸动脉（女性为卵巢动脉）
15．胃左动脉　肝总动脉　脾动脉
16．腹主动脉　腹主动脉　脾动脉
17．胰十二指肠下动脉　空肠动脉　回肠
18．胰十二指肠上动脉　胰十二指肠下动脉　脾动脉的胰支
19．中结肠动脉　回结肠动脉　回结肠动脉
20．肝固有动脉的右支　胃十二指肠动脉　肠系膜上动脉
21．左结肠动脉　乙状结肠动脉　直肠上动脉
22．膀胱下动脉　子宫动脉　直肠下动脉　阴部内动脉
23．髂内动脉　前上
24．腹壁下　内
25．股　收肌　收肌腱裂　腘
26．胫前　踇长伸肌　趾长伸肌

三、选择题

A1 型题

1．D　2．C　3．E　4．C　5．B　6．D　7．C　8．D

9．A	10．D	11．E	12．E	13．B	14．B	15．A	16．D
17．A	18．D	19．C	20．B	21．B	22．D	23．C	24．A
25．A	26．B	27．D	28．B				

A2 型题

1．B	2．D	3．A	4．D	5．D	6．A	7．B	8．D
9．D	10．D	11．D	12．E	13．B	14．C	15．D	16．B

A3 型题

1．E	2．C	3．B	4．C	5．C	6．E

B 型题

1．C	2．A	3．E	4．C	5．E	6．C	7．A	8．E
9．E	10．C	11．A	12．D	13．B	14．C	15．D	16．E
17．B	18．D	19．E	20．A	21．A	22．E	23．B	24．C
25．D	26．E	27．D	28．B	29．A	30．D	31．E	32．B
33．C	34．E	35．B	36．A	37．E	38．A	39．A	40．B
41．B	42．A	43．B	44．E				

X 型题

1．ABD	2．BDE	3．ABCD	4．ABCE	5．ABD	6．AC
7．BC	8．AC	9．ACE	10．AE	11．AD	12．ACE
13．BDE	14．ABC	15．ABCDE	16．ABC	17．AC	18．ABC
19．DE	20．ACD	21．ACE	22．BDE	23．ABCDE	24．ABC
25．BCE	26．BD				

四、问答题

1．主动脉是全身最粗大的动脉，也是体循环的动脉主干。全长分为升主动脉、主动脉弓和降主动脉三部分。升主动脉发自左心室，位于肺动脉干与上腔静脉之间，向右前方至右侧第 2 胸肋关节后方移行为主动脉弓，升主动脉从根部发出左、右冠状动脉。主动脉弓是升主动脉的延续，自右侧第 2 胸肋关节后方弓形向上弯曲，至第 4 胸椎体下缘移行为降主动脉，从主动脉弓的上壁，自右向左依次发出头臂干、左颈总动脉和左锁骨下动脉。降主动脉位于第 4 胸椎体下缘与第 4 腰椎体下缘之间，后者又以膈为界分为胸主动脉和腹主动脉。腹主动脉在第 4 腰椎水平分为左、右髂总动脉。胸主动脉主要发出肋间后动脉、气管支和食管支等。腹主动脉位于脊柱左前方，下腔静脉的左侧，发出的壁支主要有膈下动脉和腰动脉等。成对的脏支主要有肾上腺中动脉、肾动脉、睾丸或卵巢动脉；不成对的脏支有腹腔干、肠系膜上动脉和肠系膜下动脉。

2．颈外动脉在甲状软骨上缘水平发自颈总动脉，上行至下颌头下方分为上颌动脉和颞浅动脉两个终支。其主要分支及分布范围如下：①甲状腺上动脉：是颈外动脉的第一个分支，分布于甲状腺和喉；②舌动脉：分布到舌；③面动脉：分布至下颌下腺以及顶、额、颞部的肌肉和皮肤；④上颌动脉：分布至上、下颌牙齿和牙龈、咀嚼肌、鼻腔、腭扁桃体和硬脑膜；⑤颞浅动脉是颈外动脉另一个终支，分布于颞部，在耳屏前方可以触摸到其搏动。

3．上肢的动脉干是锁骨下动脉，左、右侧的锁骨下动脉分别起自主动脉弓和头臂干，锁骨下动脉在第 1 肋外侧缘移行为腋动脉，腋动脉发出分支营养附近的器官和组织，腋动脉又在大圆肌下缘水平移行为肱动脉，它是臂部的动脉主干，肱动脉又在肘关节的稍下方分为尺动脉和桡动脉，它们的终支在手部互相吻合形成掌浅弓和掌深弓。肱动脉、尺动脉、桡动脉、掌浅弓和掌深弓均发出分支营养附近的区域。

4．腹腔不成对脏器包括肝、胆、胰、脾、胃、小肠、盲肠、阑尾、结肠等。不成对脏器的动脉来自腹主动脉发出的腹腔干、肠系膜上动脉和肠系膜下动脉。腹腔干发出胃左动脉、肝总动脉、脾动脉，再进一步分支分布于肝、胃、十二指肠、胰、脾等。肠系膜上动脉发出空肠动脉、回肠动脉、回结肠动脉、右结肠动脉、中结肠动脉等分支分布于空肠、回肠、盲肠、阑尾、升结肠和横结肠等。肠系膜下动脉发出左结肠动脉、乙状结肠动脉、直肠上动脉，分布于降结肠、乙状结肠和直肠上部。

5．髂外动脉在腹股沟韧带处移行为股动脉，股动脉是股部的动脉干，发出股深动脉等营养该区域。股动脉在收肌管内下降，穿大收肌腱裂孔至腘窝，改名为腘动脉，其发出数条分支营养膝关节。腘动脉在小腿骨间膜上缘分为胫前动脉和胫后动脉，胫前动脉及其分支营养小腿前区的肌肉和组织，胫前动脉的末端在足背延续为足背动脉，是在足部触脉搏的常用部位。胫后动脉又发出腓动脉共同营养小腿后部，胫后动脉穿踝管进入足底，发出足底内侧动脉和足底外侧动脉营养足底。

6．子宫动脉起自髂内动脉，沿盆腔侧壁下行，进入子宫阔韧带底部的两层腹膜之间，在子宫颈的外侧约 2cm 处从输尿管的前方跨过并与之交叉，再沿子宫侧缘迂曲上升至子宫底。子宫动脉分支营养子宫、卵巢、输卵管和阴道，并与卵巢动脉吻合。行子宫切除手术结扎子宫动脉时需注意勿将输尿管一并结扎，导致尿液排出受阻。

7．左侧颈总动脉发自主动脉弓，右侧者发自头臂干。两侧颈总动脉均经胸锁关节后方，沿食管、气管和喉的外侧上行，至甲状软骨上缘高度分为颈内和颈外动脉。颈总动脉与颈内静脉、迷走神经一起包裹在颈动脉鞘内。颈总动脉下段被胸锁乳突肌覆盖，上段位置表浅在活体可摸到其搏动。

8．左锁骨下动脉直接起自主动脉弓，右锁骨下动脉发自头臂干。锁骨下动脉从胸锁关节后方斜向外至颈根部，呈弓状经胸膜顶前方，穿斜角肌间隙，至第 1 肋外缘处延续为腋动脉。锁骨下动脉的主要分支有：①椎动脉，营养脑和脊髓。②胸廓内动脉，分支分布于胸前壁、心包、膈、乳房和腹直肌等。③甲状颈干，其分支有：甲状腺下动脉，分布于甲状腺、咽和食管、喉和气管；肩胛上动脉，分布于冈上、下肌。此外，还发出肋颈干至颈深肌和第 1 ～ 2 肋间隙；肩胛背动脉至背部。

9．进入颅腔的动脉有颈内动脉、椎动脉和脑膜中动脉。颈内动脉起自颈总动脉，经颈动脉管入颅腔，营养脑和视器。椎动脉起自锁骨下动脉，经枕骨大孔入颅腔，营养脑和脊髓。脑膜中动脉起自上颌动脉，经棘孔入颅腔，营养硬脑膜。

10．供应甲状腺的动脉有甲状腺上动脉和甲状腺下动脉。甲状腺上动脉起自颈外动脉，甲状腺下动脉起自甲状颈干。供应胰的动脉有胰十二指肠上动脉（起自胃十二指肠动脉）、胰十二指肠下动脉（起自肠系膜上动脉）和脾动脉的胰支。

11．腹主动脉发出的不成对的脏支有腹腔干、肠系膜上动脉和肠系膜下动脉。腹腔干的主要分支分布于肝、胆囊、胰、脾、胃和十二指肠；肠系膜上动脉的主要分支分布于空肠、回肠、盲肠、阑尾、升结肠和横结肠以及部分胰和十二指肠。肠系膜下动脉的主要分支分布于降结肠、乙状结肠和直肠上部。

12．分布于胃的动脉有：①胃左动脉，起自腹腔干；②胃右动脉，起自肝固有动脉；③胃网膜左动脉，起自脾动脉；④胃网膜右动脉，起自胃十二指肠动脉；⑤胃短动脉，起自脾动脉；⑥胃后动脉，也起自脾动脉。

13．结肠分为四部分，即升结肠、横结肠、降结肠和乙状结肠。供应结肠各部的动脉及其来源如下：①升结肠：由右结肠动脉供应，来自肠系膜上动脉；②横结肠：由中结肠动脉供应，来自肠系膜上动脉；③降结肠：由左结肠动脉供应，来自肠系膜下动脉；④乙状结肠：由乙状结肠动脉供应，来自肠系膜下动脉。

14．供应直肠的动脉有直肠上动脉和直肠下动脉。直肠上动脉来自肠系膜下动脉；直肠下动脉来自髂内动脉。供应肛管的动脉是肛动脉，它来自阴部内动脉。

15．面动脉在下颌骨下缘与咬肌前缘交界处位置表浅，在活体可摸到其搏动。活体上，在外耳门前上方颧弓根部可摸到颞浅动脉的搏动。在颈侧部，喉的外侧可摸到颈总动脉的搏动。在臂部肱二头肌内侧以及在肘窝肱二头肌腱内侧，可摸到肱动脉的搏动。在桡骨下端前方，桡侧腕屈肌腱外侧，可摸到桡动脉的搏动。在腹股沟韧带中点下方，可摸到股动脉的搏动。在踝关节前方，内、外踝连线中点、踇长伸肌腱的外侧，可摸到足背动脉的搏动。

五、病例分析

风湿性心脏瓣膜病是由风湿热引起的心脏瓣膜的一系列病变。在该病导致的瓣膜病变中，以单纯二尖瓣病变如二尖瓣狭窄或二尖瓣关闭不全最为常见。二尖瓣狭窄时，左心房的血液部分沉积在左心耳的粗糙面上形成附壁血栓，如果血栓脱落，可经主动脉进入全身各处，导致血管栓塞。该患者突发右脚发紫，以足底最为明显，疼痛，均为缺血所导致的症状，血管造影提示阻塞的部位与胫后动脉的走行相一致。这可能是左心房内的栓子经二尖瓣→左心室→主动脉各部（升主动脉、主动脉弓、主动脉降部）→右侧髂总动脉→右侧髂外动脉→右侧股动脉→右侧腘动脉→右侧胫后动脉并堵塞该动脉所导致后果。

（张红旗　张卫光）

第三节　静　脉

内容提要

一、概述（静脉特点）

1．静脉管壁薄、管腔大、数量多，其属支越汇合越粗。

2．体循环静脉分深、浅两种。深静脉多与动脉伴行，浅静脉即皮下静脉，因位置表浅，临床上常作为静脉注射、输液、采血和插管的部位，并最终汇入深静脉。

3．静脉吻合较丰富。

4．一些静脉有静脉瓣。

二、肺循环的静脉

左、右各一对，分别称**左上、左下肺静脉**和**右上、右下肺静脉**。起自肺门，横行向内行于肺内，注入左心房，输送含氧较丰富的动脉血回心。

三、体循环的静脉

1．**上腔静脉系**

（1）**头颈部的主要浅静脉：**

面静脉：“危险三角”

颞浅静脉、**上颌静脉** } **下颌后静脉** { 前支 → 面静脉；后支

后支、耳后静脉、枕静脉 } **颈外静脉 → 锁骨下静脉 → 头臂静脉 → 上腔静脉**

静脉角：同侧颈内静脉和锁骨下静脉汇合处的夹角称**静脉角**，是淋巴导管汇入静脉的部位。

危险三角：面静脉通过内眦静脉、眼上和眼下静脉与颅内海绵窦相交通。面静脉在口角平面以上一般无静脉瓣，因此，面部（尤其在口角以上）发生急性炎症时，有沿上述途径向颅内蔓延的可能。故临床上将鼻根至两侧口角的三角区称为“危险三角”。

面静脉：于眼内眦处起自内眦静脉，在面动脉后方与之伴行，至下颌角下方与下颌后静脉前支汇合，在舌骨大角高度注入颈内静脉。面静脉通过内眦静脉、眼上和眼下静脉与颅内海绵窦相交通。

下颌后静脉：由颞浅静脉和上颌静脉在腮腺实质内汇合而成，下行到下颌角处分为前、后两支，前支汇入面静脉，后支与耳后静脉和枕静脉汇合成颈外静脉。上颌静脉起自翼静脉丛（位于颞下窝内），翼静脉丛经眼下静脉或卵圆孔处的导血管与颅内的海绵窦交通。

颈外静脉：为颈部最大的浅静脉，由下颌后静脉的后支与耳后静脉及枕静脉汇合而成，沿胸锁乳突肌表面下降，至锁骨中点上方穿深筋膜注入锁骨下静脉。

（2）**上肢的主要浅静脉：**3 条较为恒定的静脉主干，即头静脉、贵要静脉和肘正中静脉。临床上常通过上肢浅静脉进行采血、输液或药物注射。

手背静脉网的桡侧 → **头静脉** → **腋静脉** → **锁骨下静脉** → **头臂静脉** → **上腔静脉**

手背静脉网的尺侧 → **贵要静脉** → **肱静脉** → 腋静脉

（3）**胸部的静脉：**头臂静脉、上腔静脉和奇静脉及其属支等。

奇静脉：起自右腰升静脉，沿胸椎体右侧上升至第 4 胸椎高度，勾绕右肺根上方注入上腔静脉。奇静脉主要收集右侧肋间后静脉、食管静脉、支气管静脉和半奇静脉的血液。

2．**下腔静脉系**

（1）**下肢的主要浅静脉：**

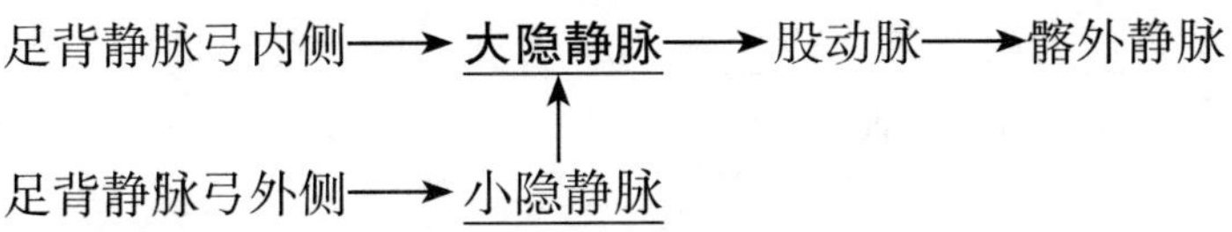

大隐静脉：是全身最长的浅静脉。在足内侧缘起自足背静脉弓，经内踝前方，沿小腿、膝关节和大腿内侧上行，至耻骨结节外下方 3 ～ 4cm 处，穿阔筋膜（大腿的深筋膜）的隐静脉裂孔，注入股静脉。大隐静脉在注入股静脉之前接受**股内侧浅静脉**、**股外侧浅静脉**、**阴部外静脉**、**腹壁浅静脉**、**旋髂浅静脉** 5 条属支。大隐静脉在内踝前方位置表浅而恒定，是静脉切开或穿刺的常用部位。

睾丸静脉/卵巢静脉：细而长，在男性，起自睾丸和附睾，伴同名动脉上行，左侧以直角汇入左肾静脉；右侧则以锐角注入下腔静脉。睾丸静脉行程较长，左侧又以直角汇入左肾静脉，故精索静脉曲张以左侧多见。在女性，此静脉称卵巢静脉，起自卵巢，在卵巢悬韧带内上行，注入部位与男性相同。

（2）**肝门静脉系**：

肝门静脉及其属支组成肝门静脉系，收集胰、脾、胆囊、食管腹段和胃以下消化管（直肠下部及肛管除外）的静脉血。肝门静脉为一短干，长 6 ～ 8cm，多由**肠系膜上静脉**与**脾静脉**汇合而成，经十二指肠上部后方进入肝十二指肠韧带内，沿肝固有动脉和胆总管后方上行至肝门，分为左、右两支入肝。在肝内反复分支最终注入肝血窦。肝血窦含有来自肝门静脉和肝固有动脉的血液，最后汇合成肝静脉注入下腔静脉。

1）**肝门静脉属支**：

静脉属支	收集	注入
肠系膜上 V	肠系膜上动脉和胃十二指肠动脉分布区域的静脉血	肝门静脉
脾 V	脾、胰及部分胃的静脉血	与肠系膜上静脉汇合而成肝门静脉
肠系膜下 V	肠系膜下动脉分布区域的静脉血	脾静脉或肠系膜上静脉
胃左 V	胃左静脉在贲门处与食管静脉吻合	肝门静脉
胃右 V	幽门前静脉	肝门静脉
胆囊 V	胆囊的静脉血	肝门静脉
附脐 V	脐周静脉网	肝门静脉

2）**肝门静脉与上、下腔静脉的吻合**：

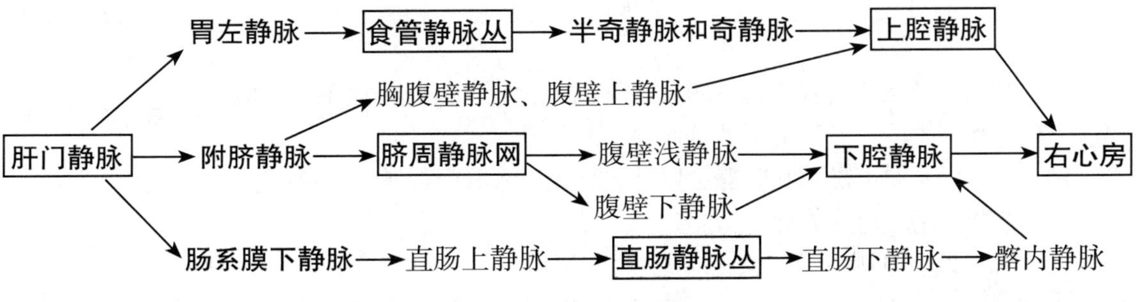

在正常情况下，肝门静脉系与上、下腔静脉系的吻合支细小，血流量少。肝硬化、肝肿瘤或胰头肿瘤可压迫肝门静脉，导致肝门静脉血液回流受阻，此时肝门静脉系的血液可经上述交通形成侧支循环，通过上、下腔静脉系回流。在这种情况下，由于血流量增多，吻合支变得粗大和弯曲，引起**食管静脉丛**、**直肠静脉丛**和**脐周静脉网**的静脉曲张。如果在食管、直肠等处曲张的静脉破裂，则会出现呕血或便血。

应试习题

一、名词解释

1．静脉瓣

2．板障静脉

3．静脉角

二、填空题

1．体循环的静脉包括__________、__________和__________三个静脉系，肝门静脉系属于__________。

2．上腔静脉系主要收集__________、__________、__________及__________诸部位的静脉血。

3．上腔静脉在__________的右侧垂直下降，在注入心之前有__________静脉汇入。

4．头臂静脉由__________与__________汇合而成，汇合处的夹角称为__________。

5．上肢浅静脉较为恒定的主干有两个：沿上肢外侧上行的是__________，沿上肢内侧上行的是__________。

6．奇静脉主要收集__________、__________、__________和__________的静脉血。

7．下腔静脉系主要收集__________、__________和__________（部位）的静脉血。

8．Inferior vena cava 由__________与__________会合而成，注入__________。

9．Great saphenous vein 起自__________，经__________的前方上行，最后注入__________。

10．Small saphenous vein 起自__________，经__________后方上行，最后注入__________。

11．左睾丸静脉汇入__________静脉，右睾丸静脉汇入__________静脉，直肠上静脉汇入__________静脉。

12．肝内的静脉血一般经__________、__________和__________静脉，在肝的腔静脉窝处注入__________。

13．Hepatic portal vein 在__________后方由__________和__________会合而成。

14．肝门静脉走行于__________韧带内，位于__________和__________的后方上行至肝门。

15．肝门静脉系主要收集食管腹部以下的消化管（齿状线以下肛管除外）、__________、__________和__________等脏器的静脉血。

16．除了肠系膜上静脉和脾静脉以外，直接注入肝门静脉的静脉有__________、__________、__________和__________静脉。

三、选择题

A1 型题

1．不与动脉伴行的静脉是

A．颈内静脉

B．奇静脉

C．甲状腺上静脉
D．腋静脉
E．股静脉
2．锁骨下静脉与颈内静脉汇合形成
A．静脉角
B．头静脉
C．头臂静脉
D．颈内静脉
E．颈外静脉
3．汇合形成 superior vena cava 的是左头臂静脉和
A．奇静脉
B．右头静脉
C．右颈内静脉
D．右头臂静脉
E．右锁骨下静脉
4．起自右腰升静脉的奇静脉注入
A．头静脉
B．头臂静脉
C．颈内静脉
D．上腔静脉
E．下腔静脉
5．头颈部静脉回流的主干是
A．Facial vein
B．Subclavian vein
C．External jugular vein
D．Internal jugular vein
E．Brachiocephalic
6．Facial vein 与海绵窦交通的途径不涉及
A．颞浅静脉
B．内眦静脉
C．眼上静脉
D．翼静脉丛
E．面深静脉
7．沿胸锁乳突肌浅面下行的静脉是
A．头静脉
B．头臂静脉
C．颈内静脉
D．颈外静脉
E．颈总静脉
8．Basilic vein 通常注入
A．头静脉
B．肱静脉
C．桡静脉
D．颈外静脉
E．锁骨下静脉
9．走行在三角肌胸大肌间沟内的结构是
A．Basilic vein
B．Cephalic vein
C．Subclavian vein
D．External jugular vein
E．Brachiocephalic vein
10．椎内静脉丛位于
A．硬膜下隙
B．硬膜外隙
C．蛛网膜下隙
D．椎体内
E．蛛网膜外腔
11．沟通上腔静脉和下腔静脉的静脉是
A．胸廓内静脉
B．半奇静脉
C．副半奇静脉
D．奇静脉
E．头静脉
12．位于腹后壁的腰静脉直接注入
A．肾静脉
B．下腔静脉
C．肝门静脉
D．髂总静脉
E．髂外静脉
13．大多直接注入下腔静脉的是
A．左肾上腺静脉
B．右肾上腺静脉
C．左睾丸静脉
D．小隐静脉
E．大隐静脉
14．属于肝门静脉属支的是
A．肠系膜下静脉
B．肾静脉
C．肝静脉

D．卵巢静脉
E．奇静脉

15．Great saphenous vein 经过
A．内踝前方
B．内踝后方
C．外踝前方
D．外踝后方
E．内、外踝连线的中点

16．大隐静脉的走行
A．起于足背静脉弓外侧
B．经踝关节正前方上行
C．经膝关节内后方上行
D．在耻骨结节内下方注入股静脉
E．伴腓肠神经走行

17．小隐静脉注入
A．Femoral vein
B．Deep femoral vein
C．Popliteal vein
D．Great saphenous vein
E．Posterior tibial vein

A2 型题

1．女，34 岁。孕妇，出现不明原因的右下肢水肿，并呈进行性加重，到医院做各项检查未见异常，其可能的原因是
A．右侧髂内静脉压迫髂内动脉
B．腹主动脉压迫下腔静脉
C．下腔静脉压迫腹主动脉
D．右侧髂总动脉压迫髂总静脉
E．股动脉压迫股静脉

2．男，78 岁。严重心肌梗死患者，需要进行冠脉搭桥手术，最常用的静脉桥是
A．小隐静脉
B．大隐静脉
C．头静脉
D．贵要静脉
E．肘正中静脉

3．女，69 岁。脑卒中患者，因长期静脉输液治疗导致静脉发生硬化，静脉穿刺遇到困难，医生建议进行静脉切开置管，进行静脉切开多在
A．小隐静脉
B．内踝前方的大隐静脉
C．肘正中静脉
D．头静脉
E．贵要静脉

4．男性，12 岁。因高烧、呕吐和黄疸急诊入院，抽取血液行肝功能检查的静脉通常是
A．Subclavian vein
B．External jugular vein
C．Median cubital vein
D．Basilic vein
E．Cephalic vein

5．男性，68 岁。患慢性肺源性心脏病 10 余年，因发热、咳痰就医，在其头颈部可见明显扩张的静脉是
A．面静脉
B．上颌静脉
C．颞浅静脉
D．颈外静脉
E．颈内静脉

6．女性，66 岁。因骨盆骨折卧床并发大隐静脉血栓，脱落的栓子沿血流最可能会栓塞于
A．Heart
B．Lung
C．Brain
D．Liver
E．Kidney

7．男性，36 岁。因大隐静脉曲张行手术治疗，不是大隐静脉的属支的是
A．腹壁浅静脉
B．腹壁下静脉
C．阴部外静脉
D．股外侧浅静脉
E．股内侧浅静脉

8．男性，28 岁。在查体时发现左侧精

索内蔓状静脉丛曲张，该静脉丛合成 testicular vein 汇入的静脉是
A．左肾静脉
B．髂内静脉
C．肝门静脉
D．下腔静脉
E．肠系膜下静脉

9．女性，72 岁。因长期静脉注射药物，在胸锁乳突肌锁骨头外侧缘与锁骨上缘所形成的夹角处穿刺进针，所穿刺的静脉是
A．面静脉
B．上颌静脉
C．颈内静脉
D．颈外静脉
E．锁骨下静脉

A3 型题

（1 ~ 5 题共用题干）

男性，64 岁。因柏油便入院，有肝硬化合并门静脉高压症病史 10 年。入院后检查示胃底出血，行三腔两囊管压迫止血。

1．肝门静脉位于
A．小肠系膜内
B．大网膜内
C．网膜囊内
D．肝十二指肠韧带内
E．肝胃韧带内

2．汇合形成肝门静脉的血管多为
A．胃左静脉和脾静脉
B．肠系膜上静脉和脾静脉
C．肠系膜下静脉和脾静脉
D．肠系膜上静脉和胃左静脉
E．肠系膜上静脉和肠系膜下静脉

3．不属于肝门静脉属支的是
A．脾静脉
B．肾静脉
C．附脐静脉
D．肠系膜上静脉
E．肠系膜下静脉

4．Hepatic portal vein 与上、下腔静脉的吻合静脉不包括
A．食管静脉丛
B．直肠静脉丛
C．脐周围静脉网
D．椎静脉丛
E．翼静脉丛

5．该患者胃底部出血可能来自于
A．食管静脉丛
B．直肠静脉丛
C．脐周围静脉网
D．椎静脉丛
E．翼静脉丛

B 型题

A．奇静脉
B．锁骨下静脉
C．颈内静脉
D．头臂静脉
E．颈外静脉

1．Superior vena cava 由左、右头臂干和什么静脉汇合而成
2．上腔静脉在注入右心房之前有何静脉汇入
3．左、右不成对的静脉是
4．属于浅静脉的是

A．Brachial vein
B．Axillary vein
C．Cephalic vein
D．Basilic vein
E．Median cubital vein

5．行程经过三角肌胸大肌间沟的是
6．常有两条与同名动脉伴行的静脉是
7．行程经肱二头肌内侧沟的是
8．连接头静脉和贵要静脉的是

A．左睾丸静脉
B．肝静脉
C．奇静脉

D．肝门静脉
E．脾静脉
9．直接注入 inferior vena cava 的是
10．参加合成 hepatic portal vein 的是
11．注入左肾静脉的是
12．沟通上、下腔静脉的是

A．左肾静脉
B．右肾静脉
C．肝静脉
D．肠系膜下静脉
E．下腔静脉
13．跨过腹主动脉前方走行的是
14．右卵巢静脉注入
15．不直接注入下腔静脉的是
16．肝门静脉系的属支是

A．食管静脉丛
B．翼静脉丛
C．直肠静脉丛
D．脐周静脉网
E．奇静脉
17．连接肝门静脉系与下腔静脉系的是
18．连接肝门静脉系与上、下腔静脉系的是
19．与颅内海绵窦相交通的是
20．连接肝门静脉系与上腔静脉系的是

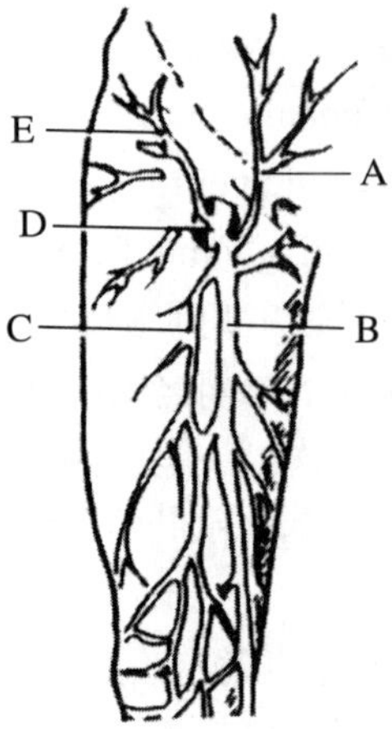

图 21 股前部浅静脉

图 21 中：
21．腹壁浅静脉是
22．旋髂浅静脉是
23．大隐静脉是
24．股静脉是

X 型题

1．Superior vena cava 的直接属支有
A．奇静脉
B．半奇静脉
C．副半奇静脉
D．左头臂静脉
E．右头臂静脉
2．奇静脉收集的静脉有
A．食管静脉
B．半奇静脉
C．副半奇静脉
D．心大静脉
E．右腰升静脉
3．头静脉的走行经过
A．前臂桡侧
B．前臂尺侧
C．肱二头肌外侧沟
D．三角肌胸大肌间沟
E．肱二头肌内侧沟
4．连接上、下腔静脉系的血管有
A．奇静脉
B．副半奇静脉
C．椎静脉丛
D．直肠静脉丛
E．附脐静脉
5．直接注入下腔静脉的静脉有
A．左睾丸静脉
B．肾静脉
C．肝门静脉
D．肝静脉
E．腰静脉
6．左肾静脉的直接属支有
A．左肾上腺静脉
B．左腰静脉

C．左睾丸（卵巢）静脉
D．左结肠静脉
E．左膈下静脉

7．血管腔隙内通过的结构有
A．股动脉
B．股静脉
C．股神经
D．大隐静脉
E．生殖股神经股支

8．Great saphenous vein 的属支有
A．腹壁下静脉
B．旋髂浅静脉
C．闭孔静脉
D．股外侧浅静脉
E．阴部外静脉

9．下腔静脉的直接属支有
A．髂总静脉
B．肝静脉
C．肾静脉
D．左睾丸静脉
E．右睾丸静脉

10．肝门静脉的直接属支有
A．胃左静脉
B．脾静脉
C．附脐静脉
D．肠系膜上静脉
E．胃右静脉

11．肝门静脉与上腔静脉或下腔静脉之间的吻合部位有
A．食管静脉丛
B．直肠静脉丛
C．脐周静脉网
D．椎内、外静脉丛
E．上肢的浅、深静脉

12．门静脉高压引起食管静脉曲张时肝门静脉血流至上腔静脉的途径要通过
A．肋间后静脉
B．肝静脉
C．脾静脉
D．奇静脉
E．胃左静脉

13．门静脉高压引起直肠静脉曲张时肝门静脉血流至下腔静脉的途径要通过
A．乙状结肠静脉
B．肛静脉和阴部内静脉
C．左结肠静脉
D．直肠下静脉
E．脐周静脉网

14．胎儿出生后，血管闭塞而形成的韧带有
A．动脉韧带
B．脐内侧韧带
C．肝圆韧带
D．子宫圆韧带
E．腹股沟韧带

四、问答题

1．简述 superior vena cava 的合成和行程，收纳的静脉及其主要收受的部位。
2．简述上肢较为恒定的浅静脉，及其各自的起始、走行及注入深静脉的部位。
3．简述 great saphenous vein 的起始、走行和注入部位，并写出末段收纳的主要属支的名称。
4．简述直肠和肛管的静脉血回流至右心房的途径。
5．简述肝门静脉的结构特点，及其收集哪些主要器官的血液。
6．简述 hepatic portal vein 的合成、走行，及其主要属支。
7．叙述肝门静脉系和上、下腔静脉系的吻合部位及其功能意义。

五、病例分析

1．男性，22 岁。因挤压面部痤疮导致急性海绵窦炎，请简述面部危险三角区，以及炎症蔓延至颅内的海绵窦的途径。

2．男性，61 岁。因肝硬化导致肝门静脉回流受阻，请分析肝门静脉系的血液流入上、下腔静脉的途径，及其引发的临床症状。

3．女性，28 岁。因转移性右下腹疼痛、呕吐和发热急诊入院，诊断为急性阑尾炎，自 cephalic vein 注射抗生素行保守治疗，请简述药物到达阑尾的途径。

4．男性，8 岁。因上呼吸道感染导致化脓性扁桃体炎，出现了双侧腭扁桃体的Ⅱ度肿大。该患者采用口服抗生素治疗，请简述药物到达腭扁桃体的途径。

参考答案

一、名词解释

1．是静脉血管内膜向腔内突出形成的结构，形似半月形的小袋，其袋口朝向心脏，可防止血液逆流。

2．颅盖骨板障内的静脉称为板障静脉，它壁薄、无静脉瓣，借导血管连接头皮静脉与硬脑膜窦。

3．颈内静脉和锁骨下静脉汇合处的夹角，是淋巴导管注入静脉的部位。

二、填空题

1．上腔静脉系　下腔静脉系　心静脉系　下腔静脉系
2．头颈　上肢　胸壁　部分胸腔脏器（心和肺除外）
3．升主动脉　奇
4．颈内静脉　锁骨下静脉　静脉角
5．头静脉　贵要静脉
6．右侧肋间后静脉　食管静脉　支气管静脉　半奇静脉
7．腹部　盆部　下肢
8．右髂总静脉　左髂总静脉　右心房
9．足背静脉弓内侧　内踝　股静脉
10．足背静脉弓外侧　外踝　腘静脉
11．左肾　下腔　肠系膜下
12．肝左静脉　肝右静脉　肝中　下腔静脉
13．胰头与胰体交界处　肠系膜上静脉　脾静脉
14．肝十二指肠　肝固有动脉　胆总管
15．胰　脾　胆囊
16．胃左静脉　胃右静脉　胆囊静脉　附脐

三、选择题

A1 型题

1．B　2．C　3．D　4．D　5．D　6．A　7．D　8．B
9．B　10．B　11．D　12．B　13．B　14．A　15．A　16．C
17．C

A2 型题

1．D　2．B　3．B　4．C　5．D　6．B　7．B　8．A
9．E

A3 型题

1．D　2．B　3．B　4．E　5．A

B 型题

1．D　2．A　3．A　4．E　5．C　6．A　7．D　8．E
9．B　10．E　11．A　12．C　13．A　14．E　15．D　16．D
17．C　18．D　19．B　20．A　21．A　22．E　23．B　24．D

X 型题

1．ADE　2．ABC　3．ACD　4．ACE　5．BDE　6．AC
7．ABE　8．BDE　9．ABCE　10．ABCDE　11．ABCD　12．DE
13．BDE　14．ABC

四、问答题

1．上腔静脉由左、右头臂静脉汇合而成，沿升主动脉右侧垂直下行注入右心房，在注入右心房前收纳奇静脉。上腔静脉主要收集头、颈、上肢、胸壁和（除心、肺以外）胸部脏器的静脉血。

2．上肢较为恒定的浅静脉有头静脉、贵要静脉、肘正中静脉和前臂正中静脉。头静脉起自手背静脉网桡侧，沿前臂桡侧、肱二头肌外侧上行，经三角肌胸大肌间沟，穿深筋膜注入腋静脉或锁骨下静脉。贵要静脉起自手背静脉网尺侧，沿前臂前面尺侧上行，在臂部沿肱二头肌内侧上行，至臂中部，穿深筋膜注入肱静脉。肘正中静脉是肘窝皮下的斜行静脉干，一般由头静脉发出汇入贵要静脉，但变异较多，有时可不存在肘正中静脉。前臂正中静脉起自手掌浅静脉，沿前臂前面正中上行汇入肘正中静脉或贵要静脉。

3．大隐静脉起自足背静脉弓的内侧，经内踝前方、小腿内侧伴隐神经上行，过膝关节的内后方，再沿大腿内侧上行至耻骨结节下外方 3 ～ 4cm 处，穿大腿阔筋膜的隐静脉裂孔入股静脉。大隐静脉末段收纳的属支有：腹壁浅静脉、股内侧浅静脉、股外侧浅静脉、旋髂浅静脉和阴部外静脉。

4．直肠的静脉血可经直肠上静脉→肠系膜下静脉→脾静脉→肝门静脉→肝血窦→肝静脉→下腔静脉→右心房；也可经直肠下静脉→髂内静脉→髂总静脉→下腔静脉→右心房；肛管的静脉血经肛静脉→阴部内静脉→髂内静脉→髂总静脉→下腔静脉→右心房。

5．肝门静脉不同于一般静脉，其起始端和末端都与毛细血管相连，而且属支内缺少功能性静脉瓣，因此，肝门静脉压力过高时，血液可发生倒流。肝门静脉收集食管下段、胃、小肠、大肠（直肠下部除外）、胆囊、胰和脾等腹腔不成对脏器的静脉血。

6．肝门静脉由肠系膜上静脉和脾静脉在胰头和胰体交界处的后方汇合而成，上行经肝十二指肠韧带分支入肝门。肝门静脉的主要属支有：肠系膜上静脉、肠系膜下静脉、脾静脉、胃左静脉、胃右静脉、胆囊静脉和附脐静脉。

7．肝门静脉系与上、下腔静脉系间的吻合部位有：①食管静脉丛，使肝门静脉系的胃左静脉属支与上腔静脉系的奇静脉和半奇静脉之间交通。②直肠静脉丛，使肝门静脉系的肠系膜下静脉与下腔静脉系的直肠下静脉和肛静脉之间交通。③脐周静脉网，使肝门静脉系的附脐静脉与上腔静脉系的腹壁上静脉和胸腹壁静脉间交通；或者与下腔静脉系的腹壁下静脉和腹壁浅静脉之间交通。④通过肝裸区、胰、十二指肠、升结肠、降结肠使肠系膜上、下静脉的小属支与腹后壁上、下腔静脉系的肋间后静脉、膈下静脉、腰静脉、肾静脉的小属支之间交通。⑤通过椎内、外静脉丛使贴近腹后壁的肠系膜上、下静脉和脾静脉的小属支与上、下腔静脉系的肋间后静脉、椎静脉、腰静脉之间交通。

五、病例分析

1．两侧口角至鼻根之间的三角区称为“危险三角区”，此区的感染如处理不当，可沿：面静脉→内眦静脉→眼上、下静脉→海绵窦；沿面深静脉→翼静脉丛和眼下静脉等→海绵窦，可导致颅内的继发感染。

2．当肝门静脉回流受阻时，肝门静脉系的血液主要可经以下三条途径流入上、下腔静脉：(1) 肝门静脉→胃左静脉→食管静脉丛→食管静脉→奇静脉→上腔静脉。(2) 肝门静脉→脾静脉→肠系膜下静脉→直肠上静脉→直肠静脉丛→直肠下静脉和肛静脉→髂内静脉→髂总静脉→下腔静脉。(3) 肝门静脉→附脐静脉→脐周静脉网，向上经胸腹壁静脉和腹壁上静脉→胸外侧静脉和胸廓内静脉→头臂静脉→上腔静脉；向下经腹壁浅静脉和腹壁下静脉→大隐静脉、股静脉和髂外静脉→髂总静脉→下腔静脉。当肝门静脉压力升高时，可造成吻合部位的静脉曲张，甚至破裂：如食管静脉丛曲张、破裂，造成呕血；直肠静脉丛曲张、破裂，造成便血；脐周静脉网和腹后壁静脉曲张，则引起腹前壁静脉曲张。还可引起肝门静脉收集范围的器官淤血，出现脾肿大和腹水等；另一方面，由于消化管吸收的有毒物质及代谢分解产物、药物等未经肝门静脉运至肝进行解毒或分解，致使有害物质积聚中毒。

3．经头静脉→锁骨下静脉→头臂静脉→上腔静脉→右心房→右心室→肺动脉干→左、右肺动脉及其分支→肺泡毛细血管→肺静脉→左心房→左心室→主动脉→肠系膜上动脉→回结肠动脉→阑尾。

4．药物经小肠吸收进入肠系膜上静脉→肝门静脉→肝血窦→肝静脉→下腔静脉→右心房→右心室→肺动脉干→左、右肺动脉→肺泡毛细血管→肺静脉→左心房→左心室→升主动脉→主动脉弓→头臂干和左颈总动脉及右颈总动脉→左、右颈外动脉→面动脉和咽升动脉→腭扁桃体。

（张红旗　张　文）

第十一章　淋巴系统

内容提要

淋巴系统由淋巴管道、淋巴器官和淋巴组织组成，淋巴管道内流动的无色透明液体称淋巴。淋巴器官包括淋巴结、扁桃体、胸腺和脾等。淋巴组织是含有大量淋巴细胞的网状结缔组织，除存在于淋巴器官外，还广泛分布于消化、呼吸、泌尿和生殖等管道的黏膜内以及皮肤等处。

一、淋巴管道：毛细淋巴管、淋巴管、淋巴干和淋巴导管

1．毛细淋巴管：是淋巴管道的起始部，以盲端起始于组织间隙，彼此吻合成网。由于其管壁仅由单层扁平上皮细胞构成，故通透性较大，一些不易经毛细血管壁通过的大分子物质，如蛋白质、细菌、异物和癌细胞等，较易进入毛细淋巴管。

2．淋巴管：由毛细淋巴管逐渐汇合而成。结构与静脉相似，但瓣膜较多，使淋巴管外观成串珠状。

3．**淋巴干**：全身共有九条淋巴干。

淋巴干	数量	收受范围
颈干	左右各一	头颈部的淋巴管
锁骨下干	左右各一	上肢及部分胸壁的淋巴管
支气管纵隔干	左右各一	胸腔脏器及部分胸、腹壁的淋巴管
腰干	左右各一	下肢、盆部、腹腔成对脏器及部分腹壁淋巴管
肠干	单一	腹腔不成对脏器的淋巴管

4．**淋巴导管**：九条淋巴干最后汇合成两条**淋巴导管**，即胸导管和右淋巴导管，分别注入左、右静脉角。

（1）**胸导管**：

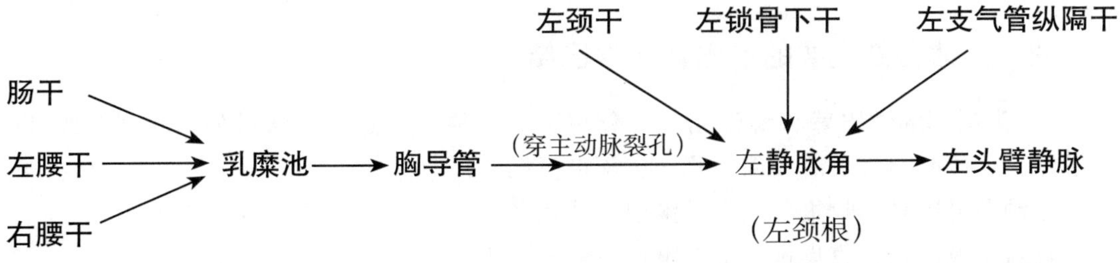

胸导管：是全身最大的淋巴管，长 30 ~ 40cm，管径 2 ~ 5mm，它通常起始于第 1 腰椎体前面呈囊状膨大的乳糜池。**乳糜池**由左、右腰干和肠干汇合而成。胸导管起始后，经膈的主动脉裂孔入胸腔，初行于胸主动脉与奇静脉之间，继在食管后方上行至第 5 胸椎高

度转向左侧，出胸廓上口达左颈根部，呈弓状斜向外侧，注入左静脉角。胸导管在注入静脉之前，接纳左支气管纵隔干、左颈干和左锁骨下干。胸导管通过上述 6 条淋巴干收集下肢、盆部、腹部、左上肢、左胸部和左头颈部的淋巴，即全身 3/4 部位的淋巴。

（2）**右淋巴导管**：为一短干，位于右颈根部，长 1 ~ 1.5cm。由右颈干、右锁骨下干和右支气管纵隔干汇合而成，注入右静脉角。右淋巴导管主要收纳右头颈部、右上肢和右胸部的淋巴，即全身右上 1/4 部位的淋巴。

二、淋巴组织

淋巴组织是含有大量淋巴细胞的网状结缔组织。在人体分布广泛，如呼吸道、消化道和尿生殖器的黏膜等处。它参与淋巴结、扁桃体、胸腺、脾等淋巴器官的构成，是防止有害因子侵入机体的屏障。

三、淋巴器官

1．**脾**

位置及毗邻：位于左季肋区，胃底与膈之间，与第 9 ~ 11 肋相对，长轴与第 10 肋一致，正常的脾在肋弓下不能被触及。活体脾呈暗红色，质较软而脆，故左季肋部受暴力打击时易造成脾破裂。

脾呈椭圆形，分为膈、脏两面，前、后两端和上、下两缘。膈面平滑隆凸，朝向外上，与膈相贴；脏面凹陷，朝向内下，近中央处有**脾门**，为神经、血管出入之处。上缘较锐，有 2 ~ 3 个切迹，称为**脾切迹**，脾大时，可作为触诊脾的标志。

脾是人体最大的淋巴器官，其主要功能是参与机体的免疫反应，胚胎时期可产生各种血细胞，生后能产生淋巴细胞。脾尚能吞噬衰老的血细胞、细菌和清除血液中的其他异物，脾血窦还有储血机能，机体需要时输入血循环以调节血量。

2．**胸腺**

形态及位置：位于胸骨柄后方、心包上部和主动脉弓的前方。分为左、右不对称的两叶，位于胸骨柄后方、心包上部和主动脉弓的前方，两叶间借结缔组织相连，呈长扁条状，质地柔软。

胸腺有明显的年龄变化，新生儿时 10 ~ 15g，是一生中其相对体积最大的时期，随年龄增长继续发育，至青春期达 25 ~ 40g，此后逐渐退化，大部分被脂肪组织代替。胸腺能分泌胸腺素，可使骨髓的淋巴细胞转化成 T 淋巴细胞，并促其成熟，提高其免疫能力，参与机体免疫反应。

四、人体各部主要的淋巴管和淋巴结

1．**头颈部的淋巴管和淋巴结**：多分布于头、颈交界处呈环状排列，收集头面部的浅、深淋巴，直接或间接引流入颈外侧浅、深淋巴结。

下颌下淋巴结：收集头面部的淋巴，注入颈干。

锁骨上淋巴结：收集颈根部的淋巴，注入颈干。

2．**上肢的淋巴管和淋巴结**：上肢浅淋巴管伴随浅静脉走行，深淋巴管与深部血管伴行，它们均直接或间接注入腋淋巴结。

腋淋巴结：收集上肢、胸前壁、乳房的淋巴，注入锁骨下干。按位置可分为外侧、胸肌、肩胛下中央和腋尖5群淋巴结。

3．**胸部的淋巴管和淋巴结**：胸壁浅淋巴管均入腋淋巴结；深淋巴管注入位于胸骨两侧、沿胸廓内血管排列的胸骨旁淋巴结（乳房内侧部淋巴管也注入此结），以及位于肋头附近的肋间淋巴结。

肺门淋巴结：收集肺的淋巴，注入支气管纵隔干。

4．**腹部的淋巴管和淋巴结**：腹前壁浅淋巴管脐平面以上的注入腋淋巴结；脐平面以下者注入腹股沟浅淋巴结。腹前壁上、下部的深淋巴管分别注入胸骨旁淋巴结和腹股沟深淋巴结；腹后壁的深淋巴管注入位于腹主动脉和下腔静脉周围的腰淋巴结，数目较多，它还收纳腹腔成对脏器的淋巴管及髂总淋巴结的输出管，其输出管形成左、右腰干，注入乳糜池。

5．**盆部的淋巴管和淋巴结**：盆部的淋巴管主要注入髂外和髂内淋巴结。髂外和髂内淋巴结的输出管均注入**髂总淋巴结**，后者沿髂总动脉排列，收集下肢、盆壁和盆腔脏器的淋巴，其输出管注入腰淋巴结。

6．**下肢的淋巴管和淋巴结**：下肢的浅淋巴管行于皮下，深淋巴管多与深部血管伴行，最后均直接或间接注入腹股沟深淋巴结。

腹股沟浅淋巴结：腹股沟韧带和大隐静脉周围，收集下肢浅淋巴，注入腹股沟深淋巴结。

腹股沟深淋巴结：股静脉周围，收集下肢的淋巴，注入腰干。

五、人体部分器官的淋巴引流

1．食管

部位	淋巴汇入
食管颈部	气管旁淋巴结和颈外侧下深淋巴结
食管胸部	纵隔后淋巴结，胸上部的淋巴注入气管旁淋巴结和气管支气管淋巴结，胸下部的淋巴注入胃左淋巴结
食管腹部	胃左淋巴结。食管的部分淋巴管注入胸导管

2．胃

部位	淋巴汇入
胃底右侧部、贲门部和胃体小弯侧	胃上淋巴结
幽门部小弯侧	幽门上淋巴结
胃底左侧部、胃体大弯侧左侧部	胃网膜左淋巴结、胰淋巴结和脾淋巴结
胃体大弯侧右侧部和幽门部大弯侧	胃网膜右淋巴结和幽门下淋巴结

3．肺

部位	淋巴汇入
浅淋巴管位于胸膜脏层深面，深淋巴管位于肺小叶间结缔组织内、肺血管和支气管的周围	肺淋巴结和支气管肺淋巴结
肺下叶下部	肺韧带处的淋巴结
左肺上叶下部和下叶的部分	右气管支气管淋巴结上群和右气管旁淋巴结

4．肝

部位	淋巴汇入
肝膈面的浅淋巴管	膈上淋巴结和肝淋巴结，部分淋巴管注入腹腔淋巴结和胃左淋巴结
冠状韧带内	胸导管
肝脏面浅淋巴管	肝淋巴结
深淋巴管	肝淋巴结、腹腔和膈上淋巴结

肝浅、深淋巴管之间存在丰富的交通。

5．直肠

齿状线以上的淋巴管走行有 4 个方向：

走行	淋巴汇入
沿直肠上血管上行	直肠上淋巴结
沿直肠下血管行向两侧	髂内淋巴结
沿肛血管和阴部内血管进入盆腔	髂内淋巴结
少数淋巴管沿骶外侧血管走行	骶外侧淋巴结

齿状线以下的淋巴管注入腹股沟浅淋巴结。

6．子宫

部位	淋巴汇入
子宫底和子宫体上部的淋巴管	沿卵巢血管上行，注入腰淋巴结
	沿子宫圆韧带穿腹股沟管，注入腹股沟浅淋巴结
子宫体下部和子宫颈的淋巴管	沿子宫血管行向两侧，注入髂内、外淋巴结
	经子宫主韧带注入闭孔淋巴结
	沿骶子宫韧带向后注入骶外侧淋巴结和骶正中淋巴结

7．乳房

部位	淋巴汇入
乳房外侧部和中央部的淋巴管	向外上方走行，沿胸大肌下缘，注入腋淋巴结的胸肌淋巴结
乳房内上部的淋巴管	穿胸大肌，注入腋淋巴结的尖淋巴结
乳房内侧部的部分淋巴管	注入沿胸廓内血管排列的胸骨旁淋巴结
乳房下内侧部的淋巴管	穿腹前壁至隔上淋巴结（前组）
乳房深部的淋巴管	注入胸肌间淋巴结

应试习题

一、名词解释

1．lymph
2．lymphatic trunk
3．lymphatic duct
4．regional lymph nodes
5．淋巴组织
6．乳糜池
7．脾切迹
8．脾门

二、填空题

1．淋巴系统由__________、__________和__________组成。

2．各级淋巴管道包括有__________、__________、__________和__________。

3．毛细淋巴管以盲端起自__________；淋巴导管最后经__________注入静脉。

4．汇入 right lymphatic duct 的 lymphatic trunks 有__________、__________和__________，最后注入__________。

5．胸导管起自乳糜池，进入胸腔后沿__________、__________和__________之间上行，最后注入__________。

6．下颌下淋巴结位于__________(处)，其主要引流__________和__________等处的淋巴。

7．左斜角肌淋巴结位于颈根部的__________，胃癌和食管癌晚期癌细胞常可转移至此，它实属__________淋巴结的一部分。

8．Axillary lymph nodes 分为__________、__________、__________、__________和尖淋巴结 5 群。

9．乳腺外侧部和中央部的淋巴管注入__________淋巴结，乳腺上部的淋巴管注入__________和__________淋巴结。

10．支气管肺淋巴结位于__________处；气管支气管淋巴结分上、下两群，分别位于__________的上、下方。

11．腰淋巴结位于__________和__________周围，引流__________和腹腔成对脏器的淋巴，其输出管汇合成__________。

12．腹腔淋巴结位于__________；肠系膜上淋巴结位于__________；肠系膜下淋巴结位于__________。

13．__________、__________和__________淋巴结的输出管组成肠干。

14．腘淋巴结收纳__________的浅淋巴管，以及__________和__________的深淋巴管。

15．腹股沟浅淋巴结可分为上、下两群：上群沿__________排列；下群位于__________。腹股沟深淋巴结位于__________。

16．腹股沟浅淋巴结除收纳下肢大部分浅淋巴管外还收纳__________、__________、__________和__________的淋巴管。

17．乳糜池由__________、__________和__________(淋巴干) 汇合而成。

18．Thoracic duct 起始于__________，穿膈的__________孔进入胸腔上行，最后至颈根

部注入__________。

19．Spleen 位于__________区，与第__________相对，其长轴与__________一致，脾大时临床触诊的标志是__________。

20．胸腺主要位于胸骨柄后方、上纵隔前部，它属于_________器官，兼有_________功能。

三、选择题

A1 型题

1．Lymphatic capilary 起自
A．小动脉
B．小静脉
C．毛细血管
D．组织间隙
E．淋巴结

2．不属于 thoracic duct 收集淋巴的范围的是
A．右上半身
B．右下半身
C．左上半身
D．左下半身
E．左头颈部

3．不经 right lymphatic duct 注入静脉的淋巴干是
A．右腰干和右颈干
B．右颈干和右锁骨下干
C．右锁骨下干和右支气管纵隔干
D．右支气管纵隔干和右腰干
E．左、右腰干

4．Thoracic duct 进入胸腔所经过到结构是
A．膈脚
B．食管裂孔
C．腔静脉孔
D．胸廓上口
E．主动脉裂孔

5．腋淋巴结群不包括
A．胸肌淋巴结
B．肩胛下淋巴结
C．滑车上淋巴结
D．中央淋巴结
E．尖淋巴结

6．腋外侧淋巴结位于
A．胸外侧血管周围
B．腋静脉远侧段周围
C．前锯肌表面
D．腋窝中央脂肪组织内
E．肩胛下血管周围

7．肠系膜下淋巴结
A．沿肠系膜下动脉的分支排列
B．收纳横结肠的淋巴
C．收纳降结肠至直肠上段的淋巴
D．其输出管即肠干
E．其输出管入左腰干

8．腹股沟浅淋巴结下群不收受
A．大腿前部的浅淋巴
B．大腿后部的浅淋巴
C．小腿前部的浅淋巴
D．小腿后外侧部的浅淋巴
E．大腿内侧部的浅淋巴

9．腹前壁脐平面以下的皮肤、会阴和子宫底的淋巴流至
A．髂外淋巴结
B．髂总淋巴结
C．腹股沟浅淋巴结
D．腹股沟深淋巴结
E．闭孔淋巴结

10．前方毗邻乳糜池的结构是
A．第 12 胸椎
B．第 1 腰椎
C．第 2 腰椎
D．第 3 腰椎
E．腹主动脉

11．脾大时，脾切迹可作为触诊脾的标

志，正常的脾切迹位于脾的
A．脾门
B．上缘
C．下缘
D．前端
E．后端

A2 型题

1．女，37 岁。患外上象限乳腺癌，并出现了腋窝淋巴结肿大，最容易转移到的淋巴结是
A．胸肌淋巴结
B．外侧淋巴结
C．肩胛下淋巴结
D．中央淋巴结
E．尖淋巴结

2．女性，32 岁。查体时发现乳房外下方肿物，入院确诊为乳腺癌，行保乳手术时最应清除的淋巴结是
A．肘淋巴结
B．胸骨旁淋巴结
C．前哨淋巴结
D．胸肌淋巴结
E．肋间淋巴结

3．男性，8 岁。因外耳道疖肿就医，引流外耳道淋巴的淋巴结是
A．乳突淋巴结
B．腮腺淋巴结
C．下颌下淋巴结
D．枕淋巴结
E．颏下淋巴结

4．男性，11 岁。因口腔溃疡导致下颌角内面胀痛，可能发生肿大的结构是
A．枕淋巴结
B．乳突淋巴结
C．腮腺淋巴结
D．锁骨上淋巴结
E．下颌下淋巴结

5．男性，55 岁。因食管癌晚期出现淋巴转移，**不发生**直接转移的淋巴结是
A．气管旁淋巴结
B．颈外侧深淋巴结
C．纵隔后淋巴结
D．贲门淋巴结
E．肠系膜上淋巴结

B 型题

A．左静脉角
B．右静脉角
C．乳糜池
D．Thoracic duct
E．Right lymphatic duct

1．右腰干汇入
2．胸导管汇入
3．左颈干汇入
4．右颈干汇入

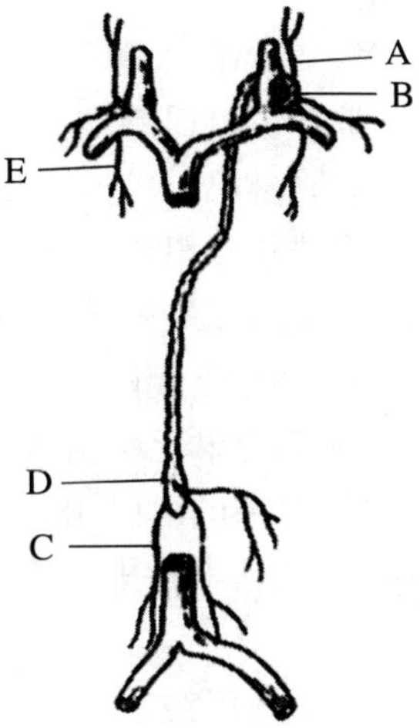

图 22　淋巴干及淋巴导管

图 22 中：
5．乳糜池是
6．胸导管是
7．右支气管纵隔干是
8．右腰干是

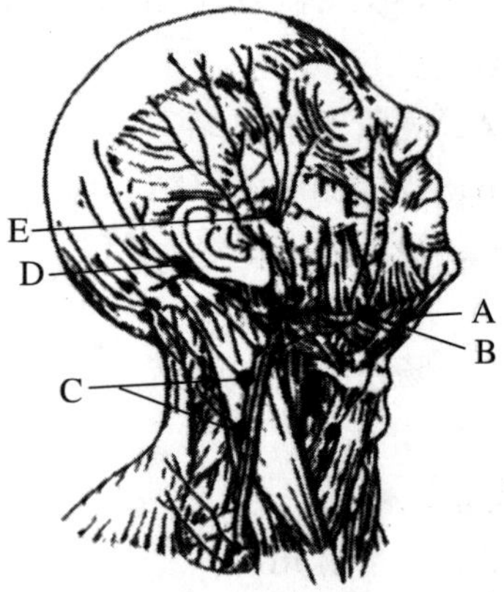

图 23　头颈部的淋巴结

图 23 中：

9．面部和口腔大部器官的淋巴回流到
10．下唇和舌尖的淋巴回流到
11．腮腺淋巴结是
12．乳突淋巴结是

A．锁骨上淋巴结
B．腋外侧淋巴结
C．胸肌淋巴结
D．腹股沟浅淋巴结
E．腹股沟深淋巴结

13．位于腋静脉远侧段周围的是
14．上肢大部分淋巴引流入
15．乳腺外侧部的淋巴引流入
16．沿大隐静脉末段排列的是

A．胃左淋巴结
B．胰、脾淋巴结
C．腰淋巴结
D．肠系膜淋巴结
E．髂内淋巴结

17．髂总淋巴结的输出管注入
18．贲门的淋巴引流入
19．卵巢的淋巴引流入
20．子宫颈的淋巴引流入

X 型题

1．一般认为没有 lymphatic capillary 分布的器官包括
A．胆囊
B．角膜
C．软骨
D．脊髓
E．晶状体

2．主要的淋巴器官包括
A．脾
B．胸腺
C．淋巴结
D．松果体
E．腭扁桃体

3．经 thoracic duct 汇入静脉的有
A．左、右颈干
B．左、右腰干
D．肠干
C．左、右锁骨下干
E．左、右支气管纵隔干

4．Right lymphatic duct 收集的淋巴干包括
A．右锁骨下干
B．右支气管纵隔干
C．左、右腰干
D．肠干
E．右颈干

5．属于头部淋巴结的是
A．枕淋巴结
B．角淋巴结
C．尖淋巴结
D．中央淋巴结
E．下颌下淋巴结

6．其输出淋巴管可注入颈外侧浅淋巴结的是
A．枕淋巴结
B．中央淋巴结
C．乳突淋巴结
D．腮腺淋巴结
E．下颌下淋巴结

7．其输出淋巴管可注入颈外侧深淋巴

结的颈部器官有
A．喉
B．咽
C．气管
D．食管
E．腭扁桃体
8．颈外侧下深淋巴结群包括
A．咽后淋巴结
B．锁骨下淋巴结
C．锁骨上淋巴结
D．副神经淋巴结
E．锁骨下淋巴结
9．腋淋巴结群包括
A．胸肌淋巴结
B．肩胛下淋巴结
C．尖淋巴结
D．中央淋巴结
E．外侧淋巴结
10．Axillary lymph nodes 直接引流的淋巴来自
A．全部上肢的淋巴
B．胸外侧壁
C．全部乳房
D．颈后部和背部腹腔淋巴结
E．腹外侧壁
11．其输出管注入腹腔淋巴结的是
A．肝淋巴结
B．胰淋巴结
C．脾淋巴结
D．肾淋巴结
E．腰淋巴结
12．胃的局部淋巴结包括
A．胃上淋巴结
B．胰、脾淋巴结
C．幽门上淋巴结
D．胃网膜右淋巴结
E．胃左淋巴结
13．汇流形成锁骨下干的淋巴结有
A．胸肌淋巴结
B．外侧淋巴结
C．肩胛下淋巴结
D．中央淋巴结
E．尖淋巴结
14．腹股沟浅淋巴结引流的区域包括
A．子宫底
B．会阴区
C．腹前壁下部
D．下肢浅层
E．肛管皮肤部
15．乳房的淋巴引流至
A．胸肌淋巴结
B．胸骨旁淋巴结
C．腋尖淋巴结
D．锁骨上淋巴结
E．肩胛下淋巴结
16．与直肠的淋巴引流相关的淋巴结有
A．直肠上淋巴结
B．髂内淋巴结
C．腹股沟浅淋巴结
D．髂外淋巴结
E．骶淋巴结
17．子宫颈和子宫体下部的淋巴管注入的淋巴结有
A．闭孔淋巴结
B．腹股沟浅淋巴结
C．髂内淋巴结
D．髂外淋巴结
E．骶淋巴结
18．与肝的淋巴引流有关的淋巴结包括
A．肝淋巴结
B．胃左淋巴结
C．膈上淋巴结
D．腹腔淋巴结
E．胰脾淋巴结
19．与 spleen 的脏面相毗邻的脏器有
A．胃底
B．胰尾
C．左肾
D．左肾上腺
E．结肠左曲

20．脾的固定结构有
A．胃脾韧带
B．脾肾韧带
C．膈脾韧带
D．脾结肠韧带
E．胰脾韧带

21．胸腺的动脉血主要来自
A．胸上动脉
B．胸廓内动脉
C．甲状腺下动脉
D．肋间后动脉
E．胸外侧动脉

四、问答题

1．简述淋巴结的主要功能及其配布规律。
2．简述 submandibular lymph node 和 submental lymph node 的位置及收受范围。
3．简述 inguinal lymph node 的分群和各群的收受范围。
4．简述 thoracic duct 的起始、行程和收纳的淋巴干。
5．试述 right lymphatic duct 的合成、注入部位和收受的淋巴范围。
6．简述胃的淋巴引流。
7．简述直肠的淋巴引流。
8．简述子宫的淋巴引流。
9．简述 spleen 的位置、固定装置、毗邻及其功能。

五、病例分析

女性，49 岁。因右侧乳房的外上部皮肤出现橘皮样改变就医，体检时触及到了一直径大于 2cm 的固定包块，并且在腋窝和胸壁也摸到了数个小的结节。经病理活检确诊为乳腺癌，行乳腺癌切除手术，清扫腋窝淋巴结。请简述乳房的淋巴引流，腋淋巴结的分群、各群的位置及收纳范围。

参考答案

一、名词解释

1．淋巴：淋巴管道和淋巴结的淋巴窦内含有的液体为淋巴液，简称淋巴。

2．淋巴干：淋巴管注入淋巴结，淋巴结的输出管在膈下和颈根部汇合成淋巴干，全身共有九条淋巴干：即左、右颈干；左、右支气管纵隔干；左、右锁骨下干；左、右腰干和一条肠干。

3．淋巴导管：是引导淋巴汇入静脉的淋巴管道，全身九条淋巴干汇合成两条淋巴导管，即胸导管和右淋巴导管，分别注入左、右静脉角。此外，少数淋巴管注入盆腔静脉、肾静脉、肾上腺静脉和下腔静脉。

4．局部淋巴结：引流某器官或某一区域的第一级淋巴结，称为局部淋巴结。当某器官或部位发生病变时，细菌、毒素、寄生虫或肿瘤细胞可沿淋巴管进入相应的局部淋巴结，因此局部淋巴结肿大常反映其引流范围存在病变。

5．是含有大量淋巴细胞的网状结缔组织，主要分布于消化、呼吸、泌尿和生殖管道以及皮肤等处，起着防御屏障作用。

6．是胸导管的起始膨大处，常位于第 1 腰椎前方，接受左、右腰干和肠干。

7．脾的上缘较锐，朝向前上方，前部有 2 ~ 3 个深陷的缺口，称脾切迹，是脾大时的触诊标志。

8．在脾的脏面，近中央处有血管、神经和淋巴管出入的部位称脾门。

二、填空题

1．淋巴管道　淋巴组织　淋巴器官
2．毛细淋巴管　淋巴管　淋巴干　淋巴导管
3．组织间隙　左、右静脉角
4．右颈干　右锁骨下干　右支气管纵隔干　右静脉角
5．脊柱右前方　胸主动脉　奇静脉　左静脉角
6．下颌下腺附近和下颌下腺实质内　面部　口腔器官
7．左前斜角肌前方　左锁骨上
8．胸肌淋巴结　外侧淋巴结　肩胛下淋巴结　中央淋巴结
9．胸肌　尖淋巴结　锁骨上
10．肺门　气管杈
11．下腔静脉　腹主动脉　腹后壁深层结构　左、右腰干
12．腹腔干周围　肠系膜上动脉根部周围　肠系膜下动脉根部周围
13．腹腔淋巴结　肠系膜上淋巴结　肠系膜下
14．足外侧缘和小腿后外侧部　足　小腿
15．腹股沟韧带　大隐静脉末端周围　股静脉根部周围
16．腹前壁下部　臀部　会阴　子宫底
17．左腰干　右腰干　肠干
18．乳糜池　主动脉裂　左静脉角
19．左季肋　第 9 ~ 11 肋　第 10 肋　脾切迹
20．中枢淋巴　内分泌

三、选择题

A1 型题

1．D　2．A　3．E　4．E　5．C　6．B　7．C　8．D
9．C　10．B　11．B

A2 型题

1．A　2．C　3．B　4．E　5．E

B 型题

1．C　2．A　3．D　4．E　5．D　6．B　7．E　8．C
9．B　10．A　11．E　12．D　13．B　14．B　15．C　16．D

17．C　18．A　19．C　20．E

X 型题

1．BCDE　2．ABCE　3．BDE　4．ABE　5．AE　6．BD
7．ABCDE　8．AC　9．ABCDE　10．BDE　11．ABC　12．ABCDE
13．ABCDE　14．ABCDE　15．ABCD　16．ABCE　17．ACDE　18．ABCD
19．ABCDE　20．ABCD　21．BC

四、问答题

1．淋巴结的主要功能是过滤淋巴液、产生淋巴细胞和进行免疫应答。淋巴结多聚集成群，以深筋膜为界分为浅、深两种，多数沿血管周围排列，淋巴结常位于关节的屈侧或隐蔽部位，如腋窝、腹股沟等处；内脏的淋巴结多位于脏器的门和体腔大血管附近。

2．下颌下淋巴结位于下颌下腺附近和下颌下腺实质内，引流面部和口腔器官的淋巴。颏下淋巴结位于颏下部，引流颏部、下唇中部和舌尖的淋巴。

3．腹股沟淋巴结有腹股沟浅淋巴结和腹股沟深淋巴结之分。腹股沟浅淋巴结分为上、下两群：上群沿腹股沟韧带排列，收纳腹前壁下部、臀部、会阴、子宫底的淋巴；下群位于大隐静脉末端周围，收纳除足外侧缘和小腿外侧部下肢大部分浅淋巴管。腹股沟深淋巴结位于股静脉根部周围和股管内，收纳大腿深部和会阴的淋巴，并收纳腘淋巴结和腹股沟浅淋巴结的输出管。

4．胸导管通常起自第 12 胸椎下缘前方的乳糜池，经膈的主动脉裂孔入胸腔，沿脊柱右前方和胸主动脉与奇静脉之间上行，至第 5 胸椎高度经食管与脊柱之间向左斜行，然后沿脊柱左前方上行，出胸廓上口达颈根部，在左颈总动脉和左颈内静脉后方转向前内下方，注入左静脉角。胸导管收纳左、右腰干、肠干、左颈干、左锁骨下干和左支气管纵隔干。胸导管通过上述 6 条淋巴干收集两下肢、盆部、腹部、左胸部、左上肢和头颈部左半的淋巴。

5．右淋巴导管主要由右颈干、右锁骨下干和右支气管纵隔干会合而成为一短干，随即注入右静脉角。右淋巴导管主要收纳右半头颈、右上肢、右胸部的淋巴，即收集约占身体右上 1/4 部位的淋巴。

6．胃的淋巴引流可分 4 个方向：①胃底右侧部、贲门部和胃体小弯侧的淋巴管注入胃上淋巴结；②幽门部小弯侧的淋巴管注入幽门上淋巴结；③胃底左侧部、胃体大弯左半的淋巴管注入胃网膜左淋巴结和胰淋巴结、脾淋巴结；④胃体大弯侧右半和幽门部大弯侧的淋巴管注入胃网膜右淋巴结和幽门下淋巴结；上述各淋巴管间存在丰富的交通。

7．直肠齿状线以上的淋巴管有 4 个走向：①沿直肠上血管上行，注入直肠上淋巴结；②沿直肠下血管向两侧，注入髂内淋巴结；③沿肛血管和阴部内血管入盆腔，注入髂内淋巴结；④少数淋巴管沿骶外侧血管走行注入骶淋巴结。齿状线以下的淋巴管沿阴部外血管注入腹股沟浅淋巴结。

8．子宫的淋巴引流方向较广。子宫底和子宫体上部的淋巴管：沿卵巢血管向上注入腰淋巴结；沿子宫圆韧带穿腹股沟管，注入腹股沟浅淋巴结。子宫体下部和子宫颈的淋巴管：沿子宫血管注入髂内、外淋巴结；部分子宫体下部和子宫颈的淋巴管经子宫主韧带入沿闭孔血管排列的闭孔淋巴结；沿子宫骶韧带向后注入骶淋巴结。

9．脾是人体最大的淋巴器官，位于左季肋区，相当左侧第 9 ～ 11 肋深面，其长轴与第 10 肋方向基本一致，脾周围的固定结构有：胃脾韧带、脾肾韧带、膈脾韧带和脾结肠韧带等。脾的毗邻是：脾的膈面贴于膈的下面，脏面与胃底相贴，还与左肾和左肾上腺、胰尾和结肠左曲相邻。脾具有造血、贮血、清除衰老红细胞及参与免疫应答等功能。

五、病例分析

乳房的淋巴有 4 条引流途经：①乳房外侧部和中央部的淋巴管注入胸肌淋巴结；②乳房上部的淋巴管注入尖淋巴结和锁骨上淋巴结；③乳房内侧部的淋巴管注入胸骨旁淋巴结，乳房内侧的浅淋巴管与对侧乳房淋巴管交通；④乳房内下部的淋巴管通过腹壁和膈下的淋巴管与肝的淋巴管相交通。

腋淋巴结按其位置分为 5 群：①外侧淋巴结：位于腋静脉远侧段周围，收纳除注入锁骨下淋巴结以外的上肢浅、深淋巴管；②胸肌淋巴结：位于胸小肌下缘、胸外侧血管周围，收纳胸、腹外侧壁和乳房外侧部及中央部的淋巴管；③肩胛下淋巴结：位于腋窝后壁肩胛下血管周围，收纳项部、背部和肩胛区的淋巴管；④中央淋巴结：位于腋窝中央的疏松结缔组织中，收纳上述三群淋巴结的输出管；⑤尖淋巴结：位于腋窝尖部、沿腋静脉近侧段排列，收纳上述 4 群淋巴结的输出管和乳房上部的淋巴管，其输出管汇成锁骨下干。

（张红旗　张卫光）

第十二章　感觉器和视器

内容提要

一、眼球

为视器的主要部分，由眼球壁与眼球内容物组成。眼球位于眶内，近似圆形，后面以视神经连于间脑。眼球前面的正中点称前极，后面的正中点称后极。前、后两极之间的连线称眼轴。通过瞳孔的中央到视网膜中央凹的连线称视轴。

1．眼球壁

（1）外膜（**纤维膜**）：外膜由致密结缔组织构成，厚而坚韧，具有维持眼球形态和保护眼球内容物的作用。

1）**角膜**：占外膜的前 1/6，曲度较眼球其他部分大，无色透明，有折光作用。无血管但富有感觉神经末梢，故角膜的感觉十分敏锐，发生病变时疼痛也很剧烈。

2）**巩膜**：占外膜的后 5/6，为乳白色不透明的纤维膜。前缘与角膜相连，后方与视神经的鞘膜相连。巩膜与角膜交界处称**角膜缘**，是眼内手术常用的切口部位，其深面有一环形小管称**巩膜静脉窦**，是房水回流的通道。

（2）中膜（**血管膜**）：中膜含丰富的血管和色素细胞，呈棕黑色故又称**色素膜**。

1）**虹膜**：位于中膜的最前部，中央有**瞳孔**，是光线进入眼球的通路。虹膜内有两种不同方向排列的平滑肌：一种环绕在瞳孔周围，称**瞳孔括约肌**，收缩时使瞳孔缩小；另一种自瞳孔向周围呈辐射状排列，称**瞳孔开大肌**，收缩时使瞳孔开大。

2）**睫状体**：为中膜最肥厚的部分，位于虹膜与脉络膜之间，其前部有向内突出呈放射状排列的皱襞，称**睫状突**。后部平坦，称**睫状环**。由睫状突发出**睫状小带**与晶状体相连。睫状体内含有平滑肌，称**睫状肌**。该肌收缩与舒张，牵动睫状小带，可调节晶状体的曲度。

3）**脉络膜**：连于睫状体的后方，占中膜的后 2/3，其外面与巩膜结合疏松，内面与视网膜色素层紧密相贴，含有丰富的血管和色素，具有营养眼球内组织及吸收眼内的分散光线以免扰乱视觉的作用。

（3）内膜（**视网膜**）：衬于中膜内面。其中贴在虹膜和睫状体内面的部分无感光作用，称**视网膜盲部**；贴在脉络膜内面的部分具有感光功能，称**视网膜视部**。视网膜后部偏内侧，可见一圆盘形隆起，称**视神经盘**（或称**视神经乳头**），此处是视神经纤维和视网膜中央动、静脉出入的部位，无感光细胞，不能感光，故又称**盲点**。在视神经盘颞侧稍下方约 3.5mm 处有一黄色小区，称**黄斑**，其中央凹陷处称**中央凹**，是强光下感光辨色最敏感的部位。视网膜结构可分为内、外两层：外层为**色素部**，由单层色素上皮构成；内层为**神经部**，由神经细胞组成，两层间连接疏松。视网膜内层自外向内由三层神经细胞组成：①**视细胞**（视杆、视锥细胞）；②**双极细胞**；③**节细胞**。

2．**眼球内容物**：包括房水、晶状体和玻璃体，均具有折光作用，它们与角膜一样均无色透明而无血管分布，合称为眼的屈光系统。

（1）**房水**：**眼房**为位于角膜与晶状体、睫状体之间的腔隙，被虹膜分隔成前房和后房，**前房**为虹膜与角膜之间的腔隙；**后房**为虹膜与晶状体、睫状体和睫状小带之间狭小的间隙。前房与后房借瞳孔相通。在前房的周边，虹膜与角膜交界处的环形区域称**虹膜角膜角**，又称**前房角**，是房水循环的必经之路。

房水循环：睫状体产生房水⟶眼球后房⟶瞳孔⟶眼球前房⟶前房角（虹膜角膜角）⟶巩膜静脉窦⟶眼静脉

（2）**晶状体**：位于虹膜与玻璃体之间，呈双凸透镜状。晶状体表面包有薄而透明的膜称**晶状体囊**，周围部较软称**晶状体皮质**，中央部较硬称**晶状体核**。晶状体周缘借睫状小带连于睫状体。

（3）**玻璃体**：位于晶状体和视网膜之间，由无色透明的胶状物质构成，具有折光和支持视网膜的作用。

二、眼副器

包括眼睑、结膜、泪器、眼球外肌及筋膜和眶脂体等，对眼球有保护、支持、运动等作用。

1．**眼睑**：眼睑由浅至深分为5层：皮肤、皮下组织、肌层（眼轮匝肌）、睑板、睑结膜。睫毛腺的炎症可出现麦粒肿，睑板腺的炎症可出现霰粒肿。

2．**结膜**：分两部：覆盖在眼睑内面的部分称**睑结膜**；覆盖于眼球巩膜前面的部分称**球结膜**。上、下睑结膜与球结膜互相移行，其反折处分别形成**结膜上穹**和**结膜下穹**。闭眼时全部结膜围成一个囊状腔隙，称**结膜囊**，通过眼睑与外界相通，滴眼药即入此囊内。沙眼和结膜炎是结膜的常见病。

3．**泪器**：泪腺、泪道（泪小点、泪小管、泪囊、鼻泪管，开口于**下鼻道**）。

（1）泪腺：位于眶上壁外侧部的泪腺窝内，经10～20条排泄小管开口于结膜上穹的外侧部。它分泌的泪液，借瞬眼活动涂抹湿润、清洁角膜和结膜，对眼球起保护作用，多余的泪液流向内眦，经泪点进入泪小管。

（2）泪小点：为上、下睑缘内侧端一小的突起，其顶端有一针尖样的小孔，是泪小管的入口。

（3）鼻泪管：位于骨性鼻泪管内，为一膜性管。上连泪囊，下端开口于下鼻道。当炎症引起的鼻泪管及泪囊不畅通时，可引起溢泪症。

（4）泪囊：位于眶内侧壁前部的泪囊窝内，为一膜性囊，其上部为盲端，下端延续为鼻泪管。

4．**眼球外肌**：包括6块运动眼球的肌和1块上睑提肌，均为骨骼肌，统称为视器的运动装置。

眼外肌	起点	止点	作用	神经支配
上直肌	眶尖视神经管周围的总腱环	眼球前部巩膜（中纬线前方）的上方	可使瞳孔转向上内	动眼神经
下直肌		眼球前部巩膜（中纬线前方）的下方	可使瞳孔转向下内	动眼神经
内直肌		眼球前部巩膜（中纬线前方）的内侧面	可使瞳孔转向内侧	动眼神经
外直肌		眼球前部巩膜（中纬线前方）的外侧面	可使瞳孔转向外侧	展神经
上斜肌	总腱环的内上方	眼球后外侧面上部（中纬线后方）	使眼球转向下外方	滑车神经
下斜肌	眶下壁内侧近前缘处	眼球外侧面（中纬线之后）	使眼球转向上外方	动眼神经
上睑提肌	视神经孔上方	止于上睑	可提上睑	动眼神经

5．**眶脂体和眼球筋膜**：眶脂体为充填于眶内各结构之间的脂肪组织，对眶内各结构起支持保护作用。眼球筋膜又称**眼球鞘**，包裹眼球的大部，为介于眼球与眶脂体之间的纤维组织薄膜，它与眼球间存有间隙，以利于眼球的灵活转动。

三、眼的血管

1．**动脉**：颈内动脉、眼动脉、视网膜中央动脉。

视网膜鼻侧上/下小动脉，视网膜颞侧上/下小动脉

2．**静脉**：视网膜中央静脉和涡静脉，前者收集视网膜的静脉血，与同名动脉伴行，注入眼上静脉；涡静脉有4～6条，收集虹膜、睫状体和脉络膜的静脉血，穿出巩膜后注入眼上和眼下静脉。

四、视器相关疾病

1．**青光眼**：在房水循环各环节中，任何一种因素引起房水回流受阻则可引起眼内压增高，进而导致视力障碍，临床上称之为青光眼。

2．**白内障**：由于年龄、遗传、外伤、中毒等因素引起晶状体变性混浊而影响视力，临床上称白内障。

3．**麦粒肿**：睫毛根部的睫毛腺（Zeis腺）感染时，表现为眼睑、特别是睑缘肿胀，形成所谓的麦粒肿，为眼科常见病。

4．**霰粒肿**：睑板腺的排泄管阻塞时，分泌物潴留，形成睑板腺囊肿，亦称霰粒肿。

应试习题

一、名词解释

1．Sensory organ
2．本体感受器
3．Sinus venosus sclerae
4．虹膜角膜角
5．眼房
6．Optic disc
7．黄斑
8．房水
9．近视
10．眼副器
11．结膜囊
12．泪器

二、填空题

1．根据感受器所在的部位和接受刺激的来源可分为三类，即__________、__________和__________。

2．Visual organ 由__________和__________共同构成。

3．眼球壁从外向内依次分为__________、__________和__________三层。

4．眼球壁的最外层由纤维结缔组织构成，可分为前部的__________和后部的__________两部分，具有__________和__________作用。

5. Cornea 无色透明，不含__________，但有丰富的__________，具有__________作用。

6．眼球的血管膜由前至后可分为__________、__________和__________三部分。

7．眼球壁的中膜富含__________和__________，故中膜具有__________和__________的作用。

8．Iris 中央有圆形的__________，在强光下或看近物时，其会__________以调节光的进入量。

9. Ciliary body 位于__________的内面，具有调节__________和产生__________的作用。

10．调节瞳孔大小的平滑肌有__________和__________，调节晶状体曲度的平滑肌为__________。

11．Retina 的__________和__________两部分无感光作用，也称__________；__________有感光作用，也称__________。

12．视网膜感光最敏锐处位于__________，其是__________中央处的凹陷；视网膜生理性盲点位于__________处。

13．视网膜视部分两层，分别是外侧的__________和内侧的__________，后者主要由三层神经细胞组成，由外向内依次为__________、__________和__________。

14．视锥细胞主要分布于__________，感受__________的刺激；视杆细胞主要分布于__________，感受__________的刺激。

15．眼的屈光系统由前向后依次包括__________、__________、__________和__________。

16．房水由__________产生，最后经__________汇入眼的静脉。房水除有屈光作用外，还具有__________、__________的作用。

17．Lens 位于__________和__________之间，外面包有__________，其实质的中央部称__________。当其因疾病或创伤变混浊而影响视力时，临床上称为__________。

18．睫状小带连于__________与__________之间。当视近物时，睫状肌__________，睫状小带变__________，晶状体凸度__________，屈光度__________。

19．眼副器包括__________、__________、__________、__________、眶脂体和眶筋膜等结构，起到__________、__________和__________眼球的作用。

20．在眼睑的各层组织结构中，肌层主要是__________肌，最后一层为__________，睑板中有许多与睑缘垂直排列的__________。

21．结膜可分为衬覆于上、下睑内面的__________，覆盖在巩膜表面的__________，以及两者移行处的__________。当上、下睑闭合时，整个结膜形成囊状腔隙称__________。

22．泪液由__________分泌，该结构位于__________内，其排泄管开口于__________。

23．在眼球外肌中__________肌不能运动眼球，起于其下面横纹肌纤维间的薄而小的平滑肌称__________，后者受__________神经支配。

24．外直肌瘫痪时，瞳孔偏向__________；下直肌收缩时，瞳孔转向__________；上斜肌收缩时，瞳孔转向__________。

25．眼动脉起自__________动脉，主要分支有__________、__________、__________和__________。

26．供应视网膜内层的唯一动脉是__________动脉，其在__________处穿出分为上、下两支营养视网膜内层。

27．眼球内的静脉主要有__________、__________和__________等，这些静脉最后均汇入__________静脉。

28．眼的静脉内无静脉瓣，向前与__________吻合，向后注入__________，故面部感染可经此途径侵入颅内。

三、选择题

A1 型题

1．分布于内脏、心血管等处的内感受器接受内环境的刺激不包括

A．压力

B．温度

C．声音

D．渗透压

E．离子浓度

2．瞳孔中央至视网膜中央凹的连线称为

A．前极

B．后极

C．眼轴

D．视轴

E．视神经盘

3．属于眼球外膜的结构是

A．Retina

B．Sclera

C．Choroid

D．Ciliary body

E．Iris

4．具有屈光能力和丰富感觉神经末梢、无血管的眼球壁结构是

A．虹膜

B．巩膜

C．角膜

D．脉络膜

E．视网膜

5．能够调节晶状体曲度和产生房水的眼球壁结构是

A．角膜

B．虹膜

C．脉络膜

D．睫状体

E．视网膜

6．区分眼前房和眼后房的结构是

A．虹膜

B．角膜

C．巩膜

D．睫状体

E．玻璃体

7．由光线暗处到光线明亮处，瞳孔的变化是

A．瞳孔开大

B．瞳孔先开大再缩小

C．瞳孔缩小

D．瞳孔先缩小再开大

E．瞳孔无变化

8．眼球壁的中膜中，最肥厚的结构是

A．虹膜

B．睫状体前部

C．睫状体后部

D．脉络膜前部

E．脉络膜后部

9. 眼球壁 Retina 中能够感光辩色的细胞是
A. 节细胞
B. 双极细胞
C. 视杆细胞
D. 视锥细胞
E. 色素上皮细胞
10. 形成 Optic disc 的结构是
A. 双极细胞
B. 视杆细胞
C. 节细胞的树突
D. 节细胞的轴突
E. 视紫红质
11. 视神经盘位于黄斑的
A. 内上方
B. 内下方
C. 外上方
D. 外下方
E. 中央
12. 生理盲点位于
A. Lens
B. Fovea centralis
C. Macula lutea
D. Optic disc
E. Pupil
13. 视力最敏锐处位于
A. Lens
B. Fovea centralis
C. Macula lutea
D. Optic disc
E. Pupil
14. 发出轴突汇集形成视神经的细胞是
A. 节细胞
B. 视杆细胞
C. 视锥细胞
D. 双极细胞
E. 色素上皮细胞
15. 对视网膜有支撑的作用的结构是
A. 角膜
B. 巩膜
C. 玻璃体
D. 睫状体
E. 晶状体
16. 无屈光作用的结构是
A. lens
B. cornea
C. choroid
D. vitreous body
E. aqueous humor
17. Lens 的营养来自于
A. 泪液
B. 房水
C. 脑脊液
D. 眼动脉
E. 面动脉
18. 晶状体曲度增大时
A. 睫状突外伸
B. 睫状肌舒张
C. 睫状肌收缩
D. 瞳孔开大肌收缩
E. 屈光力减弱
19. 睑板腺开口于
A. 睑缘
B. 睑结膜
C. 皮下组织
D. 眼部皮肤皱襞
E. 眼轮匝肌睑部
20. 支配上睑提肌的神经是
A. 眼神经
B. 动眼神经
C. 展神经
D. 滑车神经
E. 三叉神经
21. 泪腺产生的泪液最终经泪道流至
A. 泪囊
B. 上鼻道
C. 中鼻道
D. 下鼻道
E. 鼻泪管
22. 与控制泪腺分泌有关的神经节是

A．耳神经节
B．翼腭神经节
C．睫状神经节
D．三叉神经节
E．下颌下神经节

23．使瞳孔转向上外方的眼外肌是
A．上直肌
B．下直肌
C．上斜肌
D．下斜肌
E．外直肌

24．由交感神经支配的眼肌是
A．瞳孔开大肌
B．瞳孔括约肌
C．睫状肌
D．上斜肌
E．上睑提肌

25．供应视器的眼动脉来源于
A．颈内动脉
B．颈外动脉
C．面动脉
D．颞浅动脉
E．脑膜中动脉

A2 型题

1．女，56 岁。患者玻璃体腔内液体通过视网膜的裂孔进入到视网膜下，造成视网膜脱落。视网膜脱落发生在
A．视网膜与玻璃体之间
B．视网膜色素上皮层与脉络膜之间
C．视网膜神经上皮层与色素上皮层之间
D．视网膜视细胞层与双极细胞层之间
E．视网膜双极细胞层与节细胞层之间

2．男性，58 岁。因睑板腺导管阻塞，可能形成
A．青光眼
B．白内障
C．飞蚊症
D．麦粒肿
E．霰粒肿

3．女性，55 岁。视物时出现瞳孔不能转向下外方的现象，可能瘫痪的眼外肌是
A．上直肌
B．下直肌
C．上斜肌
D．下斜肌
E．外直肌

4．男性，15 岁。因眼部手术损伤了神经，表现为右眼内斜视，可能伤及的神经是
A．展神经
B．眼神经
C．视神经
D．滑车神经
E．动眼神经

5．女性，83 岁。随年龄增长，出现了近距离视物困难（老花眼），最可能的原因是
A．睫状小带断裂
B．房水循环障碍
C．玻璃体浑浊
D．角膜曲度变大
E．晶状体调节能力减弱

6．男性，41 岁。因流泪半月余就诊，初步诊断为泪道结石，最易发生结石阻塞的部位是
A．泪点
B．泪腺
C．泪囊
D．泪小管
E．鼻泪管

7．女性，38 岁。因眼前总有小黑点移动就诊，诊断为飞蚊症，与之相关的结构可能是
A．角膜
B．虹膜

C．晶状体
D．玻璃体
E．视网膜

8．男性，48 岁。因睑缘肿胀就医，医生诊断为麦粒肿，发生炎症的结构是
A．汗腺
B．泪腺
C．皮脂腺
D．睑板腺
E．睫毛腺

A3 型题

（1 ～ 3 题共用题干）

女性，65 岁。因头晕、呕吐、右眼突然视物不清急诊入院。入院检查右侧眼压明显增高，左侧正常，初步诊断为由于房水循环障碍导致的右侧慢性闭角型青光眼。

1．产生房水的结构是
A．角膜
B．虹膜
C．巩膜静脉窦
D．睫状体
E．由晶状体产生

2．房水循环途径为
A．眼后房→瞳孔→虹膜角膜角→眼前房→巩膜静脉窦
B．眼后房→瞳孔→眼前房→虹膜角膜角→巩膜静脉窦
C．眼前房→瞳孔→虹膜角膜角→眼后房→巩膜静脉窦
D．眼后房→虹膜角膜角→眼前房→瞳孔→巩膜静脉窦
E．巩膜静脉窦→虹膜角膜角→眼前房→瞳孔→眼后房

3．导致闭合性青光眼的病变部位可能在
A．角膜
B．虹膜
C．睫状体
D．晶状体
E．前房角

（4 ～ 5 题共用题干）

男性，62 岁。因视物不清 3 年入院，有 10 年的糖尿病病史，初步诊断为双眼白内障。

4．形成白内障的主要部位是
A．角膜
B．虹膜
C．玻璃体
D．晶状体
E．房水

5．如果该患者行手术移除病变结构，视物时需要佩戴
A．近视镜
B．老花镜
C．平面镜
D．太阳镜
E．墨镜

B 型题

A．iris
B．choroid
C．sclera
D．cornea
E．ciliary body

1．构成眼球壁血管膜后部的是
2．构成纤维膜后部的是
3．与晶状体凸度变化有关的是

A．巩膜
B．虹膜
C．脉络膜
D．角膜
E．视网膜

4．具有屈光作用的是
5．具有调节进入眼内光线作用的是
6．具有吸收眼球内分散光线作用的是
7．具有感光作用的是

A．双极细胞
B．节细胞

C．视锥细胞
D．色素细胞
E．上皮细胞
8．能感受光波刺激的是
9．位于视网膜最内层的是
10．其突起进入脑内的是

A．晶状体
B．玻璃体
C．睫状体
D．结膜
E．角膜
11．薄而透明富含血管的是
12．无色透明、有弹性不含血管的凸透镜状的是
13．无色透明富含感觉神经末梢不含血管的是

A．晶状体
B．玻璃体
C．睫状体
D．睫状环
E．睫状肌
14．位于晶状体与视网膜之间的是
15．在瞳孔后方的是
16．借小带与晶状体相连的是
17．对视网膜有支持作用的是

A．晶状体凸度变大、瞳孔缩小
B．晶状体凸度变大、瞳孔开大
C．晶状体凸度变小、瞳孔缩小
D．晶状体凸度变小、瞳孔开大
E．晶状体凸度变大、瞳孔大小无变化
18．视近物时
19．视远物时
20．动眼神经中的副交感纤维兴奋时

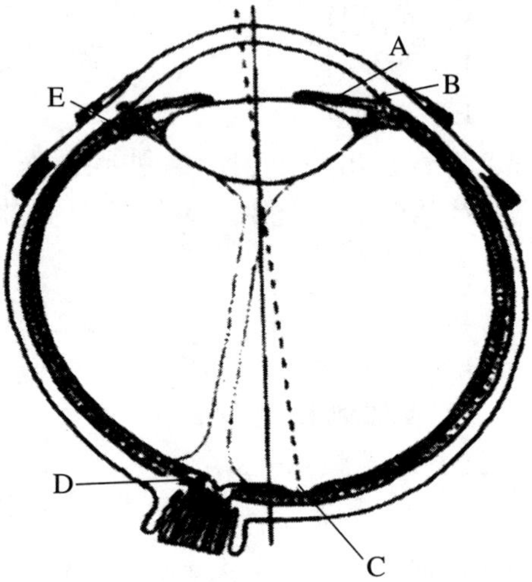

图 24　视路

图 24 中：
21．感光最敏锐的是
22．有视网膜中央动脉穿出的是
23．分隔眼前房和眼后房的是
24．房水回流必经的途径是

A．虹膜角膜角
B．眼后房
C．眼前房
D．巩膜静脉窦
E．瞳孔
25．房水产生后首先进入
26．房水最后进入
27．眼前、后房交通的必经结构是

A．青光眼
B．白内障
C．霰粒肿
D．外麦粒肿
E．视网膜剥离
28．睫毛腺急性炎症形成
29．房水循环障碍导致
30．玻璃体病变容易导致
31．睑板腺囊肿亦称

A．泪腺

B．泪点
C．泪小管
D．泪囊
E．鼻泪管
32．位于眶上壁前外侧部的是
33．位于眶内侧壁前部的是
34．位于睑内侧韧带后方的是
35．位于上、下睑缘的是
36．开口于结膜上穹的是

A．上直肌
B．下直肌
C．上睑提肌
D．上斜肌
E．下斜肌
37．不起自总腱环的是
38．以细腱通过附于眶内侧壁前上方的纤维滑车的是
39．不止于眼球壁的是

A．瞳孔偏向内侧
B．瞳孔偏向外下方
C．瞳孔偏向内上方
D．瞳孔偏向内下方
E．瞳孔偏向外上方
40．下直肌瘫痪使
41．上直肌瘫痪使

A．Müller 肌
B．睫状肌
C．瞳孔开大肌
D．瞳孔括约肌
E．下斜肌
42．与聚焦作用有关的是
43．与睑裂大小有关的是
44．与眼球壁无关的是
45．能运动眼球的是
46．不受自主神经支配的是

X 型题

1．眼球中不含有血管的结构包括
A．角膜
B．巩膜
C．晶状体
D．虹膜
E．玻璃体
2．眼球内容物包括
A．房水
B．晶状体
C．睫状体
D．虹膜
E．玻璃体
3．视近物时，眼发生的变化包括
A．睫状肌收缩
B．睫状突内伸
C．睫状小带松弛
D．晶状体变凸
E．屈光度加强
4．眼的屈光装置包括
A．角膜
B．睫状体
C．房水
D．晶状体
E．玻璃体
5．眼副器包括
A．泪器
B．结膜
C．眼睑
D．眼球外肌
E．玻璃体
6．结膜的结构包括
A．睑结膜
B．角膜缘
C．睑板
D．球结膜
E．穹窿结膜
7．支配眼球外肌运动的神经包括
A．动眼神经
B．滑车神经

C．三叉神经
D．展神经
E．面神经

8．构成眼球壁的血管膜的结构是
A．巩膜
B．虹膜
C．脉络膜
D．视网膜
E．睫状体

四、问答题

1．试述眼球壁的分层、各层分部，以及各部的结构特点。
2．试述虹膜的形态、结构特点和功能。
3．试述房水的产生、循环途径及其功能。
4．试述正常情况下眼视近物和视远物时的调节过程。
5．试述眼睑由浅至深的层次结构，以及各层结构的解剖学特点。
6．试述眼球外肌的组成和各自的作用。
7．试述泪液的分泌及其排泄途径。

五、病例分析

1．男性，48岁。在健康体检时，眼科医生用眼底镜进行检查，试述眼底镜检查时所见到的结构及其特点。

2．女性，56岁。因出现了渐进性的视物不清，心情很烦躁。试从光线入眼到形成视神经冲动过程中所经过的眼部结构的角度分析视觉的形成过程。

参考答案

一、名词解释

1．感觉器：是机体感受环境刺激的装置，是感受器及其附属结构的总称。

2．分布在肌、肌腱、关节、韧带和内耳的位觉器等处，接受机体运动和平衡变化时产生的刺激。

3．巩膜静脉窦：为一环形结构，位于靠近角膜缘处的巩膜实质内，是房水流出的通道。

4．位于眼前房的周边，虹膜与角膜交界处的环形区域，又称前房角。此角是房水循环的必经之路，房水由此汇入巩膜静脉窦。

5．是位于角膜和晶状体之间的腔隙，被虹膜分为前、后两部分。前部较大，位于角膜与虹膜之间，为眼前房；后部较小，位于虹膜与晶状体之间，为眼后房。眼前、后房借瞳孔彼此相通，眼房内充满着房水。

6．视神经盘（又称视神经乳头）：位于视网膜后部内侧，为视神经起始处的一境界清楚略呈椭圆形的盘状结构。盘的中央凹陷，有视网膜中央动、静脉穿过，无感光细胞，故称生理性盲点。

7．位于视网膜的后部，为视神经盘颞侧稍偏下方约 3.5mm 处的一黄色区域，由密集的视锥细胞构成。其中央凹陷称中央凹，此区无血管，为感光最敏锐处。

8．为无色透明的液体，充填于眼房内。由睫状体产生，后经巩膜静脉窦汇入眼的静脉。其生理功能是为角膜和晶状体提供营养，并维持正常的眼内压。

9．若眼轴较长或眼屈光装置的屈光率过强，视物时物像落在视网膜之前，称之为近视。

10．包括眼睑、结膜、泪器、眼球外肌、匡脂体和匡筋膜等结构，起保护、运动和支持眼球的功能。

11．当上、下睑闭合时，整个结膜形成的囊状腔隙称结膜囊，通过睑裂与外界相通。

12．由泪腺和泪道组成，后者包括泪点、泪小管、泪囊和鼻泪管。泪腺分泌泪液，泪液经泪点、泪小管进入泪囊，再经鼻泪管至鼻腔。

二、填空题

1．外感受器　内感受器　本体感受器
2．眼球　眼副器
3．纤维膜　血管膜　视网膜
4．角膜　巩膜　支持　保护
5．血管　感觉神经末梢　屈光
6．虹膜　睫状体　脉络膜
7．血管　色素细胞　营养　遮光
8．瞳孔　缩小
9．巩膜和角膜移行部　晶状体曲度　房水
10．瞳孔括约肌　瞳孔开大肌　睫状肌
11．虹膜部　睫状体部　视网膜盲部　脉络膜部　视网膜视部
12．中央凹　黄斑　视神经盘 / 视神经乳头
13．色素上皮层　神经层　视锥和视杆细胞　双极细胞　节细胞
14．视网膜的中央部　强光和颜色　视网膜的周边部　弱光
15．角膜　房水　晶状体　玻璃体
16．睫状体　巩膜静脉窦　营养角膜和晶状体　维持眼内压
17．虹膜　玻璃体　晶状体囊　晶状体核　白内障
18．睫状体　晶状体　收缩　松弛　增大　加强
19．眼睑　结膜　泪器　眼球外肌　保护　运动　支持
20．眼轮匝　睑结膜　睑板腺
21．睑结膜　球结膜　结膜穹窿　结膜囊
22．泪腺　泪腺窝　结膜上穹
23．上睑提　Müller 肌　交感
24．内侧　下内　下外
25．颈内　视网膜中央动脉　睫后短动脉　睫后长动脉　睫前动脉
26．视网膜中央　视神经盘

27．视网膜中央静脉　涡静脉　睫前静脉　眼上、下
28．面静脉　海绵窦

三、选择题

A1 型题

1．C　2．D　3．B　4．C　5．D　6．A　7．C　8．B
9．D　10．D　11．A　12．D　13．B　14．A　15．C　16．C
17．B　18．C　19．A　20．B　21．D　22．B　23．D　24．A
25．A

A2 型题

1．C　2．E　3．C　4．A　5．E　6．A　7．D　8．E

A3 型题

1．D　2．B　3．E　4．D　5．B

B 型题

1．B　2．C　3．E　4．D　5．B　6．C　7．E　8．C
9．B　10．B　11．D　12．A　13．E　14．B　15．A　16．C
17．B　18．A　19．D　20．A　21．C　22．D　23．A　24．B
25．B　26．D　27．E　28．D　29．A　30．E　31．C　32．A
33．D　34．D　35．B　36．A　37．E　38．D　39．C　40．E
41．B　42．B　43．A　44．A　45．E　46．E

X 型题

1．ACE　2．ABE　3．ABCDE　4．ACDE　5．ABCD　6．ADE
7．ABD　8．BCE

四、问答题

1．眼球壁由外膜、中膜和内膜三层膜构成。外膜或纤维膜，可分为角膜和巩膜。角膜占外膜的前 1/6，致密透明，曲度较大，有屈光作用。巩膜占外膜的后 5/6，不透明，呈乳白色。在靠近角膜缘处的巩膜实质内有环形的巩膜静脉窦，巩膜后方与视神经的硬膜鞘相延续。中膜或血管膜，可分为脉络膜、睫状体和虹膜。脉络膜占中膜的后 2/3，富含血管和色素，后方有视神经穿过。其功能是输送营养物质，并吸收眼内分散的光线。睫状体是脉络膜向前的延伸，位于巩膜与角膜移行处的内面，在眼球的矢状面上呈三角形，是中膜中最肥厚的部分。睫状体发出的睫状小带与晶状体相连，睫状肌的收缩与舒张，可使睫状小带松弛与紧张，从而调节晶状体的曲度。虹膜是中膜的最前部分，为呈冠状位的圆盘形薄膜。中央有一圆孔，称瞳孔，为光线进入眼球的通道。虹膜内的瞳孔开大肌和瞳孔括约肌可分别开大和缩小瞳孔。内膜或视网膜，自后向前可分为三部分。视网膜脉络膜部最大，贴附在脉络膜的内面，有感光作用，又称为视网膜视部。视网膜睫状体部和视网膜虹膜部分别贴附于睫状体和虹膜的内面，无感光作用，故称视网膜盲部。

2．虹膜是眼球中膜中最前部的一呈冠状位的薄膜，中央有圆形的瞳孔。虹膜把角膜和晶状体之间的腔隙分成较大的眼前房和较小的眼后房，两者借瞳孔相通。在眼前房内，虹

膜和角膜交界处构成虹膜角膜角，又称前房角，是房水循环的必经之路。虹膜内有两种不同方向排列的平滑肌，环绕瞳孔周围的称瞳孔括约肌，放射状排列的为瞳孔开大肌，它们可分别缩小和开大瞳孔，调节光的进入量。虹膜的颜色有人种差异，个体之间也有区别，通常是由所含色素的多少决定。

3．房水为无色透明的液体，充满眼房内。房水由睫状体产生，自眼后房经瞳孔入眼前房，再经虹膜角膜角进入巩膜静脉窦，最后借睫前静脉汇入眼上、下静脉。房水除有屈光作用外，还具有营养角膜和晶状体，以及维持正常眼内压的作用。病理情况下房水代谢紊乱或循环不畅，可造成眼内压增高，临床上称为继发性青光眼。

4．外界物体的光线需经眼的屈光装置折射，聚焦到视网膜上，才能形成清晰的物像。眼对光线的聚焦作用主要通过睫状肌的舒缩，调节晶状体的曲度，调整焦距，使物像能准确地投射于视网膜上。当视近物时，睫状肌收缩，睫状突内伸，睫状小带松弛，晶状体借自身的弹性变凸，曲度增大，折光能力增强；当视远物时，睫状肌舒张，睫状突外伸，睫状小带紧张，牵拉晶状体周边，使其曲度减小，折光能力减弱。眼通过上述调节过程，使近物和远物均能清晰地成像于视网膜上。

5．眼睑由浅到深的结构依次为：皮肤、皮下组织、肌层、睑板和结膜。眼睑的皮肤细薄，皮下组织疏松，故可因积水或出血而肿胀。肌层主要是眼轮匝肌的睑部，该肌收缩时睑裂关闭。在上睑还有上睑提肌，该肌以宽阔的腱膜止于上睑上部，可提起上睑。在上睑提肌下面横纹肌纤维间，还有一薄块平滑肌，称 Müler 肌，可帮助提上睑。睑板由致密结缔组织构成，呈半月形。睑板内有许多睑板腺，与睑缘呈垂直排列，并开口于睑后缘。结膜是一层薄而透明的黏膜，覆盖在眼睑内面和眼球巩膜前部的前面，富有血管。按所在部位可分为三部：(1) 睑结膜，紧贴于眼睑内面，与睑板紧密相连，透明而光滑。(2) 球结膜，覆盖于眼球巩膜前部的前面，于角膜缘处移行为角膜上皮，除在角膜缘处与巩膜紧密相连外，其他部分连结疏松易于移动。(3) 结膜穹窿，位于睑结膜和球结膜的移行处，形成结膜上穹和结膜下穹，多皱襞，便于眼球的移动。当眼闭合时，整个结膜围成的囊状腔隙称结膜囊，通过睑裂与外界相通。

6．眼球外肌包括六块运动眼球的肌和一块提上睑的肌，均为骨骼肌。(1) 上睑提肌起自视神经管前上方眶壁，止于上睑，功能为提上睑。(2) 上直肌在上睑提肌的下面，眼球的上方，使瞳孔转向上内方。(3) 下直肌在眼球的下方，使瞳孔转向下内方。(4) 内直肌在眼球的内侧，使瞳孔转向内侧。(5) 外直肌在眼球的外侧，使瞳孔转向外侧。(6) 上斜肌起自视神经管的总腱环,，以细腱经眶内侧壁前上方的纤维滑车，止于眼球赤道后方的巩膜，使眼球转向下外方。(7) 下斜肌起自眶下壁的内侧份近前缘处，止于眼球下面赤道后方的巩膜，使瞳孔转向上外方。

7．泪液由泪腺分泌，经排泄小管排至结膜上穹的外侧部，并借瞬眼活动涂抹于眼球的表面。多余的泪液流向内眦处的泪湖，经泪点入泪小管。后者有上、下两条，向内汇入泪囊，再向下移行为鼻泪管。鼻泪管末端开口于下鼻道的外侧壁，泪液经此途径排泄至鼻腔。

五、病例分析

1．在临床做眼底镜检查时，可见到视网膜视部的一部分。视部的后部最厚，愈向前愈薄。在视神经的起始处有一境界清楚略呈椭圆形的盘状结构，称视神经盘，又称视神经乳头。视神经盘中央凹陷，称视盘陷凹，有视网膜中央动、静脉穿过，无感光细胞，故为生理性盲点。在视神经盘颞侧稍偏下方约 3.5mm 处有一黄色区域，称黄斑，由密集的视锥细胞构成。其中央凹陷称中央凹，无血管，为感光最敏锐处。视网膜中央动脉自视神经盘穿出后，即分支为视网膜鼻侧上、下小动脉和视网膜颞侧上、下小动脉，由后向前分支分布于视网膜各部，并有同名静脉与之伴行。

2．光线穿过角膜→前房水→瞳孔→后房水→晶状体→玻璃体→视网膜内层→视网膜外层，在视网膜内光线经色素上皮（折射）→刺激视锥细胞和视杆细胞（感光细胞），使之产生神经冲动→双极细胞→节细胞，节细胞轴突汇集形成视神经，穿出眼球穿入脑内形成视觉。

（秦　杰　全　葳）

第十三章　前庭蜗器

内容提要

前庭蜗器又称**位听器**，包括**前庭器（位觉器）**和**听器**两部。前庭蜗器包括外耳、中耳和内耳三部分

一、外耳

包括耳郭、外耳道、鼓膜，具有收集和传导声波的作用。

鼓膜：松弛部、紧张部，鼓膜脐，在活体检查鼓膜时，鼓膜脐前下方可见一个三角形反光区称**光锥**。

二、中耳

包括鼓室、咽鼓管、乳突窦和乳突小房。

1．**鼓室**：颞骨岩部内形态不规则的一个含气小腔。

鼓室六壁：

（1）上壁：**鼓室盖**，将鼓室与颅中窝相隔。

（2）下壁：**颈静脉壁**，将鼓室与颈内静脉起始部隔开。

（3）前壁：**颈动脉壁**，颈动脉管的后壁，此壁上部有咽鼓管的开口。

（4）后壁：**乳突壁**，有乳突窦的开口；下方有一锥状突起，称**锥隆起**。

（5）外侧壁：大部分由鼓膜构成，故又称**鼓膜壁**。

（6）内侧壁：**迷路壁**：**岬**、**前庭窗**、**蜗窗**、**面神经管凸**。

听小骨：**锤骨**、**砧骨**、**镫骨**。

鼓室内有两块肌与听小骨运动有关：**鼓膜张肌**和**镫骨肌**。

2．**咽鼓管**：连通咽与鼓室之间的管道，外侧 1/3 为骨部，内侧 2/3 为软骨部。管的外侧端开口于鼓室前壁的咽鼓管鼓室口；内侧端开口于鼻咽部侧壁的**咽鼓管咽口**，此口平时闭合。

3．**乳突小房**：为颞骨乳突内的许多含气小腔，互相连通。乳突小房和乳突窦内衬以黏膜，并与鼓室的黏膜相延续。

三、内耳

位于颞骨岩部内，介于鼓室与内耳道底之间，它由一系列构造复杂的弯曲管道组成，故又称迷路，是位、听觉感受器的所在部位。

1．迷路分为**骨迷路**和**膜迷路**。

（1）**骨迷路**：由骨密质构成的管道，由后外向前内依次为**骨半规管**、**前庭**和**耳蜗**三部分。

1）**前庭**：前下方——耳蜗，后上方——骨半规管，外侧壁——鼓室内侧壁，内侧壁——内耳道底。

2）**骨半规管**：由三个相互垂直的半环形小管组成，前、后、外骨半规管，单骨脚与壶腹骨脚（骨壶腹），总骨脚。

3）**耳蜗**：蜗螺旋管（骨蜗管），蜗轴，**骨螺旋板**，**前庭阶**、**鼓阶**。

（2）**膜迷路**：位于骨迷路内，由膜性小管及囊组成，与骨迷路形态相似但略小。膜迷路可分为**椭圆囊及球囊**、**膜半规管**和**蜗管**。

1）**椭圆囊**和**球囊**：**椭圆囊斑**、**球囊斑**——**位觉感受器**，感受直线变速运动的刺激。

2）**膜半规管**：**壶腹嵴**——**位觉感受器**，能接受旋转运动开始和终止时的刺激。

3）**蜗管**：位于耳蜗内、前庭阶与鼓阶之间的膜性管道。横切面上呈三角形，有上、下和外三个壁，上壁为**前庭膜**；**外侧壁**；下壁称**螺旋膜**，又称**基底膜**，与鼓阶相隔。在螺旋膜上有听觉感受器，称**螺旋器**。

4）**螺旋器**：也称**柯蒂氏器**（Corti 器）。

（3）**淋巴**：**外淋巴和内淋巴**。

外淋巴：充满在骨迷路与膜迷路之间的腔隙中。

内淋巴：充满在膜迷路内。内、外淋巴互不相通。

2．**声波的传导**　声波传入内耳的途径有二：一是**空气传导**；二为**骨传导**。在正常情况下以空气传导为主。

声波的空气传导：

声波⟶耳廓、外耳道⟶鼓膜⟶锤、砧、镫骨⟶前庭窗、骨迷路⟶外淋巴（前庭阶，蜗孔，蜗阶）⟶内淋巴⟶螺旋器⟶蜗神经⋯⋯▸听觉中枢（颞横回）

应试习题

一、名词解释

1．前庭蜗器
2．光锥
3．tympanic cavity
4．咽鼓管
5．vestibule
6．第二鼓膜
7．labyrinth
8．壶腹嵴
9．spiral organ

二、填空题

1．Vestibulocochlear organ 包括__________和__________，二者功能不同，但结构上关系密切。

2．__________和__________是声波的收集和传导装置，听觉和位觉感受器位于______。

3．外耳包括_________、_________和_________三部分，临床上常在外耳的_________部位进行采血。

4．检查成人鼓膜时，需将耳郭拉向__________方，使__________变直；检查婴儿鼓膜时，应将耳郭拉向__________方。

5．中耳由__________、__________、__________和_________组成，向外借__________

与外耳道相隔，向内毗邻__________，向前以__________通向鼻咽部。

6．Tympanic cavity 的前壁分隔其与__________，后壁上部有__________的入口，下壁分隔其与__________，内壁上有两个小孔，分别是__________和__________。

7．鼓膜位于__________与__________之间，其中心向内凹陷称__________，后者为__________的附着处。

8．Tympanic membrane 上 1/4 的三角形区域为__________部，下 3/4 区域为__________部；在后者的前下方有一三角形的反光区称__________。

9．鼓室内侧壁又称__________，与__________相隔。壁上有两个小孔，其中被镫骨底封闭的是__________，被第二鼓膜封闭的是__________。在此壁的后上方有一弓形隆起，称__________，内藏__________。

10．听小骨包括__________、__________和__________，其中__________连于前庭窗。

11．鼓室内有两块运动听小骨的肌，分别是__________和__________。

12．Pharyngotympanic tube 连同__________和__________，分为__________和__________两部分。

13．内耳又称__________，由__________和__________两部分组成。

14．骨迷路和膜迷路之间充满__________，膜迷路内充满__________，两者互不相通。

15．骨迷路从前向后依次分为__________、__________和__________三部分。

16．膜迷路由__________、__________、__________和__________组成，彼此之间相互通连，其内充满着__________。

17．耳蜗螺旋管的管腔可分为三部分：近蜗顶侧的管腔为__________，于前庭窗处被__________封闭；中间是__________，以盲端终于蜗顶处；近蜗底侧者为__________，于蜗窗处被__________封闭。

18．位觉感受器包括__________、__________和__________。

19．蜗管位于__________内，在水平断面上呈三角形，有上、下、外侧三个壁。在下壁上有听觉感受器，称__________；在外侧壁上有__________，与内淋巴产生有关。

20．声音的传导有__________和__________两条途径，正常情况下，以__________为主。

21．__________和__________的疾患引起的耳聋为传导性耳聋，此时__________可部分代偿其功能，不会产生完全性耳聋。__________、__________、听觉传导路和听觉中枢的疾患引起的耳聋为神经性耳聋，属完全性耳聋。

三、选择题

A1 型题

1．组成前庭蜗器的结构是

A．耳蜗、前庭和骨半规管

B．鼓室、咽鼓管、乳突窦和乳突小房

C．外耳、鼓室和前庭

D．外耳、中耳和内耳

E．外耳、鼓室和迷路

2．属于鼓室后壁的结构是

A．鼓室盖

B．耳蜗

C．蜗窗

D．乳突窦

E．前庭窗

3．**不属于**鼓室内侧壁的结构是

A．鼓岬

B．蜗窗

C．锥隆起

D．前庭窗
E．面神经管凸

4．听小骨中连于前庭窗的结构是
A．蹬骨底
B．锤骨头
C．锤骨柄
D．砧骨长脚
E．镫骨后脚

5．前庭蜗器中含有内淋巴的结构是
A．骨迷路
B．前庭阶
C．鼓阶
D．前庭
E．球囊

6．不属于膜迷路的结构是
A．蜗管
B．球囊
C．耳蜗
D．椭圆囊
E．膜半规管

7．听觉感受器是
A．鼓膜
B．螺旋器
C．壶腹嵴
D．椭圆囊斑
E．球囊斑

8．封闭蜗窗的结构是
A．鼓膜
B．砧骨
C．锤骨柄
D．镫骨底
E．第二鼓膜

9．可能与膜迷路内淋巴产生有关的结构是
A．球囊
B．椭圆囊
C．血管纹
D．螺旋膜
E．前庭膜

10．穿行内耳道底单孔的神经是
A．面神经
B．蜗神经
C．球囊神经
D．后壶腹神经
E．椭圆囊壶腹神经

A2 型题

1．女性，36 岁。因外耳道疖肿和疼痛难忍就医，该疼痛剧烈的原因是
A．感觉神经敏感
B．距鼓膜较近
C．皮下组织稀少
D．皮脂腺较多
E．耵聍腺发达

2．男性，66 岁。因耳鸣行耳镜检查，可见在 tympanic membrane 前下方的三角形反光区是
A．岬
B．光锥
C．前庭窗
D．锥隆起
E．鼓膜脐

3．女性，42 岁。突发的旋转性眩晕，感觉周围物体围绕自身沿一定的方向旋转，闭目时症状可减轻。意识始终清楚。入院诊断为梅尼埃病，可能发生异常的结构是
A．鼓膜
B．外耳道
C．咽鼓管
D．外淋巴
E．内淋巴

4．男性，因右侧中耳手术后出现了右侧面部皱纹和鼻唇沟变浅消失，术中可能损伤的结构是
A．鼓膜
B．鼓室盖
C．咽鼓管
D．乳突窦
E．面神经管凸

5．女性，38 岁。起床后突然出现阵发性剧烈眩晕症状，并伴有眼震、恶心及呕吐，间歇期可无任何不适。医生怀疑耳石症，该眩晕可能是耳石进入了
A．膜半规管
B．乳突窦
C．咽鼓管
D．鼓室
E．前庭

A3 型题

（1 ～ 3 题共用题干）

男性，4 岁。因患化脓性扁桃体炎后出现外耳道流脓、听力下降就诊，耳镜检查发现鼓膜弥漫性充血肿胀，正常标志难以辨识，穿孔处可见脓液流出。诊断为化脓性中耳炎、鼓膜穿孔。

1．鼓膜最常发生穿孔的部位是
A．鼓膜脐
B．松弛部
C．紧张部
D．锤骨前襞
E．锤骨后襞

2．幼儿容易发生化脓性中耳炎的原因是
A．外耳道较短
B．鼓膜较薄弱
C．鼓室较狭小
D．咽鼓管短平粗
E．乳突窦发育较差

3．该幼儿出现的听力下降属于
A．先天性聋
B．药物性聋
C．外伤性聋
D．神经性聋
E．传导性聋

B 型题

A．鼓室上壁
B．鼓室下壁
C．鼓室前壁
D．鼓室后壁
E．鼓室内侧壁

1．有蜗窗的是
2．与颈内动脉相毗邻的是

A．锥隆起
B．岬
C．鼓室上隐窝
D．咽鼓管口
E．颈静脉壁

3．属鼓室后壁上的结构是
4．属鼓室外侧壁上的结构是
5．属鼓室前壁上的结构是

A．砧骨
B．镫骨
C．锤骨
D．腭帆张肌
E．镫骨肌

6．接触并能直接震动内耳外淋巴的是
7．能运动听小骨的是

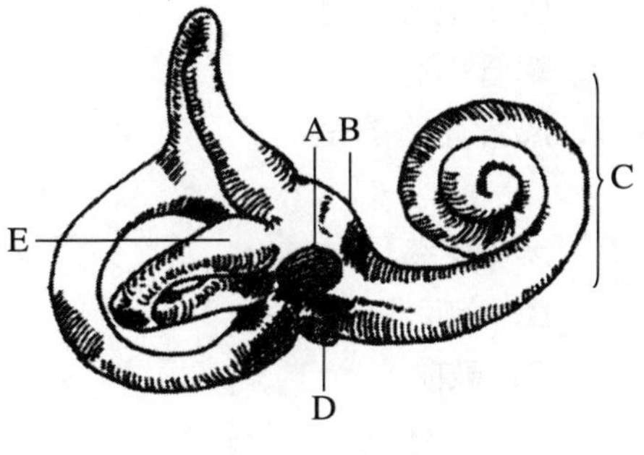

图 25　骨迷路

图 25 中：
8．被第二鼓膜封闭的是
9．内有球囊的是
10．被镫骨底封闭的是
11．与蜗轴有关的是

A．壶腹嵴
B．椭圆囊斑
C．蜗管

D．前庭阶
E．螺旋器
12．能感受头部变速旋转运动刺激的是
13．能感受声波振动刺激的是
14．能感受头部静止的位置及直线变速运动刺激的是
15．不属于膜迷路的是

A．鼓室
B．前庭阶
C．椭圆囊
D．球囊
E．蜗管
16．流动着外淋巴的是
17．与蜗管直接相通的是
18．与膜半规管直接相通的是

A．壶腹嵴
B．球囊斑
C．鼓阶
D．椭圆囊斑
E．螺旋器
19．膜半规管内有
20．蜗管内有
21．属骨迷路的是

A．鼓室
B．前庭阶
C．鼓阶
D．前庭
E．球囊
22．含有内淋巴的是
23．内有听小骨的是
24．位于蜗管上壁上方的是
25．位于蜗管下壁下方的是
26．内有椭圆囊的是

A．前庭窗
B．蜗窗
C．鼓膜
D．乳突窦
E．蜗孔
27．前庭阶与鼓阶相通处是
28．与鼓阶相接的是
29．与前庭阶相接的是
30．与鼓室无关的是
31．下方有锥隆起的是

X 型题

1．在耳针取穴时，耳郭上的定位标志结构是
A．耳屏
B．耳甲
C．耳舟
D．耳轮
E．外耳道
2．鼓室内侧壁的结构有
A．鼓岬
B．光锥
C．前庭窗
D．锥隆起
E．面神经管凸
3．属于鼓膜的结构有
A．鼓膜脐
B．光锥
C．松弛部
D．紧张部
E．前庭窗
4．鼓室内的肌有
A．茎突咽肌
B．鼓膜张肌
C．镫骨肌
D．咽上缩肌
E．翼内肌
5．属于骨迷路的结构是
A．前庭
B．耳蜗
C．蜗管
D．骨半规管
E．椭圆囊和球囊

6．属于膜迷路的结构是
A．前庭
B．耳蜗
C．蜗管
D．膜半规管
E．椭圆囊和球囊

7．组成听骨链的结构是
A．锤骨
B．砧骨
C．颞骨
D．犁骨
E．镫骨

8．属于位觉感受器的结构是
A．前庭
B．壶腹嵴
C．球囊斑
D．螺旋器
E．椭圆囊斑

9．分布于内耳的动脉主要有
A．面动脉
B．迷路动脉
C．上颌动脉
D．颞浅动脉
E．茎乳动脉

10．穿行内耳道的结构有
A．鼓索
B．面神经
C．蜗神经
D．迷路动脉
E．前庭神经

四、问答题

1．试述外耳道的走行特点及其临床意义。
2．试述内耳的组成，以及听觉、位觉感受器的位置和具体作用。
3．试述从耳郭到内耳听觉感受器间声音传导的具体途径。

五、病例分析

女性，32 岁。因化脓性扁桃体炎后出现外耳道流脓、听力下降就诊，诊断为化脓性中耳炎、鼓膜穿孔。请从鼓室各壁的结构、毗邻及其临床意义的角度加以分析出现上述症状的原因。

参考答案

一、名词解释

1．包括前庭器和听器，又称耳，可分为外耳、中耳和内耳三部分。外耳和中耳是声波的收集和传导装置，听觉和位觉感受器位于内耳。

2．在鼓膜外侧面的紧张部，鼓膜脐前下方有一三角形的反光区，称光锥。临床耳镜检查可见，中耳的一些疾患可引起光锥改变或消失。

3．鼓室：是颞骨岩部内含气的不规则小腔，属于中耳的一部分。鼓室由六个壁围成，内有听小骨、韧带、肌、血管和神经等结构。

4．为连通鼻咽部与鼓室的通道，分骨部和软骨部两部分，其功能是使鼓室的气压与外界的大气压相等，以保持鼓膜内、外压力的平衡。

5．前庭：是骨迷路的中间部分，为一近似椭圆形的腔隙。其前部较窄，有一孔连通耳蜗；后上部较宽有5个小孔通骨半规管；其内容主要是膜迷路的椭圆囊和球囊。

6．为封闭蜗窗的结缔组织膜。鼓阶外淋巴的波动可使第二鼓膜随之振动，从而使螺旋器产生听觉冲动。在鼓膜和听小骨缺损时，声波可经第二鼓膜传入，产生部分听觉。

7．迷路：即内耳，位于颞骨岩部内，鼓室和内耳道底之间。由于该结构形状不规则，构造复杂，所以又称迷路，可分为骨迷路和膜迷路两部分。

8．为膜半规管中膜壶腹壁上的隆起，是位觉感受器，能感受头部旋转变速运动的刺激。

9．螺旋器：又称Corti器，位于内耳蜗管的鼓壁（基底膜/螺旋膜）上，是听觉感受器。

二、填空题

1．前庭器　听器
2．外耳　中耳　内耳
3．耳郭　外耳道　鼓膜　耳垂
4．后上　外耳道　后下
5．鼓室　咽鼓管　乳突窦　乳突小房　鼓膜　内耳　咽鼓管
6．颈内动脉　乳突窦　颈静脉球/颈内静脉　前庭窗/卵圆窗　蜗窗/圆窗
7．外耳道　鼓室　鼓膜脐　锤骨柄
8．松弛　紧张　光锥
9．迷路壁　内耳　前庭窗/卵圆窗　蜗窗/圆窗　面神经管凸　面神经
10．锤骨　砧骨　镫骨　镫骨
11．鼓膜张肌　镫骨肌
12．鼻咽部　鼓室　骨部　软骨部
13．迷路　骨迷路　膜迷路
14．外淋巴　内淋巴
15．耳蜗　前庭　骨半规管
16．椭圆囊　球囊　膜半规管　蜗管　内淋巴
17．前庭阶　镫骨底　蜗管　鼓阶　第二鼓膜
18．椭圆囊斑　球囊斑　壶腹嵴
19．耳蜗　螺旋器/Corti器　血管纹
20．空气传导　骨传导　空气传导
21．外耳　中耳　骨传导　内耳　蜗神经

三、选择题

A1型题

1．D　2．D　3．C　4．A　5．E　6．C　7．B　8．E
9．C　10．D

A2型题

1．C　2．B　3．E　4．E　5．A

A3型题

1．C　2．D　3．E

B 型题

1. E　2. C　3. A　4. C　5. D　6. B　7. E　8. D
9. B　10. A　11. C　12. A　13. E　14. B　15. D　16. B
17. D　18. C　19. A　20. E　21. C　22. E　23. A　24. B
25. C　26. D　27. E　28. B　29. A　30. E　31. D

X 型题

1. ABCD　2. ACE　3. ABCD　4. BC　5. ABD　6. CDE
7. ABE　8. BCE　9. BE　10. BCDE

四、问答题

1. 外耳道外侧 1/3 为软骨部（所以可被牵动），内侧 2/3 为骨性部，全长约呈“S”状弯曲，从外侧向内侧先趋向前上，继而转向后，最后弯向前下方。外耳道底为鼓膜，鼓膜向前下外方向倾斜约 45°角。

临床检查鼓膜时，成人应将耳郭向后上方牵拉，可使外耳道变直，从而观察到鼓膜。婴儿外耳道短而直，鼓膜近于水平位，检查时须拉耳郭向后下方。

2. 内耳又称迷路，由骨迷路和膜迷路两部分组成。骨迷路又分为耳蜗、前庭和骨半规管三部分，膜迷路又分为椭圆囊和球囊、膜半规管和蜗管三部分。听觉感受器为螺旋器（Corti 器），位于蜗管的鼓壁（螺旋膜或基底膜）上，能感受声波的刺激。位觉感受器包括：(1) 椭圆囊斑和球囊斑，前者位于椭圆囊上端的底部和前壁上，后者位于球囊的前上壁，两者均能感受头部静止的位置及直线变速运动引起的刺激。(2) 壶腹嵴，位于膜半规管的膜壶腹的壁上，能感受头部旋转变速运动的刺激。

3. 此时声音主要经空气传导，主要途径：耳郭收集声波→外耳道→鼓膜→锤骨→砧骨→镫骨（听小骨链运动）→前庭窗→前庭阶（外淋巴波动）→蜗顶→蜗孔→鼓阶（外淋巴波动，传至蜗窗，第二鼓膜外凸而缓冲波动）→蜗管（内淋巴波动）→螺旋器（听觉感受器）接受声波刺激，产生神经冲动→蜗神经传入中枢。

五、病例分析

鼓室是颞骨岩部内含气的不规则小腔。鼓室由六个壁围成：(1) 上壁即鼓室盖壁，通过薄骨板与颅中窝相邻，中耳炎可经此侵入颅内。(2) 下壁为颈静脉壁，亦为薄骨板，与颈静脉球（颈内静脉起始部）分隔，中耳炎手术时要特别注意避免损伤颈静脉球。(3) 前壁为颈动脉壁，该壁上部有咽鼓管的开口，咽部炎症可经此波及中耳，继发中耳炎。(4) 后壁为乳突壁，上部有乳突窦开口，中耳炎化脓时可经此蔓延至乳突小房。(5) 内侧壁为迷路壁，在此壁中部隆凸的岬的后上方有前庭窗，由镫骨底封闭；岬的后下方有蜗窗，由第二鼓膜封闭。在前庭窗后上方有弓形隆起，为面神经管凸，其内有面神经穿行。该管壁骨板甚薄，甚至缺如，在中耳炎或中耳施行手术时易伤及面神经。(6) 外侧壁即鼓膜壁，中耳炎时，可造成鼓膜穿孔，脓液可经外耳道流出。

（秦　杰　全　葳）

第四篇　神经系统和内分泌系统

第十四章　神经系统总论

内容提要

一、神经系统（NS）的区分

- 神经系统（NS）
  - 中枢神经系统（CNS）
    - 脑
      - 端脑
      - 间脑
      - 脑干
        - 中脑
        - 脑桥
        - 延髓
      - 小脑
    - 脊髓
  - 周围神经系统（PNS）
    - 脊神经（31 对）
    - 脑神经（12 对）
    - 内脏神经
      - 内脏感觉神经
      - 内脏运动神经
        - 交感神经
        - 副交感神经

二、组成神经系统的两种细胞

1．**神经元**：是神经系统的结构和功能单位，由胞体和突起（轴突、树突）组成。

分类：(1) 按神经元突起的数目：假单极、双极、多极神经元。(2) 按神经元的功能：感觉（传入）、运动（传出）、联络（中间）神经元。

突触：化学突触（突触前部、突触后部、突触间隙）。

2．**神经胶质细胞**：如少突胶质细胞、小胶质细胞等。

三、神经系统的活动方式——反射

反射弧：感受器、传入神经、中枢部、传出神经、效应器。

四、神经系统的常用术语

灰质和白质，皮质和髓质，神经核与神经节，纤维束与神经，网状结构。

	神经元	
	胞体及树突	轴突
中枢神经系统	灰质（皮质）、神经核	白质（髓质）、纤维束
	网状结构	
周围神经系统	神经节	神经

应试习题

一、名词解释

1．neuron
2．Nissl body
3．neurofibril
4．轴浆流
5．nerve fibers
6．神经元的变性或溃变
7．synapse
8．neuroglia
9．白质和髓质
10．gray matter 和 cortex
11．nucleus 和 ganglion
12．nerve 和 fasciculus

二、填空题

1．神经系统分为__________和__________两部分。

2．中枢神经系统包括__________和__________，周围神经系统包括__________、__________和__________。

3．躯体神经是指分布于__________、__________、__________和__________的神经。

4．内脏神经是指分布于__________、__________、__________和__________的神经。

5．内脏运动神经又称__________或__________。

6．根据形态结构和功能的不同，可将内脏运动神经分为__________和__________。

7．神经元的基本形态包括__________和__________两部分。

8．化学突触包括__________、__________和__________三部分。

9．感觉神经将__________的冲动传向__________。运动神经将__________的冲动传向__________。

10．神经元依据其突起的数目可分为__________、__________和__________三类。

11．神经元依据其功能不同可分为__________、__________和__________三类。

12．依据感受器的位置，反射可分为__________和__________两类。依据反射建立的方式，可分为__________反射和__________反射。

13．神经纤维是指神经元的__________有__________和（或）__________包被。

三、选择题

A1 型题

1．中枢神经系统包括
A．延髓和脊髓
B．端脑和间脑
C．端脑和脑干
D．脑和脊髓

E．端脑和小脑

2．后脑是指

A．延髓和脊髓

B．延髓和小脑

C．间脑和脑干

D．端脑和脑干

E．端脑和小脑

3．含有感觉纤维的神经是

A．交感神经

B．副交感神经

C．内脏神经

D．自主神经

E．植物神经

4．神经系统的结构和功能单位是

A．神经元

B．胶质细胞

C．被囊细胞

D．小胶质细胞

E．树突状细胞

5．属于假单极神经元的是

A．脊神经节细胞

B．内耳前庭神经节细胞

C．内耳蜗神经节细胞

D．嗅黏膜内的嗅细胞

E．中间神经元

6．不属于多极神经元的是

A．运动神经元

B．联络神经元

C．神经节细胞

D．中间神经元

E．脊髓内的神经元

7．两者之间不形成突触联系的是

A．感觉神经元与运动神经元之间

B．感觉神经元与联络神经元之间

C．运动神经元与效应器之间

D．感受器细胞与感觉神经元之间

E．神经细胞与神经胶质细胞之间

8．不参与神经纤维形成的是

A．髓鞘

B．神经膜

C．多极神经元的树突

D．多极神经元的轴突

E．感觉神经元的周围突

9．在周围部，功能相同的神经纤维聚合在一起称为

A．神经

B．纤维束

C．神经核

D．神经节

E．网状结构

10．在中枢部，形态和功能相似的神经元胞体聚集在一起称为

A．内囊

B．神经核

C．神经节

D．网状结构

E．神经胶质

11．周围神经系统中的胶质细胞是

A．astrocyte

B．ependymocyte

C．oligodendroglia

D．Schwann's cell

E．Hortega's cell

12．聚集形成脊神经节的神经元属于

A．多极神经元

B．双极神经元

C．联络神经元

D．运动神经

E．假单极神经元

B 型题

A．神经元

B．神经胶质

C．突触

D．网状结构

E．灰质

1．参与神经元的修复的是

2．不能传导神经冲动的是

3．与髓鞘的形成有关的是

A．神经核
B．神经节
C．灰质
D．皮质
E．神经胶质

4．在周围部，形态功能相似的神经元胞体聚集成团的称
5．神经元胞体和树突集聚配布于脑表面的称
6．在中枢部，泛指神经元胞体和树突集聚之处是
7．在中枢部（除皮质外），形态和功能相似的神经元胞体聚集成团，的称

A．神经元的轴突
B．神经
C．纤维束
D．白质
E．髓质

8．在中枢部，起止、行程和功能相似的神经纤维集合在一起称
9．直接被髓鞘包被的是
10．在中枢部，泛指神经纤维集聚地的是
11．在脑皮质深面，神经纤维的集聚地称

A．假单极神经元
B．双极神经元
C．多极神经元
D．传入神经元
E．中间神经元

12．支配骨骼肌或控制心肌、平滑肌活动和腺体分泌的神经元是
13．脊神经节内的神经元是
14．前庭蜗神经的感觉神经节细胞属于

X 型题

1．周围神经系统中有髓纤维是指神经元的较长突起包被有
A．髓鞘
B．软膜
C．神经膜
D．室管膜
E．Schwann cell 胞膜

2．反射弧包括
A．感受器
B．效应器
C．中枢部
D．感觉神经
E．传出神经

3．依据神经元的功能可分为
A．感觉神经元
B．多极神经元
C．双极神经元
D．运动神经元
E．中间神经元

4．属于中枢神经系统内的胶质细胞有
A．astrocyte
B．ependymocyte
C．oligodendroglia
D．Hortega's cell
E．Schwann's cell

四、问答题

1．简述神经系统分部、主要组织和细胞构成。
2．简述神经系统的功能。
3．简述突触和化学性突触的结构和功能。
4．简述反射和完成反射的结构基础。
5．区分神经纤维、神经和纤维束的不同。

参考答案

一、名词解释

1．神经元：又称神经细胞，是神经组织中高度分化的细胞，具有接受刺激和传导冲动等功能，是神经系统的结构和功能单位。神经元的形态是多种多样的，但都包括有胞体和突起两部分。胞体是神经元的代谢中心，突起又分为树突和轴突两类。

2．尼氏体：是神经元细胞质内的结构，位于胞体和树突中。电镜下尼氏体成自粗面内质网，由核糖核酸和蛋白质组成，称为核蛋白体，呈嗜碱性。

3．神经原纤维：在神经组织的镀银染色片上，光镜下神经原纤维呈棕色的细丝，在胞体中呈网络状，在突起中与突起的长轴平行排列。目前认为神经原纤维可能是微丝和微管在固定时的凝聚产物。神经原纤维对神经细胞有支持作用，与神经细胞内的物质运输有关。

4．细胞质自胞体向轴突的缓慢运行称为轴浆流。轴浆流有快速和慢速之分，快速的运输物质多与突触处释放的递质有关，慢速的运输物质主要与维持神经元的活动和生长有关。轴浆运输还分为顺行和逆行，自胞体向轴突远端的运输为顺行运输；某些物质自末梢被摄取，经轴突运向胞体，称为逆行运输。

5．神经纤维：神经元的较长突起由髓鞘和（或）神经膜包被而形成。若髓鞘和神经膜共同包被则称为有髓纤维，仅为神经膜包被则称为无髓纤维。周围神经纤维的髓鞘是由施万细胞形成，而中枢神经纤维的髓鞘是由少突胶质细胞的突起形成。

6．当神经纤维受损伤后便可发生一系列的变化，表现为神经纤维的两个断端的变性，并累及神经元胞体，称为神经元的变性或溃变。

7．突触：是神经元与神经元之间或神经元与效应器之间或感受器细胞与神经细胞之间的特化接触区域。一个神经元通过突触把信息传递到另一个神经元或效应器。大部分突触是化学突触，即大多数神经元之间的信息传递必须靠神经元向突触部释放特定的化学物质去影响下一个神经元才能实现。除化学突触外，还有少数突触是电突触。

8．神经胶质：神经组织中围绕神经元胞体和轴突的细胞称为神经胶质。其数量巨大，在中枢神经系统中是神经元数量的几十倍。神经胶质不能传导神经冲动，主要对神经元起支持、营养、保护和修复等作用。

9．白质是泛指在中枢神经系统内的神经纤维集聚之处，因髓鞘含类脂质，色泽白亮而得名，如脊髓白质；分布在大脑皮质和小脑皮质深面的白质称为髓质。

10．灰质和皮质：在中枢神经系统内，灰质泛指神经元胞体及树突的集聚区域，在新鲜标本中色泽灰暗，如脊髓灰质。皮质是指分布于脑表面的灰质，如端脑皮质、小脑皮质。

11．神经核和神经节：在中枢神经系统内，形态功能相似的神经元胞体聚集成团或柱，称为神经核；在周围神经系统内，神经元胞体集聚处称神经节，其中由假单极或双极神经元等感觉神经元胞体集聚而成的为感觉神经节，由传出神经元胞体集聚而成的、与支配内脏活动有关的称内脏运动神经节。

12．神经和纤维束：在神经系统周围部，神经纤维集聚在一起称为神经；在中枢部白质中，凡起止、行程和功能基本相同的神经纤维集合在一起称为纤维束。

二、填空题

1．中枢神经系统　周围神经系统
2．脑　脊髓　脊神经　脑神经　内脏神经
3．体表　骨　关节　骨骼肌
4．内脏　心血管　平滑肌　腺体
5．自主神经　植物神经
6．交感神经　副交感神经
7．胞体　突起
8．突触前部　突触后部　突触间隙
9．感受器产生　中枢部　中枢部　周围的效应器
10．假单极神经元　双极神经元　多极神经元
11．感觉神经元　运动神经元　联络神经元（中间神经元）
12．浅反射　深反射　先天性的非条件　后天获得的条件
13．轴突（或长的突起）　髓鞘　神经膜

三、选择题

A1 型题

1．D　2．B　3．C　4．A　5．A　6．C　7．E　8．C
9．A　10．B　11．D　12．E

B 型题

1．B　2．B　3．B　4．B　5．D　6．C　7．A　8．C
9．A　10．D　11．E　12．C　13．A　14．B

X 型题

1．ACE　2．ABCDE　3．ADE　4．ABCD

四、问答题

1．神经系统包括中枢部和周围部。中枢部即中枢神经系统，包括脑和脊髓；周围部即周围神经系统，其一端与脑和脊髓相连，另一端与身体其他各器官、系统相连。周围神经系统中，与脑相连的部分称脑神经，与脊髓相连的部分称脊神经。脑神经和脊神经中，分布于体表、骨、关节及骨骼肌的统称为躯体神经；分布于平滑肌、心肌和腺体的统称为内脏神经。通常，又将内脏神经中的运动成分称为植物神经或自主神经。所以，通常将周围神经系统分为脑神经、脊神经和内脏神经三部分。

神经系统主要由神经组织构成，主要组织成分是神经元和神经胶质。神经元也称神经细胞，按其突起的多少可分为假单极神经元、双极神经元和多极神经元三种类型。而神经胶质一般可分为小神经胶质和大神经胶质两种类型。大神经胶质细胞又可分为少突胶质细胞、施万细胞、星形胶质细胞等。室管膜细胞也可归入胶质细胞。

2．神经系统通过与它相连的各种感受器接受机体内、外环境的各种刺激，经感觉神经传至脑和脊髓的各级中枢，中枢将信息整合后，发出相应的神经冲动，经运动神经传至相应的效应器，产生各种反应，控制和调节机体其他各系统的活动，使机体成为一个有机的整体，以适应多变的外环境及维持机体内环境的微细平衡，保证生命活动的正常进行。因此，神经系统是机体的主导系统。

3．突触是神经元与神经元或效应器之间及效应器细胞与神经细胞之间的特化的接触区域。神经元之间通过突触相互联系。一个神经元仅能通过突触影响另一个神经元或效应器。大部分突触是化学突触（有少数是电突触）。一个典型的化学突触的结构包括突触前部、突触间隙和突触后部三部分。当神经冲动传至突触前部，此部的突触小泡释放神经递质到突触间隙并影响突触后部，从而完成神经元间的冲动传递。突触传递都是单方向的。

4．所谓反射就是神经系统在调节机体的活动中，对内、外环境的刺激作出适宜的反应。反射是神经系统的基本活动方式。完成反射活动的形态结构基础是反射弧。反射弧包括感受器→ 感觉神经（传入神经）→中枢部→运动神经（传出神经）→效应器。

5．神经元的轴突（或长突起）若有髓鞘和（或）神经膜包被，则称为神经纤维。

神经纤维在周围部可聚合为粗细不等的神经，由结缔组织被膜包裹。神经中可含功能相同的纤维，也可含功能不同的纤维，例如有的神经只含运动或感觉纤维，而有的神经可既含运动纤维也含感觉纤维。

在中枢部，起止、行程和功能相似的神经纤维走行在一起，称为纤维束。

（张卫光　阿布来丁·赛买提）

第十五章　中枢神经系统

第一节　脊　髓

内容提要

一、位置及外部形态

1．脊髓位于椎管内，呈前后略扁的圆柱形，上接延髓，下端形成**脊髓圆锥**，并以**终丝**（**马尾**）终止于尾骨。全长可分为 31 个脊髓节段。

前正中裂、**后正中沟**、**前外侧沟**和**后外侧沟**

脊髓圆锥：成人终止于第 1 腰椎的下缘，新生儿可达第 3 腰椎。

颈膨大（$C_4 \sim T_1$）与**腰骶膨大**（$L_2 \sim S_3$）

脊髓节段与椎骨的对应关系：

脊髓节段	椎骨
$C_{1\sim4}$	同序数椎骨
$C_{5\sim8}$，$T_{1\sim4}$	同序数椎骨的上一节锥体
$T_{5\sim8}$	同序数椎骨的上两节锥体
$T_{9\sim12}$	同序数椎骨的上三节锥体
$L_{1\sim5}$	平对 11 和 12 胸椎
$S_{1\sim5}$，Co_1	平对第 1 腰椎

二、脊髓的内部结构

1．**灰质**

（1）**前角**：前角运动神经元（α、γ）的内侧群、外侧群。

（2）**侧角**：即**中间外侧柱**，$T_1 \sim L_3$，**交感神经节前神经元**的胞体；**骶副交感核**：$S_{2\sim4}$，**副交感神经节前神经元**的胞体。

（3）**后角**：后角边缘核，胶状质，后角固有核，**胸核**（**背核**）：$C_8 \sim L_2$。

（4）**脊髓灰质板层：**

板层	脊髓灰质	板层	脊髓灰质
Ⅰ	后角边缘核	Ⅵ	后角基部
Ⅱ	胶状质	Ⅶ	中间带
Ⅲ	后角固有核	Ⅷ	前角基部
Ⅳ		Ⅸ	前角运动神经元
Ⅴ	后角基部	Ⅹ	中央管的周围灰质

2．**白质**（后索、外侧索、前索）

（1）**上行纤维束（感觉性）：**

纤维束	位置	Ⅰ级神经元	Ⅱ级神经元	交叉	Ⅲ级神经元	功能
薄束	后索	脊神经节	薄束核	内侧丘系交叉	背侧丘脑腹后外侧核	传递同侧 T_4 以下躯干和下肢的本体感觉和精细触觉
楔束	后索	脊神经节	楔束核			传递同侧 T_4 以上躯干和上肢的本体感觉和精细触觉
脊髓丘脑束	外侧索和前索	脊神经节	脊髓后角Ⅰ、Ⅳ～Ⅶ层	白质前连合交叉	背侧丘脑腹后外侧核	传递对侧躯干和四肢的浅感觉（痛温觉、粗触压觉等）
脊髓小脑后束	外侧索	脊神经节	胸核和中间带			传递下肢非意识性的本体觉
脊髓小脑前束	外侧索	脊神经节	腰骶膨大节段Ⅴ～Ⅶ层			

（2）**下行纤维束（运动性）：**

1）**皮质脊髓束：**

<u>皮质脊髓侧束</u>：位于外侧索，经锥体交叉，到达对侧脊髓前角运动神经元（下运动神经元），支配四肢骨骼肌的随意运动。

<u>皮质脊髓前束</u>：位于前索，经白质前连合交叉，到达双侧脊髓前角运动神经元（下运动神经元），支配上肢肌和躯干肌的随意运动。

2）其他：**红核脊髓束、前庭脊髓束、顶盖脊髓束、内侧纵束、固有束**

应试习题

一、名词解释

1．终丝
2．cervical enlargement
3．马尾
4．anterior white commissure
5．thoracic nucleus
6．γ-motor neurons
7．固有束
8．（脊髓）网状结构
9．dorsolateral fasciculus
10．脊髓反射

二、填空题

1．Spinal cord 位于__________，上端在__________处与__________相连，末端变细，称为__________。

2．人类脊髓可借脊神经根的出入范围划分为__________个节段，其中 cervical enlargement 位于__________（节段）、lumbosacral enlargement 位于__________（节段）。后两者的形成与__________的出现有关。

3．脊髓保留明显的节段性，根据脊神经根丝出入范围分节，除有 1 个尾节外，应有颈节__________、胸节__________、腰节__________、骶节__________。

4．脊髓表面有数条纵沟，前面正中的较深的沟为__________，后面正中有较浅的沟为__________，脊神经的前、后根的根丝分别附着__________和__________。

5．前根在脊髓的__________出脊髓，主要含有__________和__________（纤维成分）。

6．在临床上常凭借受伤椎骨位置推算成年人脊髓受损的节段，其中脊髓 $C_1 \sim C_4$ 与__________相对应、下胸髓与__________相对应、腰髓约与__________相对应、骶髓和尾髓约平对__________。

7．成人脊髓圆锥末端平对__________，临床上常选择__________或__________（部位）进行蛛网膜下隙穿刺引流脑脊液或注射麻醉药物。

8．位于脊髓中央管周围、连接两侧脊髓灰质的部分称为__________；在灰质前连合前方，有纤维越边，称为__________；在后角基部外侧与外侧索白质之间，灰、白质交织称为__________。

9．脊髓灰质由大量神经元组成，从横切面上看，各种相同类型的神经元常聚集成簇，有的界线较清楚称为__________；在纵切面上，这些细胞群占据不同节段，长度不一致，纵贯成__________。

10．脊髓后角可分为__________、__________、__________和__________四部分。

11．依据__________对脊髓灰质细胞构筑的研究，将脊髓灰质自背侧向腹侧划分为十个板层。其中胶状质位于__________、thoracic nucleus 位于__________、motor neurons of anterior horn 位于__________。

12．脊髓灰质Ⅶ层面积最大，占据__________，其中交感神经的节前神经元胞体位于其__________；与内脏感觉有关的核团称为__________，位于其__________。

13．脊髓后角主要接受后根纤维的传入，核团分群较多，由浅入深主要是__________、__________和__________。

14．脊髓侧角中间外侧核位于__________和__________（节段）；后角基部内侧的胸核位于__________（节段）；骶副交感核位于__________（节段）。

15．前角运动神经元有两种，其中大型的为__________，纤维支配__________；小型细胞为__________，支配__________。

16．前角运动神经元内侧群支配__________。这些细胞接受__________侧的__________束支配。

17．前角运动神经元外侧群分布于__________和__________（节段），支配__________。

18．脊髓长的上行纤维束中，fasciculus cuneatus 起于__________、脊髓小脑后束主要起于__________、spinothalamic tract 起于__________。

19．脊髓后索中的长距离纤维束有__________束和__________束。脊髓后索损伤后病人出现损伤平面水平以下__________和__________（功能）丧失。

20．Lateral corticospinal tract 纤维主要止于__________；少数纤维直接止于__________，后者与__________运动神经元活动有关。

21．Rubrospinal tract 起于__________，兴奋__________；vestibulospinal tract 起于__________，兴奋__________。

22．脑干向脊髓发出下行胺能传导通路包括__________（以__________为神经递质）和__________（以__________为神经递质）。

23．脊髓牵张反射属于两个神经元构成的__________，感受器是__________；屈曲反射是一种保护性反射，至少要有__________个神经元参加。

三、选择题

A1 型题

1．脊髓的颈膨大和腰骶膨大分别相应的脊髓节段是

A．$C_6 \sim T_4$ 和 $L_2 \sim S_3$

B．$C_4 \sim T_1$ 和 $L_4 \sim S_3$

C．$C_8 \sim T_4$ 和 $L_4 \sim S_2$

D．$C_4 \sim T_1$ 和 $L_2 \sim S_3$

E．$C_6 \sim T_1$ 和 $L_2 \sim S_3$

2．脊髓第 6 颈节段平对

A．第 4 颈椎体

B．第 5 颈椎体

C．第 6 颈椎体

D．第 7 颈椎体

E．第 8 颈椎体

3．成人骶髓和尾髓约平对

A．第 3 腰椎

B．第 2 腰椎

C．第 1 腰椎

D．第 1 骶椎

E．第 2 骶椎

4．脊髓中间带指前、后角之间宽阔区域，内有的神经核是

A．胸核

B．胶状质

C．后角边缘核

D．后角固有核

E．前角连合核

5．Substantia gelatinosa 相当于脊髓灰质 Rexed 板层的

A．Ⅰ层

B．Ⅱ层

C．Ⅲ层

D．Ⅳ层

E．Ⅴ层

6．不属于 Rexed Ⅶ 层的结构是

A．胸核

B．中间内侧核

C．中间外侧核

D．骶副交感核

E．后角固有核

7．发出轴突直接支配平滑肌和心肌运动的结构是

A．胸核

B．胶状质

C．中间外侧柱

D．中间内侧柱

E．前角运动神经元

8．属于脊髓固有束的纤维束是

A．medial longitudinal fasciculus

B．dorsolateral fasciculus

C．fasciculus cuneatus

D．reticulospinal tract

E．fasciculus gracilis

9．属于一级感觉纤维束的上行纤维束是

A．脊髓小脑前束

B．脊髓小脑后束

C．楔小脑束

D．脊髓丘脑束

E．薄束

10．起于中胸部 T_4 以上的脊神经节细胞的纤维束是

A．fasciculus gracilis

B．fasciculus cuneatus

C．spinothalamic tract

D．dorsolateral fasciculus

E．medial longitudinal fasciculus

11．与传递 5- 羟色胺能神经递质有关的纤维束是

A．中缝脊髓纤维

B．蓝斑脊髓纤维

C．下丘脑脊髓纤维

D．红核脊髓束

E．前庭脊髓束

A2 型题

1．女性，38 岁。因高热、惊厥等症状行腰椎穿刺抽取脑脊液检查，成人脊髓圆锥下端平齐的结构是
A．第 1 腰椎体下缘
B．第 2 腰椎体下缘
C．第 3 腰椎体下缘
D．第 1 骶椎体下缘
E．第 2 骶椎体下缘
2．男性，43 岁。因椎管内占位性病变诊断为马尾综合征，形成马尾的主要结构是
A．腰神经根
B．骶神经根
C．骶、尾神经根
D．腰、骶神经根
E．腰、骶、尾神经根
3．男性，7 岁。因患脊髓灰质炎造成前角运动神经元受损，可能表现为
A．不能完成反射活动
B．肌张力增高
C．不出现肌萎缩
D．属痉挛性瘫痪
E．伴有痛温觉消失
4．女性，47 岁。因背部外伤，出现左侧下肢骨骼肌的随意运动消失，可能受损的纤维束是
A．皮质脊髓束
B．红核脊髓束
C．前庭脊髓束
D．顶盖脊髓束
E．网状脊髓束
5．男性，62 岁。MRI 提示脊髓的 T_1 ～ T_4 出现缺血表现，供应此区域的动脉不包括
A．颈升动脉
B．颈内动脉
C．肋间后动脉
D．脊髓前动脉
E．脊髓后动脉

A3 型题

女性，22 岁。因双上肢内侧呈现浅感觉障碍，MRI 提示为脊髓空洞。
1．如果病变出现在白质前连合处，可能累及的纤维束是
A．fasciculus gracilis
B．fasciculus cuneatus
C．spinothalamic tract
D．dorsolateral fasciculus
E．medial longitudinal fasciculus
2．该女性出现双上肢内侧浅感觉障碍，提示病变损伤的脊髓节段可能是
A．C_4 ～ C_5
B．C_6 ～ C_7
C．C_8 ～ T_1
D．T_3 ～ T_4
E．T_4 ～ T_5
3．传导该感觉的第三级神经元所在的部位是
A．腹前核
B．腹外侧核
C．背内侧核
D．腹后内侧核
E．腹后外侧核

B 型题

A．依据 Rexed 脊髓灰质Ⅰ层
B．依据 Rexed 脊髓灰质Ⅱ层
C．依据 Rexed 脊髓灰质Ⅲ、Ⅳ层
D．依据 Rexed 脊髓灰质Ⅸ层
E．依据 Rexed 脊髓灰质Ⅶ层
1．nucleus proprius 位于
2．intermediolateral nucleus 位于
3．thoracic nucleus 位于
4．motor neurons of anterior horn 位于
5．posterior marginal nucleus 位于

A．α- 运动神经元
B．γ- 运动神经元
C．后角边缘核（层）
D．胶状质
E．胸核
6．与肌张力的维持有关的是
7．参与脊髓节段间的联系的是
8．参加脊髓丘脑束起始的神经元是
9．参加脊髓小脑后束起始的神经元是

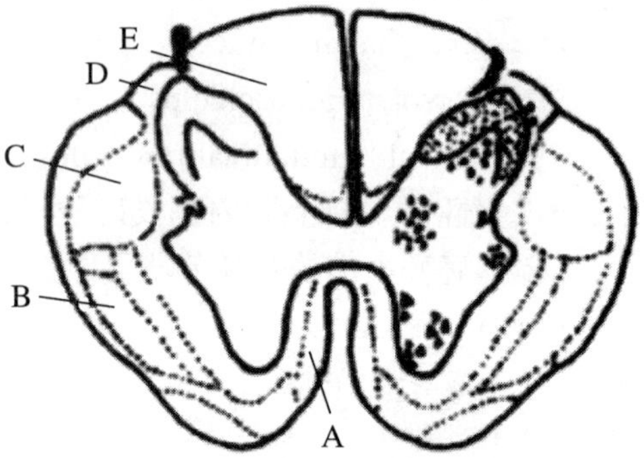

图 26　脊髓胸部横切面

图 26 中：
10．全部止于其同侧脊髓前角细胞的纤维束是
11．起于脊髓灰质的纤维束是
12．背外侧束是指

A．兴奋屈肌运动神经元
B．兴奋伸肌运动神经元
C．参与完成与身体平衡有关的头颈和眼外肌的反射活动
D．参与完成髌反射
E．参与完成视、听反射
13．vestibulospinal tract 的主要功能是
14．medial longitudinal fasciculus 的主要功能是
15．rubrospinal tract 的主要功能是
16．tectospinal tract 的主要功能是

X 型题

1．第 1 腰椎平对的脊髓节段是
A．腰髓
B．骶髓
C．胸髓
D．尾髓
E．颈髓
2．脊髓灰质前角运动神经元包括
A．α- 运动神经元
B．β- 运动神经元
C．γ- 运动神经元
D．Renshaw 细胞
E．Purkinje 细胞
3．贯穿脊髓全长的细胞柱有
A．胸核
B．胶状质
C．中间外侧柱
D．前角运动神经元内侧群
E．前角运动神经元外侧群
4．与内脏活动有关的核团是
A．intermediolateral nucleus
B．intermediomedial nucleus
C．sacral parasympathetic nucleus
D．nucleus thoracicus
E．nucleus proprius
5．女性，6 岁。因脊髓灰质炎导致前角运动神经元损伤，可能出现
A．肌萎缩
B．病理反射
C．随意运动消失
D．肌张力降低
E．腱反射亢进
6．与痛觉传导有关的脊髓结构是
A．后角边缘核
B．灰质连合
C．背外侧束
D．后根内侧部
E．白质前连合
7．贯穿脊髓全长的纤维束有
A．fasciculus gracilis
B．anterior corticospinal tract
C．lateral corticospinal tract

D．fasciculus cuneatus

E．fasciculus gracilis

8．传导下肢本体感觉冲动的纤维束有

A．薄束

B．楔束

C．脊髓丘脑束

D．脊髓小脑前束

E．脊髓小脑后束

9．脊髓外侧索中的纤维束有

A．背外侧束

B．红核脊髓束

C．前庭脊髓束

D．脊髓小脑前束

E．皮质脊髓侧束

10．经白质前连合越边的纤维束有

A．皮质脊髓前束

B．皮质脊髓侧束

C．脊髓丘脑束

D．红核脊髓束

E．前庭脊髓束

11．男性，32 岁。因外伤导致右侧胸髓第 8 节段半边横断性损伤，可出现损伤平面以下

A．右侧痉挛性瘫痪

B．右侧本体感觉消失

C．左侧本体感觉消失

D．右侧痛温觉消失

E．左侧痛温觉消失

12．女性，26 岁。因脊髓空洞症侵犯颈膨大节段脊髓白质前连合，可能出现

A．双侧上肢痛温觉消失

B．对侧上肢痛温觉消失

C．双侧上肢本体感觉消失

D．对侧上肢本体感觉消失

E．双侧上肢触觉仍存在

四、问答题

1．简述马尾的构成及其临床意义。

2．简述脊髓灰质中的重要核团及其位居 Rexed 细胞构筑的分层。

3．患者左侧第 4 胸髓半边损伤，简述其可能出现的功能障碍。若这个脊髓节段全部受到损伤，简述其可能出现的功能障碍。

五、病例分析

1．女性，35 岁。主诉近数月来右手有两次偶然受伤，一次是自己用熨斗烫伤，另一次是用 刀子划伤，但两次都无痛觉，二次相隔数周。检查时发现患者双手内侧至掌正中线处痛觉缺失；痛觉缺失区向上延至前臂掌面和背面的内侧半；在臂前面痛觉缺失区在内侧 1/3，上达腋窝水平。试从解剖学角度分析该患者可能发生损伤的部位，并简述原因。

2．男性，24 岁。背部被刺伤，立刻跌倒，两下肢失去运动。数日后右腿稍能活动。一周后右下肢几乎恢复了运动，但左下肢完全瘫痪。检查发现：左下肢无随意运动，腱反射亢进，Babinski 征阳性。右侧躯干胸骨剑突水平以下和右下肢丧失痛和温度觉，但左侧痛、温度觉完好。左侧躯干剑突以下和左下肢触觉减弱，但右侧触觉未受影响。左下肢位置觉丧失，但右下肢正常。试从解剖学角度分析该患者可能发生损伤的部位，并简述原因。

参考答案

一、名词解释

1．脊髓末端变细，称为脊髓圆锥。脊髓圆锥续为无神经组织的细丝，称为终丝，在第2骶椎水平为硬脊膜包裹，止于尾骨的背面。

2．颈膨大：脊髓全长粗细不等，有两个膨大部，神经元数量相对其他节段较多。其中颈膨大位于 $C_4 \sim T_1$ 节段，是发出支配上肢的脊神经的部位。

3．前根和后根在与脊髓节段相应的椎间孔处合成一条脊神经，并穿出相应的椎间孔而分支分布。因椎管长于脊髓，腰、骶、尾部的脊神经根距离各自相应的椎间孔自上而下愈来愈远，其前、后根在通过相应的椎间孔之前，围绕终丝在椎管内向下行走一段距离，它们共同形成马尾。临床经常选择第3、4或4、5腰椎棘突之间进针行蛛网膜下隙穿刺或麻醉术，以避免损伤脊髓。

4．白质前连合：是指在脊髓灰质前连合前方的横行越边纤维。

5．胸核：也称背核，或称Clarke柱，位于 $C_8 \sim L_3$ 节段、后角基底部的内侧（Ⅶ层的背内侧），发出纤维主要在同侧白质外侧索上行，止于小脑。

6．γ-运动神经元：脊髓前角运动神经元有两种，大型细胞为α-运动神经元，小型细胞为γ-运动神经元，后者的纤维支配梭内骨骼肌纤维，其作用与肌张力调节有关。

7．脊髓白质主要由长上行纤维、长下行纤维和短固有束组成。固有束紧贴脊髓灰质周围，它们起于脊髓不同节段，在脊髓内上行或下行数节段后，再止于脊髓，完成脊髓节段间和节段内的联系。

8．在脊髓灰质后角基部外侧与白质之间，灰、白质混合交织，称网状结构。

9．背外侧束：位于胶状质的背外方。后根外侧部纤维（主要是细的无髓和薄髓纤维）进入脊髓上升或下降1～2节，在胶状质背外侧聚集成背外侧束（Lissauer束）。此束发出的侧支或终支进入后角，参与躯干、四肢痛温觉的传导。

10．脊髓反射是指脊髓固有的反射，其反射弧并不经过脑，但在正常情况下，其反射活动是在脑的控制下进行的。脊髓与脑分离（如脊髓横断性截瘫）后，仍可完成若干简单的反射，包括牵张反射（受γ-反射袢的影响）、屈曲反射，甚至较为复杂些的排便、排尿反射等。在脊髓内部存在着某些神经元的特定联系，前、后根，灰质和固有束构成完成这些反射的形态基础。

二、填空题

1．椎管内　平齐枕骨大孔　延髓　脊髓圆锥

2．31　$C_4 \sim T_1$　$L_2 \sim S_3$　四肢

3．8个　12个　5个　5个

4．前正中裂　后正中沟　前外侧沟　后外侧沟

5．前外侧沟　躯体运动（骨骼肌随意运动）　内脏运动（交感节前）
6．同序数椎骨　同序数上方第 3 节椎体　第 10 至第 12 胸椎范围　第 1 腰椎
7．第 1 腰椎体下缘　第 3、4 腰椎棘突间　第 4、5 腰椎棘突间
8．灰质连合　白质前连合　网状结构
9．神经核　柱
10．尖　头　颈　基底
11．Rexed　Ⅱ层　Ⅶ层　Ⅸ层
12．灰质中间带　外侧部（中间外侧核）　中间内侧核　最内侧
13．后角边缘核（层）　胶状质　后角固有核
14．胸髓 1 ～ 12　腰髓 1 ～ 2 或 3　颈髓 8 至腰髓 3　骶髓 2 ～ 4
15．α- 运动神经元　跨关节的梭外骨骼肌纤维　γ- 运动神经元　梭内骨骼肌纤维
16．躯干的固有肌　双　皮质脊髓
17．颈膨大部　腰骶膨大部　上、下肢肌
18．同侧中胸部（T_4）以上的脊神经节细胞　同侧背核（胸核）　对侧脊髓灰质Ⅰ和Ⅳ～Ⅶ层
19．薄　楔　同侧本体感觉　同侧精细触觉
20．同侧脊髓灰质Ⅳ～Ⅸ层　外侧群的前角运动神经元　支配肢体远端小肌肉的
21．对侧中脑红核　屈肌运动神经元　同侧前庭神经外侧核　躯干肌及肢体的伸肌
22．蓝斑至脊髓　去甲肾上腺素　中缝核群至脊髓　5- 羟色胺
23．单突触反射弧　骨骼肌内的肌梭、Golgi 腱器　三

三、选择题

A1 型题

1．D　2．B　3．C　4．A　5．B　6．E　7．C　8．B
9．E　10．B　11．A

A2 型题

1．A　2．E　3．A　4．A　5．B

A3 型题

1．C　2．C　3．E

B 型题

1．C　2．E　3．E　4．D　5．A　6．B　7．D　8．C
9．E　10．C　11．B　12．D　13．B　14．C　15．A　16．E

X 型题

1．BD　2．ACD　3．BD　4．ABC　5．ACD　6．ACE
7．ACE　8．ADE　9．BDE　10．AC　11．ABE　12．AE

四、问答题

1．马尾是脊髓的腰、骶、尾神经的神经根在未出相应的椎间孔前先在椎管内围绕着终丝下行一段所形成的。因成人第 1 腰椎以下的椎管内已无脊髓，仅有马尾，临床上常在第 3、4 或 4、5 腰椎棘突间进行腰椎穿刺或麻醉，以免刺伤脊髓。

2．脊髓灰质的重要核团有后角边缘核（层）、胶状质、后角固有核、中间外侧核、中间内侧核、胸核、骶副交感核和前角运动神经元。后角边缘核位居 Rexed Ⅰ层。胶状质位居 Rexed Ⅱ层。后角固有核位于 Rexed Ⅲ、Ⅳ层。中间外侧核、中间内侧核、胸核、骶副交感核位居 Rexed Ⅶ层。前角运动神经元位居 Rexed Ⅸ层。

3．左侧第 4 胸髓半边受损可出现左下肢痉挛性瘫痪，左侧乳头水平以下的深感觉和精细触觉障碍，右侧剑突水平以下皮肤痛、温感觉障碍。若损伤波及全部胸髓第 4 节，出现乳头平面以下的全部感觉障碍及下肢肌肉痉挛性瘫痪，此种现象临床上称为截瘫。

五、病例分析

1．该患者的损伤部位在脊髓中央管周围灰质，可能患有脊髓空洞症。脊髓中央管周围灰质前方的主要结构是脊髓的白质前连合，主要由两侧脊髓丘脑束的交叉纤维组成，脊髓中央管周围灰质前方损伤时即发生两侧对称性的相应节段的痛觉和温度觉障碍，由于未涉及后索的薄束和楔束功能，而保存触觉和深感觉。根据患者双手内侧至掌正中线处痛觉缺失，痛觉缺失区向上延至前臂掌面和背面的内侧半，在臂前面痛觉缺失区在内侧 1/3，上达腋窝水平，提示脊髓节段损伤在 $C_7 \sim T_1$。

2．该患者为脊髓左侧半边横断性损伤，定位于第 4 胸髓。可出现如下症状：(1) 在同侧损伤节段以下出现痉挛性瘫痪，表现为左下肢完全瘫痪，左下肢无随意运动，肌张力升高、腱反射亢进、肌并不萎缩，并可出现病理反射，如 Babinski 症。原因：皮质脊髓侧束阻断，失去皮质脊髓束控制骨骼肌随意运动的功能。(2) 左侧躯干剑突以下和左下肢触觉减弱，即同侧损伤节段以下出现运动、位置和振动觉以及皮肤两点辨别觉障碍。原因：后索的薄束被阻断，使传导肌、腱、关节、皮肤冲动的本体感觉和精细触觉被阻断。(3) 右侧躯干胸骨剑突水平以下和右下肢丧失痛和温度觉，即对侧损伤平面 1 ～ 2 节段以下痛、温觉丧失。原因：脊髓丘脑束被阻断。传导浅感觉的脊髓丘脑束主要起于脊髓灰质Ⅰ和Ⅳ～Ⅶ层，经白质前连合交叉并斜越 1 ～ 2 节至对侧。因此，对侧痛、温觉的传导被阻断。

（张卫光　阿布来丁•赛买提）

第二节　脑　干

内容提要

一、位置及外部形态

1．脑干腹侧面：

延髓：前正中裂、前外侧沟、延髓脑桥沟，锥体、锥体交叉，橄榄，脑神经（Ⅸ，Ⅹ，Ⅺ，Ⅻ）

脑桥：基底沟，小脑中脚，脑神经（Ⅴ，Ⅵ，Ⅶ，Ⅷ）

中脑：大脑脚、脚间窝，脑神经（Ⅲ）

2．**脑干背侧面**：

延髓：薄束结节、楔束结节，小脑下脚

脑桥：小脑上脚，前髓帆

中脑：上丘、下丘，脑神经（Ⅳ）

菱形窝（第四脑室底）：正中沟、界沟、**髓纹**，内侧隆起、**面神经丘**，前庭区、听结节，舌下神经三角、迷走神经三角，蓝斑、最后区、闩

二、内部结构

1．**脑神经核：与第Ⅲ～Ⅻ对脑神经相关的脑神经核在脑干内的排列与功能**

功能柱		躯体运动柱	特殊内脏运动柱	一般内脏运动柱		内脏感觉柱（一般和特殊）	一般躯体感觉柱	特殊躯体运动柱	
位置		在中线两侧	在躯体运动柱的腹外侧	在躯体运动柱的背外侧		在一般内脏运动柱的外侧	在内脏感觉柱的外侧	在最外侧（前庭区深方）	
中脑	**上丘**	动眼神经核（Ⅲ）		动眼神经副核（Ⅲ）	界		三叉神经中脑核（Ⅴ）		
	下丘	滑车神经核（Ⅳ）							
脑桥	**中部**		三叉神经运动核（Ⅴ）				三叉神经脑桥核（Ⅴ）		
	中下部	展神经核（Ⅵ）	面神经核（Ⅶ）	上泌涎核（Ⅶ）	沟	孤束核（Ⅶ、Ⅸ、Ⅹ）	三叉神经脊束核（Ⅴ、Ⅸ、Ⅹ）	前庭神经核（Ⅷ）	蜗神经核（Ⅷ）
延髓	**橄榄上部**		疑核（Ⅸ、Ⅹ、Ⅺ）	下泌涎核（Ⅸ）					
	橄榄中部	舌下神经核（Ⅻ）		迷走神经背核（Ⅹ）					
	内侧丘系交叉								
	锥体交叉		副神经核（Ⅺ）						

脑神经核	位置	性质	传入纤维	传出纤维	功能
动眼神经核	中脑上丘，中央灰质腹侧中线的两旁，恰在左右内侧纵束所形成的凹槽内	躯体运动	双侧皮质核束	动眼神经	支配下直肌（其外侧核的背侧细胞，同侧）、下斜肌（其外侧核的中间细胞，同侧）、内直肌（其外侧核的腹侧细胞，同侧）、上直肌（其外侧核的内侧细胞，对侧）、上睑提肌（其中央尾侧核，双侧）
动眼神经副核	中脑上丘，动眼神经核头端背内侧	一般内脏运动	双侧顶盖前区的纤维	经动眼神经至睫状神经节	支配睫状肌和瞳孔括约肌
滑车神经核	中脑下丘，中央灰质的腹侧，其腹侧面是内侧纵束	躯体运动	双侧皮质核束	滑车神经	眼上斜肌
三叉神经中脑核	脑桥和中脑部，三叉神经脑桥核向上的延续	一般躯体感觉	三叉神经（下颌神经）	到三叉神经脑桥核、运动核和小脑等	面肌、咀嚼肌、牙的本体感觉
三叉神经脑桥核	三叉神经脊束核的上部	一般躯体感觉	三叉神经（眼神经、上颌神经和下颌神经），经三叉神经节，其中枢突形成三叉神经脊束	经三叉丘系，到达背侧丘脑腹后内侧核	头面部一般皮肤、黏膜感觉
三叉神经脊束核	延髓、脑桥前庭神经核的腹外侧	一般躯体感觉			
三叉神经运动核	三叉神经根的内侧	特殊内脏运动	双侧皮质核束	三叉神经	支配咀嚼肌
展神经核	面神经丘的深面	躯体运动	双侧皮质核束	展神经	眼外直肌
面神经核	脑桥网状结构中	特殊内脏运动	支配眼裂以上面肌的核接受双侧皮质核束纤维，支配眼裂以下面肌的核接受对侧皮质核束纤维	面神经	支配面肌
上泌涎核	脑桥网状结构中	一般内脏运动		面神经	控制下颌下腺、舌下腺、泪腺等的分泌

续表

脑神经核	位置	性质	传入纤维	传出纤维	功能
孤束核	迷走神经背核腹外侧	一般及特殊内脏感觉	孤束	到背侧丘脑和下丘脑	膝神经节（面神经，舌前2/3味蕾）、下神经节（舌咽神经，舌后1/3味蕾），下神经节（迷走神经，内脏感觉）
前庭神经核	前庭神经三角的深面	特殊躯体感觉	壶腹嵴、球囊斑、椭圆囊斑的位置觉纤维	到小脑、脊髓等	感受位置觉
蜗神经核	听结节的深面	特殊躯体感觉	螺旋器的听觉纤维	形成外侧丘系，到达下丘	感受听觉
下泌涎核	延髓网状结构中	一般内脏运动		舌咽神经	控制腮腺的分泌
疑核	延髓的网状结构中	特殊内脏运动	双侧皮质核束	舌咽神经、迷走神经和副神经	支配咽喉肌
迷走神经背核	迷走神经三角的深面	一般内脏运动		迷走神经	控制大部分的胸腹腔脏器，如心肌、结肠左曲以上消化管的平滑肌和腺体等
副神经核	疑核尾端（延髓部）、上5/6颈髓前角（脊髓部）	特殊内脏运动	双侧皮质核束	副神经	支配咽喉肌、斜方肌、胸锁乳突肌
舌下神经核	舌下神经三角的深面	躯体运动	对侧皮质核束	舌下神经	支配舌内肌和舌外肌（颏舌肌）

2．**非脑神经核：**

中脑：上丘、下丘，红核，黑质。

脑桥：脑桥核。

延髓：薄束核、楔束核，下橄榄核。

非脑神经核	位置	传入纤维	传出纤维	功能
上丘（核）	中脑上丘	来自视网膜、大脑皮质视区、下丘、脊髓的纤维	经被盖背侧交叉，形成顶盖脊髓束	与视觉有关，参与视觉、听觉反射
下丘核	中脑下丘	来自外侧丘系和听觉感受器	经下丘臂到达内侧膝状体；经上丘形成顶盖脊髓束，完成听觉反射	是听觉通路上的重要中继核、听觉反射中枢
红核	中脑上丘，黑质背内侧	来自小脑齿状核（经小脑上脚）和大脑皮质的投射纤维	经被盖腹侧交叉，形成红核脊髓束	与躯体运动的控制有关

续表

非脑神经核	位置	传入纤维	传出纤维	功能
黑质	大脑脚底与中脑被盖之间	来自新纹状体的纤维	到达新纹状体、颞叶的杏仁核、背侧丘脑	参与运动的调节（与 Parkinson 病有关）
脑桥核	脑桥基底部	皮质脑桥纤维	经脑桥小脑纤维到达端脑小脑	是大脑皮质向小脑发送信息的最重要的中继站
薄束核	薄束结节深方	薄束	内侧丘系	传递躯干及四肢的本体感觉、精细触觉
楔束核	薄束结节深方	楔束		
下橄榄核	橄榄深方	皮质、脊髓、红核等处纤维	小脑下脚	参与小脑对运动的控制和对运动的学习记忆

3．**上行纤维束：**

	起	交叉	止	行程	功能
内侧丘系	薄束核、楔束核	内侧丘系交叉	对侧背侧丘脑腹后外侧核	延髓中线两侧、锥体背侧，脑桥被盖腹侧、中脑被盖外侧	传导躯干和四肢的本体感觉和精细触觉
脊髓丘脑束	脊髓灰质Ⅰ、Ⅳ～Ⅶ层	脊髓白质前连合	对侧背侧丘脑腹后外侧核	脊髓外侧索、延髓下橄榄核背外侧、脑桥、中脑内侧丘系外侧	躯干和四肢皮肤痛温觉和粗略触觉
三叉丘系	三叉神经脊束核、脑桥核	在脑干内交叉	对侧背侧丘脑腹后内侧核	内侧丘系背外侧	头面部痛、温、触觉
外侧丘系	蜗神经核	斜方体、髓纹交叉或不交叉	双侧下丘核	经斜方体、内侧丘系的背外侧	听觉

4．**下行纤维束：**

（1）**锥体束：**大脑脚底中 3/5，脑桥基底部，锥体，锥体交叉。

（2）其他下行纤维束：红核脊髓束、顶盖脊髓束、前庭脊髓束等。

5．**脑干网状结构**

应试习题

一、名词解释

1．菱脑

2．decussation of pyramid

3．脑桥小脑三角

4．基底部（脑桥）

5．界沟

6．四叠体

7．大脑脚

8．上髓帆

9．medial eminence

10．后穿质

11．大脑水管
12．上丘臂
13．特殊内脏运动柱
14．inferior cerebellar peduncle
15．顶盖前区
16．substantia nigra
17．decussation of medial lemniscus
18．斜方体
19．medial longitudinal fasciculus
20．中缝核群

二、填空题

1．人类脑 telencephalon 和 diencephalon 合称__________，后脑与延脑合称为__________，后脑由__________和__________构成。

2．Medulla oblongata 与 pons 间腹面的界限为__________，背面的界限为__________。Medulla oblongata 与 spinal cord 的界限在平__________处。

3．延髓脑桥沟中自内侧向外侧依次排列的三对脑神经为__________、__________和__________。

4．第四脑室底正中沟的外侧有纵行的__________，两者之间的区域称为__________，后者在髓纹上方有一圆形的隆凸为__________，内隐__________。

5．前庭区的外侧角上有一小隆起为听结节，内隐__________核。舌下神经三角的深方隐__________核，迷走神经三角的深方隐__________核。迷走神经三角的外下缘有一斜形的窄嵴称__________。

6．Mesencephalon 最腹侧有由大脑皮质下行纤维组成的隆起称为__________，后者两侧间凹窝处有血管出入称为__________。Mesencephalon 背侧两对隆起分别称为__________和__________。

7．脑干内脑神经核团的排列以界沟为界，界沟以内为__________性核团；界沟以外为__________性核团。与脊神经相连的脊髓灰质有__________种成分。与脑神经相连的脑神经核有__________种成分。

8．脑干内与三叉神经相联系的核团有__________、__________、__________和__________。

9．三叉神经的核团中属一般躯体感觉柱的核团有__________、__________和__________。

10．Brain stem 内的一般和特殊内脏感觉性核团是__________，其头端接受__________纤维，其余部分接受__________纤维，因此脑内共有__________个机能柱。

11．自 nucleus ambiguus 发出的纤维出脑后分别加入__________、__________和__________神经，支配__________。

12．脑干内面神经的核团包括支配面肌的纤维起自__________核，支配下颌下腺和舌下腺等腺体分泌的纤维来自__________核，接受舌前 2/3 味觉的纤维止于__________核。

13．在脑干内，舌咽神经支配腮腺分泌的纤维来自__________核，支配咽肌的纤维起自__________核，接受舌后 1/3 味觉及一般黏膜感觉的纤维止于__________核。

14．脑干内属一般内脏运动柱的核团有__________、__________、__________和__________。

15．下橄榄核位于__________的深方，由__________、__________和__________三部分组成。

16．Superior olivary nucleus 位于__________（脑部），主要接受来自__________，发出纤维参与构成__________，参与__________（功能）。

17．下丘的传出纤维形成__________，止于__________和__________，再由__________发出下行纤维，完成由声音引起的转头和眼球运动的反射活动。

18．上丘神经元排列构筑的特点是具有__________结构，除接受来自下丘、脊髓等的传入纤维外还接受经__________传入的__________纤维，传出纤维主要形成__________。

19．顶盖前区位于__________，接受__________传入的纤维，传出纤维止于__________，完成__________(功能)。

20．中脑红核主要接受__________和__________的传入纤维，其传出纤维经__________越边，构成__________，主要至脊髓。

21．Red nucleus 可分为两部，即__________和__________。Substantia nigra 也分为两部，即__________和__________。

22．黑质中靠近被盖的部分主要由__________能神经元组成，胞浆内含__________颗粒，参与__________功能。

23．脑干内属第 2 级感觉传入纤维束的有__________、__________、__________和__________。

24．内侧丘系交叉的纤维来自于__________和__________，交叉后的纤维在中线两侧折向上行，称为__________，传递__________(感觉)。

25．皮质核束在脑干下行过程中，陆续离开__________，止于双侧的脑神经运动核；但__________和__________只接受对侧皮质核束的支配。

26．脑干网状结构正中区的核称为__________，核区有很多含__________（递质）的细胞，其功能与__________有关。

27．延髓内部结构与脊髓相比出现很大变化，后索中出现__________核和__________核；腹侧前正中裂两旁有粗大的__________下行，中央管背移并开敞为__________。

28．脑桥的内部结构以横行的__________前缘为界，可分为__________和__________两部分。

29．中脑大脑脚的背侧部是__________；腹侧部为__________，来自大脑皮质的下行纤维__________和__________在此通过。

三、选择题

A1 型题

1．后脑衍化形成的结构是
A．小脑和脑桥
B．小脑和间脑
C．延髓和小脑
D．延髓和脑桥
E．中脑和脑桥

2．皮质脊髓束在腹侧前正中沟两侧形成的结构称
A．橄榄
B．蓝斑
C．上丘
D．下丘
E．锥体

3．延髓背侧面下部后正中沟两旁的隆起是
A．橄榄
B．锥体
C．楔束结节
D．薄束结节
E．小脑下脚

4．唯一自脑干背面出脑的脑神经是
A．动眼神经
B．滑车神经

C．三叉神经
D．舌咽神经
E．迷走神经

5．在延髓与动眼神经副核属于同一机能柱的核团是
A．疑核
B．孤束核
C．下泌涎核
D．副神经核
E．舌下神经核

6．不属于在脑干内一般躯体运动柱的核团是
A．hypoglosal nucleus
B．nucleus of facial nerve
C．abducens nucleus
D．nucleus of trochlear nerve
E．nucleus of oculomotor nerve

7．发出舌咽神经一般内脏运动纤维的核团是
A．superior salivatory nucleus
B．inferior salivatory nucleus
C．nucleus ambiguus
D．nucleus of solitary tract
E．nucleus cuneatus

8．脑桥内与疑核属于同一机能柱的核团是
A．展神经核
B．面神经核
C．上泌涎核
D．上橄榄核
E．下橄榄核

9．与咀嚼肌的本体感觉有关的核团是
A．面神经核
B．三叉神经运动核
C．三叉神经脑桥核
D．三叉神经中脑核
E．三叉神经脊束核

10．发出纤维形成外侧丘系的核团是
A．胸核
B．薄束核
C．蜗神经核
D．前庭神经核
E．三叉神经脊束核

11．属于 lower motor neurons 的核团是
A．red nucleus
B．abducens nucleus
C．dorsal nucleus of vagus nerve
D．accessory nucleus of oculomotor nerve
E．mesencephalic nucleus of trigeminal nerve

12．在脑干中不属于非脑神经核团的是
A．下橄榄核
B．薄束核
C．脑桥核
D．疑核
E．红核

13．不属于二级感觉纤维束的是
A．medial lemniscus
B．trigeminal lemniscus
C．lateral lemniscus
D．spinothalamic tract
E．solitary tract

14．起自前庭神经核的纤维束形成的结构是
A．斜方体
B．内侧丘系
C．内侧纵束
D．红核脊髓束
E．顶盖脊髓束

15．仅接受对侧皮质核束支配的脑神经核是
A．舌下神经核
B．滑车神经核
C．动眼神经核
D．迷走神经背核
E．三叉神经运动核

A2 型题

1．女性，16 岁。确诊为颅腔内听神经

瘤，该肿瘤最容易压迫的神经是
A．视神经
B．展神经
C．面神经
D．三叉神经
E．舌咽神经

2．男性，19 岁。医生检查瞳孔对光反射，与缩瞳相关的神经核是
A．展神经核
B．面神经核
C．滑车神经核
D．动眼神经核
E．动眼神经副核

3．女性，61 岁。因病导致舌前 2/3 味觉消失，与之相关的神经是
A．面神经
B．副神经
C．舌咽神经
D．舌下神经
E．迷走神经

A3 型题

（1 ~ 5 题共用题干）

女性，64 岁。因左侧眼肌麻痹伴左侧瞳孔开大就医。医生检查发现患者还存在右侧精细触觉、位置觉、振动觉的减退和右侧震颤、舞蹈、手足徐动等运动过度的表现。

1．根据上述检查结果，初步诊断可能是
A．Benedikt 综合征
B．Weber 综合征
C．Dejerine 综合征
D．Wallenberg 综合征
E．Horner 综合征

2．导致该病最可能发生栓塞的动脉是
A．椎动脉分支
B．豆纹动脉分支
C．大脑中动脉分支
D．小脑上动脉分支
E．基底动脉脚间支

3．出现“眼肌麻痹并伴瞳孔开大”的原因是损伤了
A．面神经根
B．展神经根
C．三叉神经根
D．滑车神经根
E．动眼神经根

4．出现“精细触觉、位置觉、振动觉的减退”的原因是损伤了
A．锥体系
B．三叉丘系
C．内侧丘系
D．外侧丘系
E．脊髓丘系

5．出现“震颤、舞蹈、手足徐动等运动过度”的原因是损伤了
A．黑质
B．红核
C．脑桥核
D．下丘核
E．下橄榄核

（6 ~ 9 题共用题干）

男性，56 岁。因突然出现左侧上、下肢瘫痪入院，医生检查发现患者还存在右侧眼肌麻痹，瞳孔开大，上睑下垂，外斜视的表现。

6．根据上述检查结果，初步诊断可能是
A．Benedikt 综合征
B．Weber 综合征
C．Dejerine 综合征
D．Wallenberg 综合征
E．Horner 综合征

7．导致该病最可能发生栓塞的动脉是
A．椎动脉分支
B．豆纹动脉分支
C．大脑中动脉分支
D．大脑后动脉分支
E．小脑上动脉分支

8．出现“左侧上、下肢瘫痪”的原因是损伤了

A．锥体束
B．三叉丘系
C．内侧丘系
D．外侧丘系
E．脊髓丘系

9．根据患者的临床表现，推测损伤的部位是
A．中脑顶盖区
B．左侧红核区
C．右侧红核区
D．左侧大脑脚底区
E．右侧大脑脚底区

（10 ～ 14 题共用题干）

女性，72 岁。因左侧上、下肢痉挛性瘫痪急诊入院，医生检查发现患者右侧眼球内斜视和右侧皱纹消失、鼻唇沟变浅、口角偏向左侧的表现。

10．根据患者的临床表现，推测损伤的部位是
A．小脑上脚交叉
B．左侧脑桥基底部
C．右侧脑桥基底部
D．左侧脑桥被盖部
E．右侧脑桥被盖部

11．导致该病最可能发生栓塞的动脉是
A．椎动脉分支
B．豆纹动脉分支
C．大脑中动脉分支
D．小脑上动脉分支
E．基底动脉脑桥支

12．出现“左侧上、下肢瘫痪”的原因是损伤了
A．锥体束
B．三叉丘系
C．内侧丘系
D．外侧丘系
E．脊髓丘系

13．出现“右侧眼球内斜视”的原因是损伤了
A．面神经根
B．展神经根
C．三叉神经根
D．滑车神经根
E．动眼神经根

14．出现“右侧皱纹消失、鼻唇沟变浅、口角偏向左侧”的原因是损伤了
A．面神经根
B．展神经根
C．三叉神经根
D．滑车神经根
E．动眼神经根

（15 ～ 22 题共用题干）

男性，81 岁。因突发左侧头面部痛温觉消失、眩晕、眼球震颤急诊入院。医生检查发现患者还存在右侧躯干及上、下肢痛温觉减退，左侧上、下肢出现共济失调，吞咽困难和声音嘶哑的表现。

15．根据上述检查结果，初步诊断可能是
A．Benedikt 综合征
B．Weber 综合征
C．Dejerine 综合征
D．Wallenberg 综合征
E．Horner 综合征

16．导致该病最可能发生栓塞的动脉是
A．椎动脉分支
B．豆纹动脉分支
C．大脑中动脉分支
D．小脑上动脉分支
E．基底动脉脚间支

17．出现“左侧头面部痛温觉消失”的原因是损伤了
A．疑核
B．孤束及核
C．前庭神经核
D．迷走神经背核
E．三叉神经脊束及核

18．出现“右侧躯干及上、下肢痛温觉

减退”的原因是损伤了
A．锥体束
B．三叉丘系
C．内侧丘系
D．外侧丘系
E．脊髓丘系

19．出现“眩晕、眼球震颤”的原因是损伤了
A．疑核
B．孤束及核
C．前庭神经核
D．迷走神经背核
E．三叉神经脊束及核

20．出现“吞咽困难和声音嘶哑”的原因是损伤了
A．疑核
B．孤束及孤束核
C．前庭神经核
D．迷走神经背核
E．三叉神经脊束及核

21．“上、下肢出现共济失调”的原因是损伤了
A．内侧丘系
B．小脑上脚
C．小脑中脚
D．小脑下脚
E．三叉神经脊束

22．根据患者的临床表现，推测损伤的部位是
A．延髓后正中区
B．左侧延髓前内侧区
C．右侧延髓前内侧区
D．左侧延髓后外侧区
E．右侧延髓后外侧区

B 型题

A．薄束结节、楔束结节和小脑下脚
B．薄束结节、楔束结节和小脑中脚
C．薄束结节、楔束结节和小脑上脚
D．小脑上脚
E．小脑下脚

1．菱形窝的上部边界为
2．菱形窝的下部边界为
3．属小脑传出纤维的是
4．属小脑传入纤维的是

A．脑干网状结构
B．小脑中脚
C．小脑下脚
D．听结节
E．面神经丘

5．疑核位于
6．同侧的脊髓小脑后束和对侧的橄榄小脑纤维组成
7．展神经核位于

A．大脑脚
B．大脑脚底
C．脑桥被盖部
D．顶盖前区
E．脑桥基底部

8．中脑的背侧主要是上丘和下丘，中脑的余部为
9．脑桥以斜方体的前缘为界，背侧部为
10．位于黑质腹侧的是
11．脑桥核及横行纤维位于

A．motor nucleus of trigeminal nerve
B．nucleus ambiguus
C．accessory nucleus
D．nucleus of facial nerve
E．accessory nucleus of oculomotor nerve

12．支配咀嚼肌的核团是
13．不属于特殊内脏运动柱的核团是
14．属副交感核的是
15．与瞳孔对光反射有关的核团是

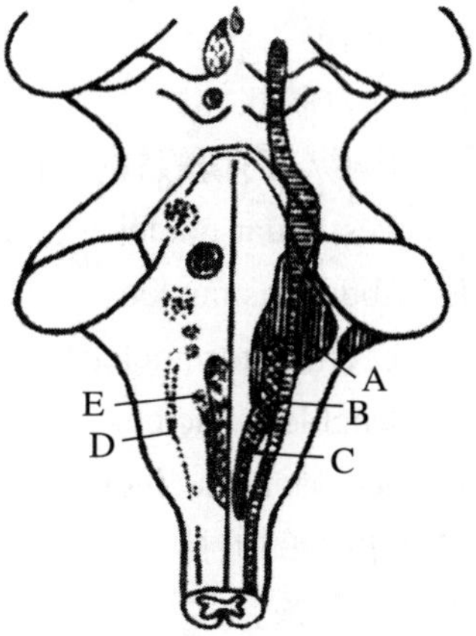

图 27　脑干

图 27 中：

16．接受内脏感觉纤维的核团是

17．属副交感节前神经元胞体的核团是

18．支配由鳃弓衍化来的骨骼肌的核团是

A．红核

B．黑质

C．中缝核群

D．视上核

E．蓝斑

19．许多细胞富含多巴胺的核团是

20．许多细胞富含 5- 羟色胺的核团是

21．许多细胞富含去甲肾上腺素的核团是

22．可分泌催产素的核团是

A．nucleus of solitary tract

B．dorsal nucleus of vagus nerve

C．pontine nucleus of trigeminal nerve

D．nucleus thoracicus

E．posterior marginal nucleus

23．与躯干和肢体的痛温觉有关的核团是

24．主要接受头面部触觉纤维的核团是

25．接受味觉纤维的核团是

X 型题

1．Brain stem 包括

A．pons

B．mesencephalon

C．medulla oblongata

D．cerebellum

E．diencephalon

2．出入延髓的脑神经是

A．副神经

B．面神经

C．舌咽神经

D．舌下神经

E．迷走神经

3．属于延髓的结构有

A．蓝斑

B．橄榄

C．锥体

D．小脑中脚

E．楔束结节

4．位于内侧隆起的结构有

A．蓝斑

B．听结节

C．面神经丘

D．迷走神经三角

E．舌下神经三角

5．脑干中属特殊躯体感觉的核团有

A．上橄榄核

B．蜗神经核

C．下橄榄核

D．前庭神经核

E．动眼神经副核

6．含副交感节前神经元的核团有

A．疑核

B．孤束核

C．下泌涎核

D．迷走神经背核

E．动眼神经副核

7．脑干内属于特殊内脏运动的核团有

A．nucleus ambiguus

B．nucleus of facial nerve

C．motor nucleus of trigeminal nerve
D．accessory nucleus
E．nucleus of solitary

8．含有 nucleus ambiguus 传出纤维的神经是
A．副神经
B．面神经
C．舌咽神经
D．迷走神经
E．三叉神经

9．有传入纤维到 nucleus of solitary tract 的神经是
A．迷走神经
B．舌咽神经
C．三叉神经
D．面神经
E．副神经

10．有传入纤维到三叉神经脊束核的神经是
A．迷走神经
B．舌咽神经
C．面神经
D．前庭蜗神经
E．三叉神经

11．用棉絮轻触角膜出现闭眼，参与该反射的核团有
A．展神经核
B．面神经核
C．三叉神经中脑核
D．三叉神经脑桥核
E．三叉神经运动核

12．参与瞳孔对光反射的中枢是
A．动眼神经副核
B．动眼神经核
C．顶盖前区
D．上丘
E．外侧膝状体

13．与内侧纵束有联系的核团是
A．vestibular nuclei
B．abducens nucleus
C．oculomotor nucleus
D．trochlear nucleus
E．accessory nucleus of oculomotor

14．与舌相关的脑神经核团是
A．孤束核
B．面神经核
C．上泌涎核
D．舌下神经核
E．三叉神经脊束核

15．与触觉有关的纤维束是
A．trigeminal lemniscus
B．medial lemniscus
C．spinothalamic tract
D．lateral lemniscus
E．medial longitudinal fasciculus

16．与视器有关的脑神经核是
A．展神经核
B．滑车神经核
C．动眼神经核
D．动眼神经副核
E．三叉神经脑桥核

17．属一级感觉纤维束的是
A．solitary tract
B．medial lemniscus
C．spinal tract of trigeminal nerve
D．lateral lemniscus
E．optic tract

四、问答题

1．简述 rhomboid fossa 的构成和主要形态结构。
2．简述第四脑室顶的构成和第四脑室的交通。
3．简述在脑干内与迷走神经相联系的脑神经核及所属的机能柱，并简单说明它们的

具体功能。

4．简述在脑干内与骨骼肌随意运动有关的脑神经核的位置及其纤维联系。

5．简述 brain stem 内有 lemniscus 纤维的起止和主要功能。

五、病例分析

1．男，65 岁，突然不省人事数小时，意识恢复后不能说话，右上、下肢不能活动。数日后舌仍活动不灵活，但可以说话了。数周后检查发现：右上、下肢痉挛性瘫痪，肱二头肌腱、膝腱反射和跟腱反射亢进，腹壁反射消失，Babinski 征阳性，无肌萎缩。吐舌时舌尖偏向左侧，左侧舌肌明显萎缩。全身痛、温度觉正常。身体右侧，除了面部，振动觉和两点辨别性触觉完全消失。试从解剖学角度分析该患者可能发生损伤的部位，并简述原因。

2．女，56 岁，几个月前额部严重头痛，以后觉得右上肢力弱，右手变得笨拙，右下肢也变得力弱了。随着身体右侧力弱，说话也有困难，视物时出现重影。检查时发现：左侧瞳孔比右侧大，向前平视时左眼转向外下方，左眼瞳孔直接对光反射和调节反应消失。左上睑下垂。右上、下肢无随意运动，跟腱和髌腱反射亢进和 Babinski 征皆见于右侧。右侧眼裂以下面瘫，吐舌时舌尖偏向右侧，但舌肌不萎缩。试从解剖学角度分析该患者可能发生损伤的部位，并简述原因。

参考答案

一、名词解释

1．人脑一般可分为六个部分：端脑、间脑、中脑、脑桥、延髓和小脑。但在胚胎早期，神经管前部演化为前脑、中脑和菱脑。其中前脑分化为端脑和间脑，中脑变化小，菱脑分化为后脑和末脑。后脑又衍化为脑桥和小脑，末脑则成为延髓。

2．锥体交叉：在延髓的下部腹面、锥体尾侧的中线处，行于锥体中的皮质脊髓束大部分纤维经此越边至对侧，形成交叉纤维，称锥体交叉。

3．在脑干的腹面，延髓、脑桥和小脑的交角处，称为脑桥小脑三角。前庭蜗神经和面神经根位于此三角内。该部位的肿瘤常能引起涉及前庭蜗神经和面神经及小脑的多方面临床症状。

4．脑桥腹侧部向腹侧面膨隆为脑桥基底部，下缘借延髓脑桥沟分界，上缘与中脑的大脑脚相接。基底部正中有纵行的基底沟，有基底动脉通过。基底部向外侧逐渐变窄，移行为小脑中脚。

5．第四脑室底正中沟的两侧各有一条纵行的界沟，将每一半菱形窝分成内侧区和外侧区。界沟与正中沟之间为内侧隆起，界沟外侧区呈三角形，称前庭区。

6．中脑背侧有两对圆形隆起，上方的一对为上丘，下方的一对为下丘，合称四叠体。

7．中脑腹侧有一对粗大的柱状隆起，称为大脑脚，其浅部主要由大量来自大脑皮质的下行纤维组成。

8．第四脑室底的上外侧壁为左、右小脑上脚，两脚间夹有薄层的白质层，称为上髓帆，参与构成第四脑室顶的前部。上髓帆上有滑车神经根出脑。

9．内侧隆起：位于第四脑室底的正中沟与界沟之间。在内侧隆起上，髓纹以下可见两个小三角区：位于内上方的为舌下神经三角，内隐舌下神经核；位于外下方的称迷走神经三角，内隐迷走神经背核。沿该三角下缘，为一斜行窄嵴，称分隔索。其与薄束结节之间的窄带，称最后区。此区富含血管，并被含有长突细胞的室管膜覆盖。在髓纹上方，内侧隆起上有一圆形隆凸，为面神经丘，内隐面神经膝和展神经核。

10．中脑的两侧大脑脚之间的凹窝，称脚间窝，窝底有许多血管出入的小孔，故此区又称为后穿质。

11．胚胎时期的神经管腔在中脑成为大脑水管（又称中脑水管），向下与第四脑室相通，向上通第三脑室。

12．连接上丘与间脑外侧膝状体之间的隆起，称为上丘臂。

13．是指专门支配由鳃弓衍化的骨骼肌（即咀嚼肌、面部表情肌、软腭、咽喉肌、胸锁乳突肌、斜方肌等）的核团纵列成的机能柱。把鳃弓衍化的骨骼肌视为“内脏”，是由于在种系发生过程中，低等脊椎动物特别是鱼类的鳃，是与属于内脏活动的呼吸功能相关的。

14．小脑下脚：下橄榄核发出的纤维走向对侧，与脊髓小脑后束共同组成粗大的入小脑纤维，位于楔束结节的外上方，称为小脑下脚。

15．为位于中脑和间脑交界水平、后连合至上丘头端的细胞群。这些细胞接受经上丘臂来自视网膜的纤维，发出的纤维经大脑水管的腹侧越边交叉，止于双侧动眼神经副核，完成瞳孔对光反射。

16．黑质：在中脑被盖与大脑脚底之间有一大的灰质团块即是黑质，见于中脑全长，并延伸到间脑尾侧部，分为两部：黑质网状部和黑质致密部。黑质细胞富含黑色素，是脑内合成多巴胺的主要核团。黑质致密部多巴胺能神经元投射至端脑的新纹状体（尾状核和壳）。由于某些原因使黑质细胞变性，多巴胺合成减少，是引起震颤麻痹（Parkinson 病）的主要病因。黑质是调节运动的重要中枢之一。

17．内侧丘系交叉：薄束核、楔束核发出的纤维，弓形走向中央管腹侧为内弓状纤维，左、右交叉，称为内侧丘系交叉，因交叉后的纤维在中线两侧上行成为内侧丘系。

18．蜗腹侧核和上橄榄核的纤维，在形成外侧丘系以前，在脑桥中、下部被盖腹侧部横行越边，并在中线上交叉，构成斜方体，其纤维中有一部分穿过上行的内侧丘系。

19．内侧纵束：是由前庭神经核向中线两侧发出纤维，然后沿第四脑室底深方中线两侧纵向走行形成的上、下行复合纤维束，向上可止于第Ⅲ、Ⅳ、Ⅵ对脑神经核，向下可至颈髓节段中间带和前角内侧部。内侧纵束介导眼外肌之间，以及眼球慢速运动和头部姿势之间的协调。

20．位于脑干中缝两侧，主要由 5- 羟色胺能神经元构成。

二、填空题

1．前脑　菱脑　脑桥　小脑
2．延髓脑桥沟　髓纹　枕骨大孔
3．展神经　面神经　前庭蜗神经
4．界沟　内侧隆起　面神经丘　面神经膝和展神经核
5．蜗背侧　舌下神经　迷走神经背　分隔索
6．大脑脚　后穿质　上丘　下丘
7．运动　感觉　4　7
8．三叉神经脊束核　三叉神经脑桥核　三叉神经中脑核　三叉神经运动核
9．三叉神经脊束核　三叉神经脑桥核　三叉神经中脑核
10．孤束核　味觉（特殊内脏感觉）　一般内脏感觉　6
11．舌咽　迷走　副　软腭、咽、喉及食管上部的骨骼肌
12．面神经　上泌涎　孤束
13．下泌涎　疑　孤束
14．动眼神经副核　上泌涎核　下泌涎核　迷走神经背核
15．橄榄　下橄榄主核　背侧副橄榄核　内侧副橄榄核
16．脑桥中下部　双侧蜗腹侧前核的纤维　外侧丘系　音响的空间定位
17．下丘臂　内侧膝状体　上丘　上丘
18．灰白质交替的分层　上丘臂　视束　顶盖脊髓束
19．中脑和间脑交界处　（经上丘臂）视网膜　双侧动眼神经副核　瞳孔对光反射
20．小脑　大脑皮质　被盖腹侧交叉　红核脊髓束
21．大细胞部　小细胞部　黑质网状部　黑质致密部
22．多巴胺　黑色素　运动调节
23．内侧丘系　脊髓丘脑束　三叉丘系　外侧丘系
24．薄束核　楔束核　内侧丘系　躯干和四肢的本体感觉和精细触觉
25．锥体束　舌下神经核　面神经核中支配下部面肌的细胞
26．中缝核群　5- 羟色胺　镇痛及睡眠
27．薄束　楔束　锥体束　第四脑室
28．斜方体　被盖部　基底部
29．（中脑）被盖　大脑脚底　锥体束　皮质脑桥束

三、选择题

A1 型题

1．A　2．E　3．D　4．B　5．C　6．B　7．B　8．B
9．D　10．C　11．B　12．D　13．E　14．C　15．A

A2 型题

1．C　2．E　3．A

A3 型题

1．A　2．E　3．E　4．C　5．B　6．B　7．D　8．A

9．E　10．C　11．E　12．A　13．B　14．A　15．D　16．A
17．E　18．E　19．C　20．A　21．D　22．D

B 型题

1．D　2．A　3．D　4．E　5．A　6．C　7．E　8．A
9．C　10．B　11．E　12．A　13．E　14．E　15．E　16．C
17．E　18．D　19．B　20．C　21．E　22．D　23．E　24．C
25．A

X 型题

1．ABC　2．ACDE　3．BCE　4．CDE　5．BD　6．CDE
7．ABCD　8．ACD　9．ABD　10．ABCE　11．BD　12．AC
13．ABCD　14．ADE　15．ABC　16．ABCDE　17．AC

四、问答题

1．菱形窝由延髓上部和脑桥的背面构成。菱形窝正中有纵行的正中沟，它的外侧有纵行的界沟。菱形窝界沟外侧区域呈三角形，称前庭区，其外侧角上有一小隆起，称听结节；界沟与正中沟之间的区域称内侧隆起，其髓纹以下的延髓部可见两个三角区，即居内上方的舌下神经三角及居外下方的迷走神经三角，该三角外下缘的窄嵴，称分隔索，其与薄束结节之间的窄带，为最后区。靠近髓纹上方，内侧隆起上有隆起的面神经丘。在界沟的上端有一颜色发蓝黑色的小区域，称为蓝斑。

2．第四脑室是位于延髓、脑桥和小脑之间的室腔。第四脑室顶的前部由小脑上脚及前髓帆形成；后部由后髓帆和第四脑室脉络组织形成。前、后髓帆伸入小脑，以锐角相会合。后髓帆向下续于第四脑室脉络组织（其中某些部位形成第四脑室脉络丛）。第四脑室向上经大脑水管与第三脑室相交通；向下与脊髓的中央管相交通；借第四脑室正中孔和外侧孔与蛛网膜下隙相通。

3．在脑干内与迷走神经相联系的核团有迷走神经背核、孤束核、疑核和三叉神经脊束核。迷走神经背核属一般内脏运动柱。孤束核属一般内脏感觉柱。疑核属特殊内脏运动柱。三叉神经脊束核属一般躯体感觉柱。迷走神经背核是副交感核，控制大部分胸腹腔脏器的活动。孤束核接受大部分胸腹腔脏器的一般内脏感觉冲动。疑核支配咽喉肌。三叉神经神脊束核主要接受耳部皮肤的一般躯体感觉冲动。

4．脑干内与骨骼肌随意运动有关的脑神经核，在中脑有动眼神经核和滑车神经核；在脑桥有展神经核、三叉神经运动核和面神经核；在延髓有舌下神经核、疑核和副神经核。上述核团大多接受双侧皮质核束的支配，但舌下神经核和面神经核中支配下部面肌的细胞只接受对侧皮质核束的支配。上述核团的传出纤维支配如下：展神经核支配外直肌；滑车神经核支配上斜肌；动眼神经核支配其余五块眼球外肌；舌下神经核支配舌内、外肌；三叉神经运动核支配咀嚼肌；面神经核主要支配面肌；疑核支配咽喉肌；副神经核支配胸锁乳突肌和斜方肌。

5．脑干内的丘系纤维有内侧丘系、三叉丘系、外侧丘系和脊髓丘系（如脊髓丘脑束）。内侧丘系起于对侧薄束核和楔束核，止于背侧丘脑的腹后外侧核，功能为传导对侧躯干肢体的本体感觉和精细触觉。三叉丘系起于对侧三叉神经脊束核和脑桥核，止于背侧丘脑的腹后内侧核，功能为传导对侧头面部的浅感觉。外侧丘系起于双侧蜗神经核（以对侧为主），主要止于下丘，功能为传导听觉。脊髓丘脑束主要起于对侧脊髓灰质的Ⅰ和Ⅳ～Ⅶ层，止于背侧丘脑的腹后外侧核，功能为传导对侧躯干和肢体的浅感觉。

五、病例分析

1．该患者可能的损伤部位是延髓中部，为左侧延髓内侧综合征的表现，亦称舌下神经交叉性偏瘫。病人左侧舌萎缩，吐舌左侧偏斜，表明左侧舌下神经受损；右侧肢体痉挛性瘫痪，结合舌下神经的损伤情况，表明损伤部位应该在锥体交叉以上，左侧锥体束损伤；且损伤部位向背侧侵犯，伤及内侧丘系，因此右侧振动觉和辨别性触觉也丧失了。

2．该患者可能损伤的部位是上丘水平左侧中脑大脑脚脚底区域，即Weber综合征，亦称动眼神经交叉性偏瘫。病人左眼的症状都属于动眼神经损伤症状。右侧肢体痉挛性瘫痪，腱反射亢进，表明上运动神经元损伤，左侧皮质脊髓束损伤。此外，面肌和舌肌的症状表明左侧皮质核束损伤。

（栾丽菊　张卫光）

第三节　小脑和间脑

内容提要

一、小脑

1．位置及外部形态

小脑位于颅后窝，借三对小脑脚连于脑干的背面。其上面较平坦，下面中部凹陷（小脑谷）。

左、右小脑半球、小脑蚓，**原裂**、**水平裂**，**绒球**和**小结**、**小脑扁桃体**。

小脑的分叶：**绒球小结叶**、**小脑前叶**和**小脑后叶**。

小脑的分部：**古小脑或前庭小脑**：绒球小结叶；**旧小脑或脊髓小脑**：前叶和后叶蚓垂、蚓锥体；**新小脑或端脑小脑**：古旧小脑以外部分。

第四脑室：延髓和脑桥的背面与小脑相连，它们之间的室腔为第四脑室，此室腔向下与延髓和脊髓的中央管相通，向上连通中脑的中脑水管。

2．内部结构

（1）**小脑皮质和髓质**：小脑内部灰、白质的配布与脊髓不同，其灰质主要位于表层，称小脑皮质；白质位于深方；深部白质内又有若干灰质团块，称小脑核。

（2）**小脑核**（顶核、栓状核、球状核、齿状核）。

3．纤维联系

小脑脚	曾用名	主要的传入纤维束	主要的传出纤维束
小脑上脚	结合臂	脊髓小脑前束	小脑齿状红核丘脑纤维
小脑中脚	脑桥臂		脑桥小脑纤维
小脑下脚	绳状体	脊髓小脑后束，前庭小脑束	

	传入纤维	传出纤维	功能
前庭小脑	前庭神经核，前庭神经	经前庭神经核，前庭脊髓束、内侧纵束	维持身体平衡
脊髓小脑	脊髓小脑前束、后束	经顶核、球状核和栓状核，前庭脊髓束、网状脊髓束	调节肌张力
端脑小脑	大脑皮质、脑桥核，小脑中脚（脑桥小脑纤维）	经齿状核到背侧丘脑腹外侧核、红核，再到中央前回	协调机体运动

4．功能及临床意义

（1）小脑的功能：**维持平衡、调节肌张力、协调机体运动**。

（2）临床意义：闭目难立和走模特步（儿童的成神经管细胞瘤），震颤性麻痹，指鼻试验。

二、间脑

1．位置及外部形态

间脑位于**脑干**的上方，大部分被**大脑半球**所覆盖，两侧间脑之间为**第三脑室**。

（1）**背侧丘脑**：丘脑前结节，丘脑枕，丘脑间黏合、**下丘脑沟**。

（2）**下丘脑**：**视交叉、漏斗、垂体、乳头体**和**灰结节**。

（3）**后丘脑**：**内侧膝状体、外侧膝状体**。

（4）**上丘脑**：丘脑髓纹、缰三角、缰连合、**松果体**。

（5）**底丘脑**：**底丘脑核**。

2．内部结构

（1）**背侧丘脑（丘脑）**：为一对卵圆形的灰质团块，外邻内囊，内邻第三脑室。因其内有一“Y”形的纤维板——**内髓板**，背侧丘脑被划分为**前核群、内侧核群**和**外侧核群**三部分，外侧核群又分为背层和腹层，其中腹层又分腹前核、腹外侧核和腹后核，腹后核再分为腹后内侧核和腹后外侧核。

背侧丘脑的外侧借外囊与屏状核相邻，屏状核的外侧还有最外囊和岛叶皮质。

特异性中继核团：**腹后内侧核**——接受三叉丘系和味觉纤维，**腹后外侧核**——接受内侧丘系和脊髓丘系的纤维，**腹前核、腹外侧核**——接受新小脑、黑质、苍白球的纤维。

纤维联系：发出丘脑中央辐射，到达大脑皮层躯体感觉区。

（2）**后丘脑**：**内侧膝状体**：听觉的皮质下中枢，听辐射，颞横回；**外侧膝状体**：视觉的皮质下中枢，视辐射，视觉皮质。

（3）**下丘脑**：

1）重要的核：**视上核**和**室旁核**（加压素和催产素）、乳头体核、视交叉上核等。

2）纤维联系：前脑内侧束、穹窿，乳头丘脑束、视上垂体束、室旁垂体束等。

3）临床意义：感觉异常（如被针刺时会有烧灼感），尿崩症（抗利尿激素），昼夜节律性和体温的调节等。

应试习题

一、名词解释

1．小脑扁桃体

2．丘脑间黏合

3．内髓板

二、填空题

1．小脑位于__________，以三对小脑脚连接于脑干的背面，其中主要进入小脑的纤维是__________和__________；主要出小脑的纤维是__________。

2．Inferior cerebellar peduncle 主要由__________侧的__________和__________侧的__________组成。

3．小脑表面有许多基本呈横向走行的浅沟，将小脑分成众多横行的__________。__________分界小脑的上面和下面；__________分界小脑后叶和绒球小结叶。

4．小脑各部皮质的结构是相同的，由浅入深分为__________层、__________层和__________层。Purkinje 细胞胞体位于__________层。

5．人类脑干内最大的两个大脑皮质与小脑的中继核团是__________和__________，它们发纤维分别加入对侧的__________和__________。

6．小脑髓体内的灰质核团称为小脑核，由__________、__________、__________和__________组成。

7．小脑的纤维联系中，前庭小脑（原小脑）主要接受来自__________和__________的纤维，经__________入小脑，其传出纤维主要止于__________。

8．由新小脑皮质发出的冲动，经齿状核发出的__________出小脑，纤维交叉后小部分止于红核，大部分止于背侧丘脑的__________和__________，此两核再发纤维投射至__________，完成小脑对大脑皮质发出运动冲动的调节和修正。

9．Diencephalon 的室腔称为__________，它后通__________；向前经__________与__________相通。

10．内髓板是位于__________内的“Y”字形纤维板，网状核与外侧核群间为__________。Dorsal thalamus 的外侧紧邻端脑的__________。

11．背侧丘脑的外侧核群可分为背、腹两层，腹层的核团从前向后分别是__________、__________和__________。

12．背侧丘脑的 ventral posterior nucleus 又可分为__________和__________，它们发出纤维投射至__________。

13．背侧丘脑的腹外侧核和腹前核主要接受__________、__________和__________的纤维，发出纤维至__________。

14．上丘脑包括松果体、__________、__________、__________和后连合，其中能产生

褪黑激素的内分泌器官是__________。

15．后丘脑由__________和__________两部分组成，分别经__________和__________连于下丘和上丘。

16．在脑的底面，下丘脑视交叉的后方是__________，其后方有一对__________，前者向下移行为__________，下端与__________相连。

17．下丘脑为__________以下的第三脑室旁壁和室底的结构，前界为__________，其前上方连接__________，后界为__________。

18．下丘脑垂体束包括__________、__________和__________，其中与将神经内分泌物质经垂体门脉运送至垂体前叶，调节垂体前叶的内分泌功能有关的是__________。

三、选择题

A1 型题

1．小脑前叶与小脑后叶的分界是

A．原裂

B．次裂

C．水平裂

D．后外侧裂

E．扁桃体后裂

2．属于旧小脑的结构是

A．绒球

B．蚓垂

C．小脑顶核

D．小脑齿状核

E．小脑半球外侧部

3．小脑扁桃体属于

A．古小脑

B．旧小脑

C．新小脑

D．前庭小脑

E．端脑小脑

4．连接两侧 dorsal thalamus 的结构是

A．前连合

B．缰连合

C．丘脑髓纹

D．丘脑间黏合

E．内侧膝状体

5．背侧丘脑的外侧核群的背层最后部的核团是

A．枕

B．后丘脑

C．腹后核

D．腹后外侧核

E．腹后内侧核

6．背侧丘脑内接受三叉丘系纤维的核团是

A．ventral anterior nucleus

B．ventral lateral nucleus

C．ventral posterolateral nucleus

D．ventral posteromedial nucleus

E．dorsomedial nucleus

7．间脑特异性中继核团中，与躯体运动的调节有关的是

A．腹后核

B．腹前核

C．丘脑前核

D．内侧膝状体

E．外侧膝状体

8．Superior cerebellar peduncle 的纤维止于背侧丘脑的结构是

A．腹后核和枕

B．腹前核和腹外侧核

C．腹外侧核和腹后核

D．腹后外侧核和腹前核

E．腹后内侧核和后外侧核

9．苍白球丘脑纤维主要止于背侧丘脑的

A．腹前核

B．腹后核

C．板内核

D．正中核

E．丘脑前核
10．孤束核发出的味觉纤维止于背侧丘脑的
A．腹外侧核
B．后内侧核
C．背内侧核
D．腹后外侧核
E．腹后内侧核
11．属于 metathalamus 的核团是
A．枕
B．后外侧核
C．腹后外侧核
D．腹后内侧核
E．外侧膝状体
12．属于 epithalamus 的结构是
A．枕
B．上丘
C．穹窿
D．松果体
E．内侧膝状体
13．下丘脑的前界是
A．前连合和终板
B．乳头体和灰结节
C．灰结节和垂体
D．前连合和视交叉
E．视交叉和终板
14．下丘脑与垂体前叶功能有关的核团是
A．视上核
B．室旁核
C．乳头体核
D．漏斗核
E．下丘脑后核
15．具有神经内分泌功能的核团是
A．乳头体核
B．室旁核
C．丘脑前核
D．丘脑腹前核
E．丘脑腹后核
16．不参与下丘脑联系的纤维是
A．穹窿
B．背侧纵束
C．前脑内侧束
D．乳头丘脑束
E．丘脑髓纹
17．下丘脑与背侧丘脑的分界结构是
A．漏斗
B．视交叉
C．下丘脑沟
D．灰结节
E．乳头体
18．来自端脑至下丘脑的传入纤维是
A．终纹
B．内侧纵束
C．丘脑髓纹
D．背侧纵束
E．前脑内侧束

A2 型题

1．男性，75 岁。因出现站立不稳、摇晃、并足站立困难、不能单腿站立就医，MRI 提示小脑萎缩，可能损伤的结构是
A．小脑蚓
B．小脑前叶
C．小脑后叶
D．小脑中脚
E．绒球小结叶
2．女性，68 岁。因脑卒中就医，医生行“指鼻试验”检查，与该试验检查相关的结构是
A．小脑蚓
B．小脑前叶
C．小脑后叶
D．小脑扁桃体
E．绒球小结叶
3．女性，65 岁。因右上肢渐进性震颤就医，医生检查时发现在愈近目的时震颤愈明显，属于意向性震颤，可能发生病变的结构是

A．前庭小脑
B．脊髓小脑
C．端脑小脑
D．小脑上脚
E．小脑下脚

4．男性，70 岁。因右上肢渐进性震颤就医，震颤在静止时发生，如“搓丸样”，表情呆板，行动迟缓。入院诊断为 Parkinson 病，可能发生病变的结构是
A．黑质
B．红核
C．前庭小脑
D．脊髓小脑
E．端脑小脑

5．男性，56 岁。因垂体瘤导致双眼颞侧半视野偏盲，视神经乳头苍白，可能损伤的结构是
A．视束
B．视神经
C．视网膜
D．视交叉
E．外侧膝状体

6．女性，34 岁。因头部外伤导致右眼视野全盲，可能损伤的结构是
A．上丘
B．视束
C．视神经
D．视交叉
E．外侧膝状体

7．女性，13 岁。因脑卒中导致双眼视野右侧半偏盲，可能损伤的结构是
A．上丘
B．视网膜
C．视神经
D．视交叉
E．视辐射

8．男性，5 岁。因时常站立不稳，常向后跌倒入院。眼底镜可见严重的视神经乳头水肿，MRI 提示第四脑室顶神经瘤，肿瘤可能压迫的结构是
A．小结
B．小脑中脚
C．小脑前叶
D．小脑后叶
E．小脑扁桃体

A3 型题

（1 ~ 6 题共用题干）

男性，56 岁。因颅脑内肿瘤行开颅手术，术后突然出现头痛、四肢不能活动、全身浅感觉障碍、呼吸困难、吞咽困难等症状。MRI 提示：脑水肿合并小脑扁桃体疝。

1．小脑扁桃体属于小脑的分叶是
A．前庭小脑
B．端脑小脑
C．小脑前叶
D．小脑后叶
E．绒球小结叶

2．患者出现“呼吸困难”提示可能压迫了
A．脊髓
B．延髓
C．脑桥
D．中脑
E．间脑

3．患者出现“四肢不能活动”提示可能压迫了
A．孤束
B．薄束
C．楔束
D．锥体束
E．三叉神经脊束

4．患者出现“全身浅感觉障碍”提示可能压迫了
A．内侧丘系
B．外侧丘系
C．三叉丘系
D．锥体外系
E．脊髓丘系

5．患者出现“吞咽困难”提示可能压迫了
A．疑核
B．孤束核
C．薄束核
D．楔束核
E．三叉神经脊束核

（6 ～ 8 题共用题干）

女性，6 岁。因烦渴多饮多尿就诊。实验室检查示：24 小时尿量超过 3000ml，呈低比重尿或低渗尿。医生初步诊断为中枢性尿崩症。

6．与中枢性尿崩症相关的激素是
A．催产素
B．加压素
C．醛固酮
D．肾上腺素
E．糖皮质激素
7．与中枢性尿崩症相关的部位是
A．上丘脑
B．底丘脑
C．后丘脑
D．下丘脑
E．背侧丘脑
8．与中枢性尿崩症相关的神经核是
A．漏斗核
B．乳头体核
C．弓状核
D．视交叉上核
E．视上核和室旁核

B 型题

A．旧小脑
B．新小脑
C．原小脑
D．小脑中脚
E．橄榄小脑纤维
1．与维持身体平衡有关的是
2．与调节骨骼肌的张力有关的是
3．影响上、下肢精确随意运动协调的是

A．松果体
B．视交叉
C．枕
D．外侧膝状体
E．底丘脑
4．属于下丘脑的结构是
5．属于上丘脑的结构是
6．属于背侧丘脑的结构是
7．属于后丘脑的结构是

A．下丘脑
B．下丘
C．上丘脑
D．上丘
E．外侧膝状体
8．是听觉传导通路上的重要中继站并参与听觉反射的是
9．主要是视觉反射中枢，完成由光、声音所引起的反射活动的是
10．发出轴突组成视辐射的是

A．丘脑髓纹
B．下丘脑沟
C．髓纹
D．终丝
E．界沟
11．作为延髓和脑桥背面的分界线的是
12．是延髓和脑桥内运动性核团和感觉性核团的分界的是
13．位于背侧丘脑背侧面与内侧面交界处的是
14．作为背侧丘脑与下丘脑的分界的是

A．背侧丘脑前核
B．背侧丘脑腹前核和腹外侧核
C．背侧丘脑枕
D．背侧丘脑腹后内侧核和腹后外侧核
E．背侧丘脑内侧核群
15．位于内髓板前部分叉处的核团是

16．属躯体感觉性特异性中继核团的是
17．接受小脑上脚纤维的核团是
18．接受苍白球丘脑纤维的核团是

A．ventral posteromedial nucleus
B．ventral posterolateral nucleus
C．ventral anterior nucleus and ventral lateral nucleus
D．medial geniculate body
E．lateral geniculate body

19．接受下丘臂来的纤维的是
20．接受上丘臂来的纤维的是
21．接受脊髓丘脑束的纤维的是
22．接受孤束来的味觉纤维的是

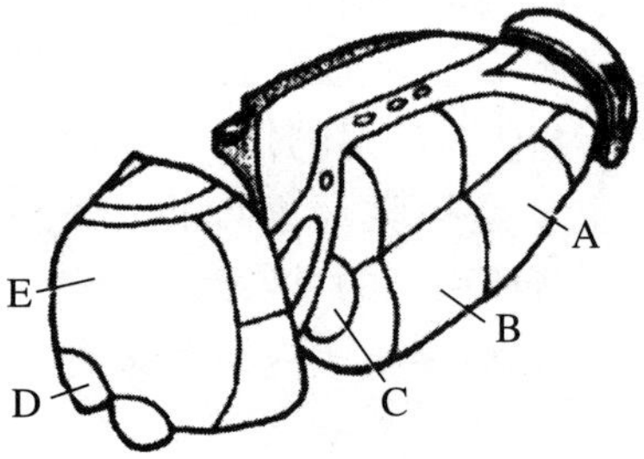

图 28　背侧丘脑

图 28 中：
23．与躯干四肢浅感觉有关的核团是
24．与躯体运动调节有关的核团是
25．枕是指

A．乳头丘脑束
B．前脑内侧束
C．结节漏斗束
D．室旁垂体束
E．穹窿

26．主要起自隔区的纤维束是
27．止于乳头体核的纤维束是
28．运送加压素至垂体后叶并释放入血液的纤维束是
29．运送影响垂体前叶细胞分泌活动的激素至垂体门脉的纤维束是

X 型题

1．小脑中间核包括
A．顶核
B．球状核
C．栓状核
D．齿状核
E．下橄榄核

2．背侧丘脑中的特异性中继核包括
A．腹前核
B．腹后核
C．腹外侧核
D．内侧膝状体
E．外侧膝状体

3．背侧丘脑中与躯体运动的调节有关的核团有
A．anterior nucleus
B．ventral anterior nucleus
C．ventral posterior nucleus
D．ventral lateral nucleus
E．ventral posterolateral nucleus

4．背侧丘脑的腹后外侧核接受的纤维束有
A．三叉丘系
B．内侧丘系
C．味觉纤维
D．外侧丘系
E．脊髓丘脑束

5．属于后丘脑的结构是
A．垂体
B．胼胝体
C．松果体
D．内侧膝状体
E．外侧膝状体

6．下丘脑垂体束的起始核团有
A．室旁核
B．漏斗核
C．视上核
D．乳头体核
E．视交叉上核

四、问答题

1．简述小脑的机能分部及其各部的纤维联系。
2．简述 diencephalon 中与躯体感觉相关的特异性中继核团及其纤维联系。

五、病例分析

女孩，13 岁，出生时正常，婴儿期未患过严重疾病，几岁时生长发育正常。近来身高、体重均较同龄者低。智力发育正常。8 岁时发生过顽固性多尿，伴有烦渴。当时给予垂体后叶加压素，有显著疗效。检查时发现：身高、体重都比同龄者低下，营养不良，无色素沉着和皮下肿物。外生殖器婴儿型。视神经盘（乳头）稍微苍白，完全双颞侧偏盲。颅侧位 X 线片示蝶鞍增大，鞍背有侵蚀。请结合病变表现分析该肿瘤的发生部位。

参考答案

一、名词解释

1．小脑的下面中间蚓垂两旁靠近延髓背面的小脑半球向下膨出，称小脑扁桃体。在临床，病人颅脑外伤或颅内肿瘤等导致颅内压升高时，小脑扁桃体移位可嵌入枕骨大孔，形成小脑扁桃体疝，压迫延髓，可危及生命。

2．在背侧丘脑内侧面、下丘脑沟的背方，有一卵圆形的结构连接两侧背侧丘脑，称为丘脑间黏合。

3．背侧丘脑内有一“Y”字形白质构成的纤维板，称为内髓板，将背侧丘脑灰质分隔为三个主要的核群。前核在内髓板前部的分叉处的前方，内侧核群和外侧核群分别位于内髓板的内侧和外侧。

二、填空题

1．颅后窝　小脑下脚　小脑中脚　小脑上脚
2．对　橄榄小脑纤维　同　脊髓小脑后束
3．小脑叶片　水平裂　后外侧裂
4．分子　梨状细胞　颗粒　梨状细胞
5．下橄榄核　脑桥核　小脑下脚　小脑中脚
6．顶核　球状核　栓状核　齿状核
7．同侧前庭神经节　同侧前庭神经核　小脑下脚　同侧前庭神经核
8．小脑上脚　腹前核　腹外侧核　大脑皮质躯体运动区
9．第三脑室　大脑水管　室间孔　侧脑室
10．背侧丘脑　外髓板　内囊
11．腹前核　腹外侧核　腹后核
12．腹后内侧核　腹后外侧核　大脑皮质中央后回的躯体感觉区
13．小脑齿状核　苍白球　黑质　大脑皮质的躯体运动区

14．缰三角　缰连合　丘脑髓纹　松果体
15．内侧膝状体　外侧膝状体　下丘臂　上丘臂
16．灰结节　乳头体　漏斗　垂体
17．下丘脑沟　视交叉　终板　乳头体
18．视上垂体束　室旁垂体束　结节垂体束（结节漏斗束）　结节垂体束（结节漏斗束）

三、选择题

A1 型题

1．A	2．B	3．A	4．D	5．A	6．D	7．B	8．B
9．A	10．C	11．E	12．D	13．E	14．D	15．B	16．E
17．C	18．E						

A2 型题

1．E	2．C	3．B	4．A	5．D	6．C	7．E	8．A

A3 型题

1．C	2．B	3．D	4．E	5．A	6．B	7．D	8．E

B 型题

1．C	2．A	3．B	4．B	5．A	6．C	7．D	8．B
9．D	10．E	11．C	12．E	13．A	14．B	15．A	16．D
17．B	18．B	19．D	20．E	21．B	22．A	23．B	24．A
25．E	26．B	27．E	28．D	29．C			

X 型题

1．BC	2．ABC	3．BD	4．BE	5．AC	6．AC

四、问答题

1．（1）原小脑（前庭小脑）：主要接受同侧前庭神经核和前庭神经节发出的纤维，经小脑下脚到达绒球小结叶皮质，由该皮质发出的传出纤维直接经小脑下脚投射到同侧的前庭神经核。通过前庭脊髓束和内侧纵束，调控躯干肌和眼外肌的运动神经元，以应答前庭刺激后的肌紧张变化，维持身体平衡，协调眼球运动。⑵旧小脑（脊髓小脑）：主要接受脊髓小脑束（包括脊髓小脑前、后束和楔小脑束）的纤维，经小脑上、下脚到达旧小脑皮质。由蚓部皮质发出的纤维至顶核，中继后经小脑下脚投射到同侧前庭神经核和脑干网状结构，通过前庭脊髓束和网状脊髓束调控躯干肌和肢体近端肌肉的肌张力和肌协调。由半球中间部皮质发出的纤维至中间核，中继后经小脑上脚投射到对侧红核大细胞部和丘脑腹外侧核，由腹外侧核再投射到大脑皮质运动区，通过红核脊髓束和皮质脊髓束调控肢体远端肌肉的肌张力和肌协调。（3）新小脑（端脑小脑）：主要接受对侧脑桥核发出的纤维，经小脑中脚到达新小脑皮质，由半球外侧部皮质发出的纤维至齿状核，中继后经小脑上脚投射至对侧红核小细胞部（再投射到下橄榄核）和丘脑腹外侧核，由腹外侧核再投射到大脑皮质运动区，修正大脑皮质运动区起始神经元的活动。后经皮质脊髓束调控上、下肢精确运动的计划和协调。

2．间脑中与躯体感觉有关的特异性中继核团及它们的纤维联系如下：（1）腹后内侧核：

接受三叉丘系和来自孤束核的味觉纤维，发出纤维投射至大脑皮质躯体感觉区中央后回下部。(2) 腹后外侧核：接受内侧丘系和脊髓丘脑束的纤维，发出纤维投射至大脑皮质躯体感觉区中央后回中、上部和中央旁小叶后部。(3) 内侧膝状体：接受下丘来的听觉纤维，发出纤维形成听辐射，投射至颞叶的听觉皮质（颞横回）。(4) 外侧膝状体：接受视束纤维，发出纤维形成视辐射，投射至枕叶的视觉皮质（距状沟两侧的皮质）。

五、病例分析

该病例可能患垂体瘤。(1) 顽固性多尿，伴有烦渴，给予垂体后叶加压素，有显著疗效，可能肿瘤影响了加压素的释放；(2) 身高、体重均较同龄者低，智力发育正常，可能肿瘤影响了生长激素的分泌；(3) 眼底视神经盘苍白，可能是因为视交叉部被压迫，视神经萎缩所致；(4) X线片示骨质侵蚀以及双眼颞侧视野偏盲，可能是肿瘤压迫了视交叉，也侵犯了漏斗和灰结节。

（栾丽菊　张卫光）

第四节　端　脑

内容提要

一、位置及外部形态

1．大脑位于间脑、小脑和脑干的上面，借**大脑纵裂**分左、右大脑半球，两者间以横行的纤维束——**胼胝体**相连，每侧的大脑半球分上外侧面、内侧面和底面。借**大脑横裂**与小脑相邻。

（1）**大脑半球上的沟**：中央沟、外侧沟和顶枕沟，额上 / 下沟、距状沟、枕颞沟、扣带沟等。

（2）**大脑半球分叶**：额叶、顶叶、枕叶、颞叶、岛叶（脑岛）。

（3）**大脑半球上的主要脑回**：

	大脑半球的主要脑回
额叶	中央前回，额上 / 中 / 下回，中央旁小叶前部，嗅球、嗅束、嗅三角、直回
顶叶	中央后回、中央旁小叶后部，缘上回和角回（语言中枢），顶上小叶，顶下小叶
颞叶	枕颞内 / 外侧回，颞上 / 中 / 下回、颞横回，海马旁回、钩、海马、齿状回
枕叶	距状裂两侧的皮质，楔叶，舌回，扣带回
岛叶	岛长回，岛短回

二、大脑皮质的分区及功能定位

大脑皮质		功能定位
第Ⅰ躯体运动区		中央前回和中央旁小叶的前部（4、6区）
第Ⅰ躯体感觉区		中央后回和中央旁小叶的后部（**3**、**1**、**2**区）
视区（视觉中枢）		距状沟两侧的皮质（17区）
听区（听觉中枢）		颞横回（41、42区）
语言中枢	运动性语言中枢	额下回的后部（44、45区）
	书写中枢	额中回的后部（8区）
	视觉性语言中枢	角回（39区）
	听觉性语言中枢	颞上回的后部（22区）

三、内部结构

（1）**侧脑室**：位于左、右大脑半球的内部，为一对不规则腔隙，内含**脑脊液**和产生脑脊液的**脉络丛**。分前角、中央部、后角和下角。

（2）**基底核**：位于大脑半球的底部，深埋于白质中。包括**尾状核**、**豆状核**（**壳**和**苍白球**）、**杏仁体**、**屏状核**。

纹状体：**新纹状体**（尾状核和壳）、**旧纹状体**（苍白球）。

（3）**大脑髓质**：

1）**连合纤维**：**胼胝体**、**前连合**、**穹窿连合**。

2）联络纤维：上、下纵束，钩束，扣带。

3）投射纤维：内囊。

内囊（internal capsule）：在脑的水平切面上，内囊是位于尾状核、豆状核、背侧丘脑之间，呈尖向内侧的“V”字形的白质板。可分**内囊前脚肢**、**内囊膝**（皮质核束）和**内囊后脚肢**（皮质脊髓束、丘脑中央辐射、听辐射、视辐射）三部分。内囊处集聚了所有出入大脑半球的纤维束。**临床意义**：**内囊损伤**可造成**“三偏综合征”**，即对侧偏身感觉丧失、对侧肢体运动丧失（偏瘫）、双眼对侧视野偏盲。

四、边缘系统

在半球的内侧面，围绕胼胝体的隔区（位于终板前方）、扣带回和海马旁回，加上海马和齿状回等，合称为**边缘叶**。边缘叶再加上与它联系密切的皮质和皮质下结构（如杏仁体、隔区下的隔核、下丘脑、背侧丘脑的前核群、中脑被盖等），共同组成边缘系统（limbic system）。由于这部分脑与嗅觉和内脏活动关系密切，故也称**内脏脑**。此外，边缘系统还与记忆、情绪反应和性活动等有关。

边缘叶包括隔区、扣带回、海马旁回和海马结构。相关皮质是指额叶眶部、岛叶及颞极。相关皮质下结构是指杏仁体、下丘脑、上丘脑、丘脑前核、中脑被盖等。其中边缘系统与边缘叶密切相关的重要结构为海马结构、隔区和杏仁体。

主要的纤维束有：前脑内侧束（由隔区经丘脑下部外侧区到中脑）、穹隆（由海马⟶乳头体）、乳头丘脑束（乳头体⟶丘脑前核）、终纹（杏仁体⟶隔区）、丘脑髓纹（隔区⟶缰核）。

应试习题

一、名词解释

1. 穹窿
2. 前脑内侧束
3. 枕前切迹
4. insula
5. 嗅三角
6. 前穿质
7. basal ganglia
8. 大脑皮质细胞构筑
9. Betz 细胞
10. limbic system

二、填空题

1．大脑半球背外侧面中央后沟后方，有一条与半球上缘平行的沟，称为＿＿＿＿＿，此沟上方为＿＿＿＿＿，下方为＿＿＿＿＿。

2．大脑半球外侧观，顶下小叶分为两部分：包绕颞上沟末端的脑回为＿＿＿＿＿；包绕外侧沟后端的脑回称为＿＿＿＿＿。颞上回转入外侧沟的下壁上，有两个横行的脑回为＿＿＿＿＿。

3．在大脑半球底面额叶下面靠内侧有一条纤维束称＿＿＿＿＿，其前端膨大称为＿＿＿＿＿，后端扩展为＿＿＿＿＿。后者与视束之间为＿＿＿＿＿。

4．在大脑半球内侧面，位于胼胝体周围和侧脑室下角底的一圈弧形结构由隔区、＿＿＿＿＿、＿＿＿＿＿、＿＿＿＿＿和＿＿＿＿＿构成。

5．侧脑室中央部位于＿＿＿＿＿内，前角伸入＿＿＿＿＿，后角伸入＿＿＿＿＿，下角伸入＿＿＿＿＿。

6．纹状体是＿＿＿＿＿系中的重要核团，它的传出纤维经背侧丘脑核团的中继后，对大脑皮质的＿＿＿＿＿区的功能进行调节。

7．Caudate nucleus 和 putamen 主要接受来自＿＿＿＿＿和＿＿＿＿＿的纤维，传出纤维一部分返回＿＿＿＿＿，主要终于＿＿＿＿＿。

8．Globus pallidus 又称＿＿＿＿＿，其传出纤维主要止于＿＿＿＿＿和＿＿＿＿＿。

9．大脑皮质按种系发生的早晚分为原皮质、旧皮质和新皮质，原皮质是指＿＿＿＿＿和＿＿＿＿＿；旧皮质是指＿＿＿＿＿；新皮质具有＿＿＿＿＿层结构。

10．大脑皮质的神经细胞主要分为 5 类，由锥体细胞、＿＿＿＿＿、＿＿＿＿＿、＿＿＿＿＿和＿＿＿＿＿组成。

11．按 Brodmann 分区法，第Ⅰ躯体感觉区位于＿＿＿＿＿区；视区位于＿＿＿＿＿区；听区位于＿＿＿＿＿区。

12．第Ⅰ躯体运动区位于 Brodmann＿＿＿＿＿区和＿＿＿＿＿区，其第＿＿＿＿＿层的＿＿＿＿＿细胞的轴突是锥体束中最粗大的纤维，支配随意运动。

13．大脑髓质可分为三类纤维，即＿＿＿＿＿、＿＿＿＿＿和＿＿＿＿＿。其中连接两侧半球最大的纤维束称＿＿＿＿＿。

14．连合系是指连接左、右大脑半球皮质的纤维，包括＿＿＿＿＿、＿＿＿＿＿和＿＿＿＿＿。

15. Internal capsule 位于__________、__________与__________之间，它是大脑半球髓质的__________纤维绝大部分要经过的地方。

三、选择题

A1 型题

1. 分开左右大脑半球的结构是
   A. 大脑纵裂
   B. 大脑横裂
   C. 外侧沟
   D. 中央沟
   E. 扣带沟
2. 距状沟下方的脑回是
   A. 舌回
   B. 楔叶
   C. 角回
   D. 海马旁回
   E. 顶下小叶
3. 属于海马结构的是
   A. 钩
   B. 舌回
   C. 扣带回
   D. 齿状回
   E. 海马旁回
4. 属于新纹状体的结构是
   A. caudate nucleus
   B. lentiform nucleus
   C. caudate nucleus and lentiform nucleus
   D. caudate nucleus and putamen
   E. caudate nucleus and globus pallidus
5. 接受黑质致密部多巴胺能神经元的投射的核是
   A. 乳头体
   B. 屏状核
   C. 杏仁体
   D. 旧纹状体
   E. 新纹状体
6. 第 I 躯体运动区中与下肢的运动有关的部位是
   A. 中央前回的下部和中央旁小叶前部
   B. 中央前回的下部和中央旁小叶后部
   C. 中央前回的上部和中央旁小叶前部
   D. 中央前回的上部和中央旁小叶后部
   E. 中央前回的中部和中央旁小叶后部
7. 第 I 躯体运动区主要接受的传入纤维是来自
   A. 中央后回
   B. 新小脑皮质
   C. 背侧丘脑前核
   D. 背侧丘脑腹外侧核
   E. 中央后回和背侧丘脑腹前核、腹外侧核
8. 端脑水平断面上与 interal capsule 相邻的核团是
   A. 豆状核、尾状核和壳
   B. 豆状核、尾状核和纹状体
   C. 豆状核、尾状核和背侧丘脑
   D. 豆状核、背侧丘脑和纹状体
   E. 尾状核、背侧丘脑和纹状体
9. 不经过内囊后肢的纤维束是
   A. 视辐射
   B. 额桥束
   C. 皮质红核束
   D. 皮质脊髓束
   E. 丘脑中央辐射

A2 型题

1. 男性，70 岁。脑卒中后出现语言表

达障碍，能够理解对方的言语，但回答中的连词、代词等缺失，好像电报语言，逐渐丧失说话的能力，推测损伤的区域可能是

A．额上回后部
B．额中回后部
C．额下回后部（Broca 区）
D．缘上回
E．角回

2．女性，66 岁。脑外伤后尽管上肢和手没有明显的运动障碍，但失去了书写表达意思的能力，诊断为失写症，推测损伤的区域可能是

A．额上回后部
B．额中回后部
C．额下回后部
D．缘上回
E．角回

3．女性，48 岁。脑外伤后尽管视力未受影响，但不能理解书报中文字的意思，诊断为失读症，推测损伤的区域可能是

A．额上回后部
B．额中回后部
C．额下回后部
D．缘上回
E．角回

4．女性，48 岁。脑外伤后尽管听力未影响，但不能听懂对方的语言，也答非所问，诊断为感觉性失语症，推测损伤的区域可能是

A．额上回后部
B．额中回后部
C．额下回后部
D．颞上回后部
E．角回

5．男性，54 岁。脑卒中后出现肌张力增高，静止性震颤，MRI 提示基底核区域病变，最可能受损伤的是

A．壳
B．苍白球
C．尾状核
D．杏仁体
E．背侧丘脑

6．女性，61 岁。脑卒中后出现肌张力减低，运动过多，舞蹈样动作，最可能受损伤的是

A．屏状核
B．苍白球
C．杏仁体
D．背侧丘脑
E．新纹状体

7．女性，70 岁。脑卒中后出现肌张力下降，手足徐动的变化，最可能受损伤的是

A．壳
B．苍白球
C．屏状核
D．杏仁体
E．背侧丘脑

A3 型题

男，72 岁，在晚饭饮酒后突然晕倒，意识丧失 2 天。苏醒后发现左侧上、下肢不能随意运动，腱反射亢进。左侧半身的深感觉丧失，瞳孔对光反射正常，但患者两眼视野左侧半缺损。

1．该患者可能发生损伤的部位是

A．胼胝体
B．右侧海马
C．左侧海马
D．右侧内囊
E．左侧内囊

2．该损伤区域的供血动脉是

A．椎动脉
B．基底动脉
C．迷路动脉
D．脑桥动脉
E．豆纹动脉

3．患者出现的“左侧上、下肢不能随意

运动，腱反射亢进”可能是损伤了
A．皮质脊髓束
B．皮质脑干束
C．脊髓丘脑束
D．前庭脊髓束
E．红核脊髓束
4．患者出现的“左侧半身的深感觉丧失”可能是损伤了
A．听辐射
B．视辐射
C．顶枕颞桥束
D．前脑内侧束
E．丘脑中央辐射
5．患者出现的“两眼视野左侧半缺损”可能是损伤了
A．听辐射
B．视辐射
C．顶枕颞桥束
D．前脑内侧束
E．丘脑中央辐射

B 型题

A．下丘脑
B．嗅脑
C．岛叶
D．海马
E．枕
1．属原皮质的是
2．属旧皮质的是
3．属新皮质的是
4．具有六层结构的脑部是

A．中央旁小叶
B．扣带回
C．齿状回
D．海马
E．钩
5．中央前、后回上端延伸至大脑半球内侧面的部分是
6．海马旁回前端膨大向后弯曲形成的结构是
7．围绕胼胝体的是
8．与边缘系统无关的是
9．与下肢的运动和感觉有关的结构是

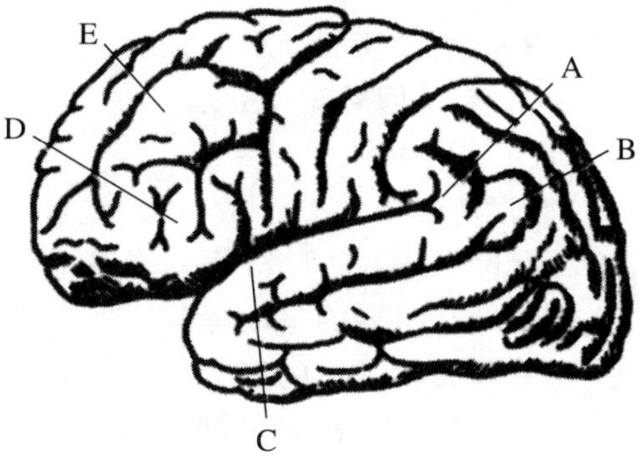

图 29　大脑半球背外侧面

图 29 中：
10．视觉性语言中枢位于
11．缘上回是指
12．包含有运动性语言中枢的脑回是

A．尾状核
B．豆状核
C．屏状核
D．杏仁体
E．苍白球
13．位于海马回钩深方的是
14．仅属旧纹状体的核是
15．仅属新纹状体的核是
16．全长都与侧脑室相邻的核是

A．尾状核和豆状核
B．尾状核和苍白球
C．尾状核和壳
D．杏仁体
E．屏状核
17．纹状体包括
18．新纹状体包括
19．属边缘系统的核是
20．功能与内脏活动有关的核是

A．中央前回上部
B．中央前回中部
C．中央前回下部
D．中央旁小叶前部
E．中央旁小叶后部
21．手的运动代表区是
22．脚的运动代表区是
23．躯干运动代表区是
24．喉的运动代表区是

A．中央后回上部
B．中央后回中部
C．中央后回下部
D．中央旁小叶后部
E．中央旁小叶前部
25．足的感觉代表区是
26．舌的感觉代表区是
27．中指的感觉代表区是

A．距状沟两侧皮质
B．颞上回后部皮质
C．角回皮质
D．颞横回皮质
E．缘上回皮质
28．视区位于
29．视觉性语言中枢位于
30．听区位于
31．听觉性语言中枢位于

A．失读症
B．失写症
C．感觉性失语症
D．运动性失语症
E．舌肌瘫痪
32．Broca 区损伤可发生
33．顶下小叶角回损伤可发生
34．颞上回后部损伤可发生
35．额中回后部损伤可发生

A．内囊前肢
B．内囊后肢
C．内囊膝
D．外囊
E．最外囊
36．Optic radiation 通过
37．Frontopontine tract 通过
38．Corticonuclear tract 通过
39．Corticospinal tract 通过

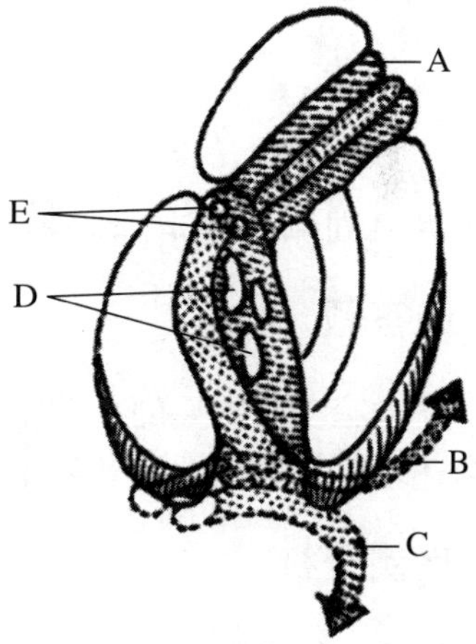

图 30　内囊

图 30 中：
40．止于脑神经运动核的纤维是
41．止于脊髓前角运动细胞的纤维是
42．传导视觉的纤维束是

X 型题

1．与下丘脑有联系的纤维束有
A．前脑内侧束
B．内侧纵束
C．穹窿
D．丘脑髓纹
E．背侧纵束
2．属于边缘叶的结构有
A．海马旁回
B．海马
C．扣带回
D．齿状回
E．舌回

3．包含有语言中枢的脑回有
A．额中回
B．额下回
C．颞上回
D．颞中回
E．角回

4．属于纹状体的结构是
A．屏状核
B．苍白球
C．杏仁体
D．尾状核
E．壳

5．属联系同侧大脑半球内各部皮质的纤维有
A．弓状纤维
B．扣带
C．穹窿
D．钩束
E．胼胝体

6．通过内囊后肢的纤维有
A．皮质核束
B．皮质脊髓束
C．丘脑中央辐射
D．额桥束
E．视辐射

四、问答题

1．简述大脑皮质重要的功能中枢以及其所在的皮质分区。

2．简述基底核的位置及其纤维联系。

五、病例分析

男，62 岁，在观看赛马时突然晕倒，意识丧失 2 天。意识恢复时，右侧上、下肢瘫痪。6 周后检查发现右上、下肢痉挛性瘫痪，腱反射亢进，吐舌时偏向右侧，无萎缩。右侧眼裂以下面瘫。整个右半身的各种感觉缺损程度不一。但位置觉、振动觉和两点辨别性触觉全部丧失，温度觉有些丧失，痛觉未受影响。瞳孔对光反射正常，但患者两眼视野右侧半缺损。试从解剖学角度分析该患者可能发生损伤的部位，并简述原因。

参考答案

一、名词解释

1．穹窿是下丘脑最粗大的传入纤维束，并属于大脑半球髓质内连接两半球皮质的连合系纤维。穹窿起于海马，纤维弓形向上，贴在胼胝体的下面前行，并互相靠近，其中一部分纤维越至对侧，称为穹窿连合。过了穹窿连合，仍以两束纤维并行向前向下，深入下丘脑，止于乳头体核。

2．前脑内侧束是通过下丘脑外侧区的一大束松散的纤维，连接隔区、下丘脑和中脑被盖。前脑内侧束是下丘脑的重要传入和传出纤维通路，也是端脑的重要传入通路之一。

3．大脑半球背外侧面观，枕叶后端向前约 4cm 处脑表面稍凹陷，此处称枕前切迹。

4．岛叶：形似三角形岛状，位于外侧沟的深方，被额、顶、颞叶所掩盖，豆状核及屏状核位于岛叶的深部。

5．在大脑半球的底面额叶内侧有纵行的嗅束，其前端膨大为嗅球，与嗅神经相连。嗅束向后扩大为嗅三角。

6．前穿质位于嗅三角与视束之间，内有许多小血管穿入脑实质。

7．基底核：大脑半球表层的灰质为皮质，皮质深方是髓质（白质），深部髓质中包埋的灰质团块称为基底核，包括有尾状核、豆状核、屏状核和杏仁体。其中尾状核和豆状核合称为纹状体，是躯体运动的重要调节中枢；杏仁体属边缘系统，主要与内脏活动有关；屏状核功能不清。

8．大脑皮质是覆盖在大脑半球表面的灰质，从系统发生的角度看，人类大脑皮质可分为原皮质（海马、齿状回）、旧皮质（嗅脑）和新皮质。大脑皮质的细胞构筑是分层的，原皮质和旧皮质为3层结构：分子层、锥体细胞层和多形细胞层；新皮质是6层结构：Ⅰ分子层，Ⅱ外颗粒层，Ⅲ外锥体细胞层，Ⅳ内颗粒层，Ⅴ内锥体细胞层，Ⅵ多形细胞层。

9．是指第Ⅰ躯体运动区第Ⅴ层内的巨大锥体细胞。轴突参与皮质核束和皮质脊髓束的组成。

10．边缘系统：在大脑半球的内侧面，围绕胼胝体的隔区（包括胼胝体下回和终板旁回）、扣带回及海马旁回、海马和齿状回，加上岛叶前部、颞极合称边缘叶。边缘叶再加上有关的皮质下结构（如杏仁体、隔核、下丘脑、背侧丘脑的前核、中脑被盖等），共同组成边缘系统。功能主要与嗅觉和内脏活动有关，还涉及生殖行为、情绪、记忆等活动。

二、填空题

1．顶内沟　顶上小叶　顶下小叶
2．角回　缘上回　颞横回
3．嗅束　嗅球　嗅三角　前穿质
4．扣带回　海马旁回　海马　齿状回
5．顶叶　额叶　枕叶　颞叶
6．锥体外　躯体运动
7．大脑皮质　黑质　黑质　苍白球
8．旧纹状体　丘脑腹前核　腹外侧核
9．海马　齿状回　嗅脑（嗅球、嗅束和嗅三角）　6
10．梭形细胞　颗粒细胞　水平细胞　马提诺蒂细胞（Martinotti 细胞）
11．3、1、2　17　41、42
12．4　6　Ⅴ　巨型锥体（Betz）
13．连合纤维　联络纤维　投射纤维　胼胝体
14．胼胝体　前连合　穹窿连合
15．尾状核　背侧丘脑　豆状核　投射

三、选择题

A1 型题

1．A　2．A　3．D　4．D　5．E　6．C　7．E　8．C

9．B

A2 型题

1．C　2．B　3．E　4．D　5．B　6．E　7．B

A3 型题

1．D　2．E　3．A　4．E　5．B

B 型题

1．D　2．B　3．C　4．C　5．A　6．E　7．B　8．A
9．A　10．B　11．A　12．D　13．D　14．E　15．A　16．A
17．A　18．C　19．D　20．D　21．B　22．D　23．B　24．C
25．D　26．C　27．B　28．A　29．C　30．D　31．B　32．D
33．A　34．C　35．B　36．B　37．A　38．C　39．B　40．E
41．D　42．C

X 型题

1．ACE　2．ABCD　3．ABCE　4．BDE　5．ABD　6．BCE

四、问答题

1．大脑皮质重要的功能中枢有：(1) 第Ⅰ躯体运动区：主要位于中央前回和中央旁小叶前部，还包括紧邻它们前方的额叶部分。(2) 第Ⅰ躯体感觉区：位于中央后回和中央旁小叶后部。(3) 视觉区：位于枕叶内侧面距状沟两侧的皮质。(4) 听觉区：位于大脑外侧沟下壁的颞横回上。(5) 运动性语言中枢：位于额下回的后部。(6) 听觉性语言中枢：位于颞上回后部。(7) 视觉性语言中枢：位于角回。(8) 书写中枢：位于额中回后部。(9) 味觉区：岛盖皮质和岛叶皮质前部。(10) 嗅觉区：在海马旁回钩的内侧部及其附近（梨状前区、杏仁周区等）。

2．基底核由尾状核、豆状核、屏状核和杏仁体组成。尾状核位于丘脑背外侧，分头、体、尾 3 部，尾部连接杏仁体。豆状核位于岛叶深部，分为外部的壳和内部的苍白球，苍白球又被内侧白质板分为内侧部和外侧部。杏仁体与尾状核尾相连，属边缘系统。屏状核位于岛叶和豆状核之间。尾状核头部与豆状核前部相连，合称为纹状体。苍白球又称旧纹状体，尾状核和壳又称新纹状体。

新纹状体接受大脑皮质（主要指额、顶叶皮质）和黑质的传入纤维，传出纤维除返回黑质外，主要至旧纹状体（苍白球内侧部）。旧纹状体主要传入纤维来自尾状核和壳，传出纤维至底丘脑，再投射到背侧丘脑的腹前核和腹外侧核，少量纤维至中脑网状结构。底丘脑核和苍白球之间有往返的纤维联系。杏仁体的传入纤维广泛，主要来自大脑皮质、背侧丘脑和下丘脑。传出纤维经终纹等至隔区、下丘脑和大脑皮质等区域。屏状核与大脑皮质等广泛区域（尤其是躯体感觉区和视区）存在双向等纤维联系，功能尚不清楚。

五、病例分析

该患者可能出现的是左侧内囊较大范围（内囊膝和后肢）的损伤。

右上、下肢痉挛性瘫痪表明上运动神经元损伤；因舌麻痹而无萎缩，面下部亦麻痹，表明皮质脊髓束和皮质核束都受到损伤。位置觉、振动觉和辨别性触觉丧失可能是损伤了丘脑中央辐射，以至于脊髓后索至大脑皮质这条通路完全受损。痛觉可在背侧丘脑水平感知，所以未受影响。瞳孔对光反射正常而两眼视野右侧半缺损表明视束以上视辐射损伤可能性大。

（栾丽菊　王　旭）

第十六章　周围神经系统

周围神经系统是指脑和脊髓以外的神经成分，按其与中枢神经连接的部位不同，可分为脑神经和脊神经两部分。为了讲述方便，通常又把周围神经系统分为脊神经、脑神经和内脏神经三部分。

第一节　脊神经

内容提要

脊神经与脊髓相连，有**31对**，均为混合性神经，有**四种纤维成分**（躯体感觉、运动，内脏感觉、运动），分为**五部分**（颈神经 $C_{1\sim8}$，胸神经 $T_{1\sim12}$，腰神经 $L_{1\sim5}$，骶神经 $S_{1\sim5}$，尾神经 Co_1）。每一对脊神经由**前根（运动性）**和**后根（感觉性）组成**，主要分**前支和后支**，其前支组成**颈丛、臂丛、腰丛和骶丛**。

1．纤维成分

感觉纤维	躯体感觉	分布于皮肤、骨骼肌、腱和关节，将皮肤的浅感觉（痛、温、触觉）和肌、腱、关节的深感觉（运动觉、位置觉等）冲动传入中枢
	内脏感觉	分布于内脏、心血管和腺体，传导来自这些结构的感觉冲动
运动纤维	躯体运动	分布于骨骼肌，支配其运动
	内脏运动	支配平滑肌和心肌的运动，控制腺体的分泌

2．脊神经的分支

前支	较粗大，主要分布于躯干前、外侧部和四肢的肌和皮肤。除胸神经前支保持明显的节段性外，其余前支先交织成丛，再由丛发出若干神经至相应分布区
后支	较细小，主要分布于项、背部皮肤及腰骶部深层肌，节段性明显
脊膜返支	细小，经椎间孔返回椎管内分布
交通支	细小，连于脊神经与交感干神经节之间，分为白交通支和灰交通支

3．**神经丛**

除胸神经前支保持明显的节段性外，其余前支先交织成丛，再由丛发出若干神经至相应分布区。脊神经前支形成的神经丛有颈丛、臂丛、腰丛和骶丛。

	组成	位置	主要分布范围	主要的神经
颈丛	$C_{1\sim4}$ 前支	胸锁乳突肌上部的深面，中斜角肌和肩胛提肌起始端的前方	头颈部、胸壁上部、膈、纵隔等处	膈神经、锁骨上神经
臂丛	$C_{5\sim8}$ 和 T_1 前支	穿斜角肌间隙，在腋动脉的周围	上肢	正中、尺、肌皮、桡、腋神经
胸神经	$T_{1\sim12}$ 前支	肋间隙	胸、腹壁，胸、腹膜壁层	肋间神经、肋下神经
腰丛	T_{12}、$L_{1\sim4}$ 前支	腰大肌的深面	下肢的前内侧	股神经、闭孔神经
骶丛	$L_{4、5}$，$S_{1\sim5}$，C_0 前支	小骨盆骶骨和梨状肌的前面	臀部、下肢后面	坐骨神经、阴部神经

4．颈丛的主要神经

神经		分布
皮支	枕小神经 C_2	行向后上至枕部及耳郭背面的皮肤
	耳大神经 $C_{2\sim3}$	行向上前至耳郭及其附近的皮肤
	颈横神经 $C_{2\sim3}$	也称颈皮神经，行向前至颈前部皮肤
	锁骨上神经 $C_{3\sim4}$	分多支行向下外至颈外侧下部、胸壁上部和肩部的皮肤
肌支	膈神经 $C_{3\sim5}$	为混合性神经，沿前斜角肌前面下降，穿锁骨下动、静脉之间，经胸廓上口入胸腔，再经肺根前方下行至膈 运动纤维支配膈；感觉纤维分布于心包、胸膜、膈下的腹膜 膈神经受刺激，可出现呃逆现象；膈神经受损，可引起膈肌瘫痪而致呼吸减弱

5．臂丛的主要神经

神经	组成	分布	损伤后的表现
胸长神经	$C_{5\sim7}$	沿前锯肌表面下降并支配此肌	前锯肌瘫痪，上肢做前推动作时，患侧肩胛骨内侧缘和下角离开胸廓而耸起，呈现“翼状肩”
胸背神经	$C_{6\sim8}$	沿肩胛骨外侧缘下行，支配背阔肌	背阔肌瘫痪，乳腺癌根治术清扫腋淋巴结群时，应避免损伤它
正中神经	$C_6\sim T_1$	运动纤维支配大部分的前臂前群肌和部分手肌； 感觉纤维分布于手掌桡侧2/3、桡侧3个半手指掌面和中、远节背面的皮肤	因鱼际肌群萎缩而手掌显平坦，呈现所谓的“猿手”； 运动障碍：屈腕能力减弱，前臂不能旋前，拇指、示指和中指不能屈曲，拇指不能做对掌运动； 感觉障碍：以拇指、示指和中指远节皮肤最明显
尺神经	$C_8\sim T_1$	运动纤维支配尺侧腕屈肌、指深屈肌尺侧半和部分手肌； 感觉纤维分布于手掌尺侧1/3、尺侧1个半手指掌面和手背尺侧2个半指的皮肤	小鱼际肌群因萎缩而显平坦，又因骨间肌及第3、4蚓状肌萎缩，掌骨间呈现深沟，第4、5指掌指关节过伸、指间关节屈曲，呈现所谓的“爪形手”； 运动障碍：屈腕能力减弱，拇指不能内收，其他各指不能内收和外展，第4、5指远节不能屈曲； 感觉障碍：以手内侧缘皮肤最明显

续表

神经	组成	分布	损伤后的表现
桡神经	$C_5 \sim T_1$	运动纤维支配上肢背侧的肌肉； 感觉纤维分布于上肢背侧皮肤，手背桡尺侧半和桡侧2个半手指的皮肤	肘关节屈曲，前臂呈旋前位，腕部呈“垂腕”状态； 运动障碍：不能伸肘、腕和指，拇指不能外展，前臂旋后功能减弱； 感觉障碍：以第1、2掌骨间隙背面的“虎口区”皮肤最明显
腋神经	$C_{5\sim6}$	伴旋肱后动脉绕肱骨外科颈后方至三角肌深面，其肌支支配三角肌和小圆肌；皮支分布于肩部和臂外侧上部的皮肤	因三角肌萎缩，肩部失去圆隆外形，骨突耸出，呈现为“方形肩”； 运动障碍：臂不能外展，患者不能做梳头、戴帽等动作； 感觉障碍：三角肌区皮肤感觉丧失
肌皮神经	$C_{5\sim7}$	向外下斜穿喙肱肌，经肱二头肌和肱肌间下行，发分支支配上述三肌，其终支在肘关节稍上方的外侧浅出，分布于前臂外侧的皮肤	不能屈肘

6．胸神经前支

肋间神经	$T_{1\sim11}$	肌支支配肋间肌和腹前外侧壁诸肌； 皮支除分布于胸、腹壁皮肤外，还分布于肋胸膜和腹膜壁层
肋下神经	T_{12}	

分布有节段性：T_2—胸骨角，T_4—乳头，T_6—剑突，T_8—肋弓，T_{10}—脐，T_{12}—脐与耻骨联合中点平面

7．腰丛的主要分支

神经	组成	分布及损伤后表现
股神经	$L_{2\sim4}$	运动纤维支配大腿前群肌； 感觉纤维分布于大腿前面、小腿内侧面和足内侧缘的皮肤； 损伤后主要表现为：因大腿前肌群萎缩而大腿变细，髌骨突出；行走时抬腿困难，不能伸小腿，膝反射消失；感觉障碍主要见于大腿前面和小腿内侧面皮肤
髂腹下神经	$T_{12} \sim L_1$	分布于腹股沟区的肌和皮肤
髂腹股沟神经	L_1	
闭孔神经	$L_{2\sim4}$	肌支支配大腿内收肌群，皮支分布于大腿内侧皮肤； 损伤后主要表现为：大腿内收能力减弱，仰卧时患肢不能置于健侧大腿之上；走路时患肢向外侧摆动；大腿内侧皮肤感觉障碍
生殖股神经	$L_{1、2}$	肌支入腹股沟管支配提睾肌，皮支分布于阴囊（大阴唇）及其附近的大腿部皮肤

8．骶丛的主要分支

神经		组成	分布及损伤后表现
臀上神经		$L_4 \sim S_1$	伴同名血管经梨状肌上孔出骨盆，支配臀中肌、臀小肌和阔筋膜张肌
臀下神经		$L_5 \sim S_2$	伴同名血管经梨状肌下孔出骨盆，向后支配臀大肌
阴部神经		$S_{2\sim4}$	伴同名血管经梨状肌下孔出骨盆，绕坐骨棘经坐骨小孔入坐骨直肠窝后行向前，其肌支支配肛门外括约肌和会阴诸肌，皮支分布于肛门及外生殖器的皮肤
坐骨神经	胫神经	$L_4 \sim S_3$	肌支支配小腿后群肌和足底肌；皮支分布于小腿后面和足底的皮肤 损伤表现为：小腿后群肌瘫痪，小腿前群和外侧群肌因失去拮抗肌而过度牵拉，致使足呈背屈和外翻位，呈现“钩状足”畸形； 运动障碍：足不能跖屈，不能屈趾，不能以足尖站立，内翻力减弱； 感觉障碍：主要在小腿后面及足底
	腓总神经	$L_4 \sim S_2$	腓浅神经：下行于腓骨长、短肌之间，肌支支配此二肌，皮支分布于小腿外侧、足背和第 2 ～ 5 趾背的皮肤
			腓深神经：与胫前动脉伴行，其分支支配小腿前群肌和足背肌，并分布于第 1 趾间隙背面的皮肤
			腓总神经损伤后表现为：由于小腿前、外侧群肌瘫痪，小腿后群肌因失去拮抗肌而过度牵拉，致使足跖屈（足下垂）和内翻位，呈现“马蹄内翻足”畸形； 运动障碍：足和趾不能背屈，因足下垂，患者步行时必须用力提高下肢，髋、膝关节高度屈曲，呈跨阈步态 感觉障碍：主要在小腿前、外侧面及足背皮肤

应试习题

一、名词解释

1．peripheral nervous system
2．spinal ganglion
3．躯体神经
4．cervical plexus
5．brachial plexus
6．lumbar plexus
7．sacral plexus

二、填空题

1．脊神经借________和________与脊髓的________处相连，它们是由许多神经纤维束组成的________所构成。

2．在椎间孔处，脊神经有重要毗邻关系，其前方是________和________，后方是________和________。

3．脊神经是混合性神经，其感觉纤维始于________的假单极神经元。其运动纤维由脊髓灰质的________、________和________运动神经元的轴突组成。

4．膈神经是________的重要分支，沿________的前面下降，在________之间经胸廓上口入胸腔。此后，有________血管伴行至膈。

5．臂丛自________间隙穿出，经________后方进入腋窝。临床上麻醉臂丛的位置可在__________。

6．支配前锯肌的神经是__________，支配背阔肌的神经是__________，而三角肌是由__________支配。

7．Musculocutaneous nerve 的肌支支配__________、__________和__________，皮支分布于__________。

8．Axillary nerve 在腋窝处发自臂丛的_________，与_________血管伴行，穿_________，绕肱骨__________至三角肌深方。

9．正中神经的内、外侧根夹持着__________，向下呈锐角汇合成正中神经干。在臂部沿__________下行，由外侧向内侧跨过__________下降至肘窝。

10．尺神经发自臂丛__________，在__________内侧下行，至内上髁后方的________处，位置比较表浅又贴近骨面，易受损伤。

11．Radial nerve 发自臂丛__________，在腋窝内位于腋动脉__________方，在臂部与__________伴行，一起沿__________走行。

12．胸神经前支的分布保持明显的节段性。一般常以下述标志确定神经的节段：乳头平面相当_________，剑突（或剑胸结合）平面相当_________，肋弓平面相当_________，而脐与耻骨联合连线中点处的平面相当__________。

13．在作腹股沟疝修补术时，应注意勿损伤__________神经和__________神经，它们分别经__________和__________浅出为皮支。

14．Lumbar plexus 发出的最大的神经是__________，它自__________穿出，其最长的皮神经是__________。

15．闭孔神经自____________发出后，于腰大肌内侧缘穿出，循小骨盆侧壁前行，穿__________出__________，分为前、后两支进入__________肌群。

16．臀上神经伴臀上动、静脉经__________出盆腔，支配___________、__________和__________肌。

17．阴部神经伴阴部内动、静脉出__________，绕__________经__________入坐骨肛门窝，向前分支分布于会阴部和__________的肌和皮肤。

18．Sciatic nerve 自________发出，经________出盆腔，在股部发出肌支支配________。

19．坐骨神经一般在腘窝上方分为__________和__________，该两神经如果损伤，可分别导致__________畸形和__________畸形。

三、选择题

A1 型题

1．含躯体感觉纤维的结构是

A．脊神经前根

B．脊神经后根

C．白交通支

D．灰交通支

E．脊膜支

2．只含内脏运动纤维的结构是

A．脊神经前根

B．脊神经后支

C．脊神经前支

D．白交通支

E．灰交通支

3．支配膈肌的神经是

A．颈神经

B．颈丛的主要肌支

C．颈横神经

D．颈袢

E．锁骨上神经

4．穿 coracobrachialis 的神经是

A．ulnar nerve

B．axillary nerve

C．median nerve

D．radial nerve

E．musculocutaneous nerve

5．分布于小指皮肤的神经是

A．ulnar nerve

B．axillary nerve

C．median nerve

D．radial nerve

E．musculocutaneous nerve

6．支配骨间肌的神经是

A．正中神经返支

B．桡神经深支

C．尺神经深支

D．骨间前神经

E．桡神经浅支

7．分布于虎口区域皮肤的神经是

A．ulnar nerve

B．axillary nerve

C．median nerve

D．radial nerve

E．musculocutaneous nerve

8．分布于前臂外侧皮肤的神经是

A．ulnar nerve

B．axillary nerve

C．median nerve

D．radial nerve

E．musculocutaneous nerve

9．支配旋后肌的神经是

A．radial nerve

B．musculocutaneous nerve

C．median nerve

D．ulna nerve

E．axillary nerve

10．受桡神经支配的肌是

A．大圆肌

B．喙肱肌

C．肱桡肌

D．肱二头肌

E．三角肌

11．受正中神经和尺神经共同支配的肌是

A．指浅屈肌

B．指深屈肌

C．尺侧腕屈肌

D．旋前圆肌

E．拇对掌肌

12．受腋神经支配的肌是

A．前锯肌

B．背阔肌

C．肩胛下肌

D．大圆肌

E．小圆肌

13．穿行四边孔的神经是

A．肩胛背神经

B．桡神经

C．腋神经

D．肌皮神经

E．胸背神经

14．胸长神经支配的肌是

A．背阔肌

B．前锯肌

C．菱形肌

D．大圆肌

E．小圆肌

15．分布于示指掌面皮肤的神经是

A．ulnar nerve

B．axillary nerve

C．median nerve

D．radial nerve

E．musculocutaneous nerve

16．支配旋前圆肌的神经是

A．腋神经

B．尺神经

C．正中神经

D．桡神经

E．肌皮神经

17．支配小指展肌的神经是
A．指掌侧总神经
B．尺神经
C．指掌侧固有神经
D．桡神经
E．正中神经

18．支配尺侧腕伸肌的神经是
A．肌皮神经
B．尺神经
C．正中神经
D．桡神经深支
E．桡神经浅支

19．支配指浅屈肌的神经是
A．尺神经
B．桡神经
C．正中神经
D．正中神经和尺神经
E．正中神经和桡神经

20．与拇指的运动和感觉功能**无关**的神经是
A．正中神经
B．桡神经深支
C．桡神经浅支
D．尺神经深支
E．尺神经浅支

21．走行于腰大肌前面的神经是
A．股神经
B．闭孔神经
C．生殖股神经
D．髂腹下神经
E．股外侧皮神经

22．支配缝匠肌的神经是
A．腰丛
B．股神经
C．闭孔神经
D．骶丛
E．髂腹下神经

23．支配大腿内收肌群的是
A．femoral nerve
B．obturator nerve
C．genitofemoral nerve
D．sciatic nerve
E．saphenous nerve

24．行于腹股沟管内的结构是
A．闭孔神经
B．股外侧皮神经
C．生殖股神经生殖支
D．股神经
E．隐神经

25．进入收肌管的神经是
A．隐神经
B．生殖股神经
C．股中间皮神经
D．髂腹股沟神经
E．闭孔神经皮支

26．闭孔神经支配
A．缝匠肌
B．半腱肌
C．股二头肌
D．闭孔外肌
E．股内侧肌

27．属于骶丛分支的神经是
A．股神经
B．髂腹下神经
C．闭孔神经
D．阴部神经
E．生殖股神经

28．支配阔筋膜张肌的神经是
A．闭孔神经
B．阴部神经
C．臀上神经
D．臀下神经
E．坐骨神经

29．通过坐骨小孔的神经是
A．臀下神经
B．阴部神经
C．坐骨神经
D．臀上神经
E．闭孔神经

30．由腓深神经支配的肌是

A．腓骨长肌
B．腓骨短肌
C．腓肠肌
D．胫骨前肌
E．比目鱼肌

31．Tibial nerve 支配的肌是
A．腓肠肌
B．蹈长伸肌
C．趾长伸肌
D．胫骨前肌
E．腓骨短肌

32．分布于小腿内侧面和内踝处皮肤的神经主要是
A．隐神经
B．胫神经
C．腓深神经
D．腓浅神经
E．腓肠神经

33．分布于大腿内侧面皮肤的神经主要是
A．femoral nerve
B．obturator nerve
C．genitofemoral nerve
D．sciatic nerve
E．saphenous nerve

A2 型题

1．女性，62 岁。因滑倒导致右侧肱骨外科颈骨折，最容易受损伤的神经是
A．腋神经
B．正中神经
C．尺神经
D．桡神经
E．肌皮神经

2．男性，53 岁。因腹股沟疝修补术中并发损伤神经，导致左侧腹股沟、阴囊部不同程度的感觉减退或消失，则最有可能损伤的神经是
A．髂腹下神经
B．股神经
C．闭孔神经
D．髂腹股沟神经
E．生殖股神经

3．男性，25 岁。工作时，右侧手掌刀伤后出现拇指不能内收，可能损伤的神经是
A．尺神经浅支
B．尺神经深支
C．桡神经浅支
D．桡神经深支
E．正中神经返支

4．女性，43 岁。右臂感觉障碍以前臂内侧及环指、小指明显，斜角肌间隙压痛明显，并向上肢放射，在颈前即可摸到紧张、肥大而硬韧的前斜角肌肌腹，局部有明显压痛，并向患侧上肢放射，即“前斜角肌综合征”，最可能损伤的神经是
A．肩胛下神经
B．臂丛
C．颈丛
D．正中神经
E．肌皮神经

5．女性，新生儿。因分娩时左侧上肢先露，经牵引后娩出，但出现了左侧“爪形手”，左侧手和上肢的内侧皮肤感觉迟钝，并发生了瞳孔缩小的现象。最可能受损伤的神经根是
A．$C_4 \sim C_5$
B．$C_6 \sim C_7$
C．$C_8 \sim T_1$
D．$T_2 \sim T_3$
E．$T_4 \sim T_5$

6．男性，43 岁。脐平面感觉障碍，最有可能损伤的神经是
A．第 2 对胸神经
B．第 4 对胸神经
C．第 6 对胸神经
D．第 8 对胸神经

E．第 10 对胸神经

7．女性，43 岁。损伤后出现右侧“翼状肩”畸形，最有可能损伤的神经是

A．axillary nerve

B．thoracodorsal nerve

C．long thoracic nerve

D．肩胛上神经

E．肩胛下神经

8．男性，31 岁。施工时不慎从高处跌落，右肩部着地，头极度偏向左侧，随后出现了右侧上肢下垂和旋内，不能外展和上举。最可能受损伤的神经根是

A．$C_3 \sim C_4$

B．$C_5 \sim C_6$

C．$C_7 \sim C_8$

D．$T_1 \sim T_2$

E．$T_3 \sim T_4$

9．女性,5 岁，因右侧肘部外伤并肿胀、活动障碍急诊入院。查体：右侧肘部肿胀明显，可见皮下淤斑。据 X 线片诊断肱骨髁上骨折。患者手部尺侧皮肤感觉消失，拇指不能内收，余四指并指无力，最可能受损伤的神经是

A．腋神经

B．正中神经

C．尺神经

D．桡神经

E．肌皮神经

10．男性，6 岁。医生检查提睾反射，参与该反射的神经是

A．阴部神经和闭孔神经

B．阴部神经和股神经

C．闭孔神经和生殖股神经

D．股神经和生殖股神经

E．生殖股神经和阴部神经

11．女性，31 岁。因外伤导致左侧桡神经损伤，最有可能出现的症状是

A．垂腕

B．爪形手

C．翼状肩

D．肘管综合征

E．腕管综合征

12．女性，26 岁。右手臂尺桡骨骨折，小指不能伸直，各指不能并拢出现“爪形手”。损伤的神经可能是

A．桡神经

B．尺神经

C．腋神经

D．肌皮神经

E．正中神经

13．男性，34 岁。右侧股骨髁上骨折并伴有轻微膝关节脱位，表现为小腿后群肌麻痹，感觉障碍。最可能损伤的神经是

A．femoral nerve

B．obturator nerve

C．tibial nerve

D．sciatic nerve

E．saphenous nerve

14．男性，25 岁。因右侧手腕部外伤导致拇指功能受严重影响，可能损伤的神经是

A．桡神经

B．尺神经

C．腋神经

D．肌皮神经

E．正中神经

15．女性，45 岁。因肩背部外伤出现左侧肱二头肌腱反射减弱，可能受损伤的神经根是

A．$C_3 \sim C_4$

B．$C_5 \sim C_6$

C．$C_7 \sim C_8$

D．$T_1 \sim T_2$

E．$T_3 \sim T_4$

16．男性，61 岁。因腰背部外伤出现左侧跟腱反射消失，可能受损伤的神经根是

A．L_4
B．L_5
C．S_1
D．S_2
E．S_3

17．女性，16 岁。因迷恋游戏出现右侧拇指、示指和中指的感觉减退，拇对掌活动力弱。诊断为腕管综合征，最可能受损伤的神经是
A．腋神经
B．桡神经
C．尺神经
D．正中神经
E．肌皮神经

18．女性，30 岁。因摔伤后出现马鞍区感觉消失，膀胱与肛门括约肌功能障碍，可能受损伤的神经根是
A．$L_1 \sim L_2$
B．$L_3 \sim L_4$
C．$L_4 \sim L_5$
D．$L_5 \sim S_2$
E．$S_3 \sim C_o$

A3 型题

男性，33 岁。因搬重物导致突然剧烈疼痛，呈烧灼样或刀割样疼痛，自右侧腰部向一侧臀部、大腿后、腘窝、小腿外侧及足部放射，咳嗽及用力时疼痛可加剧，夜间更甚，跟腱反射减弱。急诊入院后怀疑椎间盘突出。

1．根据症状推测最有可能发生椎间盘突出的部位是
A．$L_1 \sim L_2$
B．$L_2 \sim L_3$
C．$L_3 \sim L_4$
D．$L_4 \sim L_5$
E．$L_5 \sim S_1$

2．根据症状推测最有可能压迫的脊神经根是
A．L_4
B．L_5
C．S_1
D．S_2
E．S_3

3．则最有可能压迫的神经是
A．femoral nerve
B．sciatic nerve
C．tibial nerve
D．lumber plexus
E．obturator nerve

B 型题

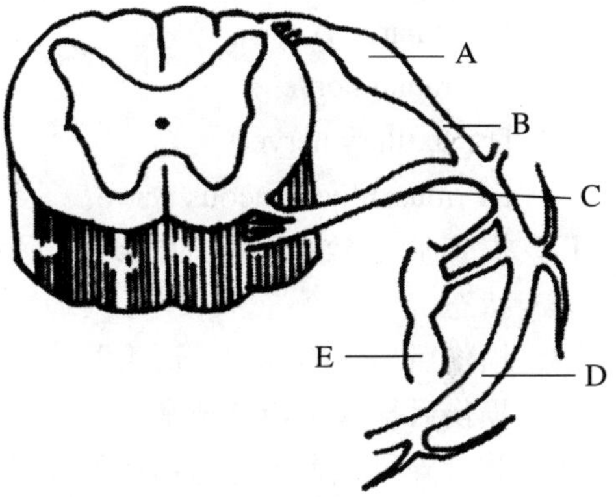

图 31　脊神经的合成

图 31 中：
1．由运动和感觉两类神经纤维组成的是
2．由运动纤维组成的是
3．由感觉神经元突起组成的是
4．含有传出神经元胞体的是

A．尺神经
B．正中神经
C．胸背神经
D．腋神经
E．胸长神经
5．支配手掌骨间肌的神经是
6．支配桡侧屈腕肌的神经是
7．损伤后导致肩部骨突耸起，失去圆隆外观的神经是
8．损伤后肱骨不能后伸、内收和内旋

的神经是

A．指深屈肌尺侧半
B．第 1、2 蚓状肌
C．小圆肌
D．拇长展肌
E．肱肌

9．肌皮神经支配
10．尺神经支配
11．桡神经支配
12．正中神经支配

A．median nerve
B．ulnar nerve
C．radial nerve
D．axillary nerve
E．musculocutaneous nerve

13．损伤后导致抬前臂时出现“垂腕”状态
14．损伤后导致出现“爪形手”
15．损伤后导致出现“猿掌”
16．肱骨外科颈骨折容易损伤的神经是
17．经腕管入手掌的神经是

A．尺神经、桡神经和正中神经
B．桡神经和正中神经
C．正中神经和尺神经
D．尺神经
E．桡神经

18．分布于拇指皮肤的神经是
19．分布于小指皮肤的神经是
20．分布于环指皮肤的神经是
21．分布于中指皮肤的神经是

A．桡神经
B．尺神经
C．肩胛下神经
D．腋神经
E．肌皮神经

22．支配肱桡肌的神经是
23．支配拇收肌的神经是
24．支配大圆肌的神经是
25．支配喙肱肌的神经是

A．指浅屈肌
B．第 3、4 蚓状肌
C．拇对掌肌
D．拇长伸肌
E．肱二头肌

26．肌皮神经支配
27．尺神经支配
28．桡神经支配

A．锁骨上神经
B．肩胛上神经
C．肩胛背神经
D．肌皮神经
E．桡神经

29．由颈丛发出的神经是
30．支配冈下肌的神经是
31．发自臂丛后束的神经是
32．发自臂丛外侧束的神经是

A．iliohypogastric nerve
B．sciatic nerve
C．subcostal nerve
D．long thoracic nerve
E．ilioinguinal nerve

33．由臂丛发出的神经是
34．非神经丛发出的神经是
35．骶丛发出的神经是
36．由腹股沟管皮下环浅出的神经是

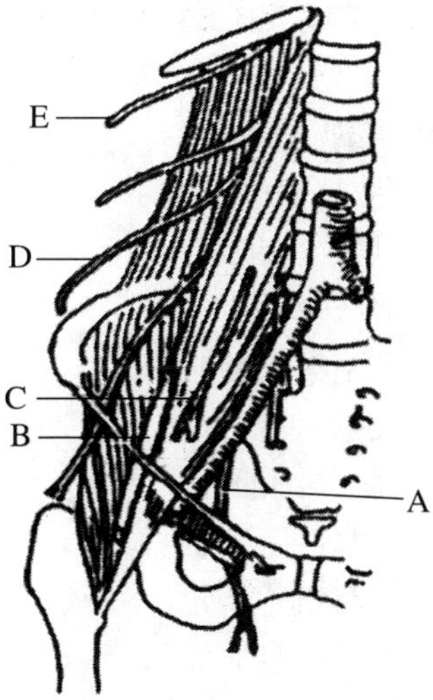

图 32　腰丛分支

图 32 中：
37. 支配股四头肌的神经是
38. 本干通过腹股沟管的神经是
39. 支配大腿内收肌群的神经是
40. 有分支支配提睾肌的神经是

A. 臀上神经
B. 闭孔神经
C. 股神经
D. 臀下神经
E. 坐骨神经

41. 支配股薄肌的神经是
42. 支配缝匠肌的神经是
43. 支配臀大肌的神经是
44. 支配半腱肌、半膜肌的神经是
45. 支配臀中肌和臀小肌的神经是

A. tibial nerve
B. common peroneal nerve
C. femoral nerve
D. saphenous nerve
E. sciatic nerve

46. 损伤后出现“足内翻”畸形的是
47. 损伤后出现“钩状足”畸形的是
48. 经内踝后方至足底的是
49. 与大隐静脉伴行的是
50. 腓骨头骨折容易损伤的是

A. 臀上神经
B. 闭孔神经
C. 阴部神经
D. 坐骨神经
E. 臀下神经

51. 经梨状肌上孔出盆腔的神经是
52. 行经坐骨肛门窝的神经是
53. 皮支分布于大腿内侧面皮肤的神经是
54. 支配股二头肌的神经是

A. 髂腹下神经
B. 髂腹股沟神经
C. 生殖股神经
D. 隐神经
E. 股外侧皮神经

55. 在腰大肌前方下降的神经是
56. 在腹股沟管浅环上方浅出的神经是
57. 在膝关节内侧浅出的神经是
58. 本干与精索伴行的神经是

A. 股神经
B. 阴部神经
C. 闭孔神经
D. 胫神经
E. 腓总神经

59. 支配腓肠肌的是
60. 参与完成膝跳反射（髌反射）的是
61. 支配耻骨肌的是
62. 有分支经踝关节前方达足背的是

A. 颈丛
B. 臂丛
C. 胸神经
D. 腰丛
E. 骶丛

63. 分布到心包的神经发自
64. 腰骶干加入

65．支配腹前、外侧壁肌的神经主要来自

X 型题

1．脊神经中含有的纤维成分包括
A．位置觉纤维
B．躯体感觉纤维
C．躯体运动纤维
D．内脏感觉纤维
E．内脏运动纤维

2．Spinal ganglion 内有
A．躯体感觉神经元
B．躯体运动神经元
C．内脏感觉神经元
D．内脏运动神经元
E．特殊内脏运动神经元

3．属于颈丛分支的神经是
A．膈神经
B．枕大神经
C．耳大神经
D．颈横神经
E．锁骨上神经

4．颈袢支配
A．胸骨舌骨肌
B．舌骨舌肌
C．肩胛舌骨肌
D．颏舌骨肌
E．下颌舌骨肌

5．膈神经的感觉纤维可能分布的区域是
A．肺
B．胸膜
C．乳房
D．心包
E．膈下的部分腹膜

6．Axillary nerve 支配的骨骼肌是
A．三角肌
B．冈上肌
C．冈下肌
D．大圆肌
E．小圆肌

7．肌皮神经支配的骨骼肌是
A．肱肌
B．喙肱肌
C．肱桡肌
D．肱二头肌
E．肱三头肌

8．尺神经支配的肌有
A．肱桡肌
B．旋前圆肌
C．拇收肌
D．尺侧腕屈肌
E．指深屈肌

9．正中神经支配的肌有
A．拇短展肌
B．拇长屈肌
C．拇对掌肌
D．拇收肌
E．骨间掌侧肌

10．支配蚓状肌的神经有
A．ulnar nerve
B．radial nerve
C．median nerve
D．musculocutaneous nerve
E．axillary nerve

11．通过四边孔的结构有
A．肩胛下神经
B．肩胛背神经
C．胸背神经
D．腋神经
E．旋肱后动脉

12．胸神经前支分布
A．肋间肌
B．胸壁皮肤
C．臂上部内侧面皮肤
D．腹前壁的皮肤和肌
E．胸腹腔脏器

13．腹股沟疝修补术易损伤的神经
A．腰丛
B．闭孔神经
C．骶丛

D．生殖股神经
E．髂腹股沟神经
14．闭孔神经支配
A．闭孔外肌
B．闭孔内肌
C．大腿内收肌群
D．缝匠肌
E．股四头肌
15．分布至梨状肌的神经有
A．生殖股神经
B．骶丛
C．股神经
D．髂腹股沟神经
E．坐骨神经
16．坐骨神经支配
A．梨状肌
B．半腱肌
C．半膜肌
D．臀大肌
E．股二头肌
17．通过梨状肌下孔的神经有
A．阴部神经
B．臀下神经
C．坐骨神经
D．股后皮神经
E．臀上神经
18．臀上神经支配
A．阔筋膜张肌
B．臀小肌
C．臀中肌
D．臀大肌
E．梨状肌
19．走行于腘窝内的神经是
A．坐骨神经
B．生殖股神经
C．胫神经
D．腓总神经
E．股后皮神经
20．Tibial nerve 损伤可能出现
A．足外翻力减弱
B．足内翻力减弱
C．不能用足尖站立
D．足背感觉正常
E．足底感觉正常
21．损伤 common peroneal nerve 可能出现
A．足尖向下
B．足内翻
C．不能伸趾
D．足底感觉障碍
E．小腿外侧面和足背感觉障碍
22．男，32 岁。因外伤导致左侧腓骨颈骨折，可能出现的障碍是
A．小腿前、外侧肌群感觉功能丧失
B．足不能背屈，趾不能伸
C．足底皮肤感觉障碍
D．行走呈跨域步态
E．小腿前外侧肌群过度牵拉
23．支配小腿前、外侧群肌及足背的神经是
A．腓浅神经
B．腓深神经
C．胫神经
D．骶神经
E．坐骨神经
24．提睾反射涉及
A．股神经
B．闭孔神经
C．髂腹股沟神经
D．生殖股神经
E．隐神经

四、问答题

1．试述脊神经的纤维成分及其与脊髓的联系。

2．试述 cervical plexus 的组成及其主要的分支分布。

3．试述 median nerve 的行程、分支分布及损伤后的主要表现。

4．简述 ulnar nerve 走行的表浅部位及主干损伤后的主要表现，并解释其原因。

5．肱骨外科颈骨折时易损伤的神经名称及出现的功能障碍，并分析其原因。

6．试述分布于手部皮肤的神经。

7．试述与腹股沟管密切相关的神经的名称、位置关系和分布。

8．试述经梨状肌下孔出骨盆的神经名称，简述其中最粗大的神经名称、行程和支配范围。

9．试述 tibial nerve 的分支分布及损伤后可能出现的功能障碍。

五、病例分析

1．女性，25 岁，因交通事故造成右侧肱骨中部骨折，急诊就医。医院检查未见明显的皮肤伤口，右侧臂中部有明显的向外上方的成角畸形。患者伸肘、伸腕和伸指障碍，右侧“虎口”区皮肤感觉障碍。X 线片显示右肱骨干骨折。试从解剖学角度分析该患者可能损伤的神经，并简述该神经损伤后的表现及原因。

2．男性，36 岁，在搬运货物时，被掉下的货箱砸伤右侧膝盖，感到剧烈疼痛，不能站立，急诊入院。右膝部 X 线片显示，腓骨颈骨折。试从解剖学角度分析该患者可能损伤的神经，试述该神经的分支分布及损伤后可能出现的功能障碍。

参考答案

一、名词解释

1．周围神经系统：是指脑和脊髓（中枢神经系统）以外的神经成分而言，由神经、神经节、神经终末装置等构成。根据其与中枢相连的部位和分布区域的不同可区分为三部分：①与脊髓相连的称脊神经，共 31 对。②与脑相连的称脑神经，共 12 对。③ 主要分布于内脏、心血管、平滑肌和腺体的称内脏神经，它们须经脑神经或脊神经与中枢神经系统相连。

2．脊神经节：是脊神经后根上的膨大部，内含感觉神经元的胞体，其中枢突组成感觉性的后根进入脊髓，周围突加入脊神经，构成脊神经中的感觉成分。

3．躯体神经是指分布于体表、骨、关节和骨骼肌的神经成分，又可分为躯体感觉纤维和躯体运动纤维两类，如脊神经中躯体感觉纤维分布于皮肤、骨骼肌、腱和关节，将皮肤的浅感觉（痛、温度、触觉等）和肌、腱、关节的深（本体）感觉冲动传入中枢；躯体运动纤维分布于骨骼肌，支配骨骼肌的随意运动。

4．颈丛：由第 1 ～ 4 颈神经的前支构成，位于胸锁乳突肌上部的深方，中斜角肌和肩胛提肌起端的前方。颈丛的分支有浅支和深支两组。浅支由胸锁乳突肌后缘中点附近穿出，散开行向各方，主要分布于颈部皮肤，其穿出部位是颈部皮肤浸润麻醉的一个阻滞点。

5．臂丛：由第 5 ～ 8 颈神经前支和第 1 胸神经前支的大部分组成，经斜角肌间隙走出，行于锁骨下动脉后上方，经锁骨后方进入腋窝。臂丛的分支分布于胸上肢肌、上肢肌及背浅部肌（斜方肌除外）和上肢骨、关节及皮肤等。臂丛在锁骨中点后方比较集中，位置浅表，容易触及，常作为臂丛阻滞麻醉的部位。

6．腰丛：由第12胸神经前支的一部分、第1～3腰神经前支和第4腰神经前支的一部分组成。腰丛位于腰大肌深面，除发出分支支配髂腰肌、腰方肌之外，还发出分支支配腹股沟区及大腿的前部和内侧部。

7．骶丛：由腰骶干以及全部骶神经和尾神经的前支组成，腰骶干由第4腰神经的前支的一部分和第5腰神经前支合成。骶丛位于盆腔内，在骶骨及梨状肌的前面，髂内动脉的后方。骶丛的分支分布于盆壁、臀部、会阴、股后部、小腿以及足部的肌和皮肤等。

二、填空题

1．前根　后根　前、后外侧沟　根丝
2．椎间盘　椎体　关节突关节　黄韧带
3．脊神经节　前角　侧角　骶副交感核
4．颈丛　前斜角肌　锁骨下动、静脉　心包膈
5．斜角肌　锁骨　锁骨中点上方
6．胸长神经　胸背神经　腋神经
7．喙肱肌　肱二头肌　肱肌　前臂外侧皮肤
8．后束　旋肱后　四边孔　外科颈
9．腋动脉　肱二头肌内侧沟　肱动脉
10．内侧束　肱动脉　尺神经沟
11．后束　后　肱深动脉　桡神经沟
12．T_4　T_6　T_8　T_{12}
13．髂腹下　髂腹股沟　腹股沟管浅环上方（皮下环上方）　腹股沟管浅环（皮下环）
14．股神经　腰大肌外侧缘　隐神经
15．腰丛　闭膜管　小骨盆　大腿内收
16．梨状肌上孔　臀中肌　臀小肌　阔筋膜张
17．梨状肌下孔　坐骨棘　坐骨小孔　外生殖器、肛门
18．骶丛　梨状肌下孔　大腿后群肌（股二头肌、半腱肌和半膜肌）
19．胫神经　腓总神经　钩状足　“马蹄”内翻足

三、选择题

A1 型题

1．B	2．E	3．B	4．E	5．A	6．C	7．D	8．E
9．A	10．C	11．B	12．E	13．C	14．B	15．C	16．C
17．B	18．D	19．C	20．E	21．C	22．B	23．B	24．C
25．A	26．D	27．D	28．C	29．B	30．D	31．A	32．A
33．B							

A2 型题

1．A	2．D	3．B	4．B	5．C	6．E	7．C	8．B

9．C　10．C　11．A　12．B　13．C　14．E　15．B　16．C
17．D　18．E

A3 型题

1．E　2．C　3．B

B 型题

1．D　2．C　3．B　4．E　5．A　6．B　7．D　8．C
9．E　10．A　11．D　12．B　13．C　14．B　15．A　16．D
17．A　18．B　19．D　20．C　21．A　22．A　23．B　24．C
25．E　26．E　27．B　28．D　29．A　30．B　31．E　32．D
33．D　34．C　35．B　36．E　37．B　38．D　39．A　40．C
41．B　42．C　43．D　44．E　45．A　46．B　47．A　48．A
49．D　50．B　51．A　52．C　53．B　54．D　55．C　56．A
57．D　58．B　59．D　60．A　61．A　62．E　63．A　64．E
65．C

X 型题

1．BCDE　2．AC　3．ACDE　4．AC　5．BDE　6．AE
7．ABD　8．CDE　9．ABC　10．AC　11．DE　12．ABCD
13．ADE　14．AC　15．BE　16．BCE　17．ABCD　18．ABC
19．CD　20．BCD　21．ABCE　22．ABD　23．AB　24．BD

四、问答题

1．脊神经含有四种纤维成分，即躯体感觉纤维、内脏感觉纤维、躯体运动纤维和内脏运动纤维。其中感觉纤维的胞体位于脊神经节，其中枢突组成后根进入脊髓，其周围突与前根会合组成脊神经。躯体运动纤维的胞体在脊髓前角（前角运动神经元），内脏运动纤维的胞体位于脊髓胸腰部侧角（中间外侧核）和骶髓 2 ～ 4 节段的骶副交感核，上述两类运动神经元的轴突自脊髓前外侧沟离开脊髓组成前根，前根在椎间孔处与后根会合成脊神经。

2．颈丛由第 1 ～ 4 颈神经前支构成，其分支包括浅支和深支。浅支由胸锁乳突肌后缘中点附近穿出，散开行向各方，主要的浅支有：①枕小神经，分布于枕部及耳郭背面上部的皮肤。②耳大神经，分布至耳郭及其附近的皮肤。③颈横神经，分布于颈部皮肤。④锁骨上神经，分布于颈侧部、胸壁上部和肩部的皮肤。深支主要支配颈部深肌、肩胛提肌、舌骨下肌群和膈，其中最重要的分支是膈神经，其运动纤维支配膈肌，感觉纤维分布于胸膜、心包和膈下面的部分腹膜。

3．正中神经由分别发自臂丛内、外侧束的内、外侧两根合成，两根夹持腋动脉，向下汇合成正中神经干。在臂部，正中神经沿肱二头肌内侧沟下行，由外侧向内侧跨过肱动脉下降至肘窝，从肘窝向下穿旋前圆肌等，在前臂正中下行于指浅、深屈肌之间达腕部，在桡侧腕屈肌腱和掌长肌腱之间进入腕管，在掌腱膜深面到达手掌。正中神经在臂部没有分支，在肘部、前臂部发出肌支支配除肱桡肌、尺侧腕屈肌和指深屈肌尺侧半以外的所有前臂屈肌。在屈肌支持带下缘的桡侧处发出正中神经的返支，支配拇收肌以外的鱼际肌。另外在手掌还发出数支指掌侧总神经，其分支支配第 1 ～ 2 蚓状肌，并分布至掌心、鱼际、桡侧三个半手指掌面及其中节和远节手指背面的皮肤。

正中神经损伤后，运动障碍表现为前臂不能旋前，屈腕能力减弱，拇、示指不能屈曲，拇指不能对掌。由于鱼际肌萎缩，手掌显平坦，称为“猿掌”，感觉障碍以拇指、示指和中指的远节最为明显。

4．尺神经在内上髁后方的尺神经沟处最为表浅而又贴近骨面，隔皮肤可触摸到。尺神经主干损伤后的主要表现为屈腕能力减弱，环指和小指的远节指骨不能屈曲，小鱼际肌萎缩而变平坦，拇指不能内收，骨间肌萎缩，各指不能互相靠拢，各掌指关节过伸，第4、5指的指骨间关节弯曲，出现“爪形手”。感觉丧失区域以手内侧缘为主。出现上述运动和感觉障碍是因为尺神经干损伤后，尺神经分支支配的尺侧腕屈肌和指深屈肌的尺侧半瘫痪，导致屈腕能力减弱；而小鱼际肌、骨间肌、第 3 ～ 4 蚓状肌和拇收肌的瘫痪导致了手部的运动障碍和畸形。手内侧缘皮肤感觉障碍是因为尺神经浅支损伤所致。

5．肱骨外科颈骨折时易损伤腋神经。腋神经损伤后会造成三角肌瘫痪而臂不能外展，同时三角肌区的皮肤感觉丧失。由于三角肌萎缩致使肩部骨突耸起，失去圆隆的正常外观。这是因为腋神经自臂丛后束发出后，其行程是向后穿四边孔，绕肱骨外科颈至三角肌深方，肌支支配三角肌和小圆肌，皮支分布于肩部和臂外侧上部的皮肤，故肱骨外科颈骨折时易损伤腋神经，腋神经损伤后会出现上述运动和感觉障碍。

6．分布到手掌面皮肤的神经有：①正中神经的皮支，分布于手掌桡侧 2/3 和桡侧三个半手指的皮肤。②尺神经的皮支，分布于手掌尺侧 1/3 和尺侧一个半手指的皮肤。

分布到手背皮肤的神经有：①桡神经的皮支，分布于手背桡侧半和桡侧两个半手指近节背面的皮肤。②尺神经的皮支，分布于手背尺侧半和尺侧两个半手指背侧的皮肤（除正中神经皮支分布区外）。③正中神经的皮支，分布于桡侧三个半手指中节和远节背面的皮肤。

7．与腹股沟管密切相关的神经主要有：①髂腹下神经，在腹股沟管上方行于腹内斜肌和腹外斜肌之间，最后约在腹股沟管浅环上方 3cm 处穿腹外斜肌腱膜达皮下。其肌支分布于腹壁诸肌，皮支分布于臀外侧区、腹股沟区及下腹部的皮肤。②髂腹股沟神经，平行于髂腹下神经下方，经腹横肌和腹内斜肌间前行，继而穿经腹股沟管，伴精索或子宫圆韧带下行，自腹股沟管浅环穿出。其肌支分布于腹壁肌，皮支分布于腹股沟部、阴囊或大阴唇皮肤。③生殖股神经生殖支，生殖股神经在腹股沟韧带上方分成生殖支和股支。其生殖支于腹股沟管深环处进入该管，分布于提睾肌和阴囊（或大阴唇）。在腹股沟疝修补术时应注意勿损伤这些神经。

8．出梨状肌下孔的神经有臀下神经、阴部神经、股后皮神经和坐骨神经。其中最粗大的是坐骨神经，它也是全身最粗大的神经。坐骨神经出盆腔后，在臀大肌的深面，经坐骨结节与股骨大转子之间至股后部，发肌支支配大腿后群肌，本干在股二头肌深面下降，一般在腘窝上方分为胫神经和腓总神经两个终支，支配全部小腿肌。

9．胫神经是坐骨神经本干的直接延续，在腘窝和小腿后群肌间下行，经内踝后方至足底分为足底内侧神经和足底外侧神经。肌支支配小腿后群肌和足底肌。皮支主要分布于足底面皮肤。胫神经损伤后主要运动障碍是足不能跖屈，内翻力弱，不能以足尖站立。由于小腿前外侧群肌的过度牵拉，致使足呈背屈及外翻位，出现“钩状足”畸形。感觉障碍区主要在足底面。

五、病例分析

1．该患者可能损伤桡神经，由于桡神经在肱骨中段沿桡神经沟行进时贴近骨面，故当肱骨中段骨折时，易损伤此神经。桡神经损伤后的主要运动障碍是前臂伸肌瘫痪，表现为抬前臂时呈“垂腕”状态。感觉障碍以第 1、2 掌骨间隙背面“虎口区”皮肤最为明显。原因是在肱骨中段水平损伤桡神经时，主要伤及桡神经在前臂的分支。桡神经深支和浅支的功能：桡神经浅支为皮支，主要分布至手背桡侧半和桡侧两个半手指近节背面的皮肤。损伤后即造成该区域中心部位的感觉障碍。桡神经深支为肌支，支配前臂的伸肌，故损伤后主要症状为伸腕能力弱和不能伸指。

2．该患者可能损伤腓总神经，它自坐骨神经发出后沿股二头肌内侧走向下外，绕腓骨小头下外（腓骨颈外侧），穿腓骨长肌分为腓浅神经和腓深神经。腓浅神经肌支支配腓骨长肌和腓骨短肌；皮支分布于小腿外侧和足背及第 2 ～ 5 趾背面皮肤。腓深神经肌支支配小腿前群肌和足背肌；皮支分布于第 1 ～ 2 趾背面的相对缘皮肤。腓总神经在腓骨颈处位置表浅，易受损伤。所以当腓总神经损伤时，主要运动障碍是足不能背屈，足下垂，并且内翻，趾不能伸，形成“马蹄”内翻足畸形，行走呈“跨阈步态”。感觉障碍主要在小腿外侧面和足背较为明显。

（秦丽华　王　旭）

第二节　脑 神 经

内容提要

脑神经为周围神经中与脑相连的部分，主要分布于头颈部，也可远至胸腹腔脏器。脑神经共 12 对，其序号通常用罗马数字表示。脑神经总共含有 7 种纤维成分。根据所含纤维性质的不同，将脑神经分为仅含感觉纤维的感觉性神经（Ⅰ、Ⅱ、Ⅷ），仅含运动纤维的运动性神经（Ⅲ、Ⅳ、Ⅵ、Ⅺ、Ⅻ）和既含感觉纤维又含运动纤维的混合性神经（Ⅴ、Ⅶ、Ⅸ、Ⅹ）。

一、纤维成分

由于头部出现了一些特殊感受器，所以脑神经的成分较脊神经复杂。

感觉纤维	躯体感觉	一般躯体感觉纤维	分布于皮肤、骨骼肌、腱和关节，将皮肤的浅感觉（痛、温、触觉）和肌、腱、关节的深感觉（运动觉、位置觉等）冲动传入中枢
		特殊躯体感觉纤维	分布到眼部的视器、耳部的位听器
	内脏感觉	一般内脏感觉纤维	分布于内脏、心血管和腺体，传导来自这些结构的感觉冲动
		特殊内脏感觉纤维（嗅觉、味觉）	分布于味蕾和嗅黏膜，传导味、嗅觉冲动
运动纤维	躯体运动	躯体运动纤维	分布于由肌节衍化的骨骼肌，支配其运动
	内脏运动	一般内脏运动纤维（副交感纤维）	支配平滑肌和心肌的运动，控制腺体的分泌
		特殊内脏运动纤维	分布于头颈部一些从腮弓衍化来的骨骼肌，如咀嚼肌、面肌、咽喉肌、胸锁乳突肌和斜方肌等

二、脑神经分类

感觉性神经	Ⅰ	嗅神经	特殊内脏感觉
	Ⅱ	视神经	特殊躯体感觉
	Ⅷ	前庭蜗神经	特殊躯体感觉
运动性神经	Ⅲ	动眼神经	躯体运动
	Ⅳ	滑车神经	躯体运动
	Ⅵ	展神经	躯体运动
	Ⅺ	副神经	特殊内脏运动
	Ⅻ	舌下神经	躯体运动
混合性神经	Ⅴ	三叉神经	一般躯体感觉、特殊内脏运动
	Ⅶ	面神经	特殊内脏感觉、一般内脏运动、特殊内脏运动
	Ⅸ	舌咽神经	一般躯体感觉、一般内脏感觉、特殊内脏感觉、一般内脏运动、特殊内脏运动
	Ⅹ	迷走神经	一般躯体感觉、一般内脏感觉、一般内脏运动、特殊内脏运动

三、十二对脑神经一览表

脑神经	与脑相连	分支	性质	纤维成分	相应的核	进出颅腔处	分布	损伤后表现
嗅神经	端脑		感觉性	特殊内脏感觉	嗅球	筛板的筛孔	鼻腔嗅黏膜	嗅觉障碍
视神经	间脑		感觉性	特殊躯体感觉	外侧膝状体	视神经管	眼球视网膜	视觉障碍
动眼神经	中脑		运动性	躯体运动	动眼神经核	眶上裂	上 / 下 / 内直肌，下斜肌，上睑提肌	眼外斜视，上睑下垂
				一般内脏运动	**动眼神经副核**		瞳孔括约肌睫状肌	对光及调节反射消失
滑车神经	中脑		运动性	躯体运动	滑车神经核	眶上裂	上斜肌	眼不能外下斜视
三叉神经	脑桥	眼 N	**混合性**	一般躯体感觉	三叉神经脊束核	眶上裂	头面部皮肤、口腔	头面部感觉障碍
		上颌 N		一般躯体感觉	三叉神经脑桥核	圆孔		
		下颌 N		一般躯体感觉	三叉神经中脑核	卵圆孔		
				特殊内脏运动	**三叉神经运动核**		咀嚼肌、镫骨肌	咀嚼肌瘫痪
展神经	脑桥		运动性	躯体运动	展神经核	眶上裂	外直肌	眼内斜视
面神经	脑桥		**混合性**	特殊内脏感觉	孤束核—味觉	茎乳孔→内耳门	舌前 2/3 味蕾	味觉障碍
				一般内脏运动	上泌涎核		泪腺、下颌下腺、舌下腺及鼻腔和腭的腺体	腺体分泌障碍
				特殊内脏运动	**面神经核**		面部表情肌、颈阔肌、茎突舌骨肌、二腹肌后腹	额纹消失、眼不能闭合、口角歪向健侧、鼻唇沟变浅
前庭蜗神经	脑桥	前庭 N	感觉性	特殊躯体感觉	前庭神经核	内耳门	平衡器的半规管壶腹嵴球囊斑和椭圆囊斑	眩晕、眼球震颤等
		蜗 N		特殊躯体感觉	蜗神经核	内耳门	耳蜗螺旋器	听力障碍

续表

脑神经	与脑相连	分支	性质	纤维成分	相应的核	进出颅腔处	分布	损伤后表现
舌咽神经	延髓		混合性	一般躯体感觉	三叉神经脊束核	颈静脉孔	耳后皮肤	感觉障碍
				一般内脏感觉	孤束核		咽、鼓室、咽鼓管、软腭、舌后1/3的黏膜颈动脉窦，颈动脉球	咽后与舌后1/3感觉障碍、咽反射消失
				特殊内脏感觉	孤束核—味觉		舌后1/3味蕾	舌后1/3味觉丧失
				一般内脏运动	**下泌涎核**		腮腺	腮腺分泌障碍
				特殊内脏运动	**疑核**		茎突咽肌	
迷走神经	延髓		混合性	一般躯体感觉	三叉神经脊束核	颈静脉孔	硬脑膜，耳郭及外耳道皮肤	感觉障碍
				一般内脏感觉	孤束核		胸腹腔脏器、咽喉黏膜	感觉障碍
				一般内脏运动	**迷走神经背核**		胸腹腔内脏平滑肌、心肌、腺体	心动过速、内脏活动障碍
				特殊内脏运动	**疑核**		咽喉肌	发音困难、声音嘶哑、发呛、吞咽障碍
副神经	延髓		运动性	**特殊内脏运动**	**疑核、副神经核**	颈静脉孔	咽喉肌、胸锁乳突肌、斜方肌	一侧胸锁乳突肌瘫痪头无力转向对侧；斜方肌瘫痪肩下垂、台肩无力
舌下神经	延髓		运动性	躯体运动	舌下神经核	舌下神经管	舌内肌和部分舌外肌	舌肌瘫痪、萎缩、伸舌时舌尖偏向患侧

四、与大唾液腺的开口及其有关的脑神经及核

大唾液腺	开口位置	脑神经核	有关的脑神经
腮腺	平对上颌第二磨牙的颊黏膜	下泌涎核	舌咽神经
下颌下腺	舌下阜	上泌涎核	面神经
舌下腺	舌下阜、舌下襞	上泌涎核	面神经

应试习题

一、名词解释

1．特殊内脏运动纤维
2．特殊内脏感觉纤维
3．特殊躯体感觉纤维
4．膝神经节
5．鼓索

二、填空题

1．Olfactory nerves 纤维属__________纤维，其胞体位于__________内，该纤维经__________入颅腔连于__________。

2．视神经纤维来自__________，经__________入颅中窝，连于__________，再经__________至间脑。

3．Oculomotor nerve 含有__________和__________两种纤维，它们分别起自__________和__________。

4．可使瞳孔缩小的神经纤维来自__________节，该节接受的节前纤维由__________核发出，随__________神经自__________出脑。

5．Trigeminal nerve 为混合性神经，含有__________和__________两种纤维，它们的胞体分别位于__________和__________。

6．眼神经自__________发出后，穿__________外侧壁，在伴行的动眼神经、滑车神经的__________方经__________入眶。

7．上颌神经自__________发出后，穿__________外侧壁，经__________出颅，进入__________，再经眶下裂入眶，延续为眶下神经。

8．下颌神经为混合性神经，经__________出颅，其运动纤维主要支配__________肌，感觉纤维分布于硬脑膜、下颌牙及牙龈、舌前 2/3 及口腔底黏膜以及__________区和__________部位的皮肤。

9．分布到上颌牙的神经分支有__________、__________和上牙槽后支。上牙槽后支在__________内起自__________本干。

10．下牙槽神经为__________性神经，经__________入下颌管，其终支自__________浅出称__________。

11．Abducent nerve 从__________沟中部出脑，穿入海绵窦，在窦内沿__________动脉的外下方前行，经__________入眶，支配__________。

12．面神经中的副交感节前纤维起自__________，至__________和__________换神经元，节后纤维支配__________、舌下腺、下颌下腺及鼻、腭黏膜腺的分泌活动。

13．Facial nerve 中的味觉纤维起自________内的感觉细胞，其周围突分布于________，中枢突止于__________核的__________部。

14．面神经的特殊内脏运动纤维起自__________，经面神经管出__________，向前穿过__________到达面部。

15．Vestibular nerve 感觉神经元的胞体在__________（部位）聚集成__________。Cochlear nerve 感觉神经元的胞体在__________（部位）聚集成__________。

16．Glossopharyngeal nerve 的特殊内脏运动纤维起自__________，支配__________的运动。副交感节前纤维在__________换神经元，节后纤维支配__________的分泌活动。

17．舌咽神经内的特殊内脏感觉纤维的胞体位于__________节，其中枢突终止于脑干的__________核的__________部，周围突分布于__________。

18．迷走神经在颈部发出的最主要分支是__________，该神经在舌骨大角处分为内、外两支，外支支配__________，内支入喉分布于__________及咽、会厌、舌根等。

19．Vagus nerve 中的副交感纤维起于____________，一般内脏感觉纤维的胞体位于__________，特殊内脏运动纤维起自__________，后者支配__________的运动。

20．在颈部两侧喉返神经均在__________与_________之间的沟内上行，至__________深面进入喉内称为__________。

21．腹腔支发自迷走神经__________，与__________一起组成腹腔丛，伴随_________血管分支分布于大部分腹腔脏器。

22．副神经由__________和__________两根组成，属特殊内脏运动神经，其纤维分别起自__________和__________，支配咽喉肌和斜方肌、胸锁乳突肌。

23．Hypoglossal nerve 经__________出颅，支配全部__________和__________。

三、选择题

A1 型题

1．不是由特殊内脏运动纤维支配的骨骼肌是

A．颈阔肌

B．胸锁乳突肌

C．斜角肌

D．二腹肌

E．茎突舌骨肌

2．含一般内脏运动纤维的神经是

A．glossopharyngeal nerve

B．trochlear nerve

C．accessory nerve

D．hypoglossal nerve

E．trochlear nerve

3．滑车神经支配

A．上直肌

B．下直肌

C．上斜肌

D．下斜肌

E．上睑提肌

4．穿经眶上裂的结构是

A．视神经

B．面神经

C．展神经

D．眼动脉

E．上颌神经

5．伴随颈内动脉穿经海绵窦内的神经是

A．视神经

B．动眼神经
C．滑车神经
D．眼神经
E．展神经

6．与味觉传导有关的神经是
A．trochleae nerve
B．trigeminal nerve
C．oculomotor nerve
D．glossopharyngeal nerve
E．abducent nerve

7．传导眼球的一般躯体感觉的神经是
A．眼神经
B．视神经
C．展神经
D．动眼神经
E．滑车神经

8．经过海绵窦内侧壁的神经是
A．oculomotor nerve
B．facial nerve
C．abducent nerve
D．maxillary nerve
E．trochlear nerve

9．分支分布于下唇皮肤的神经是
A．颏神经
B．舌神经
C．舌下神经
D．舌咽神经
E．面神经下颌缘支

10．支配舌前 2/3 黏膜感觉的神经是
A．面神经
B．舌神经
C．下颌神经
D．上颌神经
E．舌咽神经

11．由面神经支配的骨骼肌是
A．颞肌
B．咬肌
C．翼外肌
D．颈阔肌
E．二腹肌前腹

12．由三叉神经支配的骨骼肌是
A．颞肌
B．颊肌
C．颈阔肌
D．口轮匝肌
E．眼轮匝肌

13．属于面神经的分支是
A．鼓索
B．颊神经
C．耳颞神经
D．岩小神经
E．咀嚼肌神经

14．传导舌前 2/3 味觉的神经是
A．舌神经
B．面神经
C．舌咽神经
D．舌下神经
E．迷走神经

15．支配泪腺分泌的神经是
A．鼓索
B．鼓室神经
C．岩大神经
D．岩小神经
E．翼腭神经

16．支配腮腺活动的神经是
A．maxillary nerve
B．facial nerve
C．glossopharyngeal nerve
D．mandibular nerve
E．vagus nerve

17．在左锁骨下动、静脉之间穿行的神经是
A．副神经
B．迷走神经
C．颈袢
D．舌神经
E．颈上神经

18．由喉上神经支配的喉肌是
A．环杓后肌
B．环杓侧肌

C．杓横肌
D．甲杓肌
E．环甲肌

19．分布至食管的神经是
A．喉上神经
B．喉返神经
C．颈袢
D．舌咽神经
E．内脏大神经

20．与舌无关的脑神经是
A．第Ⅴ对脑神经
B．第Ⅶ对脑神经
C．第Ⅹ对脑神经
D．第Ⅸ对脑神经
E．第Ⅻ对脑神经

A2 型题

1．女性，48 岁。出现右侧不能闭眼，可能损伤的神经是
A．眼神经
B．面神经
C．展神经
D．动眼神经
E．滑车神经

2．女，51 岁。因头不能向左侧侧屈，肩胛骨下垂入院，则最可能损伤的神经是
A．副神经
B．腋神经
C．胸背神经
D．肩胛背神经
E．肩胛下神经

3．男性，22 岁。双眼先天性的瞳孔转向内侧，可能损伤的神经是
A．眼神经
B．面神经
C．展神经
D．动眼神经
E．滑车神经

4．女性，38 岁。表现为右侧瞳孔不能转向上外方，可能损伤的神经是
A．展神经
B．眼神经
C．滑车神经
D．鼻睫神经
E．动眼神经

5．男性，12 岁。因修补左侧下颌龋齿，经下颌孔阻滞麻醉，阻断的神经是
A．舌神经
B．翼腭神经
C．眶下神经
D．上牙槽神经
E．下牙槽神经

6．男性，42 岁。查体时以强光照射眼球，与瞳孔缩小相关的神经是
A．眼神经
B．视神经
C．展神经
D．动眼神经
E．滑车神经

7．女性，49 岁。因左侧眼部疾病使瞳孔不能转向下外方，可能损伤的神经是
A．oculomotor nerve
B．trochlear nerve
C．abducent nerve
D．ophthalmic nerve
E．optic nerve

8．男性，45 岁。因头部外伤导致角膜反射迟钝，传导角膜感觉的神经是
A．眼神经
B．视神经
C．泪腺神经
D．动眼神经
E．滑车神经

9．男性，63 岁。因脑血管病导致右侧舌下神经瘫痪，伸舌时，舌尖
A．向前

B．向后
C．向上
D．偏向左侧
E．偏向右侧

10．女性，33岁。甲状腺次全切手术后出现声带麻痹，可能损伤了
A．喉返神经
B．迷走神经咽支
C．舌咽神经咽支
D．喉上神经内支
E．喉上神经外支

11．男性，45岁。因右侧腮腺肿瘤导致面神经瘫痪，可能表现为
A．口角偏向右侧
B．角膜反射消失
C．舌尖偏向右侧
D．右侧鼻唇沟变浅
E．摄食后食物聚集在左侧

12．男性，9岁。因上呼吸道感染出现腭扁桃体肿大疼痛，传导腭扁桃体黏膜的感觉纤维来自
A．面神经
B．舌神经
C．上颌神经
D．舌咽神经
E．下颌神经

13．女性，32岁。因外耳道疖肿出现剧烈疼痛，传导外耳道皮肤感觉的神经是
A．耳颞神经
B．耳大神经
C．舌咽神经
D．迷走神经
E．前庭蜗神经

14．女性，12岁。因车祸致前颅窝底骨折，脑脊液鼻漏，可能损伤的神经是
A．视神经
B．眼神经
C．嗅神经
D．眶上神经
E．鼻睫神经

15．男性，72岁。下楼梯时常常出现复视，可能受损的神经是
A．视神经
B．眼神经
C．展神经
D．动眼神经
E．滑车神经

A3 型题

男性，22岁。外伤后导致右侧眼球上下活动受限，眼睑下垂，瞳孔散大，光反射消失，视近物模糊。

1．可能受损的神经是
A．视神经
B．眼神经
C．展神经
D．动眼神经
E．滑车神经

2．该神经出入颅的部位是
A．圆孔
B．棘孔
C．眶上裂
D．卵圆孔
E．视神经管

3．与瞳孔散大、光反射消失和视近物模糊相关的脑神经核是
A．展神经核
B．动眼神经核
C．滑车神经核
D．动眼神经副核
E．三叉神经运动核

4．与光反射消失和视近物模糊相关的神经属于
A．交感神经
B．副交感神经
C．内脏感觉神经
D．特殊内脏感觉神经
E．特殊运动运动神经

B 型题

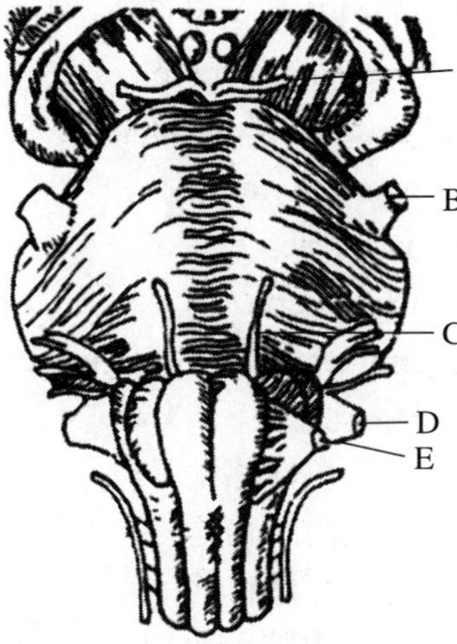

图 33 脑干的腹面

图 33 中：

1．能支配眼球内平滑肌运动的神经是
2．含角膜反射的传入神经纤维的是
3．损伤后可产生内斜视的神经是
4．与咽喉肌运动有关的神经是

A．下斜肌
B．上斜肌
C．前斜角肌
D．甲杓肌
E．斜方肌

5．滑车神经支配
6．迷走神经支配
7．动眼神经支配
8．副神经支配

A．oculomotor nerve
B．trochlear nerve
C．abducent nerve
D．ophthalmic nerve
E．accessory nerve

9．损伤后出现患侧眼内斜视的神经是
10．损伤后患侧眼瞳孔散大的神经是
11．损伤后患侧眼呈外斜视的神经是
12．不含运动纤维的神经是
13．与角膜反射有关的神经是

A．vagus nerve
B．trigeminal nerve
C．glossopharyngeal nerve
D．facial nerve
E．hypoglossal nerve

14．支配颈阔肌的神经是
15．支配颏舌肌的神经是
16．支配颞肌运动的神经是
17．支配喉肌运动的神经是
18．支配舌下腺分泌的神经是

A．表情肌
B．咀嚼肌
C．眼球外肌
D．喉肌
E．茎突咽肌

19．不受特殊内脏运动纤维支配的是
20．滑车神经支配
21．舌咽神经支配
22．下颌神经支配

A．舌神经
B．舌下神经
C．舌咽神经
D．迷走神经
E．面神经

23．与颈动脉窦压力感受器有关的神经是
24．不含副交感纤维的神经是
25．损伤后影响发声的神经是
26．控制腮腺分泌的神经是

A．膝神经节
B．睫状神经节
C．侧角
D．颈上神经节
E．三叉神经节

27．交感节后神经元的胞体位于
28．副交感节后神经元的胞体位于
29．味觉神经元的胞体位于

30．接受头面部皮肤感觉的神经元的胞体位于
31．与舌下腺分泌活动有关的神经节是
32．与腮腺分泌活动有关的神经节是
33．与泪腺分泌活动有关的神经节是
34．与舌前部黏膜痛温觉有关的神经节是
35．与瞳孔大小变化有关的神经节是

A．翼腭神经节
B．三叉神经节
C．耳神经节
D．下颌下神经节
E．星状神经节

36．支配镫骨肌运动的神经是
37．能感受血液中二氧化碳浓度变化刺激的神经是
38．能感受头部位置变化刺激的神经是
39．参与控制心肌运动的神经是

A．迷走神经
B．舌咽神经
C．前庭神经
D．面神经
E．蜗神经

X 型题

1．嗅神经起于
A．鼻前庭
B．上鼻甲内侧面
C．中鼻甲内侧面
D．鼻中隔上部
E．下鼻甲内侧面

2．左侧视神经形成及损伤后的症状是
A．胚胎发生时由间脑外突形成
B．由左眼视网膜神经节细胞的轴突聚集而成
C．由左眼视网膜神经双极细胞的轴突形成
D．损伤后导致两眼左侧半视野偏盲
E．损伤后导致左侧眼视野全盲

3．含有特殊内脏运动纤维的脑神经有
A．hypoglosal nerve
B．glossopharyngeal nerve
C．accessory nerve
D．vagus nerve
E．facial nerve

4．Trigeminal nerve 和 vagus nerve 共有的纤维成分是
A．一般躯体感觉
B．一般内脏感觉
C．特殊躯体感觉
D．一般内脏运动
E．特殊内脏运动

5．属于下颌神经分支的是
A．舌神经
B．颊神经
C．翼腭神经
D．耳颞神经
E．咀嚼肌神经

6．女性，56 岁。卵圆孔处受损，可能出现
A．舌前 2/3 黏膜痛、温觉障碍
B．耳颞区皮肤感觉障碍
C．颞肌瘫痪
D．下颌下腺分泌障碍
E．下颌神经受损

7．支配颞区的神经是
A．颞深神经
B．耳颞神经
C．面神经颞支
D．上颌神经
E．枕小神经

8．Facial nerve 分支分布的腺体是
A．泪腺
B．腮腺
C．舌下腺
D．下颌下腺
E．鼻黏膜腺

9．Glossopharyngeal nerve 分布

A．主管舌前 2/3 黏膜的味觉
B．支配茎舌骨肌
C．支配泪腺的分泌活动
D．支配腮腺分泌活动
E．主管耳后皮肤感觉

10．女性，42 岁。因患甲状腺癌，行甲状腺次全切手术，术中结扎甲状腺上动脉时，关于易损伤的神经的说法正确的是
A．易损伤喉上神经
B．易损伤喉返神经
C．易损伤舌下神经
D．含特殊内脏运动纤维
E．支配环甲肌

11．女性，34 岁。因健康查体发现甲状结节就诊，如行甲状腺手术，最易损伤的神经及其相关的说法正确的是
A．易损伤喉上神经
B．易损伤喉返神经
C．易损伤舌神经
D．支配所有喉肌
E．司声门裂以下的喉黏膜的感觉

12．女性，37 岁。伸舌时舌尖偏向患侧，舌肌萎缩。关于该损伤神经说法正确的是
A．损伤神经为舌下神经
B．该神经经舌下神经管出颅
C．支配全部舌内肌和舌外肌
D．司舌前 2/3 黏膜的味觉
E．副交感纤维在下颌下神经节换元

13．行经海绵窦外侧壁的脑神经有
A．动眼神经
B．滑车神经
C．眼神经
D．展神经
E．上颌神经

14．分布到舌的神经有
A．舌神经
B．舌咽神经
C．舌下神经
D．鼓索
E．上颌神经

四、问答题

1．写出各对脑神经的名称和序号，并从整体上比较脑神经与脊神经的纤维成分异同。
2．试述分布到眼的神经的名称、分布和功能性质。
3．简述从眶上裂入眶的脑神经，试述其中属感觉性的神经名称及其分支与分布范围。
4．试述鼓索的发出部位、大致走行、纤维成分及分布范围。
5．写出舌咽神经的纤维成分，试述胞体位于舌咽神经下神经节的纤维成分及分布范围。
6．试述分布到喉的神经。
7．试述分布到舌的神经。

五、病例分析

1．男性，60 岁。主诉：发现左耳下肿块半年，近 3 个月肿块生长迅速并伴有左眼闭合困难。临床检查：左腮腺有一 4cm × 6cm 肿物，肿物界限不清，质较硬，不易活动。左额纹消失，左眼闭合不全，左角膜溃疡。试从解剖学角度分析该患者可能损伤的神经，简述它们主干的纤维成分，并说明其主干在面神经管内损伤后出现的功能障碍。

2．女性，55 岁。患者因左侧面部阵发性刀割样剧烈疼痛半年来院就诊。患者近半年来每于触摸左鼻翼便引起疼痛发作，以致不敢洗脸。疼痛范围包括眶下及耳前、下颌区，每次发作约 5 分钟，一日发作 4 ～ 5 次，且疼痛渐加重，发作间隔渐缩短，发作频率日益增

加。临床神经系统检查未见异常，头颅 CT 检查正常。试从解剖学角度分析该患者可能发生疼痛的神经，并简述它们进出颅腔的部位及出颅后的走行和分布范围。

参考答案

一、名词解释

1．特殊内脏运动纤维是指脑神经中支配咀嚼肌、面肌、咽喉肌、胸锁乳突肌和斜方肌等的神经纤维。由于上述肌组织是由鳃弓衍化来的骨骼肌，在种系发生过程中，低等脊椎动物特别是鱼类的鳃，是与呼吸功能相关的，故将支配该类骨骼肌的神经纤维称为特殊内脏运动纤维。

2．特殊内脏感觉纤维是指分布于舌黏膜的味蕾，传导味觉冲动的纤维以及分布于嗅黏膜传导嗅觉冲动的纤维。

3．特殊躯体感觉纤维是指分布在头部一些特殊感觉器，如前庭蜗器和视器，感受位置觉、运动觉、听觉和视觉性刺激的脑神经纤维，它们传导位、听和视觉性冲动。

4．膝神经节是面神经上在面神经管内起始部弯曲处的一个神经节，内含特殊内脏感觉性神经元胞体，它们的周围突分布于舌前 2/3 黏膜的味蕾，中枢突止于脑干内的孤束核上部。

5．鼓索是面神经出茎乳孔前发出的分支，经鼓室，穿岩鼓裂至颞下窝，行向前下并入舌神经。鼓索含有两种纤维：味觉纤维随舌神经分布于舌前 2/3 的味蕾，司味觉；副交感纤维进入下颌下神经节，在节内交换神经元后，节后纤维分布于下颌下腺和舌下腺，支配腺体分泌。

二、填空题

1．特殊内脏感觉　嗅黏膜　筛孔　嗅球
2．视网膜神经节细胞　视神经管　视交叉　视束
3．一般躯体运动　一般内脏运动　动眼神经核　动眼神经副核
4．睫状神经　动眼神经副　动眼　脚间窝
5．一般躯体感觉　特殊内脏运动　三叉神经节　三叉神经运动核
6．三叉神经节　海绵窦　下　眶上裂
7．三叉神经节　海绵窦　圆孔　翼腭窝
8．卵圆孔　咀嚼肌、鼓膜张肌和腭帆张　耳颞　口裂以下
9．上牙槽前支　上牙槽中支　翼腭窝　上颌神经
10．混合　下颌孔　颏孔　颏神经
11．延髓脑桥　颈内　眶上裂　外直肌
12．上泌涎核　翼腭神经节　下颌下神经节　泪腺
13．膝神经节　舌前 2/3 的味蕾　孤束　上
14．面神经核　茎乳孔　腮腺
15．内耳道底　前庭神经节　蜗轴内　蜗神经节（蜗螺旋神经节）

16．疑核　茎突咽肌　耳神经节　腮腺
17．下神经　孤束　上　舌后 1/3 味蕾
18．喉上神经　环甲肌　声门裂以上喉黏膜
19．迷走神经背核　下神经节　疑核　咽喉肌
20．气管　食管　甲状腺侧叶　喉下神经
21．后干　交感神经　腹腔干、肠系膜上动脉和肾动脉
22．脑根　脊髓根　疑核　副神经核
23．舌下神经管　舌内肌　舌外肌

三、选择题

A1 型题

1．C　2．A　3．C　4．C　5．E　6．D　7．A　8．C
9．A　10．B　11．D　12．A　13．A　14．B　15．C　16．C
17．B　18．E　19．B　20．C

A2 型题

1．B　2．A　3．C　4．E　5．E　6．D　7．B　8．A
9．E　10．A　11．D　12．D　13．D　14．C　15．E

A3 型题

1．D　2．C　3．D　4．B

B 型题

1．A　2．B　3．C　4．D　5．B　6．D　7．A　8．E
9．C　10．A　11．A　12．D　13．D　14．D　15．E　16．B
17．A　18．D　19．C　20．C　21．E　22．B　23．C　24．B
25．D　26．C　27．D　28．B　29．A　30．E　31．D　32．C
33．A　34．B　35．E　36．D　37．B　38．C　39．A

X 型题

1．BD　2．ABE　3．BCDE　4．AE　5．ABDE　6．ABCE
7．AB　8．ACDE　9．DE　10．ADE　11．BE　12．AB
13．ABCE　14．ABCD

四、问答题

1．十二对脑神经的名称和序号是：Ⅰ嗅神经，Ⅱ视神经，Ⅲ动眼神经，Ⅳ滑车神经，Ⅴ三叉神经，Ⅵ展神经，Ⅶ面神经，Ⅷ前庭蜗神经，Ⅸ舌咽神经，Ⅹ迷走神经，Ⅺ副神经，Ⅻ舌下神经。

从整体上讲，脑神经也含有脊神经所具有的四种纤维成分，即躯体感觉和运动纤维、内脏感觉和运动纤维。但是由于在头部特殊感受器的分化以及鳃弓及鳃神经的衍化，脑神经在上述四种功能成分之外，又增加了脊神经所没有的三种功能成分，即：特殊内脏感觉（嗅觉、味觉），特殊躯体感觉（视觉，位、听觉）和特殊内脏运动（咀嚼肌、面肌、咽喉肌、胸锁乳突肌和斜方肌等的运动）。

2．分布到眼的神经有：①视神经，分布到视网膜，为特殊躯体感觉神经。②眼神经，分布到眼球及眼副器，司一般躯体感觉。③动眼神经，分布到除上斜肌以外的眼球外肌，为躯体运动纤维；其副交感纤维分布到瞳孔括约肌和睫状肌，为一般内脏运动纤维。④交感神经，来自颈上神经节的节后纤维，分布到瞳孔开大肌和 Müler 肌，为一般内脏运动纤维。

3．经眶上裂入眶的脑神经有动眼神经、滑车神经、三叉神经的眼神经以及展神经。其中属感觉性神经的是眼神经。眼神经在眶内的分支有：①泪腺神经，分布于泪腺和上睑等。②额神经，其终支为眶上神经，经眶上切迹分布于额顶部皮肤。③鼻睫神经，分布于鼻腔黏膜、筛窦、泪囊、鼻背皮肤以及眼球、眼睑等。

4．鼓索是面神经在面神经管内的分支。在面神经出茎乳孔之前发出，行向前上进入鼓室，然后穿岩鼓裂出鼓室，至颞下窝，行向前下并加入舌神经。鼓索含有两种纤维成分：味觉纤维，随舌神经分布于舌前 2/3 味蕾；副交感纤维，在下颌下神经节换元后至下颌下腺和舌下腺，支配腺体分泌活动。

5．舌咽神经为混合性神经，含有五种纤维成分：①特殊内脏运动纤维；②副交感（一般内脏运动）纤维；③特殊内脏感觉纤维；④一般内脏感觉纤维；⑤一般躯体感觉纤维。其中胞体位于下神经节的纤维是特殊和一般内脏感觉纤维，其中特殊内脏感觉纤维分布于舌后 1/3 的味蕾，而一般内脏感觉纤维分布于舌后 1/3、咽、咽鼓管、鼓室等处的黏膜以及颈动脉窦和颈动脉小球等。

6．分布到喉的神经有喉上神经和喉下神经。喉上神经是迷走神经在颈部的分支，在舌骨大角处分为内、外支，外支支配环甲肌，内支穿甲状舌骨膜入喉，分布于声门裂以上的喉黏膜及会厌、舌根等。喉下神经是迷走神经在胸部的分支——喉返神经的延续，向上行于气管与食管之间的沟内，至甲状腺侧叶深面入喉分为数支，肌支支配除环甲肌之外的全部喉肌，感觉纤维则分布至声门裂以下的喉黏膜。

7．分布到舌的神经有数个不同来源：①三叉神经经下颌神经的分支舌神经，分布于舌前 2/3 黏膜，属一般躯体感觉，主要司痛、温度及触觉等。②面神经的特殊内脏感觉纤维（味觉纤维）经过鼓索、舌神经至舌前 2/3 味蕾。③舌咽神经的内脏感觉（味觉和一般内脏感觉）纤维，分布于舌后 1/3 黏膜和味蕾。④舌下神经，分布至舌肌，支配全部舌内肌和舌外肌的活动。

五、病例分析

1．该患者的肿瘤细胞侵犯了面神经的颞支和颧支，导致由其支配的表情肌（额肌和眼轮匝肌）功能障碍而发生同侧额纹消失和眼睑闭合障碍。由于眼睑闭合障碍，无法保护角膜，以致形成角膜溃疡。其主干面神经含有四种纤维成分：特殊内脏运动纤维，主要支配面肌、镫骨肌等的运动；一般内脏运动纤维，属副交感节前纤维，在相应的副交感神经节换元后，节后纤维支配泪腺、舌下腺、下颌下腺及鼻、腭的黏膜腺；特殊内脏感觉纤维，其胞体位于面神经管内的膝神经节，周围突纤维分布于舌前 2/3 味蕾；一般躯体感觉纤维，传导耳部皮肤的躯体感觉和表情肌的本体感觉。如果在面神经管内损伤面神经，则上述几种机能纤维均受影响，故会出现：①伤侧面肌瘫痪致伤侧额纹消失，不能闭眼，鼻唇沟变浅，口角偏向健侧，不能鼓腮，说话时唾液常从嘴角流出等。②伤侧角膜反射消失。③舌前部味觉消失。④伤侧泪腺分泌障碍而导致角膜干燥。⑤伤侧唾液腺分泌障碍。⑥镫骨肌瘫痪引起听觉过敏。

2．此病为原发性三叉神经痛，该患者应为三叉神经的上颌神经和下颌神经疼痛。上颌神经自圆孔出颅后，进入翼腭窝，再经眶下裂入眶，延续为眶下神经。上颌神经主要分布至硬脑膜、眼裂和口裂间的皮肤、上颌牙齿以及鼻腔和口腔黏膜。下颌神经自卵圆孔出颅腔，在翼外肌深面分为前、后两干。前干细小，发肌支支配咀嚼肌、鼓膜张肌和腭帆张肌，此外还发分支至颊黏膜。后干粗大，主要分布于硬脑膜、下颌牙及牙龈、舌前 2/3 及口底黏膜、耳颞区和口裂以下皮肤等。此外，还有分支支配下颌舌骨肌和二腹肌前腹。

（秦丽华　王宇辰）

第三节　内脏神经

内容提要

内脏神经是指主要分布于内脏、心血管、平滑肌和腺体的神经，通过脑神经和脊神经连接于脑和脊髓。内脏神经和躯体神经一样，也包含感觉和运动两种纤维成分，即内脏感觉神经和内脏运动神经。

内脏运动神经支配心肌、平滑肌的运动和腺体的分泌，通常不受人的意志控制，是不随意的，因而又称自主神经；又因它主要控制和调节动、植物共有的新陈代谢活动，并不支配动物所特有的骨骼肌，故也称植物神经。内脏感觉神经将来自内脏、心血管等处的感觉冲动传递至各级中枢，通过反射调节这些器官的活动，以维持机体内环境的相对平衡。

1．内脏运动神经

（1）内脏运动神经与躯体神经的区别：

	内脏运动神经	躯体神经
支配器官	支配平滑肌、心肌的运动和腺体的分泌	支配骨骼肌
走行	自脑和脊髓发出后，必须在内脏神经节中换一次神经元，其节后神经元再发出轴突到达效应器	自脑和脊髓发出后，随脑神经和脊神经直达效应器
纤维成分	交感纤维和副交感纤维	躯体运动纤维
起源和分布	起源于内脏运动核，该核分布于脑干和脊髓 $T_1 \sim L_3$、$S_{2\sim4}$ 节段的中间带外侧核	起源于躯体运动核，该核分布于脑干和脊髓的前角灰质
纤维性质	薄髓或无髓神经纤维	粗的有髓纤维，有髓鞘
纤维分布形式	以神经丛的形式分布	神经干
意志支配	不受意志支配	受意志支配

（2）**交感神经与副交感神经的异同：**

	交感神经	副交感神经
低级中枢（节前神经元）	脊髓胸段和腰髓 1 ～ 3 节段的灰质侧角内	动眼神经副核，上、下泌涎核，迷走神经背核，骶副交感核
内脏神经节（节后神经元）	椎旁节（交感干神经节） 椎前节（腹腔神经节等）	器官旁节（睫状、翼腭、下颌下、耳神经节等）、器官内节
节前纤维	短	长
节后纤维	长	短
分布	广泛	较局限
功能	相互拮抗、协调、统一	
内脏神经丛	心丛，腹腔丛，下腹下丛（盆丛）	

节前神经元和节后神经元：内脏运动神经从低级中枢到达所支配的器官，需要两个神经元，第 1 个神经元称节前神经元，其胞体位于低级中枢；第 2 个神经元称节后神经元，胞体位于周围部的植物性神经节内。

节前纤维和节后纤维：胞体位于脑干和脊髓内的节前神经元发出的轴突称节前纤维；胞体位于周围部的植物性神经节内的节后神经元发出的轴突称节后纤维。

（3）**交感神经的中枢部和周围部：**

<table>
<tr><td colspan="2">中枢部</td><td colspan="2">位于全部胸髓和腰髓 1 ～ 3 节段的侧角内，所以交感神经也称内脏神经的胸腰部</td></tr>
<tr><td rowspan="5">周围部</td><td>交感干</td><td colspan="2">位于脊柱两侧，由同侧椎旁神经节以节间支相连，形成一对串珠样结构，故椎旁神经节也称交感干神经节</td></tr>
<tr><td rowspan="2">交通支</td><td>白交通支</td><td>节前纤维随脊神经出椎间孔后，离开脊神经至椎旁节的一段，因节前纤维有髓鞘包裹而呈白色。白交通支只见于 T_1 ～ L_3 共 15 对脊神经与交感干之间</td></tr>
<tr><td>灰交通支</td><td>由椎旁节发出的节后纤维又返回脊神经，这一段叫灰交通支。因无髓鞘，故色灰暗。所有椎旁节与 31 对脊神经之间均有灰交通支联系</td></tr>
<tr><td rowspan="2">交感神经节</td><td>椎旁神经节</td><td>位于脊柱两侧，每侧约有 21 ～ 26 个节，一般呈梭形或多角形</td></tr>
<tr><td>椎前神经节</td><td>位于脊柱前方，包括成对的腹腔神经节和主动脉肾神经节（为腹腔神经节下外侧的突出部）以及单个的肠系膜上神经节和肠系膜下神经节等，分别位于同名动脉根部附近</td></tr>
</table>

（4）**交感神经节前神经的三去向和交感神经节后神经的三去向：**

<table>
<tr><td rowspan="3">交感神经节前神经的三去向</td><td>终止于相应的椎旁节</td></tr>
<tr><td>在交感干内上 / 下行，终止于高 / 低位椎旁节</td></tr>
<tr><td>穿椎旁节，以内脏大、小神经终止于椎前节</td></tr>
<tr><td rowspan="3">交感神经节后神经的三去向</td><td>返回脊神经，随神经分支分布</td></tr>
<tr><td>随动脉走行分布</td></tr>
<tr><td>形成脏支，与副交感神经交织成丛</td></tr>
</table>

（5）交感神经纤维分布规律：

	节前纤维的起源	节后纤维的分布范围
颈部、上胸部交感神经	胸髓 1 ～ 5 节段侧角	头、颈、上肢、胸壁上部及胸腔脏器
下胸部交感神经	胸髓 5 ～ 12 节段侧角	胸壁上部、腹壁、肝、胰、脾、肾和结肠左曲以上的胃肠道
腰、骶部交感神经	腰髓 1 ～ 3 节段侧角	结肠左曲以下的消化管、盆腔脏器和下肢

（6）副交感神经的中枢部和周围部：

中枢部	**脑干的副交感神经核**	
	脊髓 S_2 ～ S_4 的骶副交感核	
周围部	**器官旁节**	睫状神经节、翼腭神经节、下颌下神经节和耳神经节等
	器官内节	器官壁内，较小

（7）**副交感神经节：**

动眼神经副核 → 动眼神经 → 睫状神经节 → 瞳孔括约肌和睫状肌
上泌涎核 → 面神经 → 翼腭神经节 → 泪腺、鼻腔等处的黏膜腺
　　　　　　　　面神经 → 下颌下神经节 → 下颌下腺、舌下腺及口腔黏膜腺
下泌涎核 → 舌咽神经 → 耳神经节 → 腮腺
迷走神经背核 → 器官旁节、器官内节 → 胸腹腔脏器的平滑肌、腺体、心肌
骶副交感核 → 器官旁节、器官内节 → 盆腔脏器的平滑肌、腺体、心肌

2．**内脏感觉神经**

内脏感觉神经将来自内脏、心血管等的感觉冲动传入中枢，中枢则直接通过内脏运动神经或间接通过神经体液调节内脏器官的活动。正常内脏活动一般不引起主观感觉，较强烈的内脏活动，则可产生内脏感觉。

内脏感觉的特点	感觉性质模糊，具有弥散的特性	
	对不同感觉的敏感性不同	一般强度的刺激不产生主观感觉
		对牵拉刺激敏感
		痛阈高
	定位不准确	

牵涉痛：某些内脏器官病变时，常在体表的一定区域产生感觉过敏或疼痛感觉的现象，称为牵涉痛。

3．**内脏神经丛**

交感神经、副交感神经和内脏感觉神经在分布到所支配脏器的过程中，常相互交织形成**内脏神经丛**（自主神经丛或植物神经丛），有的位于脏器附近或器官之内，有的攀附动脉的周围。由这些神经丛发出的分支常随动脉分支到达所分布的器官。

主要的内脏神经丛有心丛、肺丛、腹腔丛、腹主动脉丛、上腹下丛（位于两侧髂总动脉之间）和下腹下丛（即盆丛）。

应试习题

一、名词解释

1．autonomic nervous system
2．植物性神经节
3．sympathetic nerve
4．sympathetic trunk
5．（脊神经）交通支
6．parasympathetic nerve
7．心丛
8．腹腔丛
9．腹下丛
10．牵涉性痛

二、填空题

1．内脏运动神经又称____________或____________，支配平滑肌、____________和__________的活动。

2．内脏运动神经节前神经元的胞体位于__________和__________，节后神经元的胞体位于__________。

3．Sympathetic trunk 由___________和___________连接而成，上至__________，下至__________。

4．交感干神经节与相应脊神经之间借_________相连，它们包括_________和_________两种类型。

5．内脏大神经主要由穿过__________胸交感干神经节的__________纤维组成，主要终止于__________。

6．内脏小神经主要由穿过__________胸交感干神经节的__________纤维组成，主要终止于__________。

7．与脑神经中副交感纤维有联系的核团有___________、___________、__________和__________。

8．内脏感觉神经元的胞体位于_________和_________内，按形态它们主要属_________神经元。

三、选择题

A1 型题

1．颈神经具有的交通支特点是
A．灰交通支多于白交通支
B．白交通支多于灰交通支
C．灰、白交通支数目相等
D．只有灰交通支
E．只有白交通支

2．内脏大神经中最主要的纤维是
A．一般内脏感觉纤维
B．交感节后纤维
C．交感节前纤维
D．副交感节后纤维
E．副交感节前纤维

3．内脏大神经来自
A．第 1 ～ 5 胸交感节
B．第 5 ～ 9 胸交感节
C．第 9 ～ 10 胸交感节
D．第 10 以下的胸交感节
E．全部胸交感节

4．属于 sympathetic ganglion 的是

A．心神经节
B．膝神经节
C．耳神经节
D．睫状神经节
E．星状神经节

5．支配结肠左曲以下消化管的神经是
A．脊髓 T_5 ～ T_{12} 更换神经元后的节后纤维
B．内脏大神经
C．盆内脏神经
D．内脏小神经
E．脊髓腰段中间外侧核的节后纤维

6．不参与支配肺的神经是
A．肺丛
B．心丛
C．膈神经
D．迷走神经
E．胸交感神经

7．分布于躯干、四肢血管的交感节后纤维的胞体位于
A．胸腰部椎旁神经节
B．全部内脏运动神经节
C．全部椎旁神经节
D．全部椎前神经节
E．胸、腰部的交感干神经节

8．心浅丛中的神经节是
A．Wrisberg 神经节
B．星状神经节
C．颈上神经节
D．颈中神经节
E．颈下神经节

9．不参加腹腔丛的构成的神经是
A．迷走神经前干
B．迷走神经后干
C．内脏大神经
D．内脏小神经
E．腰上部交感神经节的分支

10．伴随髂内动脉分支组成输尿管丛的是
A．下腹下丛
B．上腹下丛
C．腹腔丛
D．肾丛
E．膀胱丛

A2 型题

1．男性，39 岁。查体时检查瞳孔对光反射，直接支配瞳孔括约肌的神经纤维来自
A．耳神经节
B．膝神经节
C．睫状神经节
D．翼腭神经节
E．下颌下神经节

2．男性，37 岁。因直肠癌行肿瘤切除手术，术后阴茎勃起功能障碍，可能损伤的神经丛是
A．腰丛
B．骶丛
C．腹腔丛
D．上腹下丛
E．下腹下丛

3．女性，54 岁。因宫颈癌行子宫颈切除手术，术后出现了尿潴留，可能损伤的神经是
A．闭孔神经
B．阴部神经
C．内脏大神经
D．内脏小神经
E．盆内脏神经

4．女性，66 岁。因下肢持续性血管痉挛，可能考虑切除的结构是
A．腰干
B．马尾
C．腰骶干
D．腰交感干
E．奇神经节

5．男性，65 岁。因争吵突发左肩部和左臂内侧疼痛，并伴胸闷、气促，可能考虑的疾病是

A．肺栓塞
B．心绞痛
C．胃溃疡
D．食管病变
E．肩关节损伤

6．男性，39 岁。饭后突然出现右肩部疼痛，可能考虑的疾病是
A．肺炎
B．颈椎病
C．胆囊病变
D．食管病变
E．肩关节损伤

7．女性，28 岁。夜晚突然脐针刺样疼痛，随后疼痛转移至右下腹部，最可能考虑的疾病是
A．肠炎
B．阑尾炎
C．肠扭转
D．宫外孕
E．卵巢扭转

B 型题

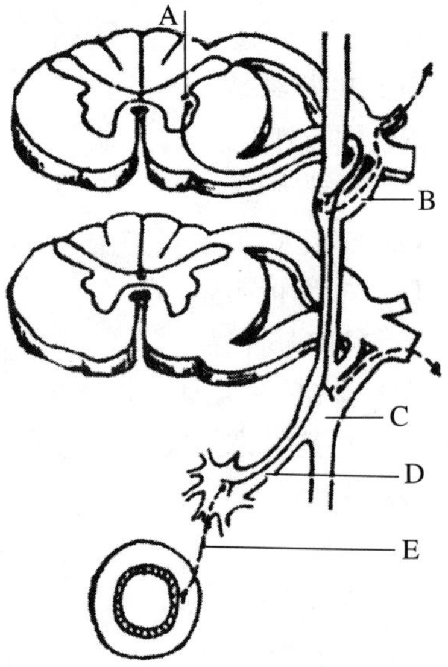

图 34　交感神经（示意图）

图 34 中：
1．内脏神经是
2．交感神经的低级中枢位于
3．灰交通支是
4．属椎前神经节细胞发出的纤维是

X 型题

1．内脏运动神经支配的结构主要是
A．心肌
B．骨骼肌
C．平滑肌
D．内分泌腺
E．外分泌腺

2．含有交感节前纤维的是
A．灰交通支
B．所有胸神经的前根
C．盆内脏神经
D．内脏大神经
E．白交通支

3．副交感纤维经何神经到达盆内脏器
A．内脏大神经
B．腰内脏神经
C．腰骶干
D．盆内脏神经
E．盆丛

4．与心的神经支配有关的结构是
A．迷走神经
B．颈上神经节
C．星状神经节
D．胸交感神经节
E．腹腔神经节

5．心浅丛的神经来自于
A．左颈上心支
B．左颈下心支
C．左颈上心神经
D．左颈下心神经
E．颈中心神经和胸心神经

6．颅部的副交感神经节节前纤维来自
A．第Ⅲ对脑神经
B．第Ⅶ对脑神经
C．第Ⅸ对脑神经
D．第Ⅹ对脑神经

E．第Ⅴ对脑神经

7．与调节瞳孔变化有关的植物性神经节有

A．耳神经节

B．睫状神经节

C．翼腭神经节

D．颈交感神经节

E．下颌下神经节

8．参与组成腹腔丛的结构有

A．腹腔神经节

B．肠系膜上神经节

C．主动脉肾神经节

D．迷走神经前干的分支

E．迷走神经后干的分支

四、问答题

1．试述自主神经与躯体运动神经的主要区别。

2．试述 autonomic nervous system 的分布，并简述它们的主要异同点。

3．简述颅部的 parasympathetic ganglion 名称及它们所接受的脑神经纤维，并发出纤维所支配的效应器。

4．试述 ciliary ganglion 的位置及与其相连的三个根。

5．试述交感干与脊神经之间的联系。

6．试述腹腔丛的组成及其分布范围。

7．写出分布于下肢血管、汗腺、竖毛肌的交感神经纤维来自的内脏神经丛名称，并试述该丛的组成和分布范围。

8．试述盆丛的组成及分布范围。

9．试述传导内脏感觉的脑神经节的名称及其纤维联系。

五、病例分析

男，78 岁，因持续咳嗽、胸痛 10 个月，右侧上睑不能上抬，右眼球稍内陷，右侧面部发红、无汗 2 个月就医。检查：患者右侧瞳孔缩小，眼裂狭窄，眼睑微下垂，右侧面部发红。胸部 CT 显示，右肺尖 8cm × 10cm 实性肿块，边界不清。试从解剖学角度分析该患者可能损伤的神经，并简述原因。

参考答案

一、名词解释

1．自主神经系统：实指内脏运动神经，调节心肌、平滑肌的运动和腺体的分泌，这类活动通常不受人的意志控制，故称自主神经系统；又因为它主要控制和调节动、植物共有的新陈代谢活动，并不支配动物所特有的骨骼肌的运动，所以自主神经系统又称植物神经系统。

2．由传出神经元胞体集聚而成，与支配内脏活动有关的神经节，称内脏运动神经节。内脏运动神经自脑干和脊髓发出后，不能直接到达效应器，而必须在周围部的内脏运动神经节中交换神经元，由此节内的神经元再发出纤维才能到达效应器，如心肌、腺体和平滑肌。内脏运动神经节又称植物性神经节，内含内脏运动神经节后神经元的胞体。

3．交感神经：是指低级中枢位于胸髓 1 ～ 12 和腰髓 1 ～ 3 节段的灰质侧角内中间外侧核的内脏运动神经。交感神经的周围部由交感神经节、交感干，以及由交感神经节发出的神经和神经丛组成。

4．交感干：位于脊柱两旁的交感神经节又称椎旁神经节（也即交感干神经节），它们借节间支连成左、右两条交感干，上至颅底，下至尾骨，于尾骨的前面左右两干合并。每侧交感干可分颈、胸、腰、骶、尾 5 部。每侧有 19 ～ 24 个交感干神经节，其中颈部有 3 ～ 4 个，胸部有 10 ～ 12 个，腰部有 4 个，骶部有 2 ～ 3 个，尾部两侧合成一个奇神经节。

5．每一个交感干神经节与相应的脊神经之间均有交通支相连。交通支分白交通支和灰交通支。白交通支主要由来自胸髓 1 ～腰髓 3 节段侧角的有髓鞘的节前纤维组成，故白交通支只存在于胸 1 ～腰 3 各脊神经的前支与相应的交感干神经节之间。灰交通支由交感干神经节细胞发出的节后纤维组成，多无髓鞘，连于交感干与 31 对脊神经前支之间。

6．副交感神经：是指低级中枢位于脑干的副交感核和脊髓骶部第 2 ～ 4 节段灰质的骶副交感核的内脏运动神经。其周围部包括副交感神经节（器官旁节和器官内节）和联系这些副交感神经节的副交感节前、节后纤维共同组成。

7．心丛由交感干的颈上、中、下神经节发出的心上、中、下神经及上 4 ～ 5 个胸交感神经节发出的心支和迷走神经的心支共同组成。心丛可分为心浅丛和心深丛，浅丛位于主动脉弓的下方，右肺动脉前方，深丛位于主动脉和气管杈之间。心丛中有小的副交感神经节，迷走神经的副交感节前纤维在此换神经元。心丛的分支随冠状动脉分支分布至心。

8．腹腔丛是最大的内脏神经丛，位于腹腔干和肠系膜上动脉根部周围，由腹腔神经节、主动脉肾神经节、肠系膜上神经节及内脏大、小神经和迷走神经后干的腹腔支等共同构成，内脏大、小神经的交感节前纤维在丛内神经节换元，迷走副交感节前纤维到所分布器官的附近或壁内换元，丛的分支随动脉分支分布于肝、脾、胰、肾及结肠左曲以上的消化管。

9．腹下丛分上腹下丛和下腹下丛。上腹下丛位于第 5 腰椎体前面，两髂总动脉之间，是腹主动脉丛向下的延续部分。下腹下丛又称盆丛，由上腹下丛延续到直肠两侧，并接受骶交感干的节后纤维和第 2 ～ 4 骶神经的副交感节前纤维。此丛分支伴随髂内动脉的分支组成直肠丛、精索丛、输尿管丛、膀胱丛、前列腺丛及子宫阴道丛等，并随动脉分支分布于盆腔各脏器。

10．当某些内脏器官发生病变时，常在体表一定区域产生感觉过敏或疼痛感觉，这种现象称为牵涉性痛。牵涉性痛有时发生在患病内脏附近的皮肤区，有时发生在距患病内脏较远的皮肤区，如心绞痛时，常在胸前区及左臂内侧皮肤感到疼痛；肝胆疾患时，常在右肩部感到疼痛等。临床上，牵涉性痛的有关知识常有助于内脏疾病的定位诊断。

二、填空题

1．植物神经系统　自主神经系统　心肌　腺体

2．脑干的一般内脏运动性核团（副交感核）　脊髓的侧角细胞和骶副交感核　内脏运动神经节（植物性神经节）

3．交感干神经节 节间支 颅底 尾骨
4．交通支 白交通支 灰交通支
5．第 5（6）～ 9 节前 腹腔神经节
6．第 10 ～ 12 节前 主动脉肾神经节
7．迷走神经背核 下泌涎核 上泌涎核 动眼神经副核
8．脑神经节 脊神经节 假单极

三、选择题

A1 型题

1．D 2．C 3．B 4．E 5．E 6．C 7．C 8．A
9．A 10．A

A2 型题

1．C 2．E 3．E 4．D 5．B 6．C 7．B

B 型题

1．D 2．A 3．B 4．E

X 型题

1．ACE 2．BDE 3．DE 4．ABCD 5．BC 6．ABCD
7．BD 8．ABCE

四、问答题

1．自主神经即内脏运动神经，与躯体运动神经在形态结构上的主要区别在于：①躯体运动神经支配骨骼肌，内脏运动神经支配平滑肌、心肌和腺体。②躯体运动神经自低级中枢至效应器（骨骼肌）只有一个神经元，而内脏运动神经自低级中枢发出后，在内脏运动神经节（植物性神经节）换神经元，再由节内神经元发出纤维到达效应器。因此，内脏运动神经从低级中枢到达所支配的器官须经过两个神经元（个别情况例外，如肾上腺髓质，只需一个神经元）。第一个神经元称节前神经元，胞体位于脑干和脊髓内，第二个神经元胞体位于周围部的植物性神经节内。③内脏运动神经节后纤维常攀附脏器或血管形成神经丛，由丛再分支至效应器。而躯体神经以神经干的形式分布。④躯体运动神经一般是比较粗的有髓纤维，而内脏运动纤维则是薄髓（节前纤维）和无髓（节后纤维）的细纤维。⑤躯体运动神经对效应器的支配，一般都受意志的控制，而内脏运动神经对效应器的支配在一定程度上不受意志的控制。此外，内脏运动神经还可根据形态、机能和药理等特点，区分为交感神经和副交感神经两个部分。躯体运动神经却无进一步的区分。

2．自主神经系统又称植物神经系统，可根据其形态、机能和药理特点等区分为交感神经和副交感神经两部分，它们之间的主要区别是：①低级中枢的部位不同。交感神经的低级中枢在脊髓胸腰部灰质的中间外侧核；副交感神经的低级中枢在脑干一般内脏运动性核团和脊髓骶部灰质的副交感核。②周围部神经节的位置不同。交感神经节位于脊柱两旁和脊柱前方；副交感神经节则位于所支配的器官附近或器官壁内。③节前和节后神经元的比例不同。一个交感节前神经元的轴突可与许多节后神经元构成突触；而一个副交感神经元则与较少的节后神经元组成突触。所以交感性神经兴奋更易扩散至较广范围。④分布范围不同。

交感神经在周围的分布范围较广泛。一般认为大部分血管、竖毛肌、汗腺、肾上腺髓质等均无副交感神经分布。⑤对同一器官所起的作用不同，但是两者的作用是既互相拮抗，又互相统一。

3．颅部共有四对副交感神经节：①睫状神经节，通过动眼神经接受来自动眼神经副核的节前纤维，交换神经元后，节后纤维支配瞳孔括约肌和睫状肌。②翼腭神经节，接受来自面神经的节前纤维，换神经元后，节后纤维支配泪腺及口、鼻腔黏膜腺体的分泌活动。③下颌下神经节，也是经面神经（鼓索）接受节前纤维，节后纤维支配舌下腺和下颌下腺的分泌活动。④耳神经节，接受来自舌咽神经的节前纤维，换神经元后，节后纤维支配腮腺的分泌活动。

4．睫状神经节位于视神经后外侧与外直肌之间。与其相连的三个根为：①副交感根，即睫状神经节短根，节前纤维来自动眼神经副核，节后纤维加入睫状短神经，进眼球支配瞳孔括约肌和睫状肌。②交感根，来自颈内动脉丛（由颈上神经节的节后纤维形成），穿过节后加入睫状短神经，进眼球至瞳孔开大肌、Müler 肌和眼球血管。③感觉根，来自眼神经的鼻睫神经，穿节后随睫状短神经入眼球，传导眼球的一般感觉。

5．交感干与脊神经之间借交通支建立联系。交通支分白交通支和灰交通支。白交通支主要由具有髓鞘的节前纤维组成，色白亮，由于节前神经元的胞体仅存在于脊髓胸 1 ～ 12 和腰 1 ～ 3 节段的灰质侧角，故白交通支仅存在于脊髓胸 1 ～腰 3 各对脊神经前支和相应交感干神经节之间。灰交通支连于交感干与 31 对脊神经前支之间，主要由交感干神经节细胞发出的节后纤维组成，多无髓鞘，色灰暗。

6．腹腔丛是最大的内脏神经丛，位于腹腔动脉（腹腔干）和肠系膜上动脉根部周围。主要由腹腔神经节、肠系膜上神经节、主动脉肾神经节等以及来自胸交感干的内脏大、小神经和迷走神经后干的腹腔支以及腰上部交感神经节的分支共同构成。来自内脏大、小神经的交感节前纤维在丛内神经节换神经元，来自迷走神经的副交感节前纤维则到所分布的器官附近或肠管壁内交换神经元。腹腔丛伴随动脉的分支可分为许多副丛，如肝丛、胃丛、脾丛、肾丛以及肠系膜上丛等，各副丛分别沿同名血管分支到达各脏器，包括肝、脾、胰、肾及结肠左曲以上的消化管。

7．分布于下肢血管、汗腺、竖毛肌的交感神经纤维来自腹主动脉丛。腹主动脉丛是腹腔丛在腹主动脉表面向下延续部分，还接受第 1 ～ 2 腰交感神经节的分支。此丛分出肠系膜下丛，沿同名动脉分支分布于结肠左曲以下至直肠上段的消化管。腹主动脉丛的一部分纤维下行入盆腔，参加腹下丛的组成；另一部分纤维沿髂总动脉和髂外动脉组成与动脉同名的神经丛，随动脉分布于下肢血管、汗腺和竖毛肌。

8．盆丛即下腹下丛，由上腹下丛延续到直肠两侧，并接受骶交感干的节后纤维和第 2 ～ 4 骶神经的副交感节前纤维。此丛伴随髂内动脉的分支组成直肠丛、精索丛、输尿管丛、膀胱丛、前列腺丛、子宫阴道丛等，并随动脉分支分布于盆腔各脏器。

9．传导内脏感觉的脑神经节包括有面神经的膝神经节、舌咽神经的下神经节和迷走神经的下神经节。这些神经节内细胞的周围突，随同面、舌咽、迷走神经分布于内脏器官；中枢突随同面、舌咽、迷走神经进入脑干，终止于孤束核。

五、病例分析

该患者是右肺癌晚期并发 Horner 综合征。患者面部的体征及症状为典型的 Horner 综合征（颈交感神经麻痹综合征）表现。肺癌波及胸腔内的颈交感干，阻断了交感干至颈上神经节的通路，使颈部交感神经麻痹，导致出现 Müler 肌、瞳孔开大肌功能障碍（上睑下垂，眼裂缩窄，外观似眼球内陷，瞳孔缩小）、支配面部汗腺分泌的交感神经受阻（右面部少汗）、支配面部血管收缩的交感神经抑制（血管扩张，面部发红）。

（秦丽华　石献忠）

第十七章　神经系统的传导通路

内容提要

传导通路实际上是复杂反射弧的一部分（传入部和传出部），包括感觉传导通路和运动传导通路。不经过大脑皮质的上、下行传导通路称为反射通路。

一、感觉（上行）传导通路

各种感觉冲动由感受器经周围神经传入中枢后，通过几次中继，最后传递至大脑皮质的特定区，引起一定的感觉，这种由感受器到脑的神经通路称为上行或**感觉传导通路**。

特点：三级神经元（以Ⅰ、Ⅱ、Ⅲ表示）传导；Ⅱ级纤维越边，交叉到对侧；Ⅲ级纤维经过内囊后肢投射。

1．躯干、四肢的浅感觉（痛、温、粗触觉）

皮肤感受器 $\xrightarrow{\text{周围突}}$ 脊神经节（Ⅰ）$\xrightarrow{\text{中枢突}}$ 脊髓灰质后角（Ⅱ）$\xrightarrow{\text{越边}}$ 脊髓丘脑束 ⟶ 丘脑腹后外侧核（Ⅲ）⟶ 丘脑中央辐射 $\xrightarrow{\text{内囊后肢}}$ 中央后回上 2/3

若在脊髓损伤脊髓丘脑束，对侧损伤平面 1 ～ 2 节段以下痛、温觉消失；若在脊髓以上损伤此通路，感觉障碍涉及整个对侧躯干和四肢。

2．头面部的浅感觉（痛、温、粗触觉）

皮肤感受器 $\xrightarrow{\text{周围突}}$ 三叉神经节（Ⅰ）$\xrightarrow{\text{中枢突}}$ 三叉神经核（Ⅱ）$\xrightarrow{\text{越边}}$ 三叉丘系 ⟶ 丘脑腹后内侧核（Ⅲ）⟶ 丘脑中央辐射 $\xrightarrow{\text{内囊后肢}}$ 中央后回下 1/3

若三叉丘系或其以上的部分受损时，对侧头面部痛、温觉和触压觉障碍。若三叉丘系以下受损，则感觉障碍在同侧。

3．躯干、四肢的本体感觉

本体感受器 $\xrightarrow{\text{周围突}}$ 脊神经节（Ⅰ）$\xrightarrow{\text{中枢突形成薄束、楔束}}$ 薄束核、楔束核（Ⅱ）$\xrightarrow{\text{越边}}$ 内侧丘系 ⟶ 丘脑腹后外侧核（Ⅲ）⟶ 丘脑中央辐射 $\xrightarrow{\text{内囊后肢}}$ 中央后回上 2/3 及中央前回

若在脊髓损伤脊髓丘脑束，对侧损伤平面 1 ～ 2 节段以下痛、温觉消失；若在脊髓以上损伤此通路，感觉障碍涉及整个对侧躯干和四肢。

4．视觉传导通路

光线 ⟶ 视网膜视杆、视锥细胞 ⟶ 双极细胞（Ⅰ）⟶ 节细胞（Ⅱ）$\xrightarrow{\text{轴突}}$ 视神经 ⟶ 视交叉 ⟶ 视束 ⟶ 外侧膝状体（Ⅲ）⟶ 视辐射 ⟶ 视觉皮质（17 区）

视觉传导通路的不同部位受损害时，可引起不同的视野缺损：①一侧视神经损伤，患侧视野全盲。②视交叉中央部的交叉纤维损伤（如垂体瘤），可引起双眼视野颞侧偏盲。③视交叉外侧部的不交叉纤维损伤，患侧眼的视野鼻侧偏盲。④一侧视束或视辐射或视觉皮质损伤，可引起双眼视野对侧半同向性偏盲（同侧眼的鼻侧视野和对侧眼的颞侧视野偏盲）。

5．瞳孔对光反射通路

光照一侧瞳孔——→视杆、视锥细胞——→双极细胞——→节细胞—轴突→视神经——→视交叉——→视束—上丘臂→顶盖前区——→双侧动眼神经副核——→睫状神经节（换元）—节后纤维→瞳孔括约肌——→双侧瞳孔缩小

当一侧动眼神经受损时，由于反射通路的传出部分中断，光照不能引起患侧眼的瞳孔缩小，即患侧眼的对光反射消失。当一侧视神经受损时，由于反射通路的传入部分中断，光照患侧眼球时，不能引起双侧瞳孔缩小；但当光照健侧眼球时，双侧瞳孔缩小。

6．听觉传导通路

声波——→内耳螺旋器——→蜗螺旋神经节双极细胞（Ⅰ）——→蜗神经根——→蜗神经核（Ⅱ）—交叉→斜方体——→外侧丘系——→下丘（Ⅲ）——→下丘臂——→内侧膝状体（Ⅳ）——→听辐射—内囊后脚→颞横回皮质

由于外侧丘系传递左、右两耳来的听觉信息，所以一侧外侧丘系及其以上的听觉传导通路受损，不会引起明显的听觉障碍，但损伤蜗神经或蜗神经核或内耳，则引起患侧听觉障碍。

听觉的反射中枢在下丘。下丘神经元发出纤维到上丘，再由上丘神经元发出纤维，经顶盖脊髓束下行至脊髓的前角细胞，完成听觉反射。

二、运动（下行）传导通路

大脑皮质对传入的信息进行分析综合后，再发出冲动，经其下行纤维，直接或经过中继终止于脑干或脊髓运动神经元，再经周围神经传到效应器，引起反应活动。这种由脑至效应器的神经通路，称为下行或**运动传导通路**。

大脑皮质对躯体运动的调节是通过**锥体系**和**锥体外系**来实现的，两者在功能上互相协调、互相配合，共同完成各项复杂的随意运动。

1．**锥体系**：支配骨骼肌的随意运动。包括上、下两个运动神经元：

上运动神经元的胞体主要位于大脑皮质躯体运动区的锥体细胞。这些细胞的轴突组成下行的锥体束，其中下行至脊髓的纤维称为皮质脊髓束；沿途陆续离开锥体束，直接或间接止于脑神经运动核（与骨骼肌有关的）的纤维为皮质核束。

下运动神经元的胞体位于脑神经运动核和脊髓前角运动细胞，它们的轴突分别经脑神经和脊神经支配全身骨骼肌的随意运动。

中央前回等 ↗ 皮质脑干束 —内囊膝→ 脑干的脑神经运动核——→头面部肌肉
中央前回等 ↘ 皮质脊髓束 —内囊后肢、大脑脚底、脑桥基底部／延髓锥体和锥体交叉→ 脊髓前角运动神经元→躯干和四肢骨骼肌

锥体系的任何部位损伤都可引起其支配区的随意运动障碍，即瘫痪。临床上可分为两类：

上运动神经元损伤	下运动神经元损伤
核上瘫	核下瘫
痉挛性瘫痪（硬瘫）	弛缓性瘫痪（软瘫）
肌张力增高	肌张力降低
深反射亢进	深反射消失
浅反射（如腹壁反射、提睾反射等）减弱或消失	浅反射消失
出现病理反射（如 Babinski 征）	无病理反射
病程早期肌不萎缩	肌因营养障碍而萎缩

2．**锥体外系**：指锥体系以外的所有躯体运动的传导通路，在种系发生上比较古老，结构远较锥体系复杂。包括大脑皮质、纹状体、背侧丘脑、底丘脑、中脑顶盖、红核、黑质、脑桥核、前庭核、小脑和脑干网状结构等。其主要功能是调节肌张力，协调肌的运动，维持体态姿势和习惯性动作（如走路时双臂自然协调地摆动）等。

主要的锥体外系通路有：

（1）**皮质 - 纹状体 - 背侧丘脑 - 皮质环路**：来自额叶和顶叶皮质的纤维及锥体束的侧支经内囊终于新纹状体，后发纤维主要止于苍白球。苍白球发出的纤维穿过内囊或绕过大脑脚底进入底丘脑，其中许多纤维上行止于背侧丘脑的腹外核和腹前核。此两核发出纤维投射到额叶皮质躯体运动区。这是一条影响发出锥体束的躯体运动皮质活动的重要反馈环路。

（2）**新纹状体 - 黑质回路**：新纹状体与黑质之间有往返的纤维联系，故黑质也参与运动的调节。黑质细胞病变使纹状体内多巴胺水平下降，这是造成震颤麻痹（Parkinson 病）的主要原因。

（3）**皮质 - 脑桥 - 小脑 - 皮质环路**：皮质脑桥束分为额桥束和顶枕颞桥束，分别经内囊的前肢和后肢、大脑脚的内侧 1/5 和外侧 1/5 部下行，至脑桥基底部，止于脑桥核。由脑桥核发出纤维越边组成对侧的小脑中脚进入新小脑。由小脑皮质发出的冲动经齿状核发出小脑上脚出小脑，纤维交叉后小部分止于红核，大部分终于背侧丘脑腹前核和腹外核，此两核再发纤维投射至额叶皮质，借此环路小脑对大脑皮质发出的运动冲动进行调节和修正。

应试习题

一、名词解释

1．精细触觉

2．upper motor neurons

3．lower motor neurons

4．面神经核上瘫

5．面神经核下瘫

6．锥体外系

二、填空题

1．在神经系统内存在着两大类传导通路，即__________和__________。

2．感觉传导通路中，第一级神经元胞体在脊神经节的通路有__________和__________。

3．感觉传导通路中，第三级纤维经内囊后肢投射到大脑皮质中央后回和中央旁小叶后部的通路有__________、__________和__________。

4．非意识性本体感觉传导通路，实为传入至__________的本体感觉传导通路，其第二级神经元胞体发出的纤维形成__________束、__________束和__________束。

5．传导头面部痛温觉的纤维入脑后主要止于__________；而传导触压觉的纤维入脑后主要止于__________。

6．传导听觉的第一级神经元胞体位于__________节，节内为__________细胞，其周围突分布于__________。

7．传导一般内脏感觉的第一级神经元胞体位于__________、__________和__________。

8．皮质脊髓束起于中央前回上、中部和中央旁小叶前半部皮质的锥体细胞，纤维向下经内囊的__________、中脑的__________、脑桥的__________、延髓的锥体深方至延髓下部，大部纤维经_________越至对侧下行；小部分纤维仍在同侧下行入脊髓。

9．神经系统中重要的化学通路包括_________、_________、_________和_________。

10．Extrapyramidal system 中____________和____________与黑质有往返的纤维联系；__________与底丘脑核有往返纤维联系。

三、选择题

A1 型题

1．传导四肢、躯干深感觉的传导通路交叉部位在

A．白质前连合
B．锥体交叉
C．内侧丘系交叉
D．被盖背侧交叉
E．被盖腹侧交叉

2．意识性本体感觉传导通路第一级神经元形成的纤维束是

A．内侧丘系
B．薄束和楔束
C．内囊后肢
D．脊髓小脑后束
E．脊髓小脑前束

3．对精细触觉的传导通路第一级神经元换元部位在

A．薄束核和楔束核
B．背侧丘脑腹后外侧核
C．脊髓后角固有核
D．三叉神经脊束核
E．三叉神经脑桥核

4．躯干四肢浅感觉的传导通路交叉部位在

A．内侧丘系交叉
B．背侧丘脑腹后外侧核
C．白质前连合
D．锥体交叉
E．丘脑中央辐射

5．头面部浅感觉的传导通路第一级神经元位于

A．脊神经节
B．三叉神经节
C．三叉神经脊束核
D．三叉神经脑桥核
E．三叉神经中脑核

6．视觉传导通路中一侧视束损伤后出现

A．感光细胞损伤
B．双眼视野对侧半偏盲
C．双眼视野同侧半偏盲
D．同侧视野全盲
E．双眼视野颞侧半偏盲

7．完成瞳孔对光反射的中枢有

A．顶盖前区和动眼神经副核
B．顶盖和动眼神经副核
C．面神经核和动眼神经副核
D．展神经核和动眼神经副核
E．滑车神经核和动眼神经副核

8．瞳孔对光反射通路中一侧视神经受损时，光照健侧眼球时，可引起

A．双侧瞳孔均不能缩小
B．双侧瞳孔均扩大
C．患侧瞳孔不能缩小
D．双侧瞳孔均缩小
E．健侧瞳孔不能缩小

9．听觉传导通路第一级神经元位于

A．下丘
B．蜗神经核
C．外侧丘系
D．内侧膝状体
E．蜗螺旋神经节

10．关于平衡觉传导通路中发出纤维组成前庭脊髓束的核团是

A．前庭神经节
B．迷走神经背核
C．前庭神经外侧核
D．前庭神经核群
E．蜗神经节

11．锥体系中皮质脊髓侧束损伤后引起
A．对侧肢体迟缓性瘫痪，反射消失
B．对侧肢体痉挛性瘫痪，反射亢进
C．对侧躯干痉挛性瘫痪，反射亢进
D．同侧肢体迟缓性瘫痪，反射消失
E．同侧肢体痉挛性瘫痪，反射亢进

12．一侧皮质核束损伤引起面肌痉挛性瘫痪的定位是
A．双侧眼裂以上
B．同侧眼裂以上
C．对侧眼裂以上
D．同侧眼裂以下
E．对侧眼裂以下

13．参与调节肌张力和维持体态姿势的是
A．内侧丘系
B．外侧丘系
C．锥体外系
D．脊髓丘系
E．锥体系

14．锥体外系中皮质 - 脑桥 - 小脑 - 皮质环路的皮质脑桥束止于
A．同侧脑桥核
B．对侧脑桥核
C．双侧脑桥核
D．对侧黑质
E．同侧黑质

A2 型题

1．女性，45 岁。因左侧下颌第一磨牙牙龈肿痛就医，与传导该痛觉相关的结构是
A．孤束
B．内侧丘系
C．外侧丘系
D．三叉丘系
E．脊髓丘脑束

2．女性，66 岁。因中枢性眩晕和眼球震颤就医，与之相关的神经核是
A．孤束核
B．薄束核
C．楔束核
D．蜗神经核
E．前庭神经核

3．女性，6 岁。因垂体瘤出现双眼视野的颞侧缺损，该肿瘤可能压迫的结构是
A．视束
B．上丘
C．视交叉
D．视神经
E．视辐射

4．女性，42 岁。查体时叩击髌韧带观察膝跳反射，与该反射感觉传导相关的结构是
A．孤束
B．薄束
C．楔束
D．内侧纵束
E．脊髓丘脑束

5．女性，25 岁。因脊髓空洞症导致双上肢内侧皮肤感觉障碍，可能受损的结构是
A．孤束
B．内侧丘系
C．外侧丘系
D．三叉丘系
E．脊髓丘脑束

6．女性，43 岁。缝补衣服时不慎针扎了小指，与传导该痛觉相关的第 3 级神经元所在的区域是
A．腹前核
B．腹外侧核
C．背内侧核
D．腹后外侧核
E．腹后内侧核

7．男性，31 岁。背部刀伤导致左侧下肢随意运动障碍，病理反射阳性，可能损伤的结构是
A．股神经

B．坐骨神经
C．前庭脊髓束
D．红核脊髓束
E．皮质脊髓侧束

8．男性，74 岁。原因不明地出现了味觉障碍，与传导味觉相关的结构是
A．孤束
B．内侧丘系
C．外侧丘系
D．三叉丘系
E．脊髓丘脑束

9．男性，13 岁。突然看见迎面飞来的足球头部快速躲闪（视觉反射），与传导该反射相关的主要结构是
A．内侧纵束
B．顶盖脊髓束
C．前庭脊髓束
D．红核脊髓束
E．皮质脊髓侧束

10．女性，82 岁。近年来逐渐出现右手的静止性震颤，行动迟缓僵硬，表情呆滞，与之相关的结构可能是
A．锥体系
B．边缘系
C．内侧丘系
D．皮质 - 脑桥 - 小脑系
E．新纹状体 - 苍白球系

A3 型题

（1 ~ 4 题共用题干）

男性，22 岁。因练习跳马时导致右侧踝关节内侧皮肤挫伤，出现肿胀和疼痛。

1．与传导踝关节内侧皮肤处痛觉相关的感觉神经是
A．隐神经
B．胫神经
C．腓肠神经
D．腓浅神经
E．腓深神经

2．与传导该痛觉相关的结构是
A．孤束
B．内侧丘系
C．外侧丘系
D．三叉丘系
E．脊髓丘脑束

3．该痛觉传导通路中的交叉部位是
A．锥体交叉
B．白质前连合
C．内侧丘系交叉
D．被盖背侧交叉
E．被盖腹侧交叉

4．该痛觉的大脑皮层功能定位的区域是
A．中央前回的上部
B．中央前回的中部
C．中央前回的下部
D．中央旁小叶的前部
E．中央旁小叶的后部

B 型题

A．薄束核和楔束核
B．脊髓胶状质
C．三叉神经脊束核
D．孤束核
E．三叉神经节

1．本体感觉和精细触觉传导通路上的第二级神经元胞体位于
2．头面部浅感觉传导通路的第一级神经元胞体位于
3．头面部浅感觉传导通路的第二级神经元胞体位于
4．内脏感觉传导通路上的第二级神经元胞体位于

A．spinal ganglion
B．substantia gelatinosa
C．intermediomedial nucleus
D．spinal grey matter(lamina Ⅰ, Ⅳ, Ⅶ)
E．nucleus thoracicus

5．躯干四肢的浅感觉传导通路的第一级神经元胞体位于

6．躯干四肢的浅感觉传导通路的第二级神经元胞体位于
7．非意识本体感觉传导通路的第二级神经元胞体位于
8．躯干四肢的本体感觉传导通路的第一级神经元胞体位于

A．顶盖前区
B．右侧动眼神经
C．右侧视神经
D．右侧外侧膝状体
E．右侧视束
9．光照患者左眼，左眼瞳孔缩小，右眼瞳孔不缩小，病灶在
10．光照患者左眼，双眼瞳孔缩小，而光照右眼时，双眼瞳孔均不缩小，病灶在
11．瞳孔对光反射通路的中枢位于

A．对侧鼻唇沟变浅或消失
B．伸舌时舌尖偏向病灶对侧
C．同侧鼻唇沟变浅或消失
D．伸舌时舌尖偏向病灶侧
E．病灶侧胸锁乳突肌发生瘫痪
12．面神经核下瘫的特点是
13．舌下神经核下瘫的特点是
14．面神经核上瘫面肌瘫痪的最主要特点是
15．舌下神经核上瘫舌肌瘫痪的最主要特点是

X 型题

1．本体感觉传导通路传导的信息可来自
A．肌
B．腱
C．关节
D．耳蜗
E．视网膜
2．传导躯干四肢浅感觉的纤维包括
A．中央后回
B．脊髓丘脑束
C．丘脑前辐射
D．皮质脊髓前束
E．丘脑中央辐射
3．传导头面部触压觉相关的结构有
A．脊神经节
B．三叉神经节
C．三叉神经中脑核
D．三叉神经脑桥核
E．三叉神经脊束核
4．参与瞳孔对光反射的结构有
A．视神经
B．睫状神经节
C．顶盖前区
D．动眼神经核
E．睫状肌
5．与听觉传导通路相关的结构包括
A．下丘
B．蜗神经核
C．外侧丘系
D．内侧膝状体
E．距状沟两侧的皮质
6．右侧视束损伤，患者出现
A．右眼视野鼻侧半偏盲
B．右侧视野颞侧半偏盲
C．左侧视野颞侧半偏盲
D．左侧视野鼻侧半偏盲
E．右侧视野全盲
7．仅接受对侧皮质核束纤维支配的是
A．展神经核
B．动眼神经核
C．舌下神经核
D．滑车神经核
E．面神经运动核外侧部
8．Upper motor neurons 损伤的表现有
A．肌张力增高
B．浅反射减弱或消失
C．肌萎缩不明显
D．迟缓性瘫痪
E．出现病理反射

四、问答题

1．试述躯干四肢精细触觉的传导通路。

2．叙述角膜反射的途径。

3．叙述瞳孔对光反射通路。

4．简述针刺中指尖端，痛觉传导至大脑皮质的途径。

五、病例分析

1．女性，48 岁。主因间断头痛伴双侧肢端肥大 1 年入院。查体：颜面肥大似满月，腰背部浑圆，面部皮肤呈脂溢性，多痤疮，眼球运动无受限，视力检查显示双眼视野颞侧偏盲，嘴唇肥厚，鼻子高隆，双侧肢端肥大。头颅 CT、MRI 显示鞍内占位，初步诊断为垂体腺瘤。试从解剖学角度分析该患者双眼视野颞侧偏盲的原因，并叙述视觉传导通路。

2．男性，65 岁。半年来逐渐出现左侧鼻唇沟消失，口角低垂并向右侧偏斜，左侧不能做鼓腮、漏齿等动作，伸舌时舌尖偏向左侧。MRI 显示内囊膝部有占位病变。试从解剖学角度分析该患者可能损伤的传导束，并试述该传导束的起止、行程和功能。

参考答案

一、名词解释

1．是通过皮肤感知的一种较细致、精确的触觉，如辨别皮肤的两点距离和物体的纹理粗细等。

2．上运动神经元：锥体系中上运动神经元主要是位于大脑皮质躯体运动区的锥体细胞，它们的轴突组成下行的锥体束，包括止于脊髓的皮质脊髓束和止于脑神经运动核的皮质核束。临床上，上运动神经元损伤引起痉挛性瘫痪，伴肌张力增高；深反射亢进；浅反射减弱或消失；病程早期肌不出现萎缩；出现病理反射，如 Babinski 征。

3．下运动神经元：在锥体系中下运动神经元是脑神经运动核和脊髓前角运动细胞，它们的轴突分别加入组成脑神经和脊神经，支配全身骨骼肌的随意运动。下运动神经元受损时，由于肌失去神经支配，肌张力降低，呈弛缓性瘫痪；肌因营养障碍而萎缩；因为所有反射弧都中断，浅、深反射均消失；无病理反射。

4．面神经核上瘫是指损伤发生在面神经核以上节段，属上运动神经元损伤。如一侧皮质核束或其起始区锥体细胞受损，可产生对侧眼裂以下的面肌瘫痪，表现为对侧鼻唇沟变浅或消失、口角低垂、嘴歪向病灶侧、流口水，不能做鼓颊、露齿和吹哨等动作，此即为面神经核上瘫。这种情况多数还有对侧舌肌瘫痪，伸舌时舌尖偏向病灶对侧。

5．面神经核下瘫是指脑干内的面神经核或其轴突组成的面神经根纤维损伤引起的瘫痪，属下运动神经元损伤。面神经核下瘫的特点是损伤同侧所有面肌瘫痪，表现为同侧额横纹消失、眼不能闭、口角下垂、鼻唇沟消失、嘴歪向病灶对侧，与核上瘫一样流口水，不能做鼓颊、露齿和吹哨等动作。

6．锥体系以外影响和控制躯体运动的传导径路统称锥体外系，结构复杂，包括大脑皮质、纹状体、背侧丘脑、底丘脑、中脑顶盖、红核、黑质、脑桥核、前庭核、小脑和脑干网状结构等，通过复杂的环路对躯体运动进行调节（调节肌张力，协同肌的运动、维持体态姿势和习惯性动作等），确保锥体系进行精细的随意运动。

二、填空题

1．感觉（上行）传导通路　运动（下行）传导通路

2．躯干四肢的本体感觉和精细触觉传导通路　躯干四肢的浅感觉传导通路

3．躯干四肢的本体感觉和精细触觉传导通路　躯干四肢的浅感觉传导通路　头面部的浅感觉传导通路

4．小脑　脊髓小脑后　脊髓小脑前　楔小脑

5．三叉神经脊束核　三叉神经脑桥核

6．蜗螺旋神经　双极　螺旋器

7．脊神经节　舌咽神经下神经节　迷走神经下神经节

8．后肢的前部　大脑脚底的中 3/5 外侧部　基底部　锥体交叉

9．胆碱能通路　胺能通路　氨基酸能通路　肽能通路

10．尾状核　壳　苍白球

三、选择题

A1 型题

1．C　2．B　3．A　4．C　5．B　6．B　7．A　8．D
9．E　10．C　11．E　12．E　13．C　14．A

A2 型题

1．D　2．E　3．C　4．B　5．E　6．D　7．E　8．A
9．B　10．E

A3 型题

1．A　2．E　3．B　4．D

B 型题

1．A　2．E　3．C　4．D　5．A　6．D　7．E　8．A
9．B　10．C　11．A　12．C　13．D　14．A　15．B

X 型题

1．ABC　2．BE　3．BD　4．ABC　5．ABCD　6．AC
7．CE　8．ABCE

四、问答题

1．此通路中，脊神经节细胞（第一级神经元）的周围突随脊神经分布于皮肤的精细触觉感受器；中枢突经脊髓后根内侧部入脊髓后索，参与组成薄束（T_5 以下）和楔束（T_4 以上），两束上行，分别止于延髓的薄束核和楔束核（第二级神经元）。此二核发纤维向前经中央灰质腹侧的内侧丘系交叉，形成对侧内侧丘系，向上止于丘脑的腹后外侧核（第三级神经元），后者发出纤维参与组成丘脑中央辐射，经内囊后肢，主要投射至中央后回的中、

上部和中央旁小叶的后部。

2．角膜反射是指以棉絮轻触一侧角膜时，引起双眼同时闭合的反应。角膜反射途径是：刺激角膜，冲动沿三叉神经的眼神经至三叉神经节，再经由后者中枢突组成的三叉神经感觉根，入脑后止于三叉神经脑桥核，由此核再发纤维至两侧的面神经核，经面神经根出颅，传至眼轮匝肌，使双眼闭合。

3．瞳孔对光反射是指光照一眼，引起双眼瞳孔缩小的反应。瞳孔对光反射通路是由视网膜起始，经视神经、视交叉和视束，再经上丘臂到达顶盖前区，此区发出的纤维止于两侧的动眼神经副核。动眼神经副核的轴突经动眼神经到睫状神经节更换神经元，节后纤维支配瞳孔括约肌，引起双侧瞳孔缩小。

4．针刺中指尖端，痛觉经正中神经传入 $C_5 \sim T_1$ 的脊神经节（脊神经节是痛觉传导通路中第一级神经元）。脊神经节细胞的中枢突经后根外侧部进入相应节段的脊髓背外侧束，上升 1 ～ 2 节后，止于脊髓灰质后角。第二级神经元胞体位于相应节段脊髓灰质的第Ⅰ层和Ⅳ～Ⅶ层中，这些神经元发出的第二级纤维经白质前连合向颅侧斜越 1 ～ 2 个节段到对侧的外侧索上行，组成脊髓丘脑侧束。此束向上经延髓、脑桥和中脑止于背侧丘脑的腹后外侧核。第三级神经元胞体位于背侧丘脑的腹后外侧核。此核发出的第三级纤维经内囊后肢投射至中央后回中部。中指尖端的痛觉经上述三级神经元传至大脑皮质，产生痛觉。

五、病例分析

1．患者是因为垂体肿瘤的压迫或侵蚀作用，而损伤了其后方的视交叉中央部，引起双眼视野颞侧偏盲。视觉传导通路的第一级神经元为视网膜双极神经元，周围突至视觉感受器视锥细胞和视杆细胞，中枢突止于视网膜的神经节细胞。第二级神经元为神经节细胞，其轴突在视神经盘处向后穿出眼球形成视神经，在视交叉处来自两侧视网膜鼻侧半的纤维左、右交叉，来自颞侧半的纤维不交叉。视交叉向后延为视束。视束向后绕大脑脚主要止于外侧膝状体。第三级神经元的胞体在外侧膝状体，其轴突组成视辐射，经内囊后肢投射到距状沟两侧的视觉皮质。

2．患者因为内囊膝部的占位病变，而损伤了经此下行的皮质核束，引起核上瘫。皮质核束起于大脑皮质第Ⅰ躯体运动区的下部，向下行经内囊膝、大脑脚底中 3/5 的内侧部、脑桥基底部和延髓锥体的深方。皮质核束下行过程中陆续分出纤维，大部分终止于双侧脑神经运动核（动眼神经核、滑车神经核、展神经核、三叉神经运动核、面神经核支配面上部肌的细胞群、疑核和副神经核），小部分纤维完全交叉到对侧，止于面神经核支配面下部肌的细胞群和舌下神经核。皮质核束的功能是支配眼外肌、咀嚼肌、表情肌、舌肌、咽喉肌、胸锁乳突肌和斜方肌的随意运动。

（王志永　张卫光）

第十八章　脑和脊髓的被膜、血管和脑脊液循环

内容提要

一、脑和脊髓的被膜

1．**硬膜**：厚而坚韧，由致密结缔组织构成。包括硬脊膜和硬脑膜。

硬膜外隙 / 腔：位于硬脊膜与椎管内面的骨膜之间的狭窄间隙。腔隙内除有脊神经根通过外，还有静脉丛、淋巴管和脂肪及疏松结缔组织，腔隙内呈负压。临床上可将麻醉药注入此腔隙行硬膜外麻醉，以阻断脊神经的传导。

大脑镰：伸入大脑纵裂，分隔左右大脑半球。

小脑幕：伸入大脑半球和小脑之间，分隔大脑和小脑。小脑幕的前缘呈弧形凹陷，称**小脑幕切迹**。（思考：**小脑幕切迹疝**的形成）

硬脑膜（静脉）窦：又称硬脑膜窦，为硬脑膜的两层在某些部位分开，内衬内皮细胞，构成特殊的颅内静脉管道，输送颅内静脉血。窦内无瓣膜，窦壁无平滑肌，不能收缩，故硬脑膜窦损伤，出血较多。包括上 / 下矢状窦、海绵窦、直窦、横窦、乙状窦、窦汇、岩上 / 下窦等。

2．**蛛网膜**：为半透明薄膜，位于硬膜深面，脑蛛网膜和脊髓蛛网膜互相延续蛛网膜（颗）粒。蛛网膜下池：小脑延髓池、终池（在脊髓下端至第 2 骶椎平面之间特别扩大，内有**马尾**，临床上常在此进行穿刺术，以抽取脑脊液或注入药物）。

蛛网膜下隙 / 腔：在蛛网膜和软膜之间有一宽大的间隙，名叫蛛网膜下隙 / 腔，内含脑脊液。

蛛网膜粒：脑的蛛网膜在硬膜窦附近，特别是在上矢状窦两侧，形成许多颗粒状突起，突入窦内，脑脊液由此渗入窦内，归入静脉。

3．**软膜**：很薄，富含血管，紧贴于脑和脊髓表面（分别称软脑膜和软脊膜），并深入脑和脊髓的沟裂之中。

齿状韧带：在脊髓两侧脊神经前、后根之间，软脊膜向外侧突出，顶着蛛网膜附着于硬脊膜上，形成 1 对锯齿状的韧带，有固定脊髓的作用。

脉络组织、脉络丛：产生脑脊液。

二、脑的血管

1．**脑的动脉**

脑的动脉来自颈内动脉和椎动脉。颈内动脉供应大脑半球前 2/3（以顶枕沟为界）和部分间脑；椎动脉供应大脑半球后 1/3、部分间脑、小脑和脑干。它们的分支均分为皮质支（营养皮质及其下的髓质）和中央支（供应基底核、内囊和间脑等）。

	主要分支	分布
颈内动脉系	**大脑前动脉**	大脑半球的内侧面及上外侧面上部、内囊前脚等
	大脑中动脉	大脑半球的上外侧面大部及岛叶、内囊等 **豆纹动脉**：大脑中动脉起始段发出约数十支纤细的中央支，经后穿质垂直向上进入脑实质，主要供应尾状核、豆状核、内囊膝及后肢前部，在高血压动脉硬化时容易破裂（故又名出血动脉）而导致脑出血（“中风”），出现严重的功能障碍
	后交通动脉	较小，于视束下方后行，与大脑后动脉相吻合
	脉络丛前动脉	侧脑室脉络丛、内囊后脚、大脑脚底等
椎 - 基底动脉系	**大脑后动脉**	颞叶的底面和内侧面、枕叶，间脑等
	脊髓前、后动脉	脊髓
	小脑上动脉	小脑上部
	小脑下后动脉	小脑下面后部，延髓后外侧
	小脑下前动脉	小脑下面前部
	脑桥动脉	脑桥基底部
	迷路动脉	内耳迷路

（1）**大脑动脉环（Willis 环）**：由前交通动脉、大脑前动脉、颈内动脉末端、后交通动脉、大脑后动脉吻合而成。位于颅底正中，环绕视交叉、灰结节、乳头体。

在正常情况下，来自两侧颈内动脉和椎动脉的血液各有其供血区，互不相混，但当某一条动脉发生慢性阻塞或阻断时，若动脉环发育良好，血液则可通过此环重新分配，藉侧支循环补偿缺血部位的血供，因此大脑动脉环主要对脑血液供应起调节和代偿作用。

（2）**脑的静脉**：

脑的静脉壁薄无瓣膜，不与动脉伴行，分浅、深 2 组。

浅静脉收集皮质及浅层白质的静脉血，在脑表面汇成一些大的大脑浅静脉，注入邻近的硬脑膜窦（如上矢状窦、海绵窦和横窦等）。

深静脉收集大脑深部白质、基底核、间脑、脉络丛等处的血液，在胼胝体下方合成一条**大脑大静脉（Galen 静脉）**向后注入直窦。

三、脊髓的血管

1．脊髓的动脉

脊髓的动脉有 2 个来源：即椎动脉和节段性动脉。

（1）**椎动脉**：发出的**脊髓前动脉**和**脊髓后动脉**；

（2）**节段性动脉**：如颈升动脉、肋间后动脉、腰动脉等发出的脊髓支。

有些脊髓节段，由于 2 个来源的血液供应不够充分或吻合衔接得不好，临床上常表现出容易受到损害（缺血、坏死），称为危险区，如第 1 ～ 4 节胸节（特别是第 4 胸节）和第 1 腰节的腹侧面。

2．脊髓的静脉

配布情况大致与动脉相同。它们在脊髓表面形成静脉丛，经**脊髓前**、**后静脉**导入硬膜外隙内的静脉丛。再经椎骨外面的静脉丛入节段静脉。

四、脑脊液及其循环

<u>**脑脊液**</u>：主要由各脑室的脉络丛产生，为无色透明的液体，成年人总量平均约 150ml。脑脊液充满于脑室系统、脊髓中央管和蛛网膜下隙中，在脑和脊髓周围形成一个完整的液体“垫”。对中枢神经系统起缓冲、保护、营养、运输代谢产物以及维持正常颅内压的作用。

侧脑室（CSF）$\xrightarrow{\text{室间孔}}$第三脑室（CSF）⟶中脑水管⟶第四脑室（CSF）$\xrightarrow{\text{正中孔、外侧孔}}$蛛网膜下隙 / 腔$\xrightarrow{\text{蛛网膜粒}}$硬脑膜静脉窦⟶静脉

上述循环途径中，任何部位发生阻塞（如中脑水管的先天闭锁、炎症粘连或附近肿瘤压迫等致堵），可引起脑积水。

应试习题

一、名词解释

1．epidural space
2．海绵窦
3．终池
4．蛛网膜粒
5．choroid plexus
6．cerebral arterial circle
7．血 - 脑屏障

二、填空题

1．脑和脊髓外面均包有三层被膜，由内向外依次为_________、_________和_________。

2．Cerebral dura mater 的内层在某些部位折叠成双层，其中伸入大脑纵裂内的称________；伸入到大脑半球枕叶与小脑之间者称_________；深入两小脑半球之间的称_________。Cerebral dura mater 的两层分开处，内衬内皮细胞形成_________。

3．主要的硬膜窦包括有上矢状窦、下矢状窦、_________、_________、_________、_________、岩上窦和岩下窦等。

4．海绵窦位于_________，窦内有_________动脉和_________神经穿过。

5．海绵窦的外侧壁内，自上而下有_________、_________、_________和_________通过。

6．硬脊膜与椎管内面的_________之间有一间隙，称_________。Arachnoid mater 与 piamater 之间的腔隙为_________，它在小脑与延髓背面之间扩大为_________。

7．脑的供血动脉来源于_________和_________。脊髓的供血动脉来源于_________和_________。

8．颈内动脉供应脑部的分支有_________、_________、_________和_________等。

9．大脑前动脉由颈内动脉发出，向前内伸入大脑纵裂，沿_________背侧后行，其皮质支分布于大脑半球内侧面_________以前的部分及额叶底面的一部分和额叶、顶叶外侧面的_________。

10．Middle cerebral artery 由颈内动脉发出，沿_________后行，其皮质支分布于大脑

半球__________和__________。

11．Posterior cerebral artery 由__________动脉发出，绕大脑脚向后，终支沿海马回钩转至颞叶和枕叶内侧面，其皮质支分布于__________和__________。

12．颈内动脉的血液供应大脑半球的__________和部分间脑。将颈内动脉的行程分为 4 段，其中，__________部和__________部合称__________，是动脉硬化的好发部位。

13．椎动脉的血液供应大脑半球的__________、__________、__________和__________。

14．脑室系统内的脑脊液经__________和__________流入蛛网膜下隙，最后经__________渗入__________，回归静脉。

15．大脑皮质和皮质下髓质的浅部静脉直接注入邻近的__________；深静脉先汇成一条__________，向后在__________的后下方，注入__________。

16．脑屏障由三部分组成，即包括__________、__________和__________。

三、选择题

A1 型题

1．构成 epidural space 的结构是

A．硬脊膜与蛛网膜

B．蛛网膜与软脊膜

C．硬脊膜与椎管内面的骨膜

D．硬脊膜与软脊膜

E．软脊膜与脊髓外膜

2．小脑幕切迹与鞍背之间形成一环形孔即小脑幕裂孔，该孔之间有

A．中脑

B．脑桥

C．延髓

D．脑干

E．小脑

3．颈内动脉通过海绵窦的

A．窦内侧壁

B．窦外侧壁

C．窦外侧

D．窦内

E．窦上面

4．与海绵窦无关的神经是

A．上颌神经

B．下颌神经

C．动眼神经

D．滑车神经

E．眼神经

5．与颈内静脉直接延续的硬脑膜窦是

A．横窦

B．乙状窦

C．岩上窦

D．直窦

E．海绵窦

6．蛛网膜下隙的脑脊液可流入

A．海绵窦

B．横窦

C．硬膜外隙

D．脚间窝

E．第四脑室

7．构成终丝的主要结构是

A．神经纤维

B．脊髓下端的白质

C．脊神经的根丝

D．软脊膜

E．有髓纤维

8．齿状韧带位于

A．硬膜外隙

B．椎管内

C．中央管

D．硬脊膜和蛛网膜之间

E．软脊膜与脊髓之间

9．属于颈内动脉分支的是

A．facial artery

B．basilar artery

C．anterior cerebral artery

D．maxillary artery
E．vertebral artery

10．主要由大脑中动脉供血的结构是
A．内囊前肢和豆状核
B．内囊前肢、内囊后肢和豆状核
C．内囊前肢、内囊膝和尾状核
D．内囊前肢、内囊后肢和尾状核
E．内囊膝、内囊后肢和尾状核

11．不参与形成 cerebral arterial circle 的动脉是
A．颈内动脉
B．大脑前动脉
C．大脑中动脉
D．大脑后动脉
E．前后交通动脉

12．中央前回中 1/3 的供血来自
A．大脑前动脉
B．大脑中动脉
C．大脑后动脉
D．基底动脉
E．小脑上动脉

13．第四脑室的脉络丛位于
A．第四脑室底前部
B．第四脑室底后部
C．第四脑室顶前部
D．第四脑室顶后部
E．第四脑室上角和下角

14．脑脊液产生的部位是
A．上矢状窦
B．蛛网膜粒
C．脉络膜
D．脉络丛
E．蛛网膜下隙

A2 型题

1．男性，14 岁。因棒击头部导致硬脑膜血管损伤，形成的硬膜外血肿位于
A．软脑膜与脑之间的间隙
B．硬脑膜与颅骨之间的间隙
C．硬脑膜与脑蛛网膜之间的间隙
D．脑蛛网膜与软脑膜之间的间隙
E．硬脑膜与颅骨内面的骨膜之间的硬膜外隙

2．男性，52 岁。因阑尾手术行腰麻，麻醉药注入的间隙是
A．终池
B．硬膜下隙
C．硬膜外隙
D．蛛网膜下隙
E．软脊膜与脊髓之间的间隙

3．女性，16 岁。诊断为垂体瘤，眼球不能转向外侧，可能压迫了海绵窦中的结构是
A．展神经
B．眼神经
C．动眼神经
D．滑车神经
E．颈内动脉

4．女性，30 岁。因怀疑乙型脑炎行腰椎穿刺检测脑脊液，穿刺针进入的部位是
A．环池
B．终池
C．桥池
D．交叉池
E．枕大池

5．男性，22 岁。因面部痤疮感染引起高热、头痛，炎症可能蔓延至了
A．窦汇
B．岩上窦
C．岩下窦
D．海绵窦
E．上矢状窦

6．男性，78 岁。因耳鸣、听力下降怀疑内耳的迷路动脉供血不足，迷路动脉大多来自于
A．椎动脉
B．颈内动脉
C．基底动脉

D．小脑上动脉
E．大脑后动脉

7．男性，56 岁。表现出典型的舌下神经交叉性偏瘫的症状（Dejetine 综合征），可能发生栓塞的动脉是
A．豆纹动脉
B．基底动脉分支
C．椎动脉延髓支
D．小脑上动脉分支
E．大脑后动脉分支

8．女性，64 岁。表现出典型的动眼神经交叉性偏瘫的症状（Weber 综合征），可能发生栓塞的动脉是
A．豆纹动脉
B．椎动脉分支
C．基底动脉分支
D．小脑上动脉分支
E．大脑后动脉分支

A3 型题

（1 ～ 2 题共用题干）

男性，62 岁。5 年前发现左上肢血压偏低，左侧桡动脉搏动弱，左上肢指端发凉，无力。近期经常出现眩晕、耳鸣、视物模糊、行走不稳，偶发晕厥病史。动脉彩超显示：左侧锁骨下动脉起始部重度狭窄。

1．根据近期症状，推测发生供血不足的患侧动脉是
A．颈内动脉
B．颈外动脉
C．大脑前动脉
D．椎基底动脉
E．大脑中动脉

2．最可能发生血液逆向流动的动脉管道是
A．左椎动脉
B．右椎动脉
C．左颈总动脉
D．右颈总动脉
E．右锁骨下动脉

B 型题

A．硬膜外隙
B．蛛网膜下隙
C．终池
D．乙状窦
E．横窦

1．椎管内面骨膜参与围成的是
2．马尾位于
3．齿状韧带位于
4．与颈内静脉相延续的是

A．眼静脉
B．翼静脉丛
C．大脑中浅静脉
D．岩上窦
E．岩下窦

5．海绵窦前方接受的是
6．海绵窦向下经卵圆孔的小静脉相通的结构是

A．上矢状窦
B．横窦
C．直窦
D．海绵窦
E．岩下窦

7．位于大脑镰上缘的是
8．位于大脑镰与小脑幕连接处的是
9．位于小脑幕后缘处的是
10．位于枕内隆凸与下矢状窦后端之间的是

A．海绵窦
B．岩上窦
C．乙状窦
D．直窦
E．窦汇

11．位于蝶骨体两侧的是
12．下矢状窦注入
13．两侧连着横窦的是
14．面部感染首先可蔓延至

A．上矢状窦
B．小脑幕
C．蛛网膜粒
D．齿状韧带
E．睫状小带
15．由硬膜的内层折叠构成的结构是
16．由软膜形成的结构是
17．脑脊液主要渗入

A．角回
B．绒球
C．舌回
D．扣带回
E．锥体
18．Anterior cerebral artery 分布于
19．Middle cerebral artery 分布于
20．Posterior cerebral artery 分布于

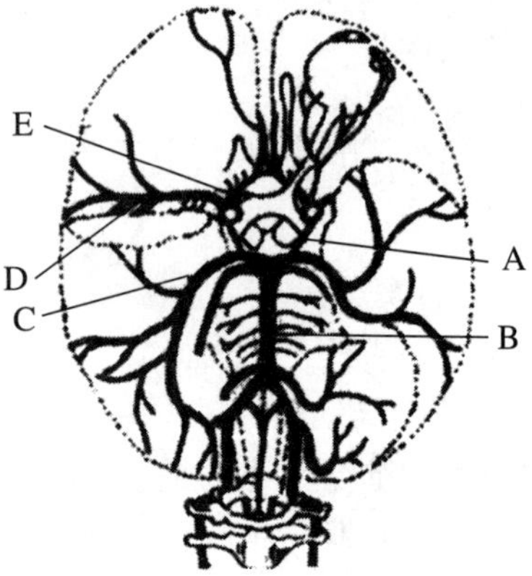

图 35　脑的动脉（底面）

图 35 中：
21．视觉皮质的血液供应来自
22．听觉皮质的血液供应来自
23．运动性语言中枢的血液供应来自
24．中央旁小叶的血液供应来自

A．大脑前动脉
B．大脑中动脉
C．大脑后动脉
D．基底动脉
E．颈内动脉

25．供应侧脑室脉络丛的动脉分支来自
26．前交通动脉连接
27．供应小脑的动脉分支来自

A．下矢状窦
B．蛛网膜粒
C．第四脑室顶的后髓帆
D．软脑膜
E．蛛网膜
28．使脑脊液渗入硬脑膜窦的是
29．与脉络丛的形成有关的是
30．位于大脑镰下缘的是

A．侧脑室
B．第三脑室
C．第四脑室
D．中脑水管
E．中央管
31．与蛛网膜下隙直接相通的是
32．室间孔阻塞而发生脑积水的部位是
33．侧脑室和第三脑室发生脑积水，可能是何部位阻塞

X 型题

1．位于终池内的结构有
A．终丝
B．脊髓
C．骶丛
D．脑脊液
E．脊神经根
2．由硬脑膜形成的结构是
A．横窦
B．大脑镰
C．脉络丛
D．上矢状窦
E．蛛网膜粒
3．与窦汇直接连通的硬脑膜窦有
A．横窦
B．直窦
C．海绵窦

D．上矢状窦
E．下矢状窦

4．除前、后交通动脉外，组成大脑动脉环的还有
A．两侧颈内动脉末端
B．两侧大脑后动脉起始段
C．两侧大脑前动脉起始段
D．两侧大脑中动脉起始段
E．两侧基底动脉

5．供应大脑半球内侧面的动脉有
A．anterior cerebral artery
B．middle cerebral artery
C．posterior cerebral artery
D．basilar artery
E．vertebral artery

6．营养脊髓的动脉来源有
A．脊髓前动脉
B．腰动脉
C．脊髓后动脉
D．肋间后动脉
E．胸廓内动脉

7．大脑大静脉收集血液的部位是
A．大脑深部的髓质
B．基底核
C．间脑
D．脑岛的区域
E．脑室脉络丛

8．由于脊髓血液供应有两个来源的特点，临床称为危险区的部位是
A．第 1 ～ 4 节颈髓
B．第 1 节骶髓
C．第 1 ～ 4 节胸髓
D．第 1 节尾髓
E．第 1 节腰髓

9．参与形成脉络丛的结构有
A．蛛网膜
B．硬脑膜
C．血管
D．室管膜
E．软脑膜

10．能产生脑脊液的结构是
A．蛛网膜粒
B．硬脑膜窦
C．少量室管膜上皮和毛细血管
D．脑室脉络丛
E．蛛网膜下隙

11．含有脑脊液的腔隙是
A．终池
B．侧脑室
C．第三脑室
D．第四脑室
E．硬脑膜窦

12．含有脉络丛的腔隙是
A．终池
B．侧脑室
C．第三脑室
D．第四脑室
E．硬脑膜窦

四、问答题

1．简述成人宜进行腰椎穿刺的部位及其原因，腰椎穿刺由浅入深所经过的结构。
2．简述 cerebral dura mater 的特点及临床意义。
3．简述 pia mater 的特点及机能意义。
4．试述 middle cerebral artery 的起始、走行、分布及临床意义。
5．试述脊髓的血液供应来源及分布特点。
6．试述脑脊液的产生、循环和回流。
7．假设某药物能够通过血 - 脑脊液屏障（限制某些物质从血液进入脑脊液的结构），经贵要静脉注射后，到达侧脑室，并循环至上矢状窦，回归入颈内静脉的途径。

五、病例分析

1．女孩，15 岁。因不久前挤了上唇部的几颗“痘痘”，随后出现颅内感染和败血症，眼球活动受限，睑下垂，面部感觉异常，牙龈、鼻腔和口腔疼痛。查体：体温在 39℃以上，波动较大。试分析颅内感染的位置、原因及其周围的结构。

2．男性，62 岁。观看球赛时突然晕倒，检查发现右侧上、下肢痉挛性瘫痪，腱反射亢进，吐舌时舌尖偏向右侧，无萎缩。右侧眼裂以下面瘫，有半身各种感觉不同程度缺失，但位置觉、振动觉和两点辨别觉全部丧失。瞳孔对光反射正常，但两眼视野右侧半缺失。MRI 提示为出血性脑卒中。试从解剖学角度分析该患者可能损伤的部位和原因。

参考答案

一、名词解释

1．硬膜外隙：在硬脊膜与椎管内面的骨膜之间有一间隙，称为硬膜外隙，腔内呈负压，内含脊神经根和静脉丛等结构，为临床上进行硬膜外阻滞麻醉的部位。

2．海绵窦属硬脑膜窦，它位于颅中窝蝶骨体的两侧，窦的腔内有颈内动脉和展神经通过；外侧壁内自上而下有动眼神经、滑车神经、眼神经和上颌神经通过。

3．终池是蛛网膜下隙中一比较扩大的部位，故属蛛网膜下池，它的位置在脊髓下端至第 2 骶椎水平之间，此处已无脊髓，池内只有马尾并充满脑脊液。临床常在此处穿刺，抽取脑脊液或注入药物（腰穿或腰麻），而不致伤及脊髓。

4．脑蛛网膜在硬脑膜窦（主要是上矢状窦）的两侧，形成许多颗粒状突起，突入窦内，称蛛网膜粒，脑脊液经此结构渗入窦内，回归静脉。

5．脉络丛：在脑室的某些部位，软脑膜及其上的血管与室管膜上皮共同构成脉络组织，其中有些部位血管反复分支成丛，连同软脑膜和室管膜上皮一起突入脑室形成脉络丛，为产生脑脊液的结构。

6．大脑动脉环：又称 Willis 环，位于脑底视交叉、灰结节及乳头体的周围，由前交通动脉、两侧大脑前动脉起始段、两侧颈内动脉末端、两侧后交通动脉和两侧大脑后动脉起始段相互吻合而成，在调节脑局部血流量和损伤后血供代偿过程中发挥重要作用。

7．血 - 脑屏障是指位于血液与脑和脊髓的神经细胞之间的屏障（维持神经细胞周围微环境稳定性的结构），它能选择性地允许某些物质通过，阻止另一些物质通过。血 - 脑屏障的结构基础是：①脑和脊髓内的毛细血管内皮；②毛细血管基膜；③胶状质。

二、填空题

1．软膜　蛛网膜　硬膜
2．大脑镰　小脑幕　小脑镰　硬脑膜窦
3．横窦　乙状窦　直窦　海绵窦
4．蝶鞍两侧　颈内　展

5．动眼神经　滑车神经　眼神经　上颌神经
6．骨膜　硬膜外隙　蛛网膜下隙　小脑延髓池
7．颈内动脉　椎动脉　椎动脉　节段性动脉
8．大脑前动脉　大脑中动脉　后交通动脉　脉络丛前动脉
9．胼胝体　顶枕沟　上部
10．外侧沟　上外侧面的大部　岛叶
11．基底　颞叶的底面及内侧面　枕叶的全部
12．前 2/3　海绵窦　前床突上　虹吸部
13．后 1/3　部分间脑　脑干　小脑
14．第四脑室正中孔　第四脑室外侧孔　蛛网膜粒　硬脑膜窦（主要是上矢状窦）
15．硬脑膜窦（静脉窦）　大脑大静脉　胼胝体压部　直窦
16．血 - 脑屏障　血 - 脑脊液屏障　脑脊液 - 脑屏障

三、选择题

A1 型题

1．C　2．A　3．D　4．B　5．B　6．E　7．D　8．B
9．C　10．E　11．C　12．B　13．D　14．D

A2 型题

1．B　2．C　3．A　4．B　5．D　6．C　7．C　8．E

A3 型题

1．D　2．A

B 型题

1．A　2．C　3．B　4．D　5．A　6．B　7．A　8．C
9．B　10．C　11．A　12．D　13．E　14．A　15．B　16．D
17．A　18．D　19．A　20．C　21．C　22．D　23．D　24．E
25．E　26．A　27．D　28．B　29．D　30．A　31．C　32．A
33．D

X 型题

1．ADE　2．ABD　3．ABD　4．ABC　5．AC　6．ABCD
7．ABCE　8．CE　9．CDE　10．CD　11．ABCD　12．BCD

四、问答题

1．成人进行腰椎穿刺宜在第 3、4 或 4、5 腰椎棘突之间进行，以两侧髂嵴最高点之间的连线平对第 4 腰椎棘突为标准，确定进针部位，由浅入深依次经过的结构为：皮肤、皮下组织、棘上韧带、棘间韧带、黄韧带、硬膜外隙、硬脊膜及蛛网膜，最终到达蛛网膜下隙，此处正是蛛网膜下隙扩大形成的终池，其内只有马尾，而无脊髓，故是最安全的抽取脑脊液之处。

2．硬脑膜由内外两层合成，外层实为颅骨内面的骨膜，故颅内无硬膜外隙；与颅盖骨结合疏松，外伤易造成硬膜外血肿；与颅底骨结合紧密，颅底骨折可致脑脊液外漏（伤及硬

脑膜和脑蛛网膜)；内层在某些部位可折成双层伸入各脑部之间（如大脑镰、小脑幕)；内、外两层在某些部位分开形成硬脑膜窦，因其壁内无平滑肌，故损伤后不易止血。

3．软脊膜和软脑膜薄而富有血管，紧贴脊髓和脑的表面，并延伸至脊髓和脑的沟裂中。在脊髓下端移行为终丝。软脊膜在脊髓两侧，脊神经前、后根之间形成齿状韧带，其尖端附于硬脊膜。齿状韧带具有固定脊髓的作用，并使脊髓不易遭受因外界震荡而造成的损伤。在脑室的一定部位，软脑膜及其血管与该部的室管膜上皮一起形成脉络丛，是产生脑脊液的主要结构。

4．大脑中动脉是颈内动脉的直接延续，向外沿外侧沟向后上伸延，沿途发出许多皮质支，分布于大脑半球上外侧面的大部和岛叶，其中包括躯体运动和躯体感觉中枢及多种语言中枢，故该动脉发生梗死时，将产生严重的机能障碍。大脑中动脉途经前穿质时呈直角发出一些纤细的中央支，垂直向上穿入脑实质，供应尾状核、豆状核、内囊膝和内囊后肢前上部的血液，其中较粗大的一个分支称豆纹动脉，在动脉硬化和高血压时容易破裂而导致脑出血，造成严重机能障碍。

5．脊髓的血液供应有两个来源：一个来源是来自椎动脉的脊髓前动脉和脊髓后动脉。脊髓前动脉向中线靠拢，在枕骨大孔上方汇成一干，沿脊髓前正中裂下行至脊髓末端，主要分布于脊髓前角、侧角、灰质连合、后角基部、前索和外侧索。两条脊髓后动脉平行沿脊神经后根内侧下行至脊髓末端，主要分布于后角及后索。另一个来源是一些节段性动脉，如肋间后动脉、腰动脉、骶外侧动脉等的脊髓支，与脊髓前、后动脉之间借助横行的吻合支相互交通。由于脊髓动脉供应有两个来源，在某些节段两个来源血液供应不够充分或衔接不好，易受到损害，临床称为危险区，如第 1 ～ 4 节胸髓和第 1 腰节的腹侧面。

6．脑脊液由侧脑室和第三、四脑室的脉络丛产生。侧脑室脉络丛产生的脑脊液经室间孔流至第三脑室，与第三脑室脉络丛产生的脑脊液一道，经中脑水管流入第四脑室，再汇合第四脑室脉络丛产生的脑脊液经第四脑室正中孔和外侧孔流入蛛网膜下隙，脑脊液再沿蛛网膜下隙流向大脑背面，经蛛网膜粒渗透到硬脑膜窦（主要是上矢状窦）内，回流入血液中。

7．其途径为：贵要静脉→肱静脉→腋静脉→锁骨下静脉→头臂静脉→上腔静脉→右心房→右心室→肺动脉→肺→肺静脉→左心房→左心室→升主动脉→主动脉弓→颈总动脉→颈内动脉→脉络丛前动脉→侧脑室脉络丛→血 - 脑脊液屏障（脉络丛毛细血管内皮细胞上有窗孔，具有一定的通透性）→侧脑室脑脊液→室间孔→第三脑室→中脑水管→第四脑室→正中孔和外侧孔→蛛网膜下隙→蛛网膜粒→上矢状窦→窦汇→横窦→乙状窦→颈内静脉。

五、病例分析

1．该患者发生颅内感染的位置在海绵窦。患者挤压了面部“危险三角”区域的“痘痘”，局部发生了感染，病菌经面静脉 - 内眦静脉 - 眼上静脉侵入海绵窦，引起该区域的感染。海绵窦位于颅中窝蝶鞍两侧，其前方接受眼静脉，向后外经岩上、岩下窦通入横窦、乙状窦或颈内静脉，向下借卵圆孔与翼静脉丛相通。两侧的海绵窦可借横支相通。海绵窦内有颈内动脉和展神经经过。动眼神经、滑车神经、三叉神经的眼神经和上颌神经贴窦的外侧壁通过。由于面静脉与眼静脉交通，面部的感染可经眼静脉→海绵窦→海绵窦炎症及血栓形成→累及上述神经出现相应症状。

2．该患者损伤的部位是左侧内囊，导致了对侧半身痉挛性瘫痪和对侧半身感觉消失及两眼视野对侧半同向性偏盲（即“三偏症”），这是由于脑血管破裂出血压迫损伤了通过内囊膝的皮质核束以及通过内囊后肢的皮质脊髓束、丘脑中央辐射和视辐射，使这些纤维束传导功能受阻之故。供应内囊的动脉有大脑前动脉、大脑中动脉和脉络丛前动脉。大脑前动脉的中央支供应内囊前肢；大脑中动脉的中央支供应内囊膝及后肢的前上部；脉络丛前动脉发分支供应内囊后肢的后下部。

（王志永　张卫光）

第十九章　内分泌系统

内容提要

内分泌系统是神经系统以外机体的另一重要的调节系统，与神经系统共同调节机体各器官的新陈代谢、生长发育和生殖等活动，保持机体内环境的平衡和稳定。由内分泌器官和内分泌组织组成，内分泌器官在结构上独立存在，内分泌组织则是散在于其他器官组织中。

内分泌腺	形态及位置	功能
垂体	椭圆形，重约 0.5g，位于垂体窝内。上端借垂体柄连于下丘脑，前上方与视交叉相邻。由腺垂体和神经垂体两部分组成，其中腺垂体又分为远侧部、结节部和中间部三部分，神经垂体分为神经部和漏斗两部分。腺垂体的远侧部和结节部又合称为垂体前叶，神经垂体的神经部和腺垂体的中间部合称为垂体后叶	垂体前叶能分泌生长激素、促甲状腺激素等，而垂体后叶则可以释放一些由下丘脑视上核和室旁核产生的重要激素（如抗利尿激素和催产素等）；漏斗核还可与周围组织合成分泌多种激素释放因子或抑制因子，影响垂体前叶内分泌活动。垂体后叶能贮存和释放抗利尿激素（加压素）和催产素
甲状腺	呈“H”形，分左、右两个侧叶和峡。左、右侧叶上平甲状软骨中点，下至第 6 气管软骨的前外侧，后方平对第 5 ～ 7 颈椎高度；甲状腺峡位于第 2 ～ 4 气管软骨环前方	分泌甲状腺素和降钙素，调控机体的基础代谢并影响生长发育
甲状旁腺	上、下两对的棕黄色扁圆形黄豆状小体。均贴于甲状腺侧叶后缘，位于甲状腺的纤维囊之外，有时也可埋于甲状腺组织中	主要分泌甲状旁腺素，可调节钙磷代谢，维持血钙平衡
肾上腺	呈黄色，右侧为三角形，左侧近似半月形。位于腹膜之后，附于肾的内上方，肾上腺与肾共同包于肾筋膜内	肾上腺皮质可以分泌盐皮质激素（醛固酮）、糖皮质激素（皮质醇）及性激素（孕酮、雌激素和雄激素），肾上腺髓质还可分泌肾上腺素和去甲肾上腺素
松果体	位于背侧丘脑的后上方的椭圆形灰红小体，以柄附于第三脑室的后部。在儿童时期比较发达，后开始退化，青春期后不断有钙盐沉积，甚至钙化形成脑砂，可作为 X 线诊断颅内占位病变、口腔牙齿正畸的定位标志	主要功能是抑制促性腺激素的释放，有防止儿童性早熟的作用。光照可抑制其激素的分泌

应试习题

一、名词解释

1．endocrine system
2．内分泌腺
3．内分泌组织
4．thyroid gland
5．松果体
6．pancreatic islets

二、填空题

1．内分泌系统由__________和__________组成。

2．内分泌腺分泌的物质称__________，该物质直接进入__________，并作用于特定的靶器官。

3．内分泌组织以细胞团的形式分散于机体的器官或组织内，如胰内的__________、睾丸内的__________、卵巢内的__________和__________等。

4．人体主要的内分泌腺包括__________、__________、__________、__________和__________等。

5．Hypophysis 位于颅底蝶鞍的__________内，借漏斗与__________相连，可分为__________和__________两部分。

6．垂体前叶主要分泌__________、__________、__________和__________。

7．腺垂体分泌生长激素，可促进肌、内脏的生长和多种代谢过程，幼年时该激素分泌不足可导致__________。如该激素分泌过多，在骨骼发育成熟前可导致__________，在骨骼发育成熟后可导致__________。

8．垂体后叶能贮存和释放__________、__________分泌的__________和__________。前者分泌减少可导致__________，而后者的作用是促进__________收缩，促进__________分泌。

9．甲状腺为“H”形的腺体，由__________和__________共同组成，并借__________将其固定于喉和气管壁上。

10．甲状腺通过分泌__________，提高神经兴奋性，促进生长发育。若小儿甲状腺功能低下，可导致__________。

11．Parathyroid gland 分泌的激素是__________，其主要作用是调节体内的__________和__________代谢。

12．Suprarenal gland 位于__________，与肾共同包裹于__________内。

13．肾上腺实质由周边的__________和中央的__________两部分构成，其中前者主要分泌__________、__________和__________，后者可分泌__________和__________。

14．松果体位于__________的后上方，以柄附着于__________的后部，主要合成和分泌__________，参与调节生殖系统发育、月经节律和神经系统活动。

15．Thymus 位于__________的后方，__________的前部，可分泌__________和__________，参与机体的免疫反应。

16．__________是男性的生殖腺，产生__________和分泌__________。

17．__________是女性的生殖腺，主要分泌__________和__________。

18．胰岛散在分布于__________内，主要分泌__________和__________，维持血糖的稳态。

三、选择题

A1 型题

1．属于腺垂体结构的是

A．漏斗

B．正中隆起

C．结节部

D．神经部

E．乳头体

2．由垂体后叶分泌的激素是

A．抗利尿激素
B．促甲状腺激素
C．促肾上腺皮质激素
D．促性腺激素
E．生长激素

3．分泌激素能调节机体基础代谢的内分泌腺是
A．胸腺
B．垂体
C．松果体
D．甲状腺
E．肾上腺

4．甲状腺峡前方的气管软骨环是
A．第 1 ~ 2
B．第 2 ~ 4
C．第 4 ~ 6
D．第 6 ~ 7
E．第 7 ~ 8

5．分泌激素能调节钙和磷的代谢、维持血钙平衡的内分泌腺是
A．垂体
B．胸腺
C．甲状腺
D．松果体
E．甲状旁腺

6．甲状旁腺的上一对多位于甲状腺侧叶后缘的
A．顶部
B．底部
C．中点处
D．上中 1/3 交界处
E．中下 1/3 交界处

7．属于肾上腺髓质分泌的激素是
A．性激素
B．肾上腺素
C．糖皮质激素
D．盐皮质激素
E．促肾上腺皮质激素

8．能分泌多种激素促进其他腺体分泌的内分泌腺是
A．甲状腺
B．肾上腺
C．松果体
D．垂体后叶
E．垂体前叶

9．分泌褪黑激素参与调节生殖系统发育和月经周期节律的腺体是
A．胸腺
B．甲状腺
C．松果体
D．甲状旁腺
E．肾上腺髓质

10．分泌激素参与调节碳水化合物代谢的腺体是
A．胸腺
B．松果体
C．垂体后叶
D．甲状旁腺
E．肾上腺皮质

11．成人退化萎缩的 thymus 位于
A．上纵隔
B．下纵隔
C．前纵隔
D．中纵隔
E．后纵隔

12．同时还具有产生 T 淋巴细胞功能的内分泌腺是
A．胸腺
B．垂体
C．肾上腺
D．松果体
E．甲状旁腺

13．卵巢内黄体分泌的可刺激子宫、阴道和乳腺生长发育的激素是
A．孕激素
B．雌激素
C．生长激素
D．黄体生成素
E．卵泡刺激素

A2 型题

1．女性，26 岁。近期因心悸、失眠和情绪波动大就诊。实验室检查示：T_3、T_4 增高，TRAb 阳性，诊断为 Graves 病，可能发生异常的内分泌腺是
A．胸腺
B．胰岛
C．垂体
D．甲状腺
E．肾上腺

2．女性，58 岁。近年来出现怕冷、疲困、体重增加、智力减退、体温低、面部表情淡漠，面颊及眼睑水肿，皮肤干燥粗糙，脱屑而增厚，尤以手臂、大腿明显，有非凹陷黏液水肿表现。医生初步诊断为黏液性水肿，可能发生异常的是
A．胰岛素分泌不足
B．生长激素分泌不足
C．甲状腺素分泌增多
D．胰高血糖素分泌增多
E．促甲状腺素分泌不足

3．女性，5 岁。不爱活动、怕冷食欲不振、反应迟钝，体格发育迟缓，矮小，智力发育落后，两眼距增宽，鼻梁塌陷扁平，哭声嘶哑。医生初步诊断为呆小病（克汀病），可能发生异常的激素是
A．胰岛素
B．性激素
C．甲状腺素
D．肾上腺素
E．生长激素

4．男性，35 岁。体格明显矮小，智力发育正常。医生初步诊断为侏儒症，可能发生异常的激素是
A．胰岛素
B．性激素
C．甲状腺素
D．肾上腺素
E．生长激素

5．女性，37 岁。因甲状腺肿瘤行甲状腺次全切手术，术后出现了声音嘶哑，术中可能损伤的结构是
A．声带
B．气管
C．喉软骨
D．喉返神经
E．喉上神经

6．女性，45 岁。因甲状腺肿瘤行甲状腺次全切手术，术后结扎甲状腺上动脉时，应避免损伤的结构是
A．舌动脉
B．舌下神经
C．喉上神经外支
D．喉上神经内支
E．甲状腺下动脉

7．男性，40 岁。因胸部外伤行低位气管切开手术，术中应注意避免损伤的结构是
A．颈外静脉
B．舌下神经
C．甲状腺上动脉
D．甲状腺下动脉
E．甲状腺最下动脉

8．男性，52 岁。因肾上腺肿瘤行右侧肾上腺切除手术，术中结扎肾上腺静脉时应注意保护的结构是
A．下腔静脉
B．腹主动脉
C．睾丸静脉
D．右肾动脉
E．右输尿管

9．男性，58 岁。因头痛、头晕行 CT 检查，CT 片中第三脑室后方的钙化斑可能是
A．绒球
B．垂体
C．松果体

D．脉络丛
E．肼胝体
10．男性，7岁。因发绀和呼吸困难急诊入院，MRI检查示上纵隔内肿物压迫了头臂静脉、主动脉弓和气管，该肿大的结构可能是
A．胸腺
B．食管
C．胸骨角
D．淋巴结
E．脂肪组织

A3型题

（1～4题共用题干）

男性，62岁。有烦渴、多尿和消瘦症状，血糖某些升高。诊断为糖尿病。

1．分泌激素降血糖的内分泌腺是
A．胸腺
B．垂体
C．胰岛
D．甲状腺
E．肾上腺
2．分泌降血糖激素的细胞是
A．α细胞
B．β细胞
C．γ细胞
D．D细胞
E．PP细胞
3．分泌胰高血糖素的细胞是
A．α细胞
B．β细胞
C．γ细胞
D．D细胞
E．PP细胞
4．胰腺的PP细胞分泌的物质是
A．P物质
B．胰多肽
C．神经肽Y
D．生长抑素
E．血管活性肠肽

B型题

A．甲状腺
B．甲状旁腺
C．肾上腺
D．垂体
E．松果体
1．与维持血钙平衡相关的内分泌腺是
2．分泌功能过剩时可导致青春期延迟的内分泌腺是
3．肿大时向后外压迫可能会出现Horner综合征的内分泌腺是

A．垂体
B．肾上腺
C．松果体
D．甲状旁腺
E．胸腺
4．分泌的激素可使心跳加快、小动脉收缩等以适应机体应急状态的是
5．视上核产生的激素释放入血的部位是

A．促肾上腺皮质激素
B．催产素
C．去甲肾上腺素
D．抗利尿激素
E．性激素
6．肾上腺分泌产生的激素是
7．垂体前叶产生的激素是

A．侏儒症
B．身材异常矮小，智力低下（呆小症）
C．巨人症
D．手足抽搐症
E．尿崩症
8．垂体前叶分泌功能过剩可引起
9．甲状旁腺功能低下可引起
10．垂体前叶分泌功能低下可引起
11．垂体后叶分泌功能低下可引起

A．松果体
B．胸腺
C．胰岛
D．甲状旁腺
E．甲状腺
12．与钙的代谢有关的内分泌腺是
13．与糖的代谢有关的内分泌腺是
14．参与免疫反应的内分泌腺是
15．成年后容易出现钙化点的内分泌腺是

A．垂体后叶
B．胸腺
C．肾上腺
D．垂体前叶
E．松果体
16．属于上丘脑的内分泌腺是
17．腺体随年龄而萎缩的内分泌腺是
18．可合成和分泌褪黑素的内分泌腺是
19．能释放促进子宫收缩和乳腺泌乳激素的内分泌腺是

X 型题

1．属于内分泌腺的结构是
A．垂体
B．卵巢
C．下丘脑
D．松果体
E．甲状旁腺
2．分布于甲状腺的动脉主要有
A．椎动脉
B．咽升动脉
C．甲状腺上动脉
D．甲状腺下动脉
E．甲状腺最下动脉
3．分布于肾上腺的肾上腺上、中和下动脉分别来源于
A．肾动脉
B．腹腔干
C．腹主动脉
D．膈下动脉
E．腰升动脉
4．属于腺垂体的结构是
A．远侧部
B．结节部
C．中间部
D．神经部
E．漏斗
5．属于垂体后叶的结构是
A．远侧部
B．结节部
C．中间部
D．神经部
E．漏斗
6．垂体前叶分泌的激素有
A．催产素
B．生长激素
C．促性腺激素
D．甲状腺激素
E．促肾上腺皮质激素

四、问答题

1．简述内分泌腺结构及功能的主要特点。
2．试述 hypophysis 的形态、位置、分部以及各部的主要功能。
3．试述松果体的形态、位置和主要功能。
4．试述甲状旁腺的形态、位置和主要功能。
5．试述肾上腺的形态、位置和主要功能。
6．分别叙述男、女性生殖腺的组成和主要功能。

五、病例分析

女性，41 岁。因双侧甲状腺肿瘤行甲状腺次全切手术，请结合该手术的入路，试述甲状腺的解剖（形态、位置，被膜情况及其主要特点，甲状腺的血供）。

参考答案

一、名词解释

1．内分泌系统是机体的调节系统，与神经系统相辅相成，共同维持机体内环境的平衡和稳定。其功能是通过分泌激素调节机体的生长发育和各种代谢活动，并调控生殖，影响各种行为。

2．内分泌腺是无导管的腺器官，包括垂体、甲状腺、甲状旁腺、肾上腺、松果体、胸腺和性腺等，其分泌的物质称为激素。激素直接进入血液循环，作用于特定的靶器官，对人体的新陈代谢、生长发育、生殖等活动发挥重要的调节作用。

3．内分泌组织是具有内分泌功能的细胞团，分散于机体的器官或组织内，如胰内的胰岛、睾丸内的间质细胞、卵巢内的卵泡和黄体等。

4．甲状腺为位于喉和气管颈部前方呈“H”形的腺体，由左、右侧叶和甲状腺峡组成。甲状腺分泌甲状腺素，可提高神经兴奋性，促进生长发育。

5．松果体为位于上丘脑后上方的椭圆形腺体，以柄附着于第三脑室顶的后部。松果体合成和分泌褪黑素，参与调节生殖系统发育、月经周期节律和多种神经功能活动。

6．胰岛是胰的内分泌部，为许多大小不等、形状不一的细胞团，散在于胰实质内，以胰尾居多。胰岛 β 细胞分泌胰岛素，α 细胞分泌胰高血糖素，共同调节血糖浓度，维持体内血糖稳定。

二、填空题

1．内分泌腺　内分泌组织
2．激素　血液循环
3．胰岛　间质细胞　卵泡　黄体
4．垂体　甲状腺　肾上腺　松果体　胸腺
5．垂体窝　下丘脑　腺垂体　神经垂体
6．生长激素　促甲状腺激素　促肾上腺皮质激素　促性腺激素
7．垂体性侏儒症　巨人症　肢端肥大症
8．视上核　室旁核　抗利尿激素 / 加压素　催产素　尿崩症　子宫　乳腺
9．左、右侧叶　甲状腺峡　甲状腺悬韧带
10．甲状腺素　呆小症
11．甲状旁腺素　钙　磷
12．肾的上方　肾筋膜

13．皮质　髓质　盐皮质激素　糖皮质激素　性激素　肾上腺素　去甲肾上腺素
14．上丘脑　第三脑室顶　褪黑素
15．胸骨柄　上纵隔　胸腺素　促胸腺生成素
16．睾丸　精子　雄激素
17．卵巢　雌激素　孕激素
18．胰实质　胰岛素　胰高血糖素

三、选择题

A1 型题

1．C　2．A　3．D　4．B　5．E　6．D　7．B　8．E
9．C　10．E　11．A　12．A　13．B

A2 型题

1．D　2．E　3．C　4．E　5．D　6．C　7．E　8．A
9．C　10．A

A3 型题

1．C　2．B　3．A　4．B

B 型题

1．B　2．E　3．A　4．B　5．A　6．C　7．A　8．C
9．D　10．A　11．E　12．D　13．C　14．B　15．A　16．E
17．B　18．E　19．A

X 型题

1．ABCDE　2．CDE　3．ACD　4．ABC　5．CD　6．BCE

四、问答题

1．内分泌腺主要由腺上皮细胞组成，这些细胞具有分泌功能，其分泌物称为激素。内分泌腺无导管，其分泌的激素经毛细血管或血窦的壁直接进入血液循环，随血液循环运送至全身，作用于特定的靶器官。内分泌腺的血液供应非常丰富，与其旺盛的新陈代谢和激素的运送有关。内分泌腺通过分泌激素影响靶器官的活动，对机体的新陈代谢、生长发育和生殖等活动进行调节。内分泌腺的结构和功能活动有明显的年龄变化。

2．垂体为椭圆形的腺体，位于颅底蝶鞍的垂体窝内，借漏斗连于下丘脑。根据发生和形态特点，垂体可分为前方的腺垂体和后方的神经垂体两部分。腺垂体的远侧部和结节部合称垂体前叶，能分泌生长激素、促甲状腺激素、促肾上腺皮质激素和促性腺激素，后三种激素分别促进相应腺的分泌活动。生长激素可促进肌、内脏的生长和多种代谢过程，尤其是骨的生长。幼年时该激素分泌不足可导致垂体性侏儒症，分泌过多可引起巨人症或肢端肥大症。神经垂体的神经部和腺垂体的中间部合称垂体后叶，能贮存和释放视上核、室旁核合成的抗利尿激素（加压素）和催产素。抗利尿激素可促进肾对水的重吸收，使尿液浓缩；催产素可促进子宫平滑肌收缩和乳腺泌乳。

3．松果体为一椭圆形腺体，位于上丘脑的后上方，以柄附着于第三脑室顶的后部。松果体在儿童期发达，后逐渐退化，青春期后可有钙盐沉积形成的脑砂。松果体合成和分泌

褪黑素，参与调节生殖系统发育、月经周期节律和多种神经功能活动。

4. 甲状旁腺是上、下两对扁椭圆形的腺体，形状大小似黄豆。甲状旁腺的位置、大小常有变化，通常位于甲状腺左、右侧叶背面的脂肪囊内。上一对位置相对恒定，位于甲状腺侧叶后缘的上、中 1/3 交界处；下一对位置变异较大，多位于甲状腺侧叶后缘近下端的甲状腺下动脉附近。甲状旁腺有时可埋入甲状腺实质内或位于甲状腺鞘外。甲状旁腺分泌甲状旁腺素，主要作用是调节体内钙和磷的代谢，在与降钙素的共同调节下，维持机体血钙的稳定。

5. 肾上腺左、右各一，位于腹膜后，肾的上方，与肾共同包裹于肾筋膜内。左侧肾上腺似呈半月形，右侧肾上腺呈三角形。腺体前面有不太明显的肾上腺门，是血管、神经和淋巴管出入之处。肾上腺实质由周边的皮质和中央的髓质两部分组成。皮质分泌盐皮质激素、糖皮质激素和性激素，分别调节体内水盐代谢、碳水化合物代谢和影响第二性征等；髓质分泌肾上腺素和去甲肾上腺素，主要使心跳加快、心肌收缩力加强、小动脉收缩以维持血压等。

6. 男性生殖腺是睾丸，位于阴囊内，产生精子和雄激素。雄激素的作用是激发男性第二性征的出现，并维持正常的性功能。女性生殖腺是卵巢，位于盆腔侧壁的卵巢窝内，产生卵泡。卵泡壁的细胞主要产生雌激素和孕激素，卵泡排卵后转变为黄体，黄体可分泌孕激素和雌激素。雌激素可刺激子宫、阴道和乳腺的生长发育，出现并维持女性第二性征。孕激素能使子宫内膜增厚，为受精卵的植入做准备，并使乳腺逐渐发育，为授乳做准备。

五、病例分析

甲状腺次全切的手术入路依次是：在胸骨颈静脉切迹上方 2 横指处，沿皮纹作弧形皮肤切口，依次切开皮肤、颈浅筋膜、颈阔肌、封套筋膜、舌骨下肌群、甲状腺鞘。

甲状腺为“H”形的腺体，由左、右侧叶和中间的甲状腺峡组成，位于颈前部，喉和气管的前方。甲状腺侧叶贴附在喉下部和气管上部的两侧面，上达甲状软骨中部，下至第 6 气管软骨环。甲状腺峡多位于第 2 ～ 4 气管软骨环的前方，连接左、右侧叶。有时自峡部向上伸出一锥状叶，长者可达舌骨平面。甲状腺被气管前筋膜包裹，该筋膜形成甲状腺假被膜，即甲状腺鞘。甲状腺的外膜称为真被膜，即纤维囊。两者间的间隙为囊鞘间隙，内有疏松结缔组织、血管、神经和甲状旁腺。假被膜内侧增厚形成甲状腺悬韧带，将甲状腺固定于喉和气管壁上，当吞咽时，甲状腺可随喉的活动而上、下移动。

甲状腺的动脉：甲状腺上动脉（来自颈外动脉）、甲状腺下动脉（来自甲状颈干）和甲状腺最下动脉（起自头臂干或主动脉弓）。甲状腺的静脉：甲状腺上静脉（注入颈内静脉）、甲状腺中静脉（注入颈内静脉）和甲状腺下静脉（注入头臂静脉）。

（秦　杰　全　葳）

附录一 人体解剖学专业名词英中文对照表

（*为推荐掌握词汇）

A

abdominal cavity 腹腔 *
abducent nerve 展神经
accessory nerve 副神经 *
acromion 肩峰 *
amygdaloid body 杏仁体
anal canal 肛管 *
anatomical snuffbox 鼻烟窝
ankle joint 踝关节 *
ansa cervicalis 颈袢 *
anterior cruciate lig. 前交叉韧带
anus 肛门 *
aorta 主动脉 *
aqueous humor 房水 *
arachnoid mater 蛛网膜
articular capsule 关节囊
articular disc 关节盘
atrioventricular node 房室结 *
auditory tube 咽鼓管
auricle 耳郭
axillary artery 腋动脉 *
axillary fossa 腋窝
axillary lymph nodes 腋淋巴结 *
axillary sheath 腋鞘
azygos vein 奇静脉 *

B

basilar artery 基底动脉 *
basilic vein 贵要静脉 *
biceps brachii 肱二头肌 *
bone marrow 骨髓
brachial artery 肱动脉 *
brachial plexus 臂丛 *
brachialis 肱肌 *
brachiocephalic trunk 头臂干
brain stem 脑干
bronchi 支气管 *

C

calcanean tendon 跟腱
cardia 贲门 *
carotid sinus 颈动脉窦 *
carpal canal 腕管 *
cauda equina 马尾
c（a）ecum 盲肠 *
caudate nucleus 尾状核
cauda equina 马尾
cavernous sinus 海绵窦
celiac trunk 腹腔干 *
cephalic vein 头静脉 *
cerebellum 小脑
cerebral arterial circle 大脑动脉环
cerebral falx 大脑镰 *
cerebral gyri 大脑回 *
cerebral sulci 大脑沟 *
cervical plexus 颈丛 *
cisterna chyli 乳糜池 *
chorda tympani 鼓索
chordae tendinae 腱索
choroid plexus 脉络丛
choroid 脉络膜
ciliary body 睫状体
clavicle 锁骨 *
coccygeus 尾骨肌
coccyx 尾骨
cochlea 耳蜗
coeliac trunk 腹腔干

colon 结肠 *
common bile duct 胆总管 *
common carotid artery 颈总动脉
common peroneal nerve 腓总神经 *
condylar process 髁突
conjunctiva 结膜
cornea 角膜 *
coracobrachialis 喙肱肌 *
coracoid process 喙突 *
coronary artery 冠状动脉 *
coronary sinus 冠状窦 *
corpus callosum 胼胝体
cortex 皮质
corticospinal tract 皮质脊髓束
costal arch 肋弓 *
cremaster 提睾肌
cricoid cartilage 环状软骨
crux 房室交点
cubital fossa 肘窝
cystic duct 胆囊管 *

D

deep palmar arch 掌深弓
deltoid 三角肌 *
dentate nucleus 齿状核
diaphragm 膈 *
diencephalons 间脑 *
dorsal nucleus of vagus nerve 迷走神经背核 *
dorsal scapular nerve 肩胛背神经
dorsal thalamus 背侧丘脑 *
ductus deferens 输精管 *
duodenum 十二指肠 *
dura mater 硬膜 *

E

elbow joint 肘关节 *
epiphysis 骺
erector spinae 竖脊肌 *
esophagus 食管 *
epicranial aponeurosis 帽状腱膜
epidural space 硬膜外隙 *
extensor retinaculum 伸肌支持带
external jugular vein 颈外静脉 *
external acoustic meatus 外耳道
eyelids 眼睑

F

facial nerve 面神经 *
falciform ligament 镰状韧带
fasciculus cuneatus 楔束 *
fasciculus gracilis 薄束 *
fastigial nucleus 顶核
femoral artery 股动脉 *
femoral canal 股管
femoral nerve 股神经 *
femoral ring 股环
femoral vein 股静脉
filum terminale 终丝
flexor retinaculum 屈肌支持带
flocculus 绒球
frontal bone 额骨 *

G

gallbladder 胆囊 *
ganglion 神经节 *
gastrocnemius 腓肠肌
genitofemoral nerve 生殖股神经
gluteal artery 臀动脉 *
globus pallidus 苍白球
glossopharyngeal nerve 舌咽神经 *
gluteus maximus 臀大肌 *
gluteus medium 臀中肌
gluteus mimimus 臀小肌
gray matter 灰质
great cardiac vein 心大静脉
great saphenous vein 大隐静脉 *
great occipital nerve 枕大神经
greater omentum 大网膜 *
greater splanchnic nerve 内脏大神经 *

H

heart　心
hemiazygos vein　半奇静脉
hepatic duct　肝管　*
hepatic portal vein　肝门静脉　*
hepatoduodenal ligament　肝十二指肠韧带
hip joint　髋关节　*
hippocampus　海马　*
humerus　肱骨　*
hyoid bone　舌骨　*
hypoglossal nerve　舌下神经　*
hypothalamus　下丘脑　*
hypothenar　小鱼际
hypophysis　垂体　*

I

ileocecal valve　回盲瓣　*
ileum　回肠　*
ilium　髂骨　*
iliac crest　髂嵴　*
iliohypogastric nerve　髂腹下神经
ilioinguinal nerve　髂腹股沟神经
iliotibial tract　髂胫束
inferior vena cava　下腔静脉　*
infraorbital nerve　眶下神经
inguinal canal　腹股沟管　*
inguinal ligament　腹股沟韧带　*
inguinal falx　腹股沟镰
insula　岛叶
internal capsule　内囊　*
internal carotid artery　颈内动脉　*
internal pudendal artery　阴部内动脉
intercostal spaces　肋间隙
intercostales externi　肋间外肌　*
intercostales interni　肋间内肌　*
intercostobrachial nerve　肋间臂神经
interventricular septum　室间隔　*
intervertebral discs　椎间盘　*
intervertebral foramen　椎间孔　*
ischium　坐骨　*
isthmus of fauces　咽峡　*

J

jejunum　空肠　*
jugular notch　颈静脉切迹　*

K

kidney　肾　*
knee joint　膝关节　*
Koch trigone　Koch 三角

L

labyrinth　迷路
lacrimal sac　泪囊
lacunar ligament　腔隙韧带
larynx　喉　*
lateral meniscus　外侧半月板
lateral thoracic vein　胸外侧静脉
lateral ventricle　侧脑室　*
latissimus dorsi　背阔肌　*
left ventricle　左心室　*
lens　晶状体
lentiform nucleus　豆状核
lesser omentum　小网膜　*
levator ani　肛提肌
ligamenta flava　黄韧带　*
lingual nerve　舌神经　*
liver　肝　*
locus ceruleus　蓝斑
long thoracic nerve　胸长神经　*
lumbar plexus　腰丛　*
lumbosacral trunk　腰骶干　*
lung　肺　*
lymph　淋巴　*
lymphatic duct　淋巴导管　*
lymphatic trunk　淋巴干　*

M

macula lutea　黄斑
malleolar canal　踝管　*
mamma（breast）乳房　*
mandible　下颌骨　*

mastoid process　乳突　*
masseter　咬肌　*
maxillary artery　上颌动脉　*
maxillary sinus　上额窦　*
medial eminence　内侧隆起
medial geniculate body　内侧膝状体　*
medial lemniscus　内侧丘系　*
median cubital vein　肘正中静脉
median nerve　正中神经　*
mediastinum　纵隔　*
medulla oblongata　延髓　*
menisci　半月板　*
mental nerve　颏神经
mesentery　肠系膜　*
metathalamus　后丘脑
middle cerebral artery　大脑中动脉
mitral valve　二尖瓣　*
musculocutaneous nerve　肌皮神经　*

N

nasolacrimal duct　鼻泪管
neostriatum　新纹状体
nerve　神经　*
neuron　神经元　*
nucleus　神经核　*
nucleus ambiguous　疑核　*
nucleus of facial nerve　面神经核
nucleus of trochlear nerve　滑车神经核

O

obturator artery　闭孔动脉　*
obturator externus　闭孔外肌　*
obturator nerve　闭孔神经　*
occipital bone　枕骨
oculomotor nerve　动眼神经
olfactory nerves　嗅神经　*
omental foramen　网膜孔　*
omentum　网膜　*
ophthalmic nerve　眼神经　*
optic nerve　视神经
oral cavity　口腔　*
orbit　眶　*
ovary　卵巢　*

P

palatine tonsil　腭扁桃体　*
pancreas　胰　*
paleostriatum　旧纹状体
palm　手掌
palmar aponeurosis　掌腱膜
papillae　乳头　*
parathyroid　甲状旁腺
parasympathetic nerve　副交感神经　*
parietal peritoneum　壁腹膜　*
parotid duct　腮腺管
parotid gland　腮腺　*
patellar ligament　髌韧带　*
pectinate muscle　梳状肌
pectoralis major　胸大肌　*
pectoralis minor　胸小肌
penis　阴茎　*
pelvis　骨盆　*
pericardium　心包　*
periosteum　骨膜　*
peritoneal cavity　腹膜腔　*
peritoneum　腹膜　*
perineum　会阴　*
pharynx　咽　*
phrenic　膈神经　*
pia mater　软膜
piriformis　梨状肌　*
pleura　胸膜　*
plexus　丛
pons　脑桥　*
popliteal artery　腘动脉　*
popliteal vein　腘静脉
porta hepatis　肝门　*
posterior cerebral artery　大脑后动脉
posterior cranial fossa　颅后窝
psoas major　腰大肌
pterion　翼点

prostate　前列腺　*
pubis　耻骨　*
pubococcygeus　耻骨肌
pupil　瞳孔
putamen　壳
pulmonary artery　肺动脉　*
pylorus　幽门　*
pyramidalis　锥状肌
pyramidal tract　锥体束

Q

quadratus femoris　股方肌
quadriceps femoris　股四头肌　*
quadrilateral foramen　四边孔　*

R

radial nerve　桡神经　*
radius　桡骨
rectum　直肠　*
rectus abdominis　腹直肌　*
recurrent laryngeal nerve　喉返神经　*
red nucleus　红核
renal columns　肾柱
renal pelvis　肾盂
retina　视网膜　*
rhomboid fossa　菱形窝
rib　肋　*
right atrium　右心房　*
right auricle　右心耳　*
right coronary artery　右冠状动脉
right gastric artery　胃右动脉
right lymphatic duct　右淋巴导管
right ventricle　右心室　*

S

sacral plexus　骶丛　*
sacrum　骶骨　*
salivary glands　唾液腺　*
scapula　肩胛骨　*
sciatic nerve　坐骨神经　*
sclera　巩膜
serratus anterior　前锯肌　*
semicircular canal　半规管
seminal vesicle　精囊
shoulder joint　肩关节　*
sigmoid colon　乙状结肠　*
sinuatrial node　窦房结　*
skull　颅
small saphenous vein　小隐静脉　*
spermatic cord　精索　*
spinal cord　脊髓
spinal ganglion　脊神经节　*
spinous process　棘突　*
spleen　脾　*
splenius　夹肌
sternocleidomastoid　胸锁乳突肌　*
sternum　胸骨　*
stomach　胃　*
styloid process　茎突　*
subclavius　锁骨下肌
submandibular gland　下颌下腺　*
subarachnoid space　蛛网膜下隙　*
subscapular nerve　肩胛下神经
subscapularis　肩胛下肌
substantia nigra　黑质　*
superficial palmar arch　掌浅弓　*
superior thyroid artery　甲状腺上动脉
superior vena cava　上腔静脉　*
supraclavicular nerves　锁骨上神经
suprarenal gland　肾上腺　*
supraorbital nerve　眶上神经
sural nerve　腓肠神经　*
sympathetic trunk　交感干　*
sympathetic ganglion　交感神经节
sympathetic nerve　交感神经　*
sternal angle　胸骨角　*
synapse　突触

T

tarsus　睑板

tegmentum 被盖
telencephalon 端脑 *
temporal bone 颞骨 *
tendon 肌腱 *
tensor fasciae latae 阔筋膜张肌
tentorium cerebella 小脑幕
teres major 大圆肌
terminal cistern 终池
testis 睾丸 *
thenar 鱼际 *
thoracoacromial vessels 胸肩峰血管
thoracic duct 胸导管 *
thoracic aorta 胸主动脉
thoracic vertebrae 胸椎 *
thoracodorsal nerve 胸背神经
thoracoepigastric vein 胸腹壁静脉
thorax 胸廓 *
thymus 胸腺 *
thyroid cartilage 甲状软骨 *
thyroid gland 甲状腺 *
tibia 胫骨 *
tibial nerve 胫神经 *
tibialis posterior 胫骨后肌
tongue 舌 *
tonsil of cerebellum 小脑扁桃体
trachea 气管 *
transverse colon 横结肠
transversospinales 横突棘肌
transversus abdominis 腹横肌
trapezoid body 斜方体 *
trapezius 斜方肌 *
triceps brachii 肱三头肌 *
tricuspid valve 三尖瓣
trigeminal nerve 三叉神经 *
trigone of bladder 膀胱三角
trilateral foramen 三边孔 *
trochlear nerve 滑车神经
tympanic cavity 鼓室 *
tympanic membrane 鼓膜

U

ulna 尺骨 *
ulnar nerve 尺神经 *
umbilicus 脐 *
ureter 输尿管 *
urethra 尿道 *
urinary bladder 膀胱 *
uterine tube 输卵管 *
uterus 子宫 *
uvula 腭垂

V

vagina 阴道 *
vagus nerve 迷走神经 *
vein 静脉
ventral lateral nucleus 腹外侧核
ventral posterior nucleus 腹后核 *
vermiform appendix 阑尾 *
vermis 小脑蚓
vertebrae 椎骨 *
vertebral artery 椎动脉
vertebral canal 椎管 *
vertebral column 脊柱 *
vesical artery 膀胱动脉
vestibule 前庭 *
viscera 内脏
vitreous body 玻璃体
vocal fold 声襞 *

W

white line 白线
wrist 腕

X

xiphocostal angle 剑肋角
xiphoid process 剑突 *

Z

zygomatic arch 颧弓 *

（张卫光）

附录二　北京大学医学部“人体解剖学”教学大纲

绪　论

1．了解人体解剖学的定义、任务和分科。

2．**掌握人体的轴、面和方位术语及人体分部。**

第一篇　运动系统

1．**掌握运动系统的组成**（骨、骨连结和骨骼肌）。

第一章　骨　学

1．**熟悉骨的形态**（长骨、短骨、扁骨、不规则骨和含气骨），了解骨的构造（骨质、骨膜、关节软骨、骨髓）、骨的化学成分和物理性质、骨的血管和神经。

2．掌握躯干骨的组成（椎骨、肋和胸骨）。掌握椎骨的一般形态的共同特征和各部椎骨的特征（包括骶骨和尾骨）。掌握胸骨的分部、胸骨角的位置，了解临床意义。了解肋的一般形态和特殊肋的特征，掌握肋沟的位置及走行结构。了解躯干骨的体表标志。

3．掌握颅的组成、下颌骨的位置和主要形态特点。了解除下颌骨外各分离颅骨的名称、位置和主要形态特点。掌握颅底内外面的形态结构：重点是与血管、神经有关的重要孔裂的名称、位置。熟悉眶、骨性鼻腔的构成及交通，掌握鼻旁窦的位置及开口。了解颞下窝、翼腭窝的位置。了解颅的体表标志。

4．了解新生儿颅的特点，掌握颅囟的特征。

5．掌握四肢骨的组成（肢带骨和游离肢骨）。掌握上肢骨的组成、分部及各骨间的位置关系。掌握锁骨、肩胛骨、肱骨、桡骨、尺骨的主要形态特点和腕骨的排列顺序。了解手骨。

6．熟悉上肢骨的体表标志。

7．掌握下肢骨的组成、分部及各骨间的位置关系。掌握髋骨、股骨、胫骨、腓骨的形态特点和跗骨的排列位置。了解髌骨、足骨。

8．熟悉下肢骨的体表标志。

第二章　关 节 学

1．了解骨连结的分类。

2．熟悉关节的主要结构（关节面、关节囊和关节腔）和辅助结构（滑膜襞、滑液囊、韧带、关节唇、关节盘）。掌握关节的运动。了解关节的分类和关节的血管和神经。

3．熟悉脊柱的组成和分部。

4．掌握椎间盘的形态、结构及其临床意义，前、后纵韧带和黄韧带的位置。了解椎骨间的各种连结，环枕、环枢关节的构成和运动，脊柱的四个生理弯曲，脊柱的运动。了解肋与胸椎的连结和运动，肋与肋软骨和胸骨的连结概况。

5．掌握胸廓的构成、形态、整体观和运动。

6．了解颅骨的连结形式。掌握颞下颌关节的组成、形态结构及运动。

7．掌握肩关节、肘关节、桡腕关节的组成、结构特点及运动。了解掌指关节、手指骨间关节的运动。

8．掌握骨盆的组成及一些重要的解剖标志。了解骨盆的性差。

9．掌握髋关节、膝关节、距小腿（踝）关节的组成、结构特点及运动。了解跗骨间关节的运动，骶髂关节和耻骨联合的形态结构特点。了解足弓的形态结构。

第三章　肌　学

1．了解骨骼肌的构成（肌腹、肌腱）、形态和起止，肌群的配布和运动时肌群间的相互关系，肌的辅助装置（筋膜、滑液囊、腱鞘等）。

2．掌握斜方肌、背阔肌和骶（竖）棘肌的位置和功能。了解背部筋膜的配布。

3．了解胸部肌的名称、位置和层次。掌握胸大肌、前锯肌和肋间肌的位置和功能。

4．掌握膈的位置、形态和功能，以及膈的三个裂孔的名称、位置和穿行结构。

5．掌握腹肌的名称、位置、层次、纤维方向和功能，以及腹肌所形成的腹直肌鞘、腹白线、腹股沟韧带和腹股沟三角。掌握腹股沟管的位置和内容物以及管的四个壁和两个开口。

6．了解颈肌的名称、位置和层次。掌握胸锁乳突肌的位置和功能，熟悉斜角肌间隙的位置和通过物。了解舌骨上、下肌群的位置和一般功能，斜角肌的位置。

7．了解面肌的名称、位置和一般功能。掌握咀嚼肌的名称、位置和功能。

8．了解上肢肌的配布和分群。掌握三角肌，肱二头肌，肱三头肌，肩胛下肌，冈上、下肌，大、小圆肌的位置和功能。了解前臂前群和后群各肌的名称、位置、层次，手肌的名称、分群、位置。了解上肢的局部记载（腋窝、三边孔、四边孔、肘窝和腕管）以及肩袖的概念。

9．了解下肢肌的分群与配布。掌握臀大肌、股四头肌、股二头肌、半腱肌、半膜肌、内收肌群的位置和作用。掌握小腿肌的分群、名称、位置。了解下肢的局部记载（股三角、收肌管和腘窝）。

第二篇　内脏学

第四章　内脏学总论和消化系统

1．了解内脏的一般结构。熟悉胸、腹部的标志线和腹部分区。

2．掌握消化系统的组成。

3．掌握口腔的分部及其界限；腭扁桃体的位置；乳牙和恒牙的牙式。熟悉牙周组织的构成。掌握舌的形态和黏膜，颏舌肌的起止、位置和作用；腮腺、下颌下腺和舌下腺的位置、形态和腺管的开口部位。了解唇、颊和腭的形态；牙的形态和构造；舌肌的一般配布和功能。

4．掌握咽的形态、位置和分部，了解咽淋巴环的位置。掌握食管的形态、位置和主要毗邻，食管的狭窄处，了解其临床意义。掌握胃的形态、位置、主要毗邻。了解胃壁的构造。

5．掌握小肠的分部；十二指肠的形态、位置、分部。了解空肠、回肠的位置、形态。

6．掌握大肠的分部及形态学上的特点；盲肠和阑尾的位置、形态结构及阑尾根部的体表投影。掌握肛管的形态，熟悉肛门括约肌的配布及作用。了解结肠的分部及各部的位置；直肠的形态、位置和构造。

7．掌握肝的形态、位置和主要毗邻。了解肝的分叶与肝段概念。

8．掌握胆囊的形态、位置及胆囊底的体表投影；输胆管道的组成、胆总管与胰管的汇合和开口部位。掌握胆汁的排出径路。

9．熟悉胰的形态和位置、主要毗邻。

第五章　呼吸系统

1．掌握呼吸系统的组成。

2．了解外鼻的形态结构。

3．掌握鼻腔的分部及各部的形态结构；鼻旁窦的位置、开口。

4．掌握喉的位置、主要体表标志；喉软骨的名称和彼此的位置关系；喉腔的形态结构。了解喉软骨的连结、喉肌的作用。

5．熟悉气管的位置、形态结构特点。掌握左、右主支气管形态学上的区别及其临床意义。

6．掌握肺的形态、位置和分叶。了解肺段的概念。

7．熟悉胸膜和胸膜腔的概念。掌握壁胸膜的分部及胸膜隐窝的位置。

8．掌握胸膜和肺的体表投影。

9．掌握纵隔的位置、分部，并了解其组成器官。

第六章　泌尿系统

1．掌握泌尿系统的组成。

2．掌握肾的形态、位置、主要毗邻和肉眼所见的构造；肾的被膜及肾的固定装置。

3．了解肾段概念。

4．掌握输尿管的位置及其盆部的主要毗邻。掌握输尿管的狭窄部位，了解其临床意义。

5．掌握膀胱的形态位置和主要毗邻；膀胱三角的位置及其临床意义。

6．了解膀胱与腹膜的关系及其临床意义。

7．了解女性尿道的形态、位置、开口部位。

第七章　男性生殖系统

1．熟悉男性生殖系的分部、各部所包括的器官。

2．掌握睾丸、附睾的形态和位置。了解睾丸和附睾的结构。

3．掌握输精管的行程、分部和特点；射精管的合成和开口；精索的组成、位置及被膜。

4．掌握精囊腺的形态、位置；前列腺的形态位置及主要毗邻。了解尿道球腺的位置及腺管的开口。

5．了解阴囊的形态、构造。了解睾丸的被膜（掌握睾丸固有鞘膜和鞘膜腔）。

6．掌握阴茎的分部及其构成。熟悉阴茎包皮和包皮系带及其临床意义。

7．掌握男性尿道的分部；各部的形态、结构特点；男性尿道的三个狭窄、两个弯曲。

第八章　女性生殖系统

1．熟悉女性生殖系的分部、各部所包括的器官。

2．掌握卵巢的形态、位置及固定装置。

3．掌握输卵管的位置、分部。

4．掌握子宫的形态、分部、位置、主要毗邻和固定装置。

5．了解阴道的形态和位置。掌握阴道穹的构成、毗邻及其临床意义。

6．了解前庭大腺的位置和开口。

7．了解外生殖器的形态结构。熟悉阴道前庭内阴道口和尿道口的位置。

8．掌握乳房的形态和构造特点，并了解其一般位置。

9．掌握会阴的境界和组成。了解尿生殖三角和肛门三角的位置；尿生殖膈和盆膈的构成及通过物；肛门外括约肌的分部和作用。了解坐骨肛门窝的位置。

第九章　腹　膜

1．熟悉腹膜、腹膜壁层和脏层、腹膜腔的概念。

2．熟悉腹膜内位器官、腹膜间位器官和腹膜外位器官，了解腹膜被覆脏器的不同情况的临床意义。

3．掌握腹膜形成的各种结构。

4．掌握小网膜的位置和分部；大网膜和网膜囊、网膜孔的位置；各系膜的名称、位置和附着；肝、脾的韧带的名称和位置；各陷凹的位置。熟悉腹膜腔的分区。

5．了解韧带的构成，十二指肠悬韧带；十二指肠空肠隐窝、盲肠后隐窝的位置及临床意义；了解陷凹的临床意义。

第三篇　脉管系统和感觉器

第十章　心血管系统

第一节　脉管系统总论和心

1．掌握脉管系统的组成。

2．掌握心血管系统的组成；熟悉血液循环（体循环和肺循环）的概念。

3．了解动脉、静脉和毛细血管的结构特点；血管吻合、侧支循环、微循环的概念。

4．掌握心的位置和外形，心各腔的形态结构；心传导系统的组成。了解心的构造。

5．掌握左、右冠状动脉的起始、行径、较大的分支和分布；心大、心中、心小静脉的行径、冠状窦的位置和开口。

6．掌握心包及其临床意义。

7．熟悉心的体表投影。

8．了解心瓣膜的体表投影、听诊部位。

第二节　动　脉

1．了解动脉在整个人体中的分布规律；器官外、内的血管配布规律。

2．熟悉肺动脉和左、右肺动脉的行径；掌握动脉导管索（动脉韧带）的位置，了解未闭锁的临床意义。

3．掌握主动脉的起止、行径和分部；升主动脉和主动脉弓的分支。

4．掌握左、右颈总动脉、颈外动脉和颈内动脉的位置；颈外动脉的行径及其主要分支（甲状腺上动脉、面动脉、颞浅动脉、上颌动脉的脑膜中动脉）的行径和分布。了解颈总动脉的体表投影；颈动脉窦、颈动脉小球的位置。

5．掌握锁骨下动脉、腋动脉、肱动脉、桡动脉、尺动脉的起止、行径、主要分支和分布；掌浅弓和掌深弓的组成、位置。

6．熟悉胸主动脉的起止、行径及主要分支，肋间后动脉的行径、分支。了解支气管动脉、食管动脉的行径。

7．掌握腹主动脉的起止、行径和主要分支；腹腔干，肠系膜上、下动脉的位置以及它们各分支的行径和分布。了解肾动脉、精索内动脉或卵巢动脉的行径和分布。

8．熟悉髂总动脉、髂内动脉和髂外动脉的起止、行径；掌握子宫动脉的行径、分布及其与输尿管的位置关系。了解髂内动脉其分支的分布概况。

9．掌握髂外动脉、股动脉、腘动脉、胫前动脉、胫后动脉、足背动脉的起止、行径和分布；腹壁下动脉的位置。了解腹壁浅动脉、旋髂浅动脉、阴部外浅动脉和股深动脉的行径和分布。

10．熟悉颈总动脉、面动脉、颞浅动脉、锁骨下动脉、肱动脉、桡动脉、股动脉和足背动脉的活体触摸点或 / 和止血点。

第三节　静　脉

1．了解动、静脉的区别和静脉的结构特点；几种特殊静脉（硬脑膜窦、板障静脉、导静脉等）的特点。

2．了解左、右肺静脉的行径。

3．熟悉上腔静脉、头臂静脉的组成、行径和属支。了解颈内静脉的起止、行径和收受及其属支（主要是面静脉、下颌后静脉、甲状腺上、中静脉）。熟悉颅内、外静脉的交通。

4．掌握锁骨下静脉的起止、行径和收受，掌握颈外静脉的位置及临床意义。

5．掌握头静脉、贵要静脉、肘正中静脉的行径及临床意义。了解上肢的深静脉。

6．掌握奇静脉的行径和收受。了解椎静脉丛的位置、收受和交通；半奇静脉、副半奇静脉的行径和收受。

7．了解下腔静脉、髂总静脉、髂外静脉和髂内静脉、股静脉、腘静脉的起止、行径；肾静脉和睾丸（卵巢）静脉的行径；下腔静脉、髂内静脉的收受以及髂外静脉的属支。

8．掌握下肢的浅静脉的行径。了解下肢的深静脉；下肢浅、深静脉的交通支。

9．掌握肝门静脉的组成、行径及属支；肝门静脉系的结构特点及与上、下腔静脉系间的交通部位；与上、下腔静脉间的交通途径。

第十一章　淋巴系统

1．熟悉淋巴系的组成及配布特点。

2．掌握胸导管的起始、行径及其收受范围；右淋巴导管的组成、注入和收受范围。

3．了解头颈部主要淋巴结群的分布部位，各群淋巴结的输入和输出；颈淋巴干的形成和收受范围。

4．了解锁骨下淋巴结、腋淋巴结各群的分布和收受范围及其临床意义；锁骨下淋巴干的形成和收受范围。

5．了解胸壁和胸腔内的各主要淋巴结群的位置、收受范围和临床意义；支气管纵隔干的形成和收受范围。

6．了解腰淋巴结，肠系膜上、下淋巴结的位置和收受范围；腹腔淋巴结、胃周围淋巴结的分布、收受范围及临床意义；腰淋巴干和肠淋巴干的形成和收受范围。

7．了解髂外、髂内淋巴结的分布、收受范围。了解腹股沟浅、深淋巴结的分布及收受范围。

8．了解胃、直肠、子宫、乳腺等器官的淋巴流向。

9．掌握脾的位置、形态特点和体表解剖。

第十二章　感觉器和视器

1．了解感受器和感觉器官的概念。熟悉感受器的分类。

2．掌握眼球的外形；眼球的组成、眼球壁各部的形态结构特点；眼球折光装置的各种形态结构；房水循环。

3．掌握运动眼球和眼睑的肌的名称和作用。

4．熟悉眼睑、结膜、泪器的位置、形态结构；了解眶脂体、眼球筋膜和巩膜外腔。

5．了解眼动脉的起始、行径和分布；视网膜中央动脉的起始、行径、其分支和分布；眼上静脉、眼下静脉的收受、注入及其临床意义。

6．了解眼的神经支配。

第十三章　前庭蜗器

1．掌握前庭蜗器的分部，了解各部的机能。

2．掌握外耳道的位置、分部、弯曲；鼓膜的形状、位置和分部。了解外耳的组成；耳郭的外形。

3．掌握中耳的组成；鼓室的位置、六个壁及各壁的毗邻和主要结构；听小骨的名称、位置和排列。了解咽鼓管的位置、分部、开口以及幼儿咽鼓管的特点；乳突小房和乳突窦的位置；听小骨的作用。

4．掌握内耳的位置和分部；骨迷路的分部及各部的形态结构；膜迷路的分部及其与骨迷路的位置关系。了解椭圆囊、球囊、膜半规管和蜗管的形态及其机能；声波传导的途径。

5．了解内耳道的形态。

6．了解嗅器、味器的位置及构造。

7．了解皮肤的概况及功能。

第四篇　神经系统和内分泌系统

第十四章　神经系统总论

1．掌握神经系统的区分。

2．了解神经系统的一般机能和神经元的主要结构；神经元的分类；感受器、效应器和突触的基本概念；神经胶质的简略概念。

3．掌握神经系统常用术语：神经核、神经节、纤维束、神经，灰质、皮质、白质、髓质、网状结构。

第十五章　中枢神经系统

第一节　脊　髓

1．熟悉脊髓的位置，上、下端水平和分节，了解脊髓节段与椎骨的对应关系。

2．掌握脊髓的外形特点（如二个膨大、脊髓圆锥、终丝、马尾、表面的沟、裂等）。

3．掌握脊髓横切面上灰、白质的配布及各部的名称和位置。

4．掌握脊髓灰质的主要核团（前角运动细胞、中间外侧核、胶状质、后角固有核、背核或胸核）的位置和机能性质。

5．熟悉脊髓灰质的细胞构筑分层。了解 α 运动神经元、β 运动神经元和 Renshaw 细胞的概念。

6．掌握脊髓主要上行纤维束（薄束、楔束、脊髓丘脑束）的位置、起止、机能性质和损伤后的功能障碍。了解脊髓小脑后束和前束。

7．掌握脊髓主要下行纤维束（皮质脊髓侧束和前束）的位置、起止、机能意义以及皮质脊髓束损伤后的功能障碍。了解红核脊髓束、前庭脊髓束、顶盖脊髓束、网状脊髓束和内侧纵束的位置和功能。

8．了解脊髓的固有束的位置及机能意义。

9．了解脊髓的主要功能和脊髓损伤的主要表现。

第二节　脑　干

1．熟悉脑干各部的分界，主要的外形上的结构和Ⅲ～Ⅻ脑神经出入脑干的部位。了解其外形与内部结构的关系。

2．熟悉第三、四脑室的位置、主要形态特点（尤其是菱形窝的边界、窝底的沟及主要结构）。

3．熟悉 7 种性质脑神经核的性质和分类概况。熟悉 6 个脑神经核机能柱所属各核团的位置、纤维联系和功能。

4．掌握薄、楔束核的位置，接受的纤维，发出纤维的交叉部位及上行纤维所组成纤维束各名称、位置。熟悉下橄榄核的位置，了解其纤维联系。熟悉上橄榄核和脑桥核的位置，了解二核的纤维联系。掌握上丘、下丘、顶盖前区、红核、黑质的位置，了解各核的主要纤维联系和机能。

5．掌握内侧丘系、脊髓丘脑束、外侧丘系、三叉丘系的位置、走行及终止。

6．了解脊髓小脑前、后束、内侧纵束的位置和功能。

7．掌握锥体束位置、起止及功能。了解其他脑干下行纤维束的位置。

8．了解脑干网状结构的解剖特点和主要机能。

9．熟悉脑干各代表切面的主要形态（各主要核团及纤维束的名称、位置）。了解代表性脑干损伤的主要临床表现。

第三节　小脑和间脑

1．掌握小脑位置、外形、形态学分叶。

2．掌握小脑核的位置。

3．了解小脑的纤维联系，小脑功能及小脑损伤的临床表现。

4．掌握间脑的位置及分部。

5．熟悉背侧丘脑的主要核团及其位置；掌握特异性中继核团的主要纤维联系及功能，了解非特异性中继核团和联络性核团的功能。

6．掌握后丘脑核团的主要纤维联系及功能。

7．了解上丘脑和底丘脑的位置。

8．掌握下丘脑的位置、分区，了解下丘脑的纤维联系及功能。

第四节　端　脑

1．掌握大脑半球的主要沟裂、分叶和各叶上的主要沟、回的位置。

2．掌握大脑皮质的第 1 躯体运动区和第 1 躯体感觉区的位置、定位关系和主要机能。

3．掌握大脑皮质的视觉区和听觉区的位置和主要机能，了解它们的纤维投射特点。

4．掌握运动性语言中枢、书写中枢、听觉性语言中枢、视觉性语言中枢的部位及其功能，了解它们的临床意义。

5．熟悉侧脑室的位置、形态、分部及其脉络丛。

6．熟悉大脑半球连合系中胼胝体的位置和形态。了解穹隆的起止和位置。

7．掌握内囊的位置、形态、分部和通过内囊各主要纤维束的局部位置关系及其临床意义。

8．掌握基底核的位置、组成以及纹状体的组成、各核团的位置关系、纤维联系和机能。

9．了解边缘系统的概念。

第十六章　周围神经系统

第一节　脊　神　经

1．熟悉脊神经的合成、区分和成分。了解脊神经的走行，分布规律；脊神经后支的分布概况。

2．掌握颈丛的组成、位置、分布概况和各主要皮支的浅出部位及分布概况。了解颈丛肌支的分布。掌握膈神经的组成、行程和分布。

3．掌握臂丛的组成和位置；肌皮神经、正中神经、尺神经、桡神经、腋神经的发出、行程和分布情况。了解正中神经、尺神经、桡神经在不同部位损伤后的主要表现以及肌皮神经和腋神经损伤的主要表现。熟悉胸长神经、胸背神经的位置和分布。

4．掌握胸神经前支在胸腹壁的行程、分布概况及其皮支的节段性分布。

5．掌握腰丛的组成及位置；股神经、闭孔神经的行程、位置、主要分支及分布情况。了解股神经、闭孔神经损伤后的主要表现；髂腹下神经、髂腹股沟神经、股外侧皮神经的位置及分布概况。

6．掌握骶丛的组成及位置；坐骨神经的发出、行程及分布；胫神经的行程、皮支分布区及所支配的肌群；了解其损伤后的主要表现。

7．掌握腓总神经的行程、位置；腓浅、腓深神经的皮支分布区及支配的肌群；了解不同部位损伤后的不同表现。

8．熟悉阴部神经的行程、主要分支和分布区。

9．了解臀上神经、臀下神经、股后皮神经的位置、分布。

第二节　脑 神 经

1．掌握脑神经的名称、序号、连接的脑部和进出颅部位、性质、纤维成分和分布概况，脑神经上感觉神经节的名称、位置及副交感神经节的名称、位置。

2．了解嗅神经的功能性质与分布区。了解视神经的功能性质和行程。了解前庭蜗（位听）神经（蜗神经、前庭神经）的分布和功能。

3．掌握动眼神经的纤维成分、行程，支配眼外肌的情况及副交感神经纤维的分布与机能；掌握睫状神经节的位置和性质；了解动眼神经损伤后的主要表现。掌握滑车神经的纤维成分和分布。掌握展神经的行程、分布。

4．掌握三叉神经的纤维成分、三叉神经节的位置、三大主支在头面部皮肤的感觉分布区。掌握眼神经的主要分支（额神经、鼻睫神经、泪腺神经）及其分布概况，上颌神经（续为眶下神经）的主干行程及分布概况，以及下颌神经的主干行程、主要分支（耳颞神经、舌神经、下牙槽经神、颊神经）及其运动、感觉纤维的分布概况。

5．掌握面神经的纤维成分、行程、主要分支（鼓索、表情肌支）的分布概况，了解其损伤后的表现。了解翼腭神经节和下颌下神经节的位置和性质。

6．掌握舌咽神经的纤维成分、主要分支（舌支、颈动脉窦支）分布概况；了解耳神经节的位置和性质；了解舌咽神经损伤后的主要表现。

7．掌握迷走神经的纤维成分、主干行程及其各种成分的纤维分布概况；掌握喉上神经的位置、分布；掌握左、右喉返神经的行程与分布；了解心支、支气管支、食管支的分布；掌握前、后干在腹腔的分支、分布概况。

8．掌握副神经主干的行程及分布概况；了解其损伤后的主要表现。

9．掌握舌下神经的分布概况；了解其损伤后的主要表现。

第三节　内脏神经系统

1．了解内脏神经的区分（内脏感觉神经、内脏运动神经）、分布和机能概念。熟悉内脏运动神经的结构特点，并了解其机能概要。了解内脏运动神经与躯体运动神经的主要区别。

2．了解交感神经的概况，掌握交感神经节前和节后神经元胞体所在部位以及它们的串接方式。掌握交感干的位置、组成、分部。熟悉主要椎前神经节（腹腔神经节）的位置和性质。了解灰交通支和白通交支。了解交感神经的分布，了解颈上、中、下神经节的位置、节前纤维来源、节后纤维分布概况；了解颈胸神经节的组成。

3．掌握胸部交感干神经节节前纤维来源及节后纤维的分布。掌握内脏大、小神经的起始，节后神经元胞体的位置和节后纤维的分布。了解腰部交感干的位置、节后纤维分布概况。了解盆部交感干节后纤维分布概况。

4．掌握副交感神经低级中枢的部位。

5．熟悉动眼神经内副交感节前纤维的起始，交换神经元的部位（睫状神经节）和节后纤维的分布、功能。了解面神经、舌咽神经副交感节前纤维的起始及节后纤维分布概况；了解翼腭神经节、下颌下神经节、耳神经节的概念。了解迷走神经副交感节前纤维的起始、交换神经元部位与分布概况。掌握盆内脏神经的分布情况。

6．了解交感神经与副交感神经双重分布概念及它们之间的主要区别。

7．了解各主要内脏神经丛的部位、纤维来源和分布。

8．了解内脏感觉纤维胞体的位置和机能概念。了解牵涉痛的概念。

9．了解眼、心、肺及支气管、胃肠道、膀胱和血管的神经支配概况。

第十七章　神经系统的传导通路

1．掌握传导通路的基本概念。

2．掌握躯干和四肢本体感觉（深部感觉）传导通路的组成、各级神经元胞体及纤维束的位置、丘系交叉所在的阶段、皮质投射区以及此通路损伤后的主要表现。

3．熟悉颈部和躯干四肢以及头部的痛温觉（浅部感觉）的传导通路的组成、各级神经元胞体所在部位、纤维束走行和越边位置、皮质投射区以及此通路不同部位损伤后的主要功能障碍。

4．掌握视觉传导通路的组成、各级神经元胞体所在部位、纤维部分交叉（视交叉）的情况、在内囊的位置和皮质投射区，掌握视觉传导通路不同部位损伤后的视野变化。熟悉瞳孔对光反射的路径。了解听觉传导通路的组成。

5．熟悉骨骼肌上、下两级神经元管理的基本情况。

6．掌握锥体束的组成。掌握皮质核束的起始、通过内囊的部位及其对脑神经运动核控制的情况（双侧控制和对侧控制）。掌握上运动神经元与下运动神经元损伤不同表现的形态学基础，着重掌握面神经和舌下神经核上瘫的主要表现。掌握皮质脊髓束的起始、在内囊和脑干各部的位置、锥体交叉、皮质脊髓侧束的走行和终止。掌握上、下（高级、低级）动运神经元损伤后的不同表现。

7．了解锥体外系的组成。

第十八章　脑和脊髓的被膜、脑血管及脑脊液循环

1．掌握脊髓的三层被膜、硬膜外隙/腔和蛛网膜下隙/腔的位置，并了解其临床意义（与腰麻、硬膜外麻醉的关系）。

2．掌握硬脑膜的组成特点、其形成物的名称和位置、主要硬膜窦的名称、位置和连通。了解颅内、外静脉的连通及其临床意义。掌握脑蛛网膜及蛛网膜下隙/腔的概况、主要

蛛网膜下池（小脑延髓池）的位置，并了解其临床意义。了解软脑膜的概况。

3．掌握脑的动脉来源。掌握颈内动脉和椎动脉的行程及其主要的分支分布。

4．掌握大脑动脉环的组成、位置和机能意义。

5．了解脑的静脉。

6．了解脊髓的动脉和静脉。

7．掌握脑脊液的循环路径。

第十九章　内分泌系统

1．了解弥散神经内分泌系统和固有内分泌系统的组成、结构特点及其功能概念。

2．掌握甲状腺、甲状旁腺、胸腺、肾上腺、松果体、垂体的形态、位置和血供。

3．了解性腺及胰岛。

北京大学医学部《人体解剖学》模拟试卷

一、填空题（每空 1 分，共 70 分）

1．男性，5 岁。因下颌左第一乳磨牙龋齿，行下颌孔行阻滞麻醉后治疗，所麻醉的神经是
   A．Infraorbital nerve
   B．Lingual nerve
   C．Hypoglossal nerve
   D．Inferior laryngeal nerve
   E．Inferior alveolar nerve

2．临床上的胃窦是指胃的
   A．胃体
   B．胃底
   C．幽门部
   D．贲门部
   E．胃小弯

3．穿膈的主动脉裂孔的结构是
   A．胸导管
   B．膈神经
   C．食管
   D．下腔静脉
   E．迷走神经

4．出现“方形肩”可能发生萎缩的肌肉是
   A．冈上肌
   B．三角肌
   C．冈下肌
   D．小圆肌
   E．大圆肌

5．$\underline{5|}$ 表示的是
   A．左上颌第 1 磨牙
   B．右上颌第 1 磨牙
   C．左上颌第 2 前磨牙
   D．右上颌第 2 前磨牙
   E．左下颌第 1 前磨牙

6．肛门内、外括约肌分界处相关的结构是
   A．齿状线
   B．白线
   C．肛柱
   D．肛窦
   E．肛直肠线

7．十二指肠溃疡好发部位是十二指肠的
   A．升部
   B．上部
   C．降部
   D．下部
   E．水平部

8．女性，57 岁。因患胰头癌出现阻塞性黄疸，肿瘤可能压迫的结构是
   A．Pancreatic duct
   B．Common hepatic duct
   C．Cystic duct
   D．Common bile duct
   E．Duodenum

9．环状软骨弓平对
   A．第 4 颈椎
   B．第 5 颈椎
   C．第 6 颈椎
   D．第 7 颈椎
   E．第 8 颈椎

10．结扎子宫血管时最易损伤的结构是
   A．直肠
   B．膀胱
   C．输尿管
   D．髂总动脉
   E．下腔静脉

11．尿道海绵体后端膨大形成的结构是
A．阴茎脚
B．阴茎头
C．阴茎颈
D．尿道球
E．尿道嵴

12．膀胱内的结石排出体外时最易嵌顿的部位是
A．尿道内口
B．尿道外口
C．尿道球部
D．尿道膜部
E．尿道舟状窝

13．围成狭义会阴后界的结构是
A．肛门
B．阴道前庭
C．耻骨下支
D．坐骨结节
E．外生殖器后缘

14．乳房癌出现皮肤“橘皮样”变相关的结构可能是
A．输乳管
B．输乳管窦
C．乳腺小叶
D．脂肪组织
E．乳房悬韧带

15．含有腹壁下血管的结构是
A．脐正中襞
B．脐正中韧带
C．脐内侧襞
D．脐内侧韧带
E．脐外侧襞

16．紧邻食管和胸主动脉的结构是
A．右心室
B．左心室
C．右心房
D．左心房
E．右心耳

17．右束支走行通过的结构是
A．梳状肌
B．卵圆窝
C．前尖瓣
D．隔缘肉柱
E．肺动脉瓣

18．急诊科医生在颈部第六颈椎横突前结节进行压迫止血，压迫的动脉可能是
A．Internal carotid artery
B．External carotid artery
C．Facial artery
D．Common carotid artery
E．Maxillary artery

19．椎内静脉丛位于
A．硬膜下隙
B．硬膜外隙
C．蛛网膜下隙
D．椎体内
E．蛛网膜外腔

20．不是大隐静脉的属支的是
A．腹壁浅静脉
B．腹壁下静脉
C．阴部外静脉
D．旋髂浅静脉
E．股内侧浅静脉

21．支配上睑提肌的神经是
A．Ophthalmic nerve
B．Oculomotor nerve
C．Abducent nerve
D．Trochlear nerve
E．Optic nerve

22．男性，58 岁。因睑板腺导管阻塞，可能形成的病变是
A．青光眼
B．白内障
C．飞蚊症
D．麦粒肿
E．霰粒肿

23．鼓膜发生穿孔时可能消失的结构是
A．鼓膜脐
B．松弛部

C．光锥
D．锤骨前襞
E．锤骨后襞

24．在延髓与动眼神经副核属于同一机能柱的神经核是
A．疑核
B．孤束核
C．下泌涎核
D．副神经核
E．舌下神经核

25．男性，19岁。医生检查瞳孔对光反射，参与缩瞳的神经核是
A．展神经核
B．面神经核
C．滑车神经核
D．动眼神经核
E．动眼神经副核

26．男性，39岁。饭后突然出现右肩部疼痛，可能考虑的疾病是
A．肺炎
B．颈椎病
C．胆囊病变
D．食管病变
E．肩关节损伤

27．通过坐骨小孔的神经是
A．臀下神经
B．阴部神经
C．坐骨神经
D．臀上神经
E．闭孔神经

28．男性，22岁。因面部痤疮感染引起高热、头痛，炎症可能蔓延至了
A．窦汇
B．岩上窦
C．岩下窦
D．海绵窦
E．上矢状窦

29．与感受踝关节内侧皮肤处痛觉相关的神经是
A．Saphenous nerve
B．Tibial nerve
C．Obturator nerve
D．Superficial peroneal nerve
E．Deep peroneal nerve

30．男性，43岁。右侧脐平面感觉障碍，最有可能损伤的神经是
A．第2胸神经
B．第4胸神经
C．第6胸神经
D．第8胸神经
E．第10胸神经

31．站立时，肩部的最高点是
A．上角
B．喙突
C．肩峰
D．肩胛冈
E．盂上结节

32．属于椎体间连接的结构是
A．项韧带
B．后纵韧带
C．黄韧带
D．骶棘韧带
E．棘间韧带

33．男性，25岁。因迷于游戏出现腕部疼痛，诊断为腕管综合症，可能受累的神经是
A．尺神经
B．桡神经
C．腋神经
D．肌皮神经
E．正中神经

34．肝胰壶腹最常开口的部位是
A．十二指肠上部
B．十二指肠水平部
C．十二指肠大乳头
D．十二指肠空肠曲
E．十二指肠小乳头

35．咽鼓管开口于鼓室的部位是
A．前壁
B．后壁

C．上壁
D．下壁
E．内侧壁

36．良性前列腺增生的最好发部位是
A．中央区
B．外周区
C．移行区
D．前列腺囊
E．纤维肌性基质区

37．输精管结扎的常用部位是
A．睾丸部
B．精索部
C．腹股沟管部
D．盆部
E．壶腹部

38．女性，68 岁。因不慎跌倒导致肱骨中段骨折，最可能损伤的结构是
A．Radial artery
B．Brachial artery
C．Posterior humeral circumflex artery
D．Deep brachial artery
E．Ulnar artery

39．角膜反射的传入神经是
A．视神经
B．眼神经
C．面神经
D．舌咽神经
E．迷走神经

40．内侧丘系传导躯干和四肢的感觉是
A．痛温觉
B．听觉
C．位置觉
D．平衡觉
E．味觉

41．女性，32 岁。因车祸造成右侧肱骨外科颈骨折，最可能伤及的神经是
A．尺神经
B．桡神经
C．腋神经
D．肌皮神经
E．正中神经

42．女性，54 岁。因宫颈癌行子宫颈切除手术，术后出现了尿潴留，可能损伤的神经是
A．闭孔神经
B．阴部神经
C．内脏大神经
D．内脏小神经
E．盆内脏神经

43．关节囊内有关节盘的关节是
A．肩关节
B．髋关节
C．关节突关节
D．距小腿关节
E．颞下颌关节

44．闭孔神经支配的肌肉是
A．半腱肌
B．耻骨肌
C．梨状肌
D．锥状肌
E．股直肌

45．通过横突孔的结构是
A．Vertebral artery
B．Internal carotid artery
C．External carotid artery
D．Basilar artery
E．Subclavian artery

46．与舌前 2/3 味觉相关的神经是
A．Facial nerve
B．Vagus nerve
C．Accessory nerve
D．Hypoglosal nerve
E．Glossopharyngeal nerve

47．食管第二狭窄距上颌中切牙约为
A．10cm
B．15cm
C．25cm
D．30cm
E．40cm

48. 容易发生肠扭转的肠管是
A. 盲肠
B. 升结肠
C. 横结肠
D. 降结肠
E. 乙状结肠

49. 鼻腔中最易出血的区域是
A. 鼻腔顶部
B. 鼻粘膜嗅区
C. 鼻中隔前下区
D. 鼻中隔后上区
E. 鼻后孔

50. 与右侧输尿管第二个狭窄相交叉的是
A. 髂外血管
B. 子宫血管
C. 闭孔血管
D. 回结肠血管
E. 睾丸 / 卵巢血管

51. Ejaculatory duct 开口于尿道的部位是
A. 前列腺部
B. 膜部
C. 尿道球部
D. 海绵体部
E. 舟状窝

52. 内有卵巢动脉走行的结构是
A. 骨盆漏斗韧带
B. 卵巢固有韧带
C. 子宫阔韧带
D. 子宫主韧带
E. 子宫圆韧带

53. 维持子宫前倾位的主要结构是
A. 子宫骶韧带
B. 卵巢子宫索
C. 子宫阔韧带
D. 子宫圆韧带
E. 子宫主韧带

54. 产妇，29 岁。因胎位不正行剖宫产手术，最常选择切开子宫取出胎儿的部位是
A. 子宫体
B. 子宫颈阴道上部
C. 子宫峡
D. 子宫底
E. 子宫颈阴道部

55. 位于肝十二指肠韧带内后方的结构是
A. 胆囊管
B. 胆总管
C. 肝门静脉
D. 肝总动脉
E. 肝固有动脉

56. 站立时，女性腹膜腔的最低部位在
A. 肝肾隐窝
B. 坐骨肛门窝
C. 膀胱子宫陷凹
D. 直肠子宫陷凹
E. 直肠膀胱陷凹

57. 右心室流入道与流出道的分界是
A. 三尖瓣
B. 室上嵴
C. 隔缘肉柱
D. 动脉圆锥
E. 肺动脉瓣

58. 心肌正常收缩的起搏点是
A. Sinuatrial node
B. Atrioventricular node
C. His bundle
D. Atrioventricular crux
E. Carotid sinus

59. 阑尾动脉来源于
A. Jejunal artery
B. Ileal artery
C. Ileocolic artery
D. Right colic artery
E. Middle colic artery

60. 成人骶髓和尾髓约平对
A. 第 3 腰椎
B. 第 2 腰椎
C. 第 1 腰椎

D．第 1 骶椎
E．第 2 骶椎

61．女性，12 岁。因车祸致前颅窝底骨折，脑脊液鼻漏，可能会损伤的神经是
A．嗅神经
B．眼神经
C．视神经
D．眶上神经
E．鼻睫神经

62．腹后内侧核的传入纤维是
A．三叉丘系
B．内侧丘系
C．外侧丘系
D．脊髓丘系
E．锥体外系

63．分布于虎口区域皮肤的神经是
A．ulnar nerve
B．axillary nerve
C．median nerve
D．radial nerve
E．musculocutaneous nerve

64．与舌咽神经中一般内脏运动纤维相关的神经核是
A．Superior salivatory nucleus
B．Inferior salivatory nucleus
C．Nucleus ambiguus
D．Nucleus of solitary tract
E．Nucleus cuneatus

65．大脑皮质中央旁小叶的血液供应主要来源血管是
A．Anterior cerebral artery
B．Middle cerebral artery
C．Posterior cerebral artery
D．Basilar artery
E．Internal carotid artery

66．肩胛骨下角平对的结构是
A．第 6 肋骨
B．第 7 肋骨
C．第 8 肋骨
D．第 9 肋骨
E．第 10 肋骨

67．不含副交感神经节前纤维的神经是
A．面神经
B．动眼神经
C．舌下神经
D．舌咽神经
E．迷走神经

68．通过筛漏斗开口于中鼻道的鼻旁窦是
A．额窦
B．蝶窦
C．上颌窦
D．筛窦后群
E．筛窦前、中群

69．不通过后纵隔的结构是
A．胸导管
B．迷走神经
C．食管
D．气管
E．胸交感干

70．内斜视可能损伤的神经是
A．眼神经
B．视神经
C．展神经
D．动眼神经
E．滑车神经

二、病例分析题（共 30 分）

1．女性，46 岁。被重物砸伤右侧膝关节的外侧，感到剧烈疼痛，不能站立，急诊入院。右膝部 X 线显示，腓骨颈骨折。试从解剖学角度分析①该患者可能损伤的神经（2 分），②试述该神经的分支分布及损伤后可能出现的感觉和运动障碍（6 分）。

2．男性，68 岁。嗜酒 20 年，10 年前体检时发现患中重度脂肪肝，仍未戒酒。1 个月前因呕血入院，诊断为：上消化道出血，肝门静脉高压症，酒精性肝硬化。请从解剖学角度简述①肝的正常位置和肝内管道（3 分）；②结合上消化道出血和肝门静脉高压症，简述肝门静脉的属支及与上、下腔静脉系间主要的侧支循环途径（5 分）。

3．男性，24 岁，背部被刺伤，立刻跌倒，两下肢失去运动。数日后右腿稍能活动。又过一周后右下肢几乎恢复了运动，但左下肢完全瘫痪。检查发现：左下肢无随意运动，腱反射亢进，Babinski 征阳性。右侧躯干胸骨剑突水平以下和右下肢丧失痛和温度觉，但左侧痛、温度觉完好。左侧躯干剑突以下和左下肢触觉减弱，但右侧触觉未受影响。左下肢位置和被动觉丧失，但右下肢正常。请简述①该患者的损伤部位（2 分）；②从解剖学角度分析该部位损伤后出现上述症状的原因（3 分）；③分析上述症状与同侧内囊损伤症状的不同（3 分）。

4．男性，58 岁。因胰头肿瘤入院，CT 检查显示肠系膜上动脉明显受压闭锁，试从解剖学角度简要分析①肠系膜上动脉的分支分布，②肠系膜上动脉压闭后其远端供血区域的主要动脉血来源途径（可用箭头表示）（6 分）。

主要参考资料

[1] 柏树令，应大君．系统解剖学．8 版．北京：人民卫生出版社，2013.

[2] 于恩华，刘洋，张卫光．人体解剖学．4 版．北京：北京大学医学出版社，2014.

[3] 顾晓松．人体解剖学．4 版．北京：科学出版社，2014.

[4] 顾晓松．系统解剖学（案例版）．北京：科学出版社，2008.

[5] 刘树伟，李瑞锡．局部解剖学．8 版．北京：人民卫生出版社，2013.

[6] 王大玫．外科手术学与局部解剖学．北京：人民卫生出版社，1963.

[7] 张朝佑．人体解剖学（上、下册）．2 版．北京：人民卫生出版社，1998.

[8] 张红旗．系统解剖学．上海：复旦大学出版社，2015.

[9] 张卫光．轻松学习系统解剖学．2 版．北京：北京大学医学出版社，2014.

[10] 张卫光．局部解剖学要点速记．北京：北京大学医学出版社，2015.

[11] Sunsan Standring. Gray's Anatomy，40th. ELSEVIER，2008.

[12] Keith L Moore，Arthur F. Dalley，Anne M.R. Agur. Clinically Oriented Anatomy，7th. Wi1lians& Wilkins，2014.